国家出版基金项目
NATIONAL PUBLICATION FOUNDATION

"十四五"时期
国家重点出版物出版专项规划项目

工业和信息化部"十四五"规划专著

空间生命科学与技术丛书
名誉主编 赵玉芬 主编 邓玉林

航天神经生物学

Aerospace Neurobiology

主 编 马 宏
副主编 李诺敏 陈姿喧

北京理工大学出版社
BEIJING INSTITUTE OF TECHNOLOGY PRESS

图书在版编目（ＣＩＰ）数据

航天神经生物学／马宏主编. －－北京：北京理工
大学出版社，2023.11
工业和信息化部“十四五“规划专著
ISBN 978－7－5763－2807－3

Ⅰ．①航… Ⅱ．①马… Ⅲ．①航空航天医学－神经生
物学 Ⅳ．①R856.74

中国国家版本馆 CIP 数据核字（2024）第 000930 号

责任编辑：钟　博　　　**文案编辑：**钟　博
责任校对：周瑞红　　　**责任印制：**李志强

出版发行 ／北京理工大学出版社有限责任公司
社　　址 ／北京市丰台区四合庄路 6 号
邮　　编 ／100070
电　　话 ／（010）68944439（学术售后服务热线）
网　　址 ／http：//www.bitpress.com.cn

版 印 次 ／2023 年 11 月第 1 版第 1 次印刷
印　　刷 ／三河市华骏印务包装有限公司
开　　本 ／710 mm×1000 mm　1/16
印　　张 ／27.75
彩　　插 ／4
字　　数 ／426 千字
定　　价 ／118.00 元

前　言

随着科技的飞速发展，人类对宇宙的探索已经从遥远的星系转移到了我们自身。神经科学作为一门研究神经系统的科学，正在逐渐改变人类对自身的认识。在所有神经科学研究领域中，航天神经生物学是一个重要而特殊的分支，其主要研究在太空环境中人类神经系统的变化和适应情况。随着中国航天事业的不断发展，中国空间站稳步进入应用与发展阶段，全面实现了载人航天工程"三步走"发展战略目标。从天宫二号航天员在轨生活30天，到神州十三号乘组在轨驻留6个月，我国航天员在轨驻留时间逐步延长，太空飞行所面临的深层次安全问题变得更加重要和值得关注。在中长期航天飞行中，航天员受到来自空间微重力、强辐射、密闭环境等多方面因素的影响，人体生理和心理均发生一定程度的变化，并可能导致骨丢失、肌肉萎缩、神经与认知功能退化等一系列问题，因此，深入开展空间生命科学和航天医学研究是目前载人航天工程的重点。总体来说，航天神经生物学是一门极具挑战性和实用性的科学。它不仅关乎人类对自身和宇宙的认识，也关乎人类未来的生存和发展。因此，加强对航天神经生物学的认识和研究，对推动人类在太空探索和地球生活质量的提高方面具有重要意义。

本书主要聚焦空间环境下神经系统的结构功能发生了何种变化、神经系统如何适应新的环境，以及神经系统如何与其他系统（如免疫系统、内分泌系统等）相互作用，同时从不同维度介绍了空间环境下神经系统功能的多种检测技术，并在部分章节列举了其在典型神经系统疾病中的应用。

本书共分为4篇（基础篇、功能与技术篇、空间神经损伤篇和未来篇），包含 7 章，主要内容如下。

基础篇（第一章、第二章）：第一章为"神经生物学基础"，介绍神经生物学的核心概念及研究领域，包括神经系统的组成、发生，神经突触，神经递质和离子通道等；第二章为"神经高级功能研究"，涉及高级神经活动，睡眠、语言、学习与意识活动等方面，通过对这些功能的深入剖析，揭示了神经系统在正常状态下的运作机制以及在航天环境中的可能变化。

功能与技术篇（第三章、第四章、第五章）：第三章为"神经生物化学"，介绍了神经系统的主要物质和能量代谢、参与神经细胞信号传递和维持形态功能的物质基础，同时介绍了多种神经系统疾病发生的生化机制；第四章为"神经影像学"，介绍了脑的解剖结构、常用神经影像技术以及其在临床中的应用，神经影像技术主要包括电子计算机断层成像、核磁共振、脑磁图和近红外脑功能成像；第五章为"神经电生理学"，介绍了神经电生理的基本概念、电生理信号的检测和诊断技术，主要包括肌电和脑电信号的检测方法及其目前的临床应用。

空间神经损伤篇（第六章）：第六章为"空间神经损伤生物效应"，介绍了空间环境的特征及其对神经功能的影响，并详细阐述了不同空间环境对神经系统的损伤和适应机制。

未来篇（第七章）：第七章为"人机交互与人工智能"，介绍了人机交互的未来发展趋势和在未来太空飞行中人工智能的应用方向。

本书的第一章由北京理工大学医学技术学院马宏教授编写；第二章由北京理工大学医学技术学院马宏教授和张辰博士（感知觉部分）、四川省边际中心医院韩小伟博士（高级神经活动部分）、香港科技大学孙飞一博士（神经免疫部分）编写；第三章由北京理工大学前言交叉研究院王志敏教授编写；第四章由北京理工大学医学技术学院陈姿喧副研究员编写；第五章由北京理工大学医学技术学院李诺敏副研究员编写；第六章由北京理工大学医学技术学院马宏教授、陈姿喧副研究员、李诺敏副研究员和张辰博士编写；第七章由北京理工大学医学技术学院马宏教授和苏兆卿博士编写。

本书在编写过程中获得多位专家和学者的指导，在此特别感谢邓玉林教授对全书架构高屋建瓴的建议和指导。本书的出版得到了国家自然科学基金委项目和

"十四五"时期国家重点出版物出版专项规划项目的资助。书中相关研究得到了国家自然科学基金委的资助，课题组研究生参与了本书的审校工作，在此表示衷心的感谢。

由于本书涉及内容广泛，难免存在疏漏，敬请读者批评指正。

编　者

目　录

基础篇

功能与技术篇

空间神经损伤篇

未来篇

基础篇

第一章
神经生物学基础

■ 1.1 神经系统的组成

神经系统是由神经组织构成的器官系统，通常分为中枢神经系统（central nervous system，CNS）和周围神经系统（peripheral nervous system，PNS）两大部分，其中脑和脊髓属于中枢神经系统，除此以外的神经成分都属于周围神经系统。中枢神经系统可以分为七大部分：脊髓、延髓、脑桥、小脑、中脑、间脑和大脑半球；周围神经系统主要由神经、神经节、神经丛、神经末梢装置构成。

在神经组织中，除了神经元外，数目更多的细胞成分是非神经元细胞，即神经胶质细胞（neuroglia cell），其数量为神经元的 10~50 倍，甚至构成了脑的一半体积。星形胶质细胞占哺乳动物中枢神经系统细胞 30% 左右。它们是大脑和脊髓生理学上不可或缺的部分，并且对正常的神经元发育、突触形成和动作电位的适当传播具有重要作用。在中枢神经系统中，神经胶质细胞是构成脑和脊髓实质的主要成分之一，并衬在脑室系统的壁上。从发生和起源上，可以把中枢神经系统的神经胶质细胞分为两类：一类是大胶质细胞（macroglia），来自神经外胚层，是神经胶质细胞的主要部分，包括星形胶质细胞（astrocyte）、少突胶质细胞（oligodendrocyte）；另一类是小胶质细胞（microglia），一般认为它来自中胚层的胚胎单核细胞。在周围神经系统中，有来源于神经嵴细胞的施万细胞，它包裹神经轴突形成髓鞘；还有感觉上皮的支持细胞等。

1.1.1 神经元

神经元（neuron）即神经细胞（nerve cell），是神经系统最基本的结构和功能单位。神经元分为细胞体和突起两部分（图1-1）。细胞体由细胞核、细胞膜、细胞质组成，具有联络和整合输入信息并传出信息的作用。突起有树突和轴突两种。树突短而分枝多，直接由细胞体扩张突出，形成树枝状，其作用是接受其他神经元轴突传来的冲动并传给细胞体。轴突长而分枝少，为粗细均匀的细长突起，常起于轴丘，其作用是接受外来刺激，再由细胞体传出。轴突除分出侧枝外，其末端形成树枝样的神经末梢。神经末梢分布于某些组织器官内，形成各种神经末梢装置。感觉神经末梢形成各种感受器；运动神经末梢分布于骨骼肌肉，形成运动终板。

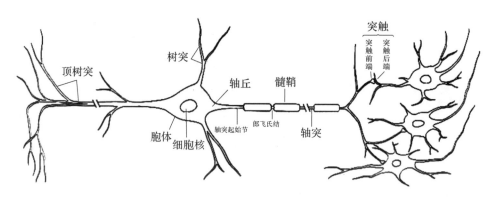

图1-1　神经元结构示意

1. 神经元的分类

1）根据细胞体发出突起的多少分类

根据细胞体发出突起的多少，从形态上（图1-2）可以把神经元分为3类。

（1）假单极神经元（pseudounipolar neuron）。

假单极神经元的细胞体近似圆形，发出一个突起，在离胞体不远处又呈T形分为两支，一支分布到皮肤、肌肉或内脏等外周组织器官，另一支进入脊髓或脑。假单极神经元的这两个分支，按神经冲动的传导方向，中枢突是轴突，周围突是树突；但周围突细而长，与轴突的形态类似，故往往统称为轴突。

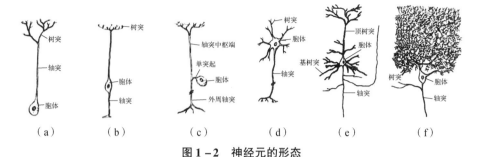

图 1－2　神经元的形态

（a）无脊椎动物神经元；（b）视网膜双极神经元；（c）脊神经节神经元；（d）脊髓运动神经元；

（e）海马锥体细胞；（f）小脑浦金野氏细胞

（2）双极神经元（bipolar neuron）。

双极神经元的细胞体近似梭形，有两个突起，一个是树突，另一个是轴突，分布在视网膜和前庭神经节。

（3）多极神经元（multipolar neuron）。

多极神经元的细胞体呈多边形，有一个轴突和许多树突，分布最广，脑和脊髓灰质的神经元一般属于这类。

2）根据神经元的功能分类

（1）感觉（传入）神经元。

感觉神经元接受来自体内外的刺激，将神经冲动传到中枢神经。感觉神经元的末梢有的呈游离状，有的分化出专门接受特定刺激的细胞或组织。感觉神经元分布于全身。在反射弧中，一般与联络神经元连接。在最简单的反射弧中，如维持骨骼肌紧张性的肌牵张反射，感觉神经元也可直接在中枢神经系统内与运动神经元相突触。一般来说，感觉神经元的神经纤维进入中枢神经系统后与其他神经元发生突触联系（以辐散为主），即通过轴突末梢的分支与许多神经元建立突触联系，可引起许多神经元同时兴奋或抑制，以扩大影响范围。

（2）运动（传出）神经元。

神经冲动由细胞体经轴突传至末梢，使肌肉收缩或腺体分泌。运动神经纤维末梢分布到骨骼肌时组成运动终板；分布到内脏平滑肌和腺上皮时，包绕肌纤维或穿行于腺细胞之间。在反射弧中，运动神经元与中间神经元联系的方式一般为聚合式，即许多感觉神经元和同一个神经元构成突触，使许多不同来源的冲动同时或先后作用于同一个神经元。此即中枢神经系统的整合作用，它使反应更精确、协调。

（3）联络（中间）神经元。

联络神经元接受其他神经元传来的神经冲动，然后将神经冲动传递到另一神经元。联络神经元分布在中枢神经系统的脑和脊髓等中。它是 3 类神经元中数量最多的。其排列方式很复杂，有辐散式、聚合式、链锁状、环状等。联络神经元间信息传递的接触点是突触。复杂的反射活动是由感觉神经元、联络神经元和运动神经元互相借突触连接而成的神经元链。在反射中涉及的联络神经元越多，反射活动越复杂。人类大脑皮质的思维活动就是通过大量联络神经元的极其复杂的反射活动完成的。联络神经元的复杂联系是神经系统高度复杂化的结构基础。

由上述介绍可见，感觉神经元收集和传递身体内外的刺激，到达脊髓和大脑；运动神经元将脊髓和大脑发出的信号传到肌肉和腺体，支配效应器官活动；联络神经元的链接形成了神经系统的微回路，是大脑进行信息加工的主要场所。

3）根据神经元轴突的长度分类

根据神经元轴突的长度，神经元可分为高尔基（Golgi）Ⅰ型神经元和高尔基Ⅱ型神经元两种类型。长轴突的大神经元称为高尔基Ⅰ型神经元或投射神经元，最长的轴突可达 1 m 以上，如脊髓运动神经元、大脑皮质锥体细胞均属于这一类；短轴突的小神经元称为高尔基Ⅱ型神经元或局部环路神经元，短的轴突仅数微米，如大脑皮层的星形细胞。此外，在视网膜等处的无足细胞没有明显的轴突。

4）根据神经元的作用分类

按神经元被激活后所产生的效应，神经元可分为兴奋性神经元和抑制性神经元，如脊髓运动神经元、Deiters 核巨大细胞、红核巨细胞均为兴奋性神经元，其激活可兴奋骨骼肌引起收缩；脊髓的兰晓细胞（Renshaw cell）、小脑皮层的浦金野氏细胞等为抑制性神经元，其激活可抑制运动神经元的活动。

5）根据神经递质或调质分类

根据神经元含有并释放的神经递质（neurotransmitter）或神经调质（neuromodulator）的不同，神经元还可分为胆碱能神经元（如脊髓腹角运动神经元）、单胺能神经元（如含有去甲肾上腺素、多巴胺、5 - 羟色胺及组胺等递质的神经元）、肽能神经元（如含有神经肽的神经元）和氨基酸能神经元（含有谷氨酸、天冬氨酸、γ-氨基丁酸及甘氨酸等递质的神经元）。

2. 神经元相关标志物

1）神经元突起标志物

（1）Tau 蛋白微管系统是神经元骨架成分，可参与多种细胞功能。微管由微管蛋白及微管相关蛋白（microtube-associated proteins，MAP）组成，Tau 蛋白是含量最高的 MAP，可作为轴突标志物。Tau 蛋白的功能是与微管蛋白结合促进其聚合形成微管，维持微管的稳定性，减少微管蛋白分子的解离，诱导微管成束。

（2）微管相关蛋白-2（MAP-2）。除微管蛋白外，细胞内还存在 MAP，它与微管结合增加微管的稳定性，其促进微管组装，调节微管与其他细胞成分之间的关系，是维持微管结构和功能必需的成分。MAP 通过调节特定氨基酸磷酸化及去磷酸化实现其功能，主要包括 MAP-1、MAP-2、Tau 和 MAP-4 等，前三种主要存在于神经元中，而 MAP-4 存在于各种细胞中，其中 MAP-2 常作为树突标志物。

2）神经元早期标志物

（1）tubulin：称为微管蛋白，主要包括两种类型——α微管蛋白（α-tubulin）和β微管蛋白（β-tubulin）。两种微管蛋白约占微管蛋白总量的80%~95%，具有相似的三维结构，紧密结合成二聚体，作为微管组装的亚基。微管蛋白对于保持细胞形状、运动、胞内物质运输起到了不可或缺的作用。其可专一性结合某些抗有丝分裂药剂，如秋水仙碱（colchicine）、长春花碱和鬼臼素等，进而完全失去形成微管的功能。

当结合到微管中时，微管蛋白积累了许多翻译后修饰，其中许多是微管蛋白质特有的。这些修饰包括去酪氨酸化（detyrosination）、乙酰化（acetylation）、多糖化（polyglutamylation）、聚乙二醇化（polyglycylation）、磷酸化（phosphorylation）、泛素化（ubiquitination）、SUMO 化和棕榈酰化（palmitoylation）。人们对一些微管中的乙酰化进行了许多科学研究，特别是α微管蛋白 N-乙酰转移酶（ATAT1），它被证明在许多生物和分子功能中发挥重要作用，与许多人类疾病，特别是神经系统疾病相关。

（2）β-Ⅲ tubulin：原始神经上皮中表达最早的神经元标志物之一，其作为神经元特有标志物，广泛应用于神经生物学研究。

（3）Noggin：头蛋白，是在非洲爪蟾胚胎中发现的在其背部发育中起重要作用的蛋白质，它参与脊索的形成，还能特异地与骨形态发生蛋白结合，并抑制后者的信号转导。

（4）neurosphere embryoid body：神经球胚状体，最新研究表明，在早期大脑类器官方法学的基础上，通过修改胚状体的大小和形状来增加表面积和切片培养，以保持营养物质和氧气进入类脑器官内部区域，可使其能够长期培养，并且该类脑器官还可引入外源质粒和细胞标记的方法，实现随时间成像神经元轴突的生长和成熟。

3）轴突引导相关蛋白

Ephs Agrin、BAIAP2、Doublecortin、EphA、EphB、GAP43、Growth Gone、CD56、NRP2、Neurosepin、P53 等。

4）其他神经元标志物

ALK、Ataxin7、CNS gp130、胆碱乙酰转移酶（choline acetyltransferase）、Colin、Doublecortin、ELAVL、PG P9 - 5、酪氨酸羟化酶（tyrosine hydroxylase，TH）、truncated Garp。

（1）neurofilament（NF）：神经丝蛋白，是位于神经元中的纤维结构蛋白，具有保持神经元形态的细胞骨架作用。

（2）NeuN：识别神经元标准的免疫细胞化学标志。

（3）neuron - specific enolase（NSE）：神经元特异性烯醇化酶，是参与糖酵解途径的烯醇化酶中的一种，存在于神经组织和神经内分泌组织中。NSE 在脑组织细胞中的活性水平最高，在外周神经和神经分泌组织中的活性水平居中，活性水平最低值见于非神经组织、血清和脊髓液。NSE 可以作为儿童神经母细胞瘤的肿瘤标记物，同时 NSE 的活性改变同神经损伤所致的许多神经性疾病关系密切。

（4）酪氨酸羟化酶：它以四氢生物蝶呤作为辅酶，催化 L - 酪氨酸转变为二羟基苯丙氨酸（多巴），而多巴是多巴胺的一个前体，也是去甲肾上腺素与肾上腺素的前体，常被用作多巴胺能神经元的标志物。

综上，神经系统依赖神经元完成感受刺激和传导兴奋的神经功能。神经系统中含有大量的神经元，据估计人类中枢神经系统中约含 1 000 亿个神经元，仅大脑皮层中就约有 140 亿个神经元。尽管神经元的分类和形态各异，但是神经元都是高度分化的细胞，中枢神经系统中的神经元在发生退行性疾病、中风或创伤后缺乏良好的再生能力，因此寻找诱导非神经元细胞转化为神经元是中枢神经系统修复的最佳选择。

1.1.2 神经胶质细胞

神经胶质细胞简称胶质细胞，是神经组织中除神经元以外的另一大类细胞，也有突起，但无树突和轴突之分，广泛分布于中枢神经系统和周围神经系统。在哺乳类动物中，神经胶质细胞与神经元的数量比例约为 10∶1。中枢神经系统中的神经胶质细胞主要有星形胶质细胞、少突胶质细胞（与前者合称为大胶质细胞）和小胶质细胞等（图 1-3）。传统认为胶质细胞属于结缔组织，其作用仅是连接和支持各种神经成分，其实神经胶质还起着分配营养物质、参与修复和吞噬的作用，在形态、化学特征和胚胎起源上都不同于普通结缔组织。

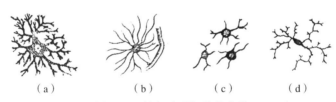

（a）　　　　　（b）　　　　　（c）　　　　　（d）

图 1-3　神经胶质细胞的分类

（a）原浆性星形胶质细胞；（b）纤维性星形胶质细胞；（c）少突胶质细胞；（d）小胶质细胞

神经胶质细胞具有复杂多样的结构和表达丰富的分泌产物，它含有大部分神经递质、神经肽、激素及神经营养因子受体、离子通道、神经活性氨基酸亲和载体、细胞识别分子，并能分泌多种神经活性物质（生长因子、神经营养因子和细胞因子等）。

1. 星形胶质细胞

星形胶质细胞是神经胶质细胞中体积最大、数量最多的一种，主要分布于中枢神经系统的白质和灰质。星形胶质细胞除了起到支持细胞的作用以外，还有营养作用，可以帮助神经元代谢，即通过连接毛细血管和神经元，对神经元起到运输营养物质和排除代谢产物的作用。目前人们对星形胶质细胞的功能还没有完全了解。由于星形胶质细胞具有很强的增殖能力，它与神经元由同一种前体细胞分化而来，所以利用细胞替代疗法策略，实现再生神经元成为可能。现有研究表明，转录因子、micro RNA 和小分子化合物可以在体内外将非神经元细胞转化为神经元细胞，也有研究者证实 lnc RNA TUNA 过表达亦可在体外诱导小鼠星形胶质细胞转化为神经元，在体内可诱导其转化为神经干细胞，为使用细胞替代疗法修复中枢神经系统提供了理论依据。同时，在临床上星形胶质细胞易出现神经胶质细胞肿瘤，是胶质瘤中一种最常见的肿瘤。

星形胶质细胞以其星状形态而得名（图 1-4），从其细胞体发出许多长且带分支的突起，伸展充填在神经元的细胞体及其突起之间，起支持和分隔神经元的作用，并参与了血脑屏障的形成。星形胶质细胞突起呈树枝状，其末端常膨大形成脚板（footplate）或终足（endfoot），有些脚板贴附在邻近的毛细血管壁上，被称为血管足或血管周足。由于脑毛细血管表面 85% 以上的面积被血管周足包绕，所以这些结构可能是血脑屏障的结构基础。同时，某些经胶质细胞突起还附着在脑脊髓软膜和室管膜的下膜上，把软膜、室管膜与神经元分隔开。室管膜细胞衬托在脑室和脊髓中央管的内壁上，也称为室管膜上皮细胞。室管膜细胞除具有支持作用外，在脉络丛上皮与脑脊液的分泌有关，在脑室周围还与向脑脊液中分泌或摄取某些激素控制因子、参与脑脊液和血液间的物质运输等有关。此外，相邻的星形胶质细胞之间通过缝隙连接相互联系，形成同步活动。

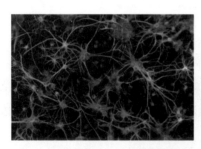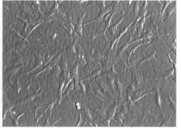

图 1-4　星形胶质细胞的光学显微镜成像结果

星形胶质细胞能产生和分泌某些神经递质以及表达某些神经递质受体，可对一些神经活性物质产生反应。另外，星形胶质细胞能对外源性化合物进行生物转化，并可帮助调节神经元周围的离子微环境。外源性化学物质或因外伤损伤中枢神经系统后，损伤区域星形胶质细胞通过增殖可形成胶质"瘢痕"。这种增殖多伴随着胶质纤维酸性蛋白（glial fibrillary acidic protein，GFAP）的表达增加。因此，组织中 GFAP 升高是中枢神经系统对损伤做出反应的一个标志性信号。

GFAP 的分子量为 50~52 kD，主要存在于中枢神经系统的星形胶质细胞中。编码 GFAP 基因位于 17q21，与其他中间丝序列，尤其是结蛋白和波形蛋白的碱基序列具有较高的同源性，其中与结蛋白的同源性达 65%，与波形蛋白的同源性达 67%。星形胶质前体细胞主要表达 Vimentin，而成熟之后表达 Vimentin 和 GFAP，故 GFAP 被认为是星形胶质细胞成熟的标志物。有研究发现 GFAP 阳性细胞在产后小鼠和成年大鼠的中枢神经细胞中呈深染的不规则星形，主要定位在星形胶质细胞的细胞体和突起上，在前额皮质的分子层、外颗粒层和锥体细胞层、海马和黑质中密集分布，纹状体只有少量阳性细胞表达；在脊髓的灰、白质主要分布于脊髓中央管附近大量表达。在人脑中，GFAP 最早出现于胚胎发育的第 8 周，逐渐表达于胶质细胞中，主要表达于星形胶质细胞中，而在室管膜细胞、少突胶质细胞等神经胶质细胞中也有少量分布。另外，GFAP 还可表达在非中枢神经系统细胞中，如许旺细胞、成纤维细胞、肝星状细胞。GFAP 蛋白作为成熟的星形胶质细胞中间丝的组成部分，具有调节细胞代谢、形成和维护血脑屏障、产生和释放神经营养因子等作用，而且在维持星形胶质细胞的形态和功能上具有重要作用，如形成细胞核和细胞膜的连接、参与细胞骨架重组、黏附和稳定神经元的结构、维持脑内髓鞘形成并作为细胞信号转导通路等。

2. 少突胶质细胞

1）O1/O4

有研究通过间接免疫荧光法观察 O1、O2、O3 以及 O4 抗原标记产后早期的小鼠小脑、大脑、脊髓、视神经、视网膜细胞中发现在星形胶质细胞、神经元、成纤维细胞的表面都没有检测到 O 抗体，而在少突胶质细胞的表面上检测到 O 抗体，并且 O 抗原在小鼠、大鼠、鸡和人类的中枢神经系统中均有表达。O4 及 O1 抗原均为少突胶质细胞标志物，均为膜表面的一种脑硫酯。O4 既可以表达于晚期少突胶质前体细胞，也可表达于未成熟少突胶质细胞，O1 主要表达于未成熟少突胶质细胞。O4 阳性细胞可以分化为成熟髓鞘碱性蛋白（MBP）阳性的少突胶质细胞，该细胞为 GC 阳性细胞（少突胶质前体细胞），故可推测 O4 也特异性表达少突胶质前体细胞。几乎所有 O4 阳性细胞在成熟的大脑皮质也表达 NG2（少突胶质前体细胞），而 NG2 阳性细胞不表达 OX-42 单克隆抗体，这说明

O4/NG2阳性细胞不是小胶质细胞。为了研究 O4 是否只在少突胶质细胞谱系表达，人们进行了 O4 和 GFAP、NFP 抗体免疫双标检测，发现 O4 在皮质灰质中的 NFP 阳性神经元、GFAP 阳性星形胶质细胞均不表达。因此，认为 O4 抗体和 GC、NG2 一样，可作为少突胶质前体细胞的标志物，但还可标记未成熟少突胶质细胞，不标记神经元、星形胶质细胞、小胶质细胞；而 O1 仅为未成熟少突胶质细胞的标志物。

2）少突胶质细胞因子（OLIG）

OLIG 属于碱性螺旋 – 环 – 螺旋结构转录因子家族，Northernblot 技术的分析表明，OLIG1（2.2kb）和 OLIG2（2.4kb）在大脑中特异性表达。在成年啮齿动物脑组织中，OLIG1/2 在少突胶质细胞特异性表达，而在星形胶质细胞和神经元不表达。OLIG1 和 OLIG2 位于鼠 16 号染色体，位于人类 21 号染色体。这两个基因起始于胚胎期脊髓腹侧区域，在胚胎期神经管、脊髓、丘脑均有表达，成年后在胼胝体、脑白质、海马中也可广泛表达，但灰质表达很少。OLIG2 的分布比 OLIG1 范围广，在脑室区（VZ）、SVZ 横向（LGE）区和内侧神经节的 E10.5 ~ E14.5 区，OLIG2 均可呈阳性表达，而在这些细胞中很少表达 OLIG1，这表明 OLIG2 的表达不限于少突胶质细胞，在多种类型的神经元祖细胞中均可表达，包括多能神经元、神经胶质祖细胞。OLIG1 在胚胎期位于少突胶质细胞及其前体细胞的细胞核中，出生后则由胞核迁移到胞质中，但在发生髓鞘损伤后又出现在胞核内；OLIG2 始终存在于细胞核中，不会发生迁移现象。利用基因转染技术使 OLIG1 和 OLIG2 基因过表达，发现过表达能增加少突胶质前体细胞的增殖和运动神经元前体细胞的产生，其中 OLIG1 作用于少突胶质细胞的成熟过程中。OLIG2 在脊髓和后脑的躯体运动神经元发育过程中发挥作用，也参与少突胶质细胞的发育；OLIG1 在发育的脑中能够部分代偿 OLIG2 的功能。

3）MBP

MBP 是成熟少突胶质细胞的标志物，广泛存在于少突胶质细胞及其髓鞘中的骨架蛋白中，具有 4 个主要类型，根据分子量分为 21 500 kb、18 500 kb、17 000 kb、14 000 kb。人和鼠的 MBP 基因均位于第 18 号染色体远端。即 18q22 ~ 23。MBP 分中性和周围性两种。中枢性 MBP 由少突胶质细胞合成和分泌，在白质中含量最高，主要在少突胶质细胞内以共价键结合于髓鞘质浆膜面，同时也与细胞骨架、微管、微丝相连；周围性 MBP 由雪旺细胞合成和分泌，存在于周围神经髓鞘中。除了神经组织外，心、肝、肾、肾上腺、骨骼肌等器官组织中也存在 MBP，但含量很低，难以测出。在新生小鼠脑的神经胶质细胞培养中采用免疫荧光法和原位杂交的方法研究 MBP 发育阶段基因的表达，发现大量 MBP 特异性 mRNA 在产后 5 ~ 6 d 不成熟少突胶质细胞内突然出现，在成熟过程中慢慢增加，有 60% ~ 80% 的细胞可表达 MBP，但在神经元中没有表达。有研究用双重标记的方法发现，在小鼠产后 8 ~ 9 d，MBP 阳性表达在少量 GC 阳性的细胞，在产后 10 ~ 13 d，所有 GC 阳性细胞均 MBP 标记阳性，在产后 13 ~ 14 d 的细胞培养中 MBP 标记的细胞比例最高，GC 是特异性不成熟的少突胶质细胞的标志物，MBP 在 GC 阳性后的细胞表达，有力地说明 MBP 表达成熟少突胶质细胞。因此，人们认为 MBP 特异性标记少突胶质细胞，而非神经元。

4）少突胶质细胞特异性抗体（RIP）

有研究用免疫组化的方法发现 RIP 阳性细胞主要分布在小鼠脊髓和小脑少突胶质细胞髓鞘的轴突。此外，人们分别利用 RIP 和 MBP、GFAP 进行免疫双标细胞标记试验，发现 RIP 在 MBP 阳性的细胞染色，而在 GFAP 阳性的细胞不染色，这表明 RIP 选择性染色少突胶质细胞，而非星形胶质细胞。

3. 小胶质细胞

CD11b 单克隆抗体（OX42）因能识别鼠的 CR3 受体，而 CR3 受体位于小胶质细胞的分支，故 OX42 特异性标记小胶质细胞。在正常成年脑组织中，小胶质细胞处于静息状态，细胞体很小，突起很细，OX42 染色呈阴性或弱阳性，称为"静息型"小胶质细胞。当机体受到某种刺激（如外伤、感染、物理化学或电刺激）后，小胶质细胞被激活，早期细胞体变大、突起变粗、棘明显清晰，OX42 染色较深成为早期反应状态，称为"早期反应型"小胶质细胞。随着刺激灶的存在，小胶质细胞的细胞体进一步肥大，突起回缩变短，成为巨噬细胞样的"吞噬型"小胶质细胞。在年轻组和老年组正常脑组织切片中没有 OX42 的阳性小胶质细胞，而在大鼠脑出血组和老年组则检测到活化的 OX42 阳性小胶质细胞，故认为 OX42 在正常小胶质细胞染色浅或无，而在非正常小胶质细胞染色多或深。

离子钙结合衔接分子 – 1（IBA – 1）是一个 EF 手型蛋白，特异性表达单核细胞谱系，如小胶质细胞。IBA-1 是一个具有肌动蛋白属性进化的保守蛋白，已发现与 F-肌动蛋白存在共定位，在巨噬细胞集落刺激因子的膜褶皱样运动和吞噬作用中发挥重要作用。IBA-1 在人、猴、马、大鼠和小鼠组织的小胶质细胞中均有发现。有研究用免疫细胞化学和激光共聚焦显微镜的方法检测到IBA-1蛋白只存在于小胶质细胞、脑脊膜、室管膜的巨噬细胞和脉络丛浅表的基质细胞的巨噬细胞中表达，而这些细胞均具有吞噬功能，小胶质细胞为巨噬细胞的一种，这进一步证实 IBA-1 在中枢神经系统中特异性表达于小胶质细胞。因为IBA-1 在小胶质细胞含量丰富且稳定，所以人们认为它是小胶质细胞的可靠的特异的标志物。另外，IBA-1 也是同种异体移植炎症因子-1（AIF-1），还可在造血细胞中表达。

1.1.3 神经元与神经胶质细胞的关系

1. 细胞外空间中钾的积累

神经胶质细胞去极化的原因是轴突的钾外流。当钾在细胞间隙积聚时，改变 $[K^+]0/[K^+]i$ 之比，进而改变神经胶质细胞的膜电位。星形胶质细胞膜对 K^+ 有很高的通透性，可以通过空间缓冲和直接摄取方式调节 K^+。

2. 通过神经胶质细胞的电流及钾的移动

同一细胞处于不同电位的区域之间有电流流动。当然，神经细胞以此作为传导机制。神经胶质细胞通过低阻抗的连接而彼此联合，因此它们的传导特性与单个伸长的细胞类似。当数个神经胶质细胞因其环境中的钾浓度升高而去极化时，它们从未受影响的细胞那里获得电流。

3. 神经递质对神经胶质细胞的影响

神经递质，如 GABA 谷氨酸、甘氨酸及乙酰胆碱等，作用于神经胶质细胞膜，产生去极化或超极化反应。在正常及病理状态下，神经胶质细胞在中枢神经系统的神经递质摄取中发挥作用。在突触部位释放的递质，其细胞外浓度通过扩散而降低，但主要通过摄取进入神经元及神经胶质细胞。

4. 神经胶质细胞对神经元的支撑

神经胶质细胞通过缝隙连接形成细胞框架，支持和分隔神经元，界定神经元核团轮廓。

5. 神经元的能量来源

星形胶质细胞储存糖原和神经递质的合成原料，提供神经元所需的营养和物质。

6. 星形胶质细胞参与神经元突触可塑性

星形胶质细胞不仅控制发育期神经元的生长和突触数目，而且调节成熟神经元、突触活动数目和效能，强烈提示其可能主动参与神经元的兴奋性及突触可塑性调控。

1.1.4 神经环路

神经环路（neural circuit）是脑内不同性质和功能的神经元之间各种形式的复杂连接。脑内不同性质和功能的神经元通过各种形式的复杂连接，在不同水平构成神经环路和神经网络（neural network），以类似串联、并联、前馈、反馈、正反馈、负反馈等多种形式活动。其中最简单的神经环路是三突触结构，即上一级神经元的轴突分支一方面兴奋一个主神经元，另一方面通过兴奋联络神经元抑制该主神经元，从而在一个最小的神经环路上达到兴奋与抑制的平衡。

更复杂的神经环路可见于神经网络的不同层次水平。在神经环路中兴奋性与抑制性活动相互作用，其最终效应取决于许多神经元活动正负相消后的净得值，也就是神经活动的整合作用。现代神经科学研究的核心目标之一，是了解不同脑区之间的细胞特异性的连接方式以及其中详细的调节机制。在神经环路中，可以通过基因表达谱、生理学和形态学对神经元进行更细致的分群。大脑不同脑区的信息交流主要通过神经元的突触传递进行，轴突末梢的突触常常与其他神经元的树突进行连接，而神经示踪技术可以绘制这些细胞的连接方式。通常顺行示踪剂会通过顺轴浆运输移动到投射下游，而逆行示踪剂则能通过逆轴浆运输从轴突末梢移动到细胞体。利用病毒传播的自然特性，越来越多的病毒被改造用于神经环路的示踪，极大地促进了大脑神经环路和特异性神经投射的网络研究。

1.2　神经系统的发生

1.2.1　神经干细胞

神经干细胞（neural stem cell, NSC）是指存在于神经系统中，具有分化为神经元、星形胶质细胞和少突胶质细胞的潜能，从而能够产生大量脑细胞组织，进行自我更新，提供大量脑组织细胞的细胞群。NSC 是多能干细胞，可通过不对等的分裂方式产生神经组织的各类细胞，如神经元、星形胶质细胞、少突胶质细胞等。NSC 是未分化的原始细胞，不表达成熟的细胞抗原，不被免疫系统识别。NSC 可以与宿主的神经组织良好融合，并在宿主体内长期存活。目前 NSC 已可从哺乳动物大脑的不同区域和脊髓等神经系统中分离出来，具有重建神经环路、修复神经组织等能力，因此，NSC 在神经退行性疾病动物模型、遗传性中枢神经系统疾病、中风和脊髓损伤等方面有着广泛的研究价值。

目前已知的 NSC 标志物包括 FOXG2、Nestin、CD133、PSA‐NCAM、p75 NTR、DLL3、mGLuR4、POU3F2、POU3F4、mGluR2、NSE、PAX3、PAX6、SOX1、SOX2、SOX10 等。

（1）Nestin：巢蛋白，一种中间纤维蛋白，能够特异性地表达在神经上皮干细胞，可对神经元的分化起作用。Nestin 仅在胚胎发育早期的神经上皮表达，出生后表达就停止，因此可作为 NSC 的特征性标志物。Nestin 在非神经元干细胞上也表达，如胰岛组细胞和造血前体细胞。肿瘤干细胞也会表达 Nestin，Nestin 可以作为部分肿瘤干细胞的标志物。

（2）CD133：造血干细胞抗原，是造血干细胞表面的糖蛋白，可调控干细胞命运的关键分子，是干细胞的功能性标志物。研究表明，CD133 的表达不限于原始血细胞。来源于外周血的 $CD133^+$ 细胞可被体外诱导分化为内皮细胞，并且人的 NSC 用抗 CD133 抗体可被直接分离。

（3）PSA‐NCAM：多聚唾液酸‐神经细胞黏附分子，通过改变神经系统 NCAM 的黏附性调节神经元发育、神经导向以及突触形成，从而在神经系统发育过程中起关键作用，多聚唾液酸的聚合度会影响 PSA‐NCAM 的功能。胚胎时期的 NCAM 和 PSA – NCAM 经常高唾液酸化，在神经元发育中起重要作用。PSA – NCAM 可能和突触的重排和可塑性有关。成年个体 PSA – NCAM 的表达限制在保留可塑性的区域。神经元限制性的前体细胞可由高表达 PSA – NCAM 鉴定，经自我更新和分化为多种表型的神经元。PSA – NCAM 阳性的新生儿脑前体细胞将发育为神经胶质细胞，甲状腺素可调控它们变为少突胶质细胞。多聚唾液酸的修饰可显著降低 NCAM 的黏附，从而 PSA – NCAM 被认为是纯粹的抗黏附分子，可以调节细胞的相互作用，促进脑的可塑性。更进一步的证据表明，PSA – NCAM 可能和未知的信号分子反应，发挥诱导发育的角色。

（4）p75 Neurotrophin R（NTR）：p75 NTR 也称为低亲和神经生长因子受体，属 I 型跨膜 TNF 受体超家族。它可与 NGF、BDNF、NT – 3 和 NT – 4 结合。p75 NTR 在 Trk 存在时被活化，提高对神经营养因子的反应性。TrkC 受体和 p75 NTR 协同作用，参与神经系统发育。神经冠干细胞（NCSC）根据其表面表达的 p75 NTR 而被分离。从外周神经组织新鲜分离的 p75 NTR$^+$ NCSC 可在体内和体外自我更新并产生神经元和神经胶质细胞，并且神经上皮来源的 p75 NTR$^+$ 细胞在培养中也有能力分化为神经元、平滑肌和雪旺细胞。最近，p75 NTR 已经被用来作为鉴定间质前体细胞和肝星形细胞的标志分子。

在大脑发育的早期阶段，最初的 NSC 呈圆柱形，很容易分裂成形状相同的子细胞。随着细胞成熟，增殖减慢，细胞伸长，NSC 形成锥状体样。与灵长类动物相比，人类的 NSC 在较长时间内保持圆柱形，在这段时间内，其分裂较为频繁，因此会产生更多细胞。这也意味着人类细胞有更多的时间来增殖和发育，产生的神经元也会更多，大脑容积也相应变大，而大猩猩和黑猩猩的 NSC 增殖的时间相对较短，产生的神经元较少，大脑容积也会较小。

需要强调的是，在脑脊髓等所有神经组织中，不同的 NSC 类型产生的子代细胞种类不同，分布也不同。例如：①神经管上皮细胞，分裂能力最强，只存在于胚胎时期，可以产生放射状胶质神经元和神经母细胞；②放射状胶质神经元，可以分裂产生本身并同时产生神经元前体细胞或神经胶质细胞，主要作用是在幼年时期神经发育过程中产生投射神经元，完成大脑中皮质及神经核等基本神经组织细胞；③神经母细胞，是成年人体中主要存在的 NSC，其可以分裂产生神经前体细胞和神经元及各类神经胶质细胞；④神经前体细胞，如小胶质细胞是由神经胶质细胞前体产生的；⑤外周神经干细胞（PNS – SC），既可发育为外周神经细胞、神经内分泌细胞和雪旺细胞，也能分化为色素细胞（pigmented cell）和平滑肌细胞等。

此外，NSC 根据其分布的部位还可分为两大类，即神经嵴干细胞（neural crest stem cell，NC – SC）和中枢神经干细胞（CNS – SC）。通常所说的 NSC 一般是指存在于脑部的 CNS – SC，其子代细胞能分化成为神经系统的大部分细胞。以往认为，中枢神经系统的神经元在出生前或出生后不久，就失去再生能力，而且随着年龄的增长，神经元数量会逐渐减少。然而，近 20 年的研究表明，成人脑组织中同样存在 NSC，主要位于侧脑室下层（SVZ）和海马齿状回两处。已有研究发现，在缺血缺氧条件下，位于室管膜下区、海马和脉络膜丛等部位的内源性 NSC 可发生增殖、迁移并分化为神经元和神经胶质细胞，因此提示中枢神经系统可通过自身内源性 NSC 来修复，只是由于条件不足而没有足够的新生细胞。最近的研究证实，这些原始 NSC 数量稀少，且处于静止状态，缺乏特异性形态、表面标志和分化抗原，至今也不能高度纯化分离，很难克隆化。因此，外源性 NSC 移植为人们提供了一个大胆的新思路。许多研究表明，NSC 移植物在宿主中枢神经系统内具有明显的生存、迁移和分化能力，由人胎脑分离的 NSC 在植入胚胎或新生鼠脑后，表现为在宿主脑内迁移并进行区域特异性分化，若将相同的人胎脑 NSC 植入成年大鼠室管膜下区，则它们迁移入嗅球，分化为双极神经元，其分化命运与存留于室管膜下区的内源性 NSC 相同。从成年哺乳动物 CNS 分离的 NSC 也具有较强的分化潜能，而决定 NSC 分化命运的主要因素除局部微环境外，还包括 NSC 的内在特性。例如：成年动物脊髓 NSC 植入海马齿状回，能分化为神经元；若植入成年大鼠脊髓则不分化为神经元；将从成年动物海马齿状回获得的 NSC 植入成年大鼠室管膜下区，能分化为嗅球神经元；若植入成年大鼠海马，则产生新的海马神经元。无论胚胎或成人 NSC，在移植入成人 CNS 非神经发生区后大部分都分化成神经胶质细胞。外源性 CSN 移植取得了令人鼓舞的成果。Modo 等给局灶性缺血大鼠移植 MHP36 鼠干细胞，结果表明，移植的 MHP36 鼠干细胞可增殖分化成神经元，并能显著促进神经功能恢复；Zhang 等的研究发现，静脉注射骨髓间质细胞可进入脑梗死后的脑实质，并促进新生血管形成。进一步的研究表明，移植的 NSC 和骨髓间质细胞可通过分泌生长因子促进内源性神经元再生，促使神经功能恢复。于炳新等给局灶性脑缺血大鼠注射重组人粒细胞集落刺激因子，动员自体骨髓造血干细胞。结果表明，脑实质内表达 SYN 和 MAP－2 蛋白的增殖细胞显著增加，神经功能缺损明显改善。因此人们认为，除通过骨髓间质细胞机制外，同时可能存在骨髓干细胞脑实质内转移，但尚待进一步研究。

1.2.2　神经发生

神经发生（neurogenesis）是包括从 NSC 增殖并经历均衡性和不均衡性分裂成为定向祖细胞，并逐渐向功能区域迁移、不断发生可塑性变化并与其他神经元建立突触联系从而产生神经功能的完整过程（图 1－5）。神经发生可概括为 8 个阶段，即增殖（proliferation）、迁移（migration）、分化（differentiation）、聚集（aggregation）、突触形成（synaptogenesis）、神经元死亡（neuron death）、突触重排（synapse rearrangement）和髓鞘化（myelination）。简单来说，神经发育过程总是伴随神经发生。在神经室管带的 NSC，以 250 000 个/min 的增殖速率进行增殖。在增殖过程中，伴随着增殖细胞的水平迁移和放射状迁移，有两种介导方式，分别是细胞体迁移和胶质细胞介导迁移；然后在迁移过程中增殖细胞完成由 NSC 到神经祖细胞，再到神经元、少突胶质细胞、星形胶质细胞的分化，并且迁移分化使相关相同功能的神经元发生聚集，由内向外形成大脑皮层结构；迁移分化也促使相邻神经元建立突触联系，所建立的突触联系随着时间推移，仅保留活跃的部分，不活跃的部分会消退。在整个过程中，40%~75% 的神经元发生凋亡。其余的神经元发生髓鞘化，可一直持续发挥功能。

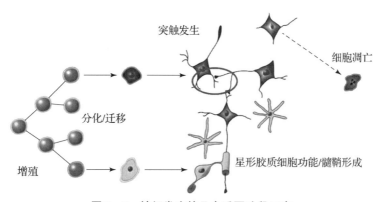

图 1－5　神经发生的几个重要阶段示意

　　细胞表现出神经元特征的过程为细胞分化，神经前体细胞首先发出突起，在它到达最终固定位置时已经分化完成。树突数目在后期具有可变性，这依赖于环境的变化。在大批外胚层细胞中，部分细胞分化成神经元需要一系列细胞间相互作用。早期步骤是产生一个原神经区（proneural region），区内含有获得了产生神经前体细胞（neural precursor）潜能的小簇细胞。这些小簇细胞被诱导表达一组碱性螺旋 - 环 - 螺旋（basic Helix Loop - Helix，bHLH）类转录因子，如神经元质蛋白（neurogenin）和 neuroD，也称为原神经基因（proneural gene）。

　　在每一原神经区，并不是所有细胞都向神经元分化，这个选择过程由一个神经元发生基因（neurogenic gene）调控的旁抑制信号机制决定。有关的基因中最重要的是细胞表面蛋白 Delta 和 Notch。由原神经基因控制的跨膜蛋白 Delta 是 Notch 的配基，能激活相邻细胞的 Notch 受体，随后相邻细胞通过细胞内信号系统（RBP - JK 和 HES）抑制原神经基因的表达。结果，此细胞的 Delta 表达下调。由此细胞之间产生一个局部反馈循环，每一次信号循环都放大了相邻细胞的 Notch 信号水平的差异，活化 Notch 导致原始神经元产生的抑制。那些 Notch 信号相对减弱的细胞称为原始神经元。抑制 Notch 的表达会产生更多神经元，但只表现在局部神经元密度增大而不扩散到神经板的其他非神经细胞区，原神经区也未见扩展。这一现象说明存在着一个早期调控机制，规划神经板内神经元发生的区域程序。就脊椎动物而言，该调控机制的关键是一种神经元质蛋白。过度表达神经元质蛋白不仅导致神经元数目增加，还扩大了神经元的分布区域。因此，原经基因被认为是早期神经元发生的活化因子。另外，Notch 介导的神经发生过程还受到 Numb 蛋白的调节，它可以抑制 Notch 介导的细胞内信号转导，使细胞获得神经元特性。成体大脑的神经发生类似早期 CNS 发育时期普遍的神经元产生过程。

　　可见，神经发生是一个包含多步骤的复杂过程，这个过程开始于静止的 1 型放射状胶质样/非放射状 NSC 激活（$Nestin^+MCM2^-$），产生具有高度分裂能力的中间祖细胞（$Tbr2^+MCM2^+$、IPC、2 型细胞），这些中间祖细胞转而产生可进行有丝分裂的神经母细胞（DCX^+MCM2^+），神经母细胞进一步分化成为不可分裂的未成熟神经元（DCX^+MCM2^-、3 型细胞），最终发育成为成熟的齿状颗粒神经元（DCX^-NeuN^+）。

神经元作为神经系统结构和功能的基本单位，在生理情况下，在神经系统的网络中发挥作用，并且其本身的活动也只有在该网络中才能得以完整表达，这都依赖于神经元与神经元之间的联系和信息交换。突触是神经元之间在功能上发生联系的部位，也是信息传递的关键部位。在光学显微镜下，可以看到一个神经元的轴突末梢经过多次分支，最后每一小分支的末端膨大呈杯状或球状，叫作突触小体。这些突触小体可以与多个神经元的细胞体或树突接触，形成突触。在电子显微镜下观察可以看到，这种突触由突触前膜、突触间隙和突触后膜三部分构成。

■ 1.3　神经突触

1.3.1　神经突触的基本概念

1896 年，C. S. Sherrington 把神经元与神经元之间的机能接点命名为突触（synapse）。当时他虽然还不了解接点的形态学，但是他指出神经元与神经元之间是不连续的，而且推论有些突触是兴奋性的，有些突触是抑制性的。在 20 世纪三四十年代，对于突触之间是电学传递还是化学传递曾经发生过争论。现已知道有两类突触：电突触与化学突触（图 1 - 6）。可作为突触标记物的有：14 - 3 - 3 beta + zeta、C3、CASK、CPEB、Calpastatin、Cellubrevin、Dynamin、Homer、PSD93、Synaptotagmins（Rab3A）、SAP102、SIRP、SNAP23 S - nitroso - Nacetylpenicillamine、Synaptophysin、Synaptobrevin、Syndecam、Syntaxin、VAMP、rSec6。

（1）Synaptophysin：突触囊泡蛋白，存在于前突触颗粒和肾上腺髓质样颗粒的一类膜内在糖蛋白，是神经内分泌和肿瘤特有的蛋白质，可在膜上形成通道。

（2）Synaptotagmins（Rab3A）：突触结合蛋白，属于小 G 蛋白超家族中 Rab 家族中的一种亚型蛋白，位于大脑神经元的突触小泡上，由 220 个氨基酸组成，对神经递质释放和膜转运过程起着关键作用。它是神经元突触囊泡上的一个膜整合蛋白，C2A 是它的具有重要功能的近膜胞质片段。

神经元之间化学传递的基本概念起源于哺乳动物内脏神经系统的研究。20 世纪初，J. N. Langley 和他的学生发现肾上腺素的效应与刺激交感神经系统的效

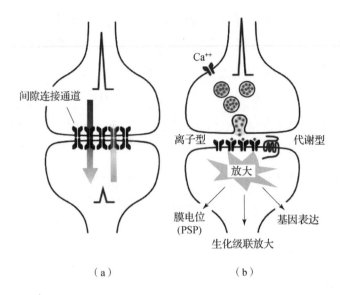

间隙连接通道

Ca⁺⁺

离子型　代谢型

放大

膜电位
(PSP)

生化级联放大

基因表达

（a）　　　　　　　　（b）

图1-6　两种神经突触的作用方式比较

（a）电突触；（b）化学突触

应十分相似。他的学生 T. R. Elliott 甚至指出，肾上腺素可能是外周神经释放的化学刺激物。后来 H. H. Dale 发现胆碱及其衍生物对心脏、膀胱和唾液腺的效应与刺激副交感神经相似，特别是乙酰胆碱最有效。H. H. Dale 提出乙酰胆碱、肾上腺素的作用与刺激两类内脏神经的效应相似性的问题。Otto Loewi 在 1921 年所做的试验证明，刺激迷走神经释放活性化学物质，抑制心搏，继而证明这种化学物质就是乙酰胆碱。1936 年，Dale 等人在刺激支配肌肉的运动神经后得到了神经释放的乙酰胆碱，因此把化学传递的假说推广到全部外周神经系统。证明乙酰胆碱是神经肌肉接点的神经递质后，直到 1952 年中枢神经系统的化学递质说才被广泛接受，而在 7 年之后，E. Furshpan 和 D. Potter 又第一次清楚地证明了电突触的存在。

1. 电突触

Furshpan 和 Potter 在 1959 年首先指出在螯虾的可兴奋细胞之间有电学传递。电学传递可以发生在中枢神经系统的细胞之间、平滑肌细胞之间、心肌细胞之间、感受器细胞和感觉轴突之间。一个电突触的突触前膜和突触后膜紧紧贴在一起形成缝隙连接，电流经过缝隙连接从一个细胞很容易流到另一个细胞，即电突触提供瞬时信号传递［图1－6（a）］。在电突触的突触前细胞和突触后细胞的电位变化之间基本没有突触停滞。这种突触传递对缺氧、离子或化学环境的变化不敏感，这些因素不能阻断动作电位。因此，电突触与化学突触相比，由于它包含的步骤较少，在传递过程中实行控制、改造的机会也比较少。

2. 化学突触

在许多动物（包括腔肠动物、环节动物、节肢动物、软体动物、低等和高等脊椎动物）身上都发现在某些神经元之间存在缝隙连接和电传递，但大多数突触传递是化学传递，通过突触前神经元的末梢分泌传递物质，使突触后膜的离子通透性发生变化，产生突触后电位。一般来说，化学突触比电突触有更大的可塑性，而且可以把比较小的突触前电流放大成比较大的突触后电流，即化学突触可以放大信号。

化学传递发生在突触间隙之间［图1－6（b）］。突触前细胞膜与突触后细胞膜之间的间隙宽约为20 nm，间隙中填充着黏多糖，把突触前膜与突触后膜"胶合"在一起。突触前末梢包含几百、上千个突触小泡，直径约为40 nm。每个突触小泡中含有 $(1\sim5)\times10^4$ 个递质分子。当神经冲动传到突触前末梢时，突触前膜去极化，使钙离子由膜外进入膜内，促使一定数量的突触小泡与突触前膜接触，触点融合并出现裂口，突触小泡内的化学递质进入突触间隙。递质由于扩散而到达突触后膜。递质达到突触后膜即与膜上的特殊的受体结合，改变突触后膜对某些离子的通透性，使膜电位发生变化。

1.3.2　神经传递

神经元所产生的电信号要通过两种方式在神经网络中传播，同一神经元上的信号传播称为传导（conduction），神经元间或者非神经元间的信号传播称为传递（transmission）。

神经电信号的传递方式一般分为突触传递（synaptic transmission）和非突触传递（nonsynaptic transmission）两类。突触传递是指通过神经元间的突触结构完成的信号传递，依据突触结构和传递机制的不同又分为化学突触传递（chemical synaptic transmission）和电突触传递。非突触传递是指前一细胞通过释放神经递质，作用于较远、较广的范围。

1. 化学突触传递

有关神经电信号（神经冲动）的传递过程中伴有化学物质参与的设想，源于 1892 年 J. N. Langley 的试验，他观察到，哺乳动物睫状神经节的突触传递可选择性地被烟碱阻断，由此他提出哺乳动物自主神经节的突触传递是化学性的观点。1921 年，在奥地利工作的德国科学家 O. Loewi 根据梦中的试验灵感，做了著名的离体蛙心灌注试验，在刺激一个离体蛙心的迷走神经使心跳受到抑制后，将该蛙心的灌注液转移到另一个离体蛙心时，也得到同样的抑制作用，这表明迷走神经被刺激时，一定有化学物质释放到灌注液中，该物质对心脏具有抑制作用，被称为迷走素（vagusstoff），他随后又进一步阐明该物质是乙酰胆碱（acetylcholine，ACh）。1929 年，H. H. Dale 等成功地分离并鉴定出该物质的化学结构，使乙酰胆碱成为第一个被发现的神经递质，奠定了神经冲动化学传递学说的基础。O. Loewi 和 H. H. Dale 共享了 1936 年诺贝尔生理学或医学奖。化学突触传递就是通常所说的经典突触传递，即突触前神经元产生的兴奋性电信号（动作电位）诱发突触前膜释放神经递质，跨过突触间隙而作用于突触后膜，进而改变突触后神经元的电活动。由此可见，在化学突触传递过程中，突触前神经元首先通过释放神经递质而将神经电信号转变为化学信号，然后携带信息的神经递质作用于突触后膜，并将化学信号再转换为电信号，因此化学突触传递又称为电－化学－电传递。

2. 电突触传递

电介导的突触传递没有突触延迟（synaptic delay），电突触是直接通过电耦合（electrical coupling）进行电信号传递的，突触一侧神经元的电位变化可直接通过缝隙连接通道传入另一侧的神经元，从而完成电信号的传递。一般来说，电突触传递几乎没有突触延迟，而化学突触传递则有明显的突触延迟。电突触传递绝大部分是双向的，而化学突触传递只能从突触前向突触后单向传递。不过，在螯虾的腹神经索中介导逃避反射的外侧巨纤维与运动巨纤维形成的巨突触被鉴定为单向传递的电突触，其机制在于突触前的膜电位较突触后的膜电位更负。已经证明在许多种突触中都存在电传递，如在蛙脊髓内运动神经元间、大鼠中脑核团中的感觉神经元间、大鼠海马中的锥体细胞间、斑马鱼视网膜的水平细胞间等。电突触传递较化学突触传递而言具有信号传递可靠、不易受各种因素的影响、传递速度快、易于形成同步化活动等优点。

3. 非突触性传递

非突触性传递是指非突触性化学传递（non-synaptic chemical transmission）。非突触性传递也能在轴突末梢以外的部位进行，如轴突膜释放胞质中的乙酰胆碱、黑质中的树突释放多巴胺等。广义地说，神经内分泌细胞的作用也可归入非突触性传递，只是其释放的是神经激素，其扩散的方式是血液运输，扩散的距离更大，且其作用更广泛。

细胞体与细胞体、树突与树突以及轴突与轴突之间都有突触形成，但常见的是某神经元的轴突与另一神经元的树突间所形成的轴突－树突突触，以及与细胞体形成的轴突－细胞体突触。神经元之间神经冲动的传导是单方向传导，即神经冲动只能由一个神经元的轴突传导给另一个神经元的细胞体或树突，而不能向相反的方向传导。这是因为递质只在突触前神经元的轴突末梢释放。当神经冲动通过轴突传导到突触小体时，突触前膜对钙离子的通透性增加，突触间隙中的钙离子即进入突触小体，促使突触小泡与突触前膜紧密融合，并出现破裂口。突触小泡内的递质释放到突触间隙中，并且经过弥散到达突触后膜，立即与突触后膜上的蛋白质受体结合，并且改变突触后膜对离子的通透性，引起突触后膜发生兴奋性或抑制性的变化。这里，递质起到携带信息的作用。由于突触的单向传递，中枢神经系统内冲动的传递就有一定的方向，即由感觉神经元传向联络神经元，再传向运动神经元，从而使整个神经系统的活动能够有规律地进行。中枢神经系统中的任何反射活动都需经过突触传递才能完成。

1.3.3 神经突触可塑性

1. 突触可塑性的发现

神经科学之父——西班牙科学家卡哈尔（Santiago Ramoon Y Cajal）通过显微观察，发现神经元的形态结构与其他组织细胞完全不同，有不规则的突起（即树突和轴突）。在此基础上，卡哈尔提出了关于神经系统工作原理的猜测：神经元之间以突起彼此通过接触而非连通联系，前一个神经元的轴突是信号输出端，后一个神经元的树突是信号接收端，它们彼此通过突触形成了复杂的三维信号网络。加拿大心理学家赫布（Donald Olding Hebb）提出了化解矛盾的假说（即赫布定律）：如果突触前后神经元总是同时被激发，则它们之间的连接会变得更强，信号传递就能更有效率。

突触可塑性（synaptic plasticity）是神经系统生长发育、神经损伤与修复、学习与记忆的神经生物学基础。突触可塑性是指突触在形态、界面结构和功能上的可变动性和可修饰性，突触形态的可塑性表现为新突触形成、突触形状以及突触密度的变化；突触界面结构变化包括突触活性区长度、突触后致密物（postsynaptic density，PSD）厚度、突触间隙宽度以及突触界面曲率的变化；突触功能的可塑性体现在突触传递效能的增强和减弱，如成对脉冲易化（或抑制）作用、长时程增强（long－term potentiation，LTP）现象或长时程抑制（long－term depression，LDP）现象。研究已经证实，酒精中毒、药物成瘾与依赖、阿尔茨海默病、脑缺血－再灌注损伤、癫痫、脑的发育、学习记忆等诸多病理或生理过程均涉及突触可塑性的变化。

2. 突触可塑性的结构基础

突触前可塑性的结构基础主要有 3 个：突触囊泡、突触囊泡内的神经递质及突触活动区。突触囊泡的大小呈活动依赖性变化，即活动越频繁，突触囊泡越小。突触囊泡数量与其释放的概率呈正比，释放越多，突触后的反应越强。突触囊泡内的递质浓度是相同的，突触囊泡体积越大，其递质含量越多。突触活动区是指突触前膜的囊泡与电压依赖型钙通道蛋白紧密镶嵌而成的致密区，其数量与面积大小可以改变，并在发育后的神经活动中受调节而变化。突触活动区骨架蛋白 RIM（突触前蛋白的一种）作为突触前的主要骨架蛋白分子，结合了所有突触活动区蛋白质和突触囊泡间的相互作用，并调节突触囊泡的释放。

突触后可塑性的结构基础是在突触后膜胞质侧的一种超微结构——突触后致密物。突触后致密物由电镜学家于 20 世纪 50 年代命名，其是突触后膜细胞骨架纤维特化区域，突触前膜末端的活性区域与突触后膜的细胞骨架对应，其功能为细胞黏附性的调节、受体聚集的控制和受体功能的调节。突触后致密物包含神经递质受体、细胞骨架和信号分子，在突触可塑性中起重要作用。

3. 突触可塑性的分类

突触可塑性主要分为短期突触可塑性（short－term synaptic plasticity）与长期突触可塑性（long－term synaptic plasticity）。短期突触可塑性主要包括易化

（facilitation）、抑制（depression）、增强（potentiation）。长期突触可塑性主要表现形式为长时程增强和长时程抑制，这两者已被公认为学习记忆活动的细胞水平的生物学基础。现在人工神经网络主要利用神经元的学习记忆功能，在人工神经网络的构建中，突触可塑性有关理论的应用必不可少。

1）长时程增强

长时程增强又称长期增强作用、长期增益效应，是同步刺激两个神经元而发生在两个神经元信号传输中的一种持久的增强现象。它是与突触可塑性——突触改变强度的能力相关的几种现象之一。由于记忆被认为是由突触强度的改变来编码的，所以长时程增强被普遍视为构成学习与记忆基础的主要分子机制之一。长时程增强是 1966 年泰耶·勒莫在兔海马体中发现的，一直以来是研究的热门主题。许多现代的长时程增强研究试图更好地了解其生物学基本原理，而其他一些研究则以探索长时程增强和行为学习之间的因果关系为目标，还有一些研究则试图开发通过提高长时程增强来改善学习和记忆的方法，不管是采用药物手段还是其他手段。长时程增强还是临床研究的主题，比如在阿尔茨海默病和成瘾医学领域。长时程增强具有几个特性，包括输入专一性、关联性、协同性和持久性。

（1）输入专一性。

一个突触的长时程增强一经诱导，不会扩散到其他突触，因此长时程增强具有输入专一性。长时程增强传播到那些依据关联性和协同性法则所规定的突触。但是，长时程增强的输入专一性法则在短距离内不一定特别精确。弗雷和莫里斯在 1997 年提出了一种解释输入专一性的假说，即突触标识和捕获假说。

（2）关联性。

关联性是指当一条通路的弱刺激尚不足以诱导长时程增强时，另一通路的强刺激会同时诱导两条通路的长时程增强。

（3）协同性。

长时程增强可由强烈的强直刺激激发突触的单一通路，或通过许多较弱的刺激协作引发。当一条通向突触的路径受到弱刺激时，它产生的突触后去极化不足以诱导长时程增强。与此相反，当微弱的刺激施加到许多通路，而这些通路均汇聚到一片单一的突触后膜时，产生的个别性突触后去极化可以共同引发突触后细胞去极化，足以诱导长时程增强的合作。突触标识可能是关联性与协同性的共同基础。布鲁斯·麦克诺顿认为，关联性和协同性的差别仅是语义上的。

（4）持久性。

长时程增强的作用时间是持久的，可以持续几分钟乃至几个月。这是它与其他突触可塑性的根本区别。

2）长时程抑制

长时程抑制又称为长期抑制作用、长期抑势，是指神经突触持续几个小时到几天的抑制行为。强烈的突触刺激（小脑 Purkinje 细胞）或者长期的弱突触刺激（海马体）均可导致长时程抑制的形成。长时程抑制被认为是后突触接受体密度的改变导致的，但是前突触释放物的改变也可能有一定影响。小脑的长时程抑制被假定对运动神经的学习具有重要作用。海马体的长时程抑制也可能对清除过去的记忆具有重要作用。海马体/大脑皮层长时程抑制可由 NMDA 接受体、代谢型谷氨酸受体（mGluR）或者 endocannabinoids 控制。

3）短期突触可塑性

短期突触可塑性是突触可塑性的一种重要表现形式，对实现神经系统的正常功能起着重要作用。大多数形式的短期突触可塑性是由短暂的突触活动触发的，导致突触前神经末梢短暂的钙积累。突触前钙的增加反过来通过直接改变突触小泡的胞吐基础的生化过程，导致神经递质释放的可能性发生变化。短期突触可塑性能够加强突触传递的确定性，调节大脑皮层兴奋和抑制之间的平衡，形成神经活动的时间、空间特性，形成并调节皮层丘脑网络的同步振荡。短期突触可塑性可能也参与了注意、启动效应、睡眠节律和学习记忆等神经系统高级功能的实现。短期突触可塑性又分为短时程的增强和抑制作用。

在哺乳动物的大脑中，突触短期可塑性的一个重要后果是影响突触的信息处理功能，使它们能够充当具有广泛特性的过滤器。例如，初始释放概率较低的突触起到了高通滤波器的作用，因为它们在高频动作电位爆发时会起到促进作用，而低频突触则不会以同样的效果传输。相反，具有较高初始释放概率的突触起到低通滤波器的作用，因为它们在高频脉冲期间会受到抑制，但会可靠地传递低频活动。突触的过滤特性可以通过调节初始释放概率来调节。

4. 影响突触传递效率的物质

1）N－甲基－天冬氨酸（NMDA）受体的功能与突触可塑性

NMDA 受体是兴奋性氨基酸受体，是由 3 种不同亚基（NR1、NR2、NR3）构成的阳离子通道。NR1 是 NMDA 受体复合物的功能性亚单位，参与离子通道的形成，是调节能力最强的神经递质受体；NR2 是 NMDA 受体的调节亚基，其独立存在时并不表达，主要作用是修饰整个 NMDA 受体的功能特性，增强了 NR1 对兴奋性氨基酸的反应；NR3 的功能是抑制 NMDA 受体通道的开放，结合 NR3 受体亚型可降低 NMDA 受体通道内钙离子的通透性，而且在突触和突触外的 NMDA 受体反应性中起着一定的保护作用。NMDA 受体主要是由 NR1 和 NR2 亚基构成的四聚体复合物，存在于谷氨酸能神经元突触后膜的致密体内，静息的 NMDA 受体可电压依赖性被 Mg^{2+} 阻断，开放时主要允许 K^+、Na^+ 及部分 Ca^{2+} 通过。在一般情况下，在海马的 CA1 区，高频刺激引起树突棘内 NMDA 受体的激活，Ca^{2+} 浓度升高，Ca^{2+}/钙调素依赖性蛋白激酶 Ⅱ（CaMK Ⅱ）活化，突触蛋白质磷酸化，进而诱发长时程增强；相反，低频刺激引起树突棘内 Ca^{2+} 浓度轻度升高，从而激活磷酸蛋白磷酸化酶，突触 AMPA 受体去磷酸化，进而诱发长时程抑制。突触后膜上 NMDA 受体的数量对突触可塑性具有重要的调节作用。研究发现，β 淀粉样蛋白（Aβ）可通过减少神经元内突触后致密物蛋白 95（PSD－95）的含量来减少稳定 NMDA 受体的数量，进而影响突触可塑性。NMDA 受体除了直接在突触后膜和细胞胞质库间垂直运动外，还能沿突触后膜表面在突触和突触外位做侧向移位，这种在细胞膜表面的移位可以改变突触受体的数目和组成，对突触传递效率的改变起着重要作用。

2）Ca^{2+} 对突触后可塑性的诱导起决定作用

Ca^{2+} 是神经元内重要的第二信使，与基因表达，膜兴奋性调节，树突的发育，突触的发生和神经元信息加工、记忆储存等功能有关。刺激后突触后膜内 Ca^{2+} 浓度变化的差异导致神经元产生不同的生理反应。在长时程增强过程中，高频刺激引起的谷氨酸大量释放激活了突触后膜的 NMDA 受体，导致突触后神经元内 Ca^{2+} 浓度大幅升高，Ca^{2+} 激活 CaMK Ⅱ，进而使 α－氨基－3－羟基－5－甲基－4－异恶唑丙酸（AMPA）受体通道磷酸化而增加其电导性，也能使储存于细胞质中的 AMPA 受体位移到突触后膜上而增加其密度，从而使突触后的反应增强。在长时程抑制过程中，低频刺激引起突触后细胞质内 Ca^{2+} 浓度轻度升高，优先激活蛋白磷酸酶，结果使 AMPA 受体去磷酸化而电导降低，突触后膜上 AMPA 受体的数量减少，从而产生长时程增强。同时突触后神经元内的 Ca^{2+} 浓度水平也影响高频刺激引起的突触可塑性过程，高频电刺激海马齿状回激活 NMDA 受体，既可引起长时程增强，也可引起长时程抑制，这种突触可塑性取决于细胞内 Ca^{2+} 缓冲剂的浓度和种类。在细胞内存在高浓度 Ca^{2+} 缓冲剂的条件下，高频电刺激主要诱发长时程抑制，在细胞内 Ca^{2+} 缓冲剂浓度较低的情况下产生长时程增强，提示细胞内游离钙的浓度决定 NMDA 受体调控的突触可塑性变化方向。

3）Ca^{2+}/钙调素依赖性蛋白激酶Ⅱ（CaMKⅡ）

CaMKⅡ在大脑皮质和海马中大量存在，在突触中分布密集，是突触后致密物的主要成分，其磷酸化状态可间接调节如神经递质的合成与释放、离子通道的活性、突触可塑性及基因表达等神经活动。谷氨酸 NMDA 受体是 CaMKⅡ的直接底物。研究表明，CaMKⅡ直接与 NMDA 受体细胞内 C 末端相互结合，催化一特定丝氨酸（S1303）的磷酸化。CaMKⅡ也加强了谷氨酸 AMPA 受体的磷酸化，通过磷酸化 AMPA 受体 C 末端特定的丝氨酸（S831），CaMKⅡ增强了 AMPA 受体的功能。CaMKⅡ在正常状态下与 mGluR5 受体结合以储存于突触内，刺激 mGluR5 受体时，CaMKⅡ与 mGluR5 受体分离，转运至 NMDA 受体，以介导 mGluR5 信号对 NMDA 受体的增强作用。在大鼠海马 CA1 区长时程增强诱导和维持依赖于 CaMKⅡ的活化。最新的体内试验研究也表明，动物在经过行为学训练以后，其海马中磷酸化的 CaMKⅡ蛋白含量升高，这进一步证实了 CaMKⅡ在学习记忆和突触可塑性中的关键作用。

4）AMPA 受体介导长时程增强的增强

AMPA 受体是兴奋性谷氨酸受体，是由 GluR1、GluR2、GluR3 和 GluR4 四种亚基选择性组装构成的同源或异源四聚物。中枢神经系统中大多数 AMPA 受体含有 GluR2 亚基，这类 AMPA 受体对 Ca^{2+} 不通透，在长时程增强过程中具有重要作用。以往的研究认为在具有 NMDA 受体的突触上，NMDA 受体介导的 AMPA 受体的插膜和内吞过程分别是长时程增强、长时程抑制发生的机制之一，对突触后膜上的受体数目进行调控是进行突触可塑性改变的有效途径，尤其在沉默突触唤醒的过程中，AMPA 受体的插膜是关键性的步骤。但研究显示 GluR2 缺失的

AMPA 受体对突触功能、突触可塑性、神经局部环路传导等有特殊的作用。研究表明，表达 GluR2 缺失 AMPA 受体的突触可以产生非 NMDA 受体依赖的长时程增强，且这种长时程增强的诱导需要突触后 Ca^{2+} 水平的升高，据此推测 GluR2 缺失的 AMPA 受体对 Ca^{2+} 通透性的改变可诱导长时程增强的发生。

5）NO 是重要的逆行信使

NO 由一氧化氮合酶（NOS）催化而成，属于非典型神经递质，以扩散的方式到达临近靶细胞，与之直接结合并激活一种可溶性鸟苷酸环化酶，使细胞内的 cGMP 水平升高而产生效应。NO 在中枢神经系统中参与长时程增强和长时程抑制等突触可塑性，作为一种逆行信使，由突触后产生并作用于突触前神经元。试验研究发现，条件刺激大鼠离体海马脑片 10 min 后，长时程增强产生，NO 含量和 NOS 活性均显著升高，条件刺激 60 min 后，长时程增强稳定维持，但 NO 含量和 NOS 活性却恢复到条件刺激前水平，提示 NO 及 NOS 的活性升高，参与了长时程增强的形成。Wu 等运用 NOS 抑制剂能够抑制海马脑片齿状回的长时程增强，而 NO 的底物 L-精氨酸可逆转这种抑制作用。NO 通过增加海马齿状回区细胞外液中天冬氨酸、葡萄糖和甘氨酸的分泌来增强习得性的长时程增强的形成及维持过程。NO 可通过激活可溶性鸟苷酸环化酶途径催化三磷酸鸟苷转变成环磷酸鸟苷，进而激活环磷酸鸟苷依赖性蛋白激酶，并催化有关蛋白或酶的磷酸化，促进突触前递质的释放。

5. 突触可塑性的发生机制

突触可塑性是神经细胞之间的联系强度的变化，体现为突触之间信号传递效率的变化、或单个突触大小的变化或突触数量的变化，但无论哪种变化，诱导赫布型长时程增强的关键是在自然状态下，突触前后神经元的活动是如何被同时激发的。根据突触的结构特点，科学家大胆猜测：突触中必然有类似“裁判员”的物质存在，它能够准确地判断并激发突触前后神经元同时活动。

20 世纪 80 年代，这个类似“裁判员”的物质渐显真容，在大脑的突触内，它是位于兴奋性突触后膜上的一种离子通道蛋白——NMDA 受体，一种兴奋性神经递质（如离子型 Glu）的受体。NMDA 受体的离子通道功能受膜电位与递质双重控制，一旦被激活，可使相应的离子通道开放，导致一系列级联反应，触发突触后神经元电活动的产生，诱导长时程增强生理效应，增强学习。NMDA 受体是蛋白质复合体，具有由 NR1、NR2（A~D）、NR3（A、B）3 种亚基构成的异四聚体结构。其中，NR1 是功能亚基，存在激动剂甘氨酸（Gly）结合位点；NR2 是调节亚基，在很大程度上决定着 NMDA 受体的激动剂亲和力、Ca^{2+} 渗透性和对 Mg^{2+} 的敏感度等生理功能，其中 NR2B 存在 Glu 结合位点。然而，NMDA 受体的激活涉及诸多先行条件，如 NMDA 受体所在的突触后膜必须有离子型 Glu 的另一类受体（AMPA 受体）的存在和激活、激动剂 Gly 与 NR1 上的结合位点的结合、突触后膜的去极化等。

在静息电位状态下，NMDA 受体的功能因其离子通道被 Mg^{2+} 阻滞而受到抑制；当突触前神经细胞去极化时，突触前膜所释放的 Glu 首先与突触后膜上的 AMPA 受体结合，使该受体介导的单通道打开，阳离子内流，使突触后膜去极化；与此同时，伴随激动剂 Gly 和 Glu 与 NMDA 受体相应位点的结合，Mg^{2+} 阻滞被去除，NMDA 受体的离子通道打开，Ca^{2+} 内流，内流的 Ca^{2+} 与细胞内钙调蛋白（CaM）结合，激活 CaMK II。激活的 CaMK II 一方面能够直接磷酸化 AMPA 受体的 GluA1 Ser831 位点，增大单个 AMPA 受体的单通道电导，使突触后反应增强；另一方面能与 NMDA 受体的 NR2B 亚基的细胞内 C 端结合，激活 Ras - ERK 通道，使更多的 AMPA 受体向突触后膜转移和定位，导致长时程增强产生，提高突触信号传递的效能。

一般认为，长时程增强的形成和维持是突触前和突触后机制联合作用，且以突触后机制为主。突触后致密蛋白 PSD - 95 通过与 NR2B 耦联以增强 NMDA 受体的功能，促进长时程增强形成。D 型丝氨酸（D - ser）是一种由 Glu 作用于突触旁星形胶质细胞所释放的物质，它与 Glu 共同作用于 NMDA 受体，促进长时程增强产生。NMDA 受体激活引起细胞内 Ca^{2+} 浓度升高，质膜内血小板活化因子（PAF）合成增多，释放至突触前膜与其特异性受体结合，引起突触前神经元 Ca^{2+} 内流增加，进一步促进 Glu 释放，进而增强 NMDA 受体的功能。另外，在突触重塑的过程中，许多蛋白质参与其中，如神经生长相关蛋白 GAP - 43、突触素（Syn）等，其中 Syn 参与神经递质的释放，突触囊泡的导入、转运，突触囊泡再循环和突触发生等过程，而 GAP - 43 是一种与 CaM 结合的胞膜磷酸蛋白，它磷酸化后可释放与之结合的钙调素，刺激微管蛋白和肌动蛋白在生长锥上的聚合，调节神经末梢的出芽，并可通过钙调素的激活，影响离子通道和信号的传递。研究表明，Syn 和 GAP - 43 的表达量减少将阻碍神经递质释放，影响学习功能。然而，当突触间隙 Glu 浓度过高并外溢时，突触外的细胞膜上的 NR2B 亚基被激活，通过 Ras GAP/Rap/P38 MAPK 通道使 AMPA 受体内吞，产生长时程抑制。同时，过剩的 Glu 在谷氨酸脱羧的作用下，脱去羧基形成抑制性神经递质 GABA：一方面，它与突触前膜的特异受体结合以及 G 蛋白偶联，抑制 Ca^{2+} 内流，导致 Glu 释放减少，产生 LTD；另一方面，它与突触后膜的特异性受体以及 K^+ 通道等偶联，引起 K^+ 内流，导致突触后膜超极化和突触后抑制，产生长时程抑制。NMDA 受体的 NR3 亚基是抑制型亚基，NR3A 与 NR1 结合可抑制 Ca^{2+} 的通透性，从而产生长时程抑制。

新近研究表明，表观遗传修饰（如 DNA 甲基化和组蛋白翻译后修饰）可能通过协调作用调节突触可塑性，进而影响学习。

有关突触可塑性形成机制的学说较多，迄今仍是争论激烈、进展迅速的研究领域。下面以海马 CAI 区 NMDA 受体为例，介绍得到多数学者认可的经典理论。该理论认为，当突触前纤维接受某种高频条件阈上刺激时，大量神经递质同时释放，作用于突触后 AMPA 受体，产生较大的 EPSP，致使突触后膜去极化，NMDA 受体中的 Mg^{2+} 阻隔被去除，NMDA 受体激活，Ca^{2+} 内流，进而引发细胞内 Ca^{2+} 库释放，进一步增加胞内游离 Ca^{2+}，从而激活一系列细胞内 Ca^{2+} 依赖的级联反应，最终使突触后膜受体等重要蛋白质磷酸化、基因表达改变、蛋白质合成增加，最终产生突触传递效率长时程增强的现象。其中心环节是 NMDA 受体的激活。NMDA 受体是一种配体、电压双重门控的特殊通道，其激活需要谷氨酸等配体和膜电位去极化双重条件，而一定频率的条件刺激刚好能满足这一双重条件，故能启动突触可塑性变化程序。在细胞内 Ca^{2+} 激活的级联反应中，蛋白激酶扮演了重要角色，颇受重视的有 CaMKⅡ、蛋白激酶 C（PKC）、CAMP - 依赖性蛋白激酶（PKA）、丝氨酸苏氨酸激酶，此外还有一种非第二信使依赖性的酪氨酸蛋白激酶。这些蛋白激酶一方面可以直接被 Ca^{2+} 激活，在长时程增强的诱导中起作用；另一方面具有自身磷酸化的功能，对长时程增强的维持起作用。其中，CaMKⅡ、PKC 与长时程增强的诱导和早期维持有关，PKA 与长时程增强的维持有关。此外，有关长时程增强/长时程抑制发生机制的"受体循环"假说近年受到重视。该假说认为，AMPA 受体实际上处于一种不停的循环流动过程中，它们可以被以"胞吐"形式插入突触后致密区，也可被以"胞吞"形式从突触后致密区移除，进入细胞储存于内涵体，进入循环通道。长时程增强的形成与AMPA受体的插入有关，而长时程抑制则与AMPA受体的内陷/移除有关。有证据表明，突触前条件刺激可以改变AMPA受体在突触后膜上的分布密度，"胞吐"和"胞吞"抑制剂可分别阻断长时程增强和长时程抑制的产生。

6. 突触可塑性与学习记忆

学习记忆是大脑的高级神经功能之一。学习主要是指人或动物通过神经系统接受外界环境信息而影响自身行为的过程；记忆是指获得的信息或经验在脑内储存和提取的神经活动过程，两者密切相关。Euan等认为突触可塑性可以被广泛定义为一个生物体或系统必须改变其属性而应对重要的外部刺激的潜在的能力，且突触可塑性可能是一个关键和独特的生物神经网络，在脊椎动物中，动态突触可塑性参与学习记忆。

突触传递的长时程增强一直被认为是学习记忆的神经基础之一，是突触可塑性的功能指标，也是研究学习记忆的理想模型。一般来说，突触结构的可塑性应是其功能可塑性的物质基础，结构和功能两者辩证统一于突触信息传递过程中。大量的研究资料表明，在长时程增强产生的同时，相应部位的突触在形态上或数量上均发生了较长时程的改变。胡学军等对习得性长时程增强进行研究发现，试验组凹型突触明显增加，而凸型突触明显减少，且试验组出现穿孔型突触。1995年，韩太真等在大鼠视皮层脑片标本上发现长时程增强形成后的脑片局部出现界面率大于2的U形突触，这种突触一般体积较大，且有多个活性区。U形突触由于前后膜界面扩大，活性区增多，导致更多递质释放，从而突触传递效能大大增强，这可能是长时程增强形成和维持的形态学基础。1996年，WeekS等于强直刺激后24 h观察，发现凹型和不规则型突触数目增加，他们认为凹型突触可能与长时程增强的维持有关。1977年，Fifkova等首次用电镜观察了强直刺激小鼠海马结构引起的传入终末部位树突棘的形态和数量变化，当给穿通纤维施加一次条件刺激后，齿状回分子层外1/3部位树突棘明显增大。1981年，他们观察到长时程增强伴有棘头和棘径宽度的增大和棘径长度的减小。Applegatele发现长时程增强伴随棘头面积的增大。Perkel提出树突棘在长时程增强的过程中起重要的作用。他发现树突棘棘径长度减小，从而异化了长时程增强的产生。Aderson等利用连续切片方法辅以三维重建技术，发现长时程增强形成后，总的树突棘的数目增加。

突触可塑性是学习记忆的神经学基础，而学习记忆又可以反过来增强突触可塑性，可以形成新的神经环路。神经元通过突触相互连接形成局部环路，局部环路既是信息传递的基本结构，也是信息整合的基本单位，同时是信息储存、信息转化的部位。现代神经科学对学习记忆的研究，提出信息在脑内储存的神经生物学机制表现为神经环路中神经信号的振荡，神经信号物质的产生、编码、调控与维持，神经网络所形成的新的连接。神经网络中结构和功能模式建立后，某一环节的激活可激发大脑的联想、思维与信息再现，因此，真正的记忆在于思考的方法：大脑使用越多，所发生的脉冲越多，即脉冲在脑内某神经环路受到强化，经过这里传递信息就可以畅通无阻；经常使用大脑，神经元活跃，脉冲畅通，铭记印象清楚、深刻，保持持久，回忆、再认信息的速度也相对加快。

7. 突触可塑性与心理应激

近年来关于心理应激与学习记忆以及长时程增强关系的研究越来越多，研究发现长时程增强的高低直接反映了学习记忆功能的好坏，而各种各样的心理应激，如限制应激、暴露于新的环境、暴露于食肉动物等都可以引起长时程增强的抑制。心理应激不仅可以阻断长时程增强，还可以易化长时程增强。现有的研究表明，在心理应激过程中，肾上腺激素水平（如糖皮质激素）将升高，而心理应激对长时程增强的抑制作用与肾上腺激素的升高有关。Diamond 等人采用给予试验动物外源性糖皮质激素（GC）的方法，Coussens 等采用给予试验动物 GC 增效剂的方法，研究了肾上腺激素对突触可塑性的影响，结果一致表明肾上腺素可以引起长时程增强抑制，长时程抑制增强。Bruce S. McEwen 等人对肾上腺完整的小鼠和肾上腺被切除的小鼠给予心理应激，结果发现肾上腺完整的小鼠应激 1 h 后齿状回（dentategyrus，DG）区的长时程增强诱导没有受影响，但是应激 4 h 后对 DG 区长时程增强的诱导产生了明显的抑制作用。肾上腺被切除的小鼠没有表现出应激对长时程增强的抑制效应，有应激组和没有应激组都表现出较低水平的长时程增强，这些研究结果提示肾上腺激素水平的增高在长时程增强的抑制中起着重要的作用，但有关肾上腺激素在心理应激中对长时程增强抑制过程中具体的作用机制尚不清楚，有待进一步研究。有关心理应激对突触可塑性的影响机制十分复杂，除了与肾上腺激素和 AMPA 受体的移动有关外，还涉及 NMDA 受体、钙离子以及谷氨酸的释放。更详尽的机制还有待进一步研究。

应激事件可激活生物体内的下丘脑 – 垂体 – 肾上腺轴（Hypothalamus – Pitutary – Adrenal，HPA），通过一系列脑内 – 体内的激素反应最终增高体内的皮质酮（灵长类：皮质醇）。皮质酮在低浓度时激活高亲和力的盐皮质激素受体，而在高浓度下则进一步激活糖皮质激素受体。温和的急性应激因此可能通过激活盐皮质激素受体易化长时程增强的诱导，增强学习记忆；而强烈的应激则可能通过激活糖皮质激素受体改变突触传递功能与可塑性的诱导，从而损伤学习记忆。应激也造成区域特异性的脑区形态和结构上的改变，例如，慢性束缚应激会使海马神经元萎缩，神经突起变短，突触减少；而在杏仁核中则相反，神经突起变长和变多。

8. 星形胶质细胞：协调突触可塑性

突触可塑性通常被认为是突触的固有属性，即基于神经元内部发生和发展的机械性变化的属性，与所考虑的时空尺度无关。然而，近年来，越来越多的证据表明，突触的正常功能可能涉及星形胶质细胞的积极参与，从而暗示突触可塑性本身在某种程度上可能受到星形胶质细胞的调节。

除了在突触的发生和消除中起到公认的作用，成熟大脑中的星形胶质细胞通常围绕神经元细胞体和树突，并提供突触的精细包膜。虽然星形胶质细胞被膜的程度在很大程度上随大脑区域的不同而不同，暗示着局部的特化，但在啮齿动物的大脑中，一个星形胶质细胞可以覆盖数 10 万个突触，并且该数字在人类的大脑中可能大一个数量级。这种形态排列为星形胶质细胞和神经元之间紧密的功能相互作用提供了结构底物。由于其战略地位，星形胶质细胞确实可以通过严格控制局部离子和 pH 动态平衡向神经元输送代谢底物，以及控制微血管系统和清除代谢废物，对神经元微环境的调节做出贡献。此外，星形胶质细胞的突触可以作为物理屏障，防止溢出和扩散到局部释放的潜在活性分子的突触外空间，限制相邻突触之间的串扰，同时有利于突触传递的特异性。突触周围星形胶质细胞突起确实富含转运蛋白，可确保突触释放的神经递质快速有效地清除，特别是谷氨酸和 GABA。控制星形胶质细胞清除神经递质的速度和程度也可能影响突触可塑性，因为它影响突触后激活和脱敏的程度。然而，除了转运蛋白外，星形胶质细胞还表达各种受体，既可以识别谷氨酸、乙酰胆碱、ATP、GABA、去甲肾上腺激素等典型的神经递质分子，也可以识别逆行信使，如内源性大麻素，由此它可以感知突触活动。此外，它也可能是对内源性活动的反应。

星形胶质细胞可以释放胶质递质，胶质递质是神经活性分子，如谷氨酸、三磷酸腺苷、γ-氨基丁酸、D-丝氨酸或细胞因子肿瘤坏死因子α，它们之所以被称为胶质递质，是因为它们来源于神经胶质。这些胶质递质由星形胶质细胞释放到细胞外空间，在那里它们可能扩散到神经元分子并促进进一步的下游过程，这种现象称为胶质传递。有两条途径与它们对突触功能的可能影响特别相关：分别位于突触前和突触后终末的胶质递质介导的突触外受体的激活。

哺乳动物大脑最重要和最令人着迷的特性之一是它的可塑性，即一次经历产生的神经活动改变神经环路功能，从而改变随后的想法、感觉和行为的能力。突触可塑性是指在预先存在的突触上对突触传递强度或有效性的依赖活动的改变。一个多世纪以来，人们一直认为它在大脑将瞬间经验融入持久记忆痕迹的能力中发挥着核心作用。突触可塑性也被认为在神经环路的早期发展中起着关键作用，越来越多的证据表明突触可塑性机制的缺陷导致了几种突出的神经精神障碍。因此，阐明许多不同脑区突触可塑性的详细分子机制对于理解大脑正常和病理功能的许多方面的神经基础是至关重要的。鉴于突触可塑性功能的多样性，许多突触可塑性的形式和机制被描述也就不足为奇了。突触传递可以通过活动增强或抑制，这些变化的时间跨度从毫秒到几小时、几天，甚至更长。此外，几乎所有哺乳动物大脑中的兴奋性突触都同时表达多种不同形式的突触可塑性。在这里，我们试图对由哺乳动物大脑中兴奋性突触观察到的最显著的可塑性形式的机制提供一个广泛的概述。在简要回顾了突触可塑性的短期形式之后，本书重点介绍对长时程增强和长时程抑制现象的细胞机制和可能功能的理解。

人们越来越认识到神经胶质细胞可能参与某些形式的短期可塑性。星形胶质细胞和突触周围的雪旺细胞与突触密切相关，可以很好地调节突触。它们在清除神经递质方面起着既定的作用，并可能通过控制清除的速度和程度参与突触可塑性。这反过来会影响突触后受体的激活和脱敏程度。神经胶质细胞参与突触可塑性的另一种方式是感知细胞外信使，然后释放物质，进而直接影响突触的效能。例如，神经胶质细胞表达许多不同的神经递质受体（如谷氨酸受体），当被激活时，这些受体会释放出物质（如 ATP），然后这些物质可以作用于突触前终末来调节神经递质的释放。星形胶质细胞在神经元活动期间释放的 ATP 能够通过作用于 P2X 或 P2Y 受体来影响突触传递；或者 ATP 可以被细胞外核苷酸酶转化为腺苷，作用于突触前腺苷受体（A1/A2），从而增加（A2）或减少（A1）递质释放。在下丘脑，星形胶质细胞的传入活动诱导的激活导致谷氨酸突触的突触电流幅度增加，这依赖于神经胶质细胞 ATP 的释放。在 CA3CA1 突触，星形胶质细胞衍生的 ATP 导致一种快速而短暂的突触前抑制。然而，星形胶质细胞也可以调节抑制性突触传递。星形胶质细胞可能释放 ATP，通过作用于 P2Y1 受体来刺激神经元间兴奋性，从而增强 GABA 能突触传递。

一些原位试验表明，胶质传递介导的突触前代谢性谷氨酸受体和突触前 NMDA 受体（NMDAR）的激活分别导致突触释放概率升高或降低，这暗示了星形胶质细胞介导的突触前可塑性机制。这种对突触释放的长期调制需要突触后刺激，同时伴有突触前和星形胶质细胞的 Ca^{2+} 刺激，而且似乎是由逆行的内源性大麻素信号介导的。有趣的是，由星形胶质细胞介导的 NMDA 受体的长期突触释放抑制显然是内源性大麻素介导的筒状皮质突触 4 层和 2/3 层兴奋性突触的峰时依赖性抑制（TLTD）的必要条件和充分条件。通过表达 CB1R，星形胶质细胞通过细胞内 Ca^{2+} 浓度的升高对突触后衍生的内源性大麻素做出反应，进而释放谷氨酸，从而介导 TLTD 诱导所需的 20 个突触前 NMDA 受体的激活。胶质递质介导长期可塑性的另一条途径是突触后（通过调节受体通道的数量或有效性）。例如，在行为小鼠中，大麻素诱导的海马谷氨酸能突触的 AMPA 受体（AMPAR）减少，需要星形胶质细胞中 CB1R 的表达和 CB1R 介导的谷氨酸能胶质传递。相反，在下丘脑室旁核，肾上腺激素能刺激星形胶质细胞释放 ATP，导致谷氨酸能突触对大细胞分泌神经元的长时程增强。该通道由突触后 P2X 通道介导，P2X 通道可能通过激活磷脂酰肌醇 3 - 激酶促进 AMPA 受体的插入，类似长时程增强发生在其他大脑区域。最后，在未成熟的小脑，平行纤维和神经元之间的突触的活性依赖的长时程抑制需要从该区域的 Bergmann 胶质细胞（星形胶质细胞样细胞）释放 D - 丝氨酸。在这个特定的系统中，D - 丝氨酸激活突触后 δ - 2 谷氨酸受体，导致 AMPA 受体的内化，从而导致长时程抑制。

在迄今的大多数研究中，突触可塑性的调节可以由外源性的胶质传递刺激诱导，也可以通过刺激由星形胶质细胞调制的突触而以同种突触的方式诱导。然而，星形胶质细胞也可能参与异突触可塑性的调节，无论是短期类型还是长期类型。在海马中，由 CA3 – CA1 突触释放的内源性大麻素通过从星形胶质细胞释放谷氨酸来触发异突触增强。这种异突触形式的增强只持续几分钟，是由激活的星形胶质细胞附近的未刺激突触中神经递质释放概率的升高引起的。星形胶质细胞衍生的嘌呤也可能介导持续时间更长的异突性抑制——从几分钟到数十分钟。由星形胶质细胞介导的短期和长期形式的异突触可塑性似乎都可以在海马区共存，它们的表达可能受到诱导刺激的特征的调节。

在海马中，长时间的活动剥夺会导致突触的上调，这是由星形胶质细胞产生的细胞外肿瘤坏死因子α的增加所介导的。这种肿瘤坏死因子α的增加调节突触后受体的运输，加强兴奋性突触，削弱抑制性突触，以这种方式增强了整个网络的兴奋性，从而可能补偿活动剥夺。作为突触可塑性的一种稳态机制，星形胶质细胞介导的这种伸缩在一天或更长时间内从活动剥夺，在高原中在几个小时内上升。然而，与传统的缩放不同，它不是双向的，这意味着，它一旦建立，就不能通过细胞外肿瘤坏死因子α的减少而逆转。此外，它不会干扰活动依赖型长时程增强或长时程抑制的快速发作，从而增加了网络活动在长期内潜在的病理不稳定性的可能性。

9. 小胶质细胞在突触可塑性中的新作用

突触形成和消除的精确平衡对于正确的学习和记忆储存是至关重要的，而大脑平衡这一过程的方式仍然不完全清楚。最近在这一问题上的一项令人兴奋的研究指出，小胶质细胞是大脑的常驻免疫细胞，是经验依赖型神经元脊椎重塑的中介。神经元嵌入细胞外基质蛋白的网络，这些蛋白提供结构支持，但限制了它们经历结构可塑性的能力。在某些大脑区域，如大脑皮层和海马区，细胞外基质网络形成了一种被称为神经周网络的网状结构。神经周网络为神经元提供结构支持，但它也可以影响神经元中离子的缓冲，并可以保护它们免受氧化应激。这些观察结果导致人们猜测，神经周网络可能在长期记忆的形成中发挥作用。

小胶质细胞通常被称为大脑的常驻巨噬细胞。在胚胎发育早期，小胶质细胞从胎儿卵黄囊迁移到大脑，在那里它们吞噬细胞碎片并对免疫挑战做出反应。由于这些功能与外周巨噬细胞的功能非常相似，所以小胶质细胞被认为主要作为大脑中的支持性免疫细胞。很明显，小胶质细胞也参与了关键的动态平衡大脑功能，包括突触的消除。在出生后的发育过程中，小胶质细胞首先被吸引到附近的突触上，在那里它们帮助修剪突触。成年后，它继续被神经元突触吸引并参与突触消除。在 2010 年的一项研究中，人们观察到，在正常的视觉体验中，小胶质细胞徘徊在视觉皮层神经元附近，但光剥夺促使小胶质细胞改变形态，延长突触相关分子的突起，并吞噬附近的突触相关分子。这些观察结果促使研究人员推测，小胶质细胞可能通过 3 种可能的方式与神经元外间隙相互作用：①小胶质细胞正在消除现有的突触；②它们正在修改现有的突触；③它们正在重塑细胞外基质，以实现更有效的突触重构。

Nguyen 等人发现小胶质细胞被神经元分泌的细胞因子白细胞介素 – 33 (IL – 33) 吸引到海马树突上，然后通过摄取细胞外基质蛋白 aggrecan 和 brevican 进行反应，这就为突触的形成创造了空间。敲除 IL – 33 或其受体会导致海马树突状棘头丝足减少，降低海马神经元的内在兴奋性，并使恐惧辨别行为测试中的辨别能力恶化。IL – 33 信号的增加挽救了与年龄相关的脊柱头部丝状足的减少，并挽救了行为丰富诱导的 c – Fos 的表达，c – Fos 是神经元活动的标志物。这些结果表明，小胶质细胞不仅可以促进突触的消除，还可以影响成人大脑中突触的形成，对学习记忆至关重要。这种对突触维持的双向影响有助于突触可塑性的推拉机制，小胶质细胞似乎唯一能够引导这种机制。

这项研究提出了关于小胶质细胞和神经元如何相互作用来调节成人大脑中突触可塑性的新问题。例如，虽然细胞外基质的小胶质细胞破裂现在已经被证明可以促进突触的形成，但目前还不清楚同样的过程是否会影响突触的不稳定和消除，进而促进遗忘。因为神经周网络为神经元提供结构性支持，所以它的破坏也会影响突触的破坏。此外，小胶质细胞微调特定神经元上突触的能力可能是新奇体验与现有记忆整合的基础。Nguyen 等人证明 IL – 33 是以经验依赖的方式分泌的，因此小胶质细胞可以加强由多个单独的经历激活的突触，将它们被激活的可能性联系在一起。IL – 33 水平随着年龄的增长而下降，人为增加其释放可以将 c – Fos 水平提高到年轻人的水平。这一发现表明，与年龄相关的（可能与神经退行性相关）神经元兴奋性缺陷可能通过针对小胶质细胞或特定针对 IL33 信号的干预措施来治疗。了解支配神经元可塑性的细胞机制仍然是当代神经科学的前沿之一。Nguyen 等人提供令人信服的证据，证明小胶质细胞通过调节细胞外基质在突触形成中起关键作用。

10. 突触常用标志物

一些特异性的突触前体、后体的标记物，如 PSD‑95、Syn、Synaptophylin、Synaptopodin、Kalirin 和 Ddebrin 等常被用于突触可塑性的研究。这些蛋白质在功能上与突触可塑性的变化密切相关，并通常表达在突触的前或后成分的特定部位，用免疫组化染色方法往往可以获得阳性颗粒状的标志物，当突触发生可塑性变化时，这些阳性颗粒状标志物也表现出各种各样的变化。

1）突触相关蛋白

近年来，突触前后相关蛋白及神经元细胞骨架蛋白已成为突触可塑性机制研究的主要目标。突触相关蛋白主要包括突触前膜生长相关蛋白‑43（GAP‑43）、Syn、突触后可塑性蛋白 PSD‑95，这些蛋白质对突触结构和功能的调节发挥着不同作用。Niere 等的研究提示，GAP‑43 能够积极促进脑组织受损后的修复并对突触可塑性有正向调节作用。Syn 是形成神经突触可塑性的重要的物质。PSD‑95 是参与脑缺血应激状态下神经突触长时程增强形成的重要物质。上述突触相关蛋白水平显著下降且更早于突触数量的减少，降低突触功能，蛋白质消失部位产生神经毒性物质影响突触功能。NMDA 受体能够增加 Ga^{2+} 内流，提升 PSD‑95 的表达，增强突触可塑性，从而改善脑内海马区突触相关蛋白的减少。

2）突触前可塑性蛋白

（1）生长相关蛋白‑43（growth associated protein 43，GAP‑43）。

GAP‑43 含有 226~243 个氨基酸残基，只有一个芳香族氨基酸残基，而丙氨酸、谷氨酸、赖氨酸和脯氨酸的含量丰富。GAP‑43 的分子量约为 24 kD，等电点为 4.3~4.5。不同物种 GAP‑43 的一级结构高度同源，活性位点几乎一致。氨基末端的水解区域是与膜结合位点，第 41 位丝氨酸是 PKC 催化的磷酸化作用活性位点，第 43~51 位氨基酸构成与钙调素的结合位点。二级结构以无规则卷曲为主，整个分子呈棒状，具有很强的柔性。GAP‑43 有亲水性，通过与膜脂肪酸共价连接在神经元膜内侧面上。

GAP‑43 为神经元特异性磷蛋白，广泛分布于大小脑、脊髓以及神经元内，主要作用是促进神经元生长、发育和轴突的再生。因此，GAP‑43 已被认为是探究神经元生长发育、损伤修复等神经可塑性的首选探针，是神经元生长、轴突再生以及突触重建的分子标志。上调 GAP – 43 的表达能够增强突触联系，提高神经功能，保护神经元，从而促进组织修复及脑神经重塑。

（2）Syn。

Syn 是广泛分布于突触前囊泡膜上的钙结合酸性糖蛋白，因其分子量为 38 kD，所以又称为 p38 蛋白，等电点为 4.8。Syn 是突触小泡特异性的外侧膜蛋白，在突触囊泡的转运、入坞及其内容物释放过程中均发挥重要作用。cDNA 序列分析结果表明，大鼠的 Syn 由 307 个氨基酸组成，人的 Syn 由 296 个氨基酸组成。Syn 有 4 个跨膜区域和 1 个胞质域，每个跨膜区域均含 24 个氨基酸残基，羧基和氨基末端都朝向细胞质，羧基端作为细胞因子的结合位点。

Syn 被认为是突触形成的标志，能与 Ca^{2+} 特异结合，主要参与着突触囊泡的形成及神经递质的释放，是突触囊泡中含量最为丰富的跨膜蛋白之一，广泛应用于神经元受损后的突触可塑性的研究。Syn 既能够参与突触囊泡的活化、导入、运输和分泌等活动，又参与了突触囊泡的再循环，能够有效调控突触的传递。此外，Syn 能够参与突触的发生，是突触发生和分化的重要标志物之一，既影响神经元突触的结构，又调节谷氨酸、乙酰胆碱等神经递质的分泌。因此，Syn 能够作为突触囊泡的特异性标志物，其含量的高低间接反映突触的数量、密度以及传递效能。

在临床上，一些癫痫的致病因素如缺血、中毒、外伤等均可引起海马内苔藓纤维出芽及整个海马的突触重塑。Syn 参与神经纤维出芽和突触重塑与癫痫的发生有密切关系。因此，在临床上对癫痫患者如何采取有效的药物干预来减少大脑 Syn 的表达，降低神经纤维出芽和突触重塑，切断兴奋性突触环路，从而抑制癫痫发作，将成为新的研究方向。

免疫荧光检测显示 Syn 在大脑皮质、海马分子层以及小脑皮质呈颗粒状均匀分布，因此可以通过计数 Syn 荧光颗粒研究神经突触的可塑性，其已成为一种被广泛认同的方法在老年痴呆、药物成瘾、癫痫等疾病的研究中得以应用。另外，还有研究发现，疾病或药物促使 Syn 荧光颗粒出现数量变化的同时还可使其呈现出分布不均匀、大小不一致的特点，这些变化也都可视为突触可塑性变化的证据。

3）突触后可塑性蛋白

突触后致密物质 – 95（postsynaptic density – 95，PSD – 95）是位于突触后膜致密区上的最早被鉴定出来的一种支架蛋白，是膜相关的鸟苷酸激酶（MAGUK）家族的一员，也叫作 SAP90，是在 PSD 中含量最丰富的蛋白之一。PSD – 95 包含了 3 个 PDZ 区（PSD – 95/DLG/ZO1 蛋白）、一个 SH3 区或 WW 基序（两个保守的色氨酸残基）和一个同源的鸟苷酸区（GK 区）。PDZ 区是一个 90 个残基长度的分子，它结合其他 PKC 末端短的肽链基序。PDZ 区在其肽链上有两种主要配体：一个是 PDZ – 2 的丝氨酸或苏氨酸残基，另一个是同样位置上的一个疏水性残基。PDZ 区是细胞内信号传导的重要的结构域，一些 PDZ 区是治疗神经疾病和癌症的潜在药物靶点。

在神经元的树突棘上，谷氨酸受体及其偶联的信号转导通道，通过各种骨架蛋白形成 PSD，它是接受突触前信号并进行生化加工的独立单元。PSD – 95 本身并不具有蛋白酶活性，其结构域具有串集和锚定作用。PSD – 95 主要依靠这些作用来介导神经冲动的传导。此外，PSD – 95 还能串集其他特定分子，并形成特定的信号复合物，该复合物进一步与 NMDA 受体结合，有效地将信号分子、调节分子和靶蛋白分子有机地进行整合，并在谷氨酸能神经元突触结构中形成信号复合体，参与突触的连接和维持，进而影响突触结构可塑性和功能可塑性。

大量研究表明，PSD – 95 激活的信号转导通道在缺血性中风、老年痴呆、亨廷顿病和精神分裂症等多种神经精神性疾病的发病过程中都扮演着重要的角色。因此，通过免疫荧光检测分析 PSD – 95 荧光颗粒或利用图文分析系统分析免疫阳性物的吸光度值，可以有效地检测 PSD – 95 表达的变化，间接反映突触可塑性的变化。

4）参与突触可塑性的细胞骨架蛋白

（1）tubulin。

tubulin 是神经元发生的标志蛋白，其动力学特点是具有不稳定性，在神经元的生长发育过程及成熟期决定神经结构的可塑性。神经元的微管结构亚单位与其他类型细胞微管结构亚单位的组分基本相同，由分子量各约为 50 kD 的 α 和 β 亚基（α – tubulin、β – tubulin）组成。tubulin 分子以头尾相连的形式聚合形成线型的原纤维结构单位，再以 13 – 原纤维为单位形成一根直径为 24 nm 的微管。其中

原纤维以 α-tubulin、β-tubulin 相互交替的形式进行装配，形成了 α-tubulin 暴露在微管的一头，而 β-tubulin 在另一头的极化结构。由此观之，微管是以 α-tubulin、β-tubulin 为亚单位，形成基本的原纤维结构，再以原纤维为单位进一步形成其特定结构，并以此为基础，微管通过 MAP 与微丝和中等纤维相连，形成具有特定功能的细胞骨架网络。由特异 tubulin 装配成的微管在主要功能上，既可通过与 MAP 结合起稳定作用，又可充当细胞器定位或在细胞内运输的轨道而发挥其作用。赵晖等的研究表明，丰富环境干预可改善慢性低灌注大鼠的学习记忆能力，其作用机制与上调海马 Syn、MAP-2 表达，提高突触可塑性有关。

（2）肌球蛋白 Va（Myosin-Va）。

Myosin-Va 是一种肌动蛋白依赖性的动力蛋白，在中枢神经系统及周围神经系统中高度表达。在对小鼠海马神经元的研究中，Myosin-Va 在囊泡蛋白 Rab11 的介导下其球形尾端与 AMPA 受体连接并将其运输到树突棘，这对突触可塑性有着至关重要的影响。近日，试验证明在蒲金野氏细胞的树突棘中，Myosin-Va 可将内质网沿着 F-actin 移动到树突棘头内，内质网是钙离子的储藏室，树突棘内 mGluR 的激活导致三磷酸肌醇（inositol-3-phosphate，IP3）的生成，进而作用于内质网上的受体—型肌醇三磷酸受体（type1 inositoll 4, 5-trisphosphate receptor，Itpr1）引发钙离子的释放，从而诱导长时程抑制。因此，在 Myosin-Va 的作用下将内质网运输到棘头是 mGluR 依赖性的钙离子释放的基础。在神经元的树突及树突棘中，mRNA 的定位和转移是突触可塑性的分子基础。研究表明，Myosin-Va 可通过钙离子信号传递促进信使核蛋白（messenger ribonucleoprotein，mRNP）复合物的转运进而在 mRNP 的作用下对 mRNA 进行转运和翻译。

（3）肌动蛋白相关蛋白 2/3（Actin-Related Protein 2/3，ARP2/3）。

ARP2/3 复合体形成树突棘的主要细胞骨架蛋白是 F-actin。F-actin 经调节可以结合或解聚的动态特点是树突棘运动、生长和塑性的基础。在分枝状微丝形成过程中，ARP2/3 复合体起着重要的作用。细胞内的多种核化促进因子可以调节 ARP2/3 的活性。ARP2/3 复合体结构、功能及调节的研究对于阐明微丝骨架形成机制，特别是树突棘的可塑性有重要意义。树突棘的头部存在 actin 的网状结构，试验发现，Rac 和 Cdc42-N-WASP 通道可以调节树突棘的形态，WASP

家族富含脯氨酸同源蛋白 1（WASP – family verprolin homologous protein 1，WA
VE1）作为新型肌动蛋白调节蛋白，其磷酸化与去磷酸化能影响 actin 骨架的形
成，进而调节树突棘的形态，对 WA VE1 敲除的小鼠的研究也验证了 WA VE1 通
道在神经可塑性中的重要性。由此可以推测，ARP2/3 在成熟树突棘头部增大的
过程中有重要的作用。

5）参与突触可塑性的其他调节蛋白

（1）生长抑制因子 Nogo – A。

成年哺乳动物中枢神经系统轴突生长抑制因子 Nogo – A 广泛分布于胚胎、发
育成年的大鼠海马、大脑皮层神经元胞浆、突起近端内；Nogo – A 在中枢神经系
统神经元中高度表达，在许多物种的胚胎发育期可检测到 Nogo – A 的高表达。最
近的研究发现，Nogo – A 及其受体复合物在中枢神经系统发育的不同阶段对神经
前体细胞分化和迁移以及神经突触生长和可塑性的变化具有调控作用；对少突胶
质细胞前体细胞的分化和髓鞘化过程具有促进作用。在 Nogo – A、Nogo – B 和
Nogo – C 基因敲除的小鼠动物模型中，发现 Nogo – A 存在于小鼠皮层的切线性迁
移的中间神经元中，并且发现在 Nogo – A 缺失的小鼠皮层中，轴突侧枝和神经元
早期极化增加。通过增加中枢神经系统发育阶段神经元 Nogo – A 蛋白的表达，可
以使细胞内 Ca^{2+} 水平增加，影响整合素、PKC 等的活性，导致生长锥延伸缓慢，
抑制轴突的生长。有研究表明脑外伤后中枢神经系统轴突的再生不良，部分是由
于髓鞘中存在 Nogo – A 抑制剂，通过研究抗 Nogo – A 蛋白的单克隆抗体 7B12 对
侧向液压冲击导致的脑损伤大鼠的认知行为的影响，可知用抗 Nogo – A 蛋白的单
克隆抗体 7B12 明显改善脑损伤动物的认知功能。陈思源的研究表明，麻黄碱可
下调脑组织 HIBD 后 Nogo – A 的表达，促进 Syn 的表达，从而有利于新生动物
HIBD 后神经轴突的再生。

（2）神经元黏附分子（neuralcell adhesion molecule，NCAM）。

NCAM 属于细胞黏附分子免疫球蛋白超家族，表达于大多数脊椎动物和无脊
椎动物中枢神经系统及周围神经系统，介导细胞与细胞、细胞与细胞外基质
（extracellular matrix，ECM）间黏附作用的膜表面糖蛋白。NCAM 在正常神经元
轴突生长和聚集、神经元转移、神经纤维髓鞘形成、神经纤维成束、神经通道构
建、跨膜信号转导、突触可塑性及学习记忆等大脑发育过程中起着重要作用。某

些持续性突触发生和可塑性的脑区有特征性 NCAM 表达，在突触可塑性和学习中可监测到 NCAM 表达或翻译后修饰，在 NCAM 缺失的转基因小鼠中，嗅觉系统的不正常发育导致嗅球大量减少，这些试验结论支持 NCAM 在突触可塑性中的作用。

NCAM 作为神经元细胞膜上的结构分子，一方面介导细胞骨架动力的改变及活动依赖的突触重建，另一方面通过细胞内信号的改变反馈到突触后膜，进一步调控细胞与细胞的黏附，迅速改变突触的结构和交通，并能通过和 PSA 参与介导细胞间黏附连接的突触形态可塑性变化以及由长时程增强所引发的突触功能可塑性变化来参与体内学习的记忆过程，这表明 NCAM 与突触可塑性、神经元间的联络及学习记忆的形成与保持存在密切的关系，为以后阿尔茨海默病的研究提供了新的思路，为阿尔茨海默病的药物治疗提供了新的可能靶点，也可能成为通过非药物治疗（如针灸疗法）改善阿尔茨海默病患者的学习记忆等的有效途径之一。

NCAM 参与突触可塑性的机制如下。①NCAM – L1 的胞浆区直接与 ankyrins（位于特异胞膜区的胞浆表面的 spectrin 结合蛋白家族的一员）相连。②作为细胞内信号系统，具有如下特点：细胞内信号改变可反馈到突触后膜，通过 NCAM 调控细胞与细胞的黏附，迅速改变突触的结构和交通；细胞内蛋白水解酶 calpain 水解 NCAM 的细胞内区，可较快地解除和重新组织突触的结构联系；使用相应的可溶性 NCAM 的抗体作用于神经元，可触发第二信使水平的改变，继而产生级联反应，导致突触效能发生的改变；NCAM 还通过同源性黏附诱导一系列复杂的细胞内信号传导调节细胞间的黏附作用，改变突触结构和传递效率，增进轴突生长。

（3）Syn。

Syn 是和突触功能和结构密切相关的一种膜蛋白。有学者对人、牛等的 Syn 进行研究发现，Syn 广泛分布在各种神经元的突触前囊泡中，Syn 在所有的神经末梢均呈点状分布，而在白质及胶质细胞中未发现 Syn 存在。Syn 参与神经递质的释放，突触囊泡的导入、转运，突触囊泡再循环和突触发生。神经元受到刺激后产生神经冲动可沿轴突传至突触前膜，进而引起突触前膜去极化，突触前膜上的 Ca^{2+} 通道开放，细胞外 Ca^{2+} 进入轴浆，由此触发囊泡向突触前膜导入和融合，通过“胞吐”的方式，将囊泡内的神经递质释放入突触间隙。研究显示，Syn 免疫活性增高与轴突末端出芽、侧支形成、囊泡数量增加、活性增强密切相关，提示神经元突触可以发生重塑。Syn 影响突触可塑性的途径是：Syn 通过磷酸化的方式与肌动蛋白和突触囊泡结合，调节神经末梢突触囊泡的运动和释放，进而调控神经递质的释放。

（4）Reelin。

Reelin 是细胞外基质糖蛋白，具有调节神经元的发生和迁移的作用，也能调控突触的结构和功能。Reelin 表达异常与双向情感障碍、精神分裂症和阿尔茨海默病等神经系统疾病密切相关。研究发现，Reelin 可通过抑制 Aβ 导致的长时程增强和 NMDA 受体的衰减。Reelin 对于突触可塑性的作用体现在以下几方面：①Reelin 在 Src 族激酶（SFK）和 PSD - 95 的参与下，通过激活 SFK 促使 NMDA 受体磷酸化，促进 Ca^{2+} 内流，进而促进长时程增强，同时 NMDA 受体磷酸化可以组织 Aβ 介导的 NMDA 受体内吞作用；②Reelin 可增强 AMPA 受体传递功效的途径，对静默突触有削减作用，通过提高 AMPA 受体/NMDA 受体的比例，增强 AMPA 受体介导的突触后电位；③Reelin 的过度表达在强化长时程增强的同时，也可使树突棘更加膨大。

11. 脑源性神经营养因子在突触可塑性中的作用

脑源性神经营养因子（brain - derivedneurotrophic factor，BDNF）是神经营养因子家族中的重要一员，是德国神经生物学家 Brade 及其同事于 1982 年首次从猪脑中纯化，并发现其具有防止神经元死亡功能的一种蛋白质。BDNF 通过靶源性、自分泌、旁分泌方式分泌后，顺行性轴浆运输至轴突末梢与两种不同的跨膜受体结合，即酪氨酸蛋白激酶（tyrosine kinase B，TrkB）受体和 p75 NTR（p75 pan - neurotrophin re - ceptor）受体。Trk 家族受体包括 TrkA、TrkB 和 TrkC 受体，神经营养因子与特定 Trk 家族受体特异性结合发挥生物学效应。例如神经生长因子（NGF）与 TrkA 受体结合，BDNF 和 NT4 与 TrkB 受体结合，NT3 与 TrkC 受体结合。其中 BDNF 与 TrkB 受体高亲和力结合，通过分子受体的二聚化，导致细胞内磷酸化和激活细胞内信号级联反应，如磷脂酰肌醇 3 - 蛋白激酶 K（PI3K）、磷脂酶 Cγ（PLC - γ）和细胞外信号调节酶 1/2，进而参与促进神经元发育、分化、再生，导致突触传递和可塑性增强等一系列生物学效应。p75 NTR 受体属于肿瘤坏死因子家族（TNF）跨膜受体。类似 Fas 和 TNF 受体，p75 NTR

受体在 C 端拥有标准的死亡结构域。BDNF 与其亲和力较小，而 ProBDNF 与其高度结合，与诱导长时程抑制相关，除此之外还可以促进细胞凋亡。

1）BDNF 与突触形态可塑性

神经营养因子，特别是 BDNF 有能力可以诱导轴突和树突末端结构和功能变化。体外研究生长锥的应答试验表明，BDNF 激活细胞内信号级联反应，是参与轴突导向的分子。对非洲爪蟾视觉回路的体内研究发现，BDNF 调节突触前轴突乔木的靶点和突触连接性的形态学成熟。此外，Alsina 等进一步证明在轴突靶点 BDNF 急性治疗可以快速诱导新的分支的延伸和个别视网膜神经节细胞轴突乔木的突触前特化作用的形成。树突是接受神经信息传入的主要部位，树突的形态发生对突触信息的输入、处理和神经环路的形成起重要作用。形态学研究也表明，BDNF 调制树突在大脑皮质的生长和复杂性。海马 BDNF 对突触形态分化的影响试验也证明，在 BDNF 存在的条件下培养基初级树突和树突棘大量增加。树突棘是存在于神经细胞树突上的小突起，其高度的形态多样性被认为是突触可塑性的形态基础。BDNF 可以促进树突棘数量和体积的增加，因为海马 CA3 – CA1 区突触棘持续性扩大被证实是依赖于内源性神经营养因子和蛋白合成。

2）BDNF 与突触传递效能可塑性

（1）BDNF 与长时程增强。

长时程增强一般是指在高频强直刺激后，相同的测试刺激所引起的长时间突触反应增强的现象。一般认为幅度增强 30%，持续超过 30 min，即产生长时程增强现象。长时程增强作为学习记忆的电生理学细胞模型，已受到众多神经科学家的重视。BDNF 是海马和其他脑区域中的突触传递和长时程增强的重要调节器，在一定程度上可以改变学习记忆功能。长时程增强可以分为两个时相，早期 LTP（ear – ly – phase LTP，e – LTP）和晚期 LTP（late – phase LTP，l – LTP）。Edelmann 等报道，BDNF 可以通过突触前和突触后受体同时促进海马 e – LTP 和 l – LTP。进一步研究表明，BDNF 基因敲除小鼠的长时程增强出现明显抑制，补充外源性 BDNF 后，被抑制的海马长时程增强能恢复到正常大小。此外，长时程增强主要由分布在大脑皮质与海马的 NMDA 受体依赖的突触传递效能的持续性增强所引起，并且 Molinuevod 发现 NMDA 受体拮抗剂美金胺可以抑制长时程增强的产生，这进一步证实了上述观点。Car – valho 等报道，BDNF 可以磷酸化海马

CA1 区锥体神经元突触后 NMDA 受体 NR1 和 NR2 亚基从而诱导长时程增强，迅速增加神经元间的突触传递。除了调节 NMDA 受体，BDNF 上调 AMPA 受体亚基 GR1 和 GLU2/3 蛋白，而 AMPA 受体在突触上的重新分布被认为是长时程增强形成的突触后机制之一。

（2）BDNF 与长时程抑制。

对于学习记忆来说，长时程抑制与长时程增强同样重要。学习记忆的获得和形成与长时程增强密切相关，而长时程抑制可能参与学习记忆的整合和遗忘。对于突触来讲，一旦长时程增强持续增加，所有突触效率都可能达到极限，这意味着不能产生新的应答，因此必须存在长时程抑制来减弱某些突触的强度，使突触更好地发挥作用。大量证据证实，成熟 BDNF 与长时程增强密切相关，而 proBDNF 信号与长时程抑制相关。现已证实，位于突触外的 NR2B – NMDA 受体参与调节长时程抑制的产生。已有报道表示 ProBDNF 可以高亲和力结合并激活 p75NTR 受体，增强海马区域 NMDA – NR2B 受体依赖的长时程抑制和 NR2B 介导的突触电流，去除 p75NTR 基因或者使用 p75NTR 抗体阻断 p75NTR 功能可以抑制 Pro 对 NR – LTD 的效应。

（3）BDNF 与突触相关蛋白。

突触可塑性的发生与突触相关蛋白、兴奋性递质释放的作用密切相关。PSD 是位于突触活性区突触后膜下方与胞浆相连的一层致密电子结构，积极参与调节神经递质的分泌、集聚及相应受体的生物功能，在突触可塑性中有举足轻重的作用。其中 PSD – 95 和钙调依赖性蛋白酶（CaMK）是兴奋性 PSD 的主要蛋白质成分。已有研究证实，BDNF 可以上调 PSD 骨架蛋白 Homer2、SAP97 等的表达。Takei 等提出 BDNF 可以诱导 CaMK Ⅱ α 的翻译过程，进而通过上调 PSD 改善突触可塑性。此外，活性调节的细胞骨架蛋白（activity regulated cytoskeletal protein，Arc）是一种即刻早基因，也是一种编码 PSD 中的细胞骨架相关蛋白的活性基因，通过与神经元骨架相互作用来影响突触可塑性。Messaou – di 等发现树突 Arc 蛋白的大量合成对于维持长时程增强是必须的。有趣的是，海马内注入 BDNF 也能导致树突 Arc 转录的增加，并且能诱发长时程增强。此外，Rao 等在皮质神经元培养中发现 BDNF 可以增加树突 Arc mRNA 和蛋白水平的表达，充分证实了 Arc 在 BDNF 依赖的长时程增强维持中起重要的作用。

（4）Wnt 蛋白对突触可塑性的调节。

突触上依赖活动的结构和功能变化对于发育期间和成人大脑中神经元网络的形成和完善至关重要。Wnt 是一个分泌糖脂蛋白的大家族（人类和小鼠有 19 个成员），它们在进化上是保守的。在 HFS 期间阻断 Wnt 可抑制 Fz5 向突触的招募。重要的是，Wnt 阻滞剂完全取消了培养神经元中活性介导的突触形成。此外，最近的研究还表明，阻断内源性 Wnt 蛋白与分泌的卷曲相关蛋白（SFRP）严重损害长时程增强。相反，加入 Wnt 蛋白可以促进长时程增强。这些研究表明，Wnt 是突触可塑性的关键调节器。

新的研究已经集中在确定 Wnt 调节长时程增强的机制上。Wnt5a 已被证明在急性海马脑片中调节 NMDA 受体介导的突触传递。然而，这种 Wnt 蛋白的作用是缓慢的，大约需要 20 min 来调节 NMDA 受体电流，而在长时程增强过程中突触传递的初始增强发生在几分钟内。虽然 Wnt5a 可以影响长时程增强的表达，但不影响内源性突触 AMPA 受体的定位和海马神经元树突棘的大小。总体而言，这些发现表明 Wnt5a 可能与长时程增强的后期阶段有关。一项新的研究表明，Wnt7a/b 调控 NMDA 受体依赖的长时程增强的早期阶段，Sfrps 急性阻断内源性 WNTs 可降低 HFS 诱导的急性海马脑片长时程增强和海马神经元 Glycinemated Chemical LTP（CLTP）诱导的长时程增强。在长时程增强过程中，树突棘的结构变化、突触强度的增强以及 AMPA 受体的突触定位都受到抑制。重要的是，利用单粒子跟踪和超黄道 pHluorin 标记的海马神经元 AMPA 受体的功能研究表明，Wnt7a 迅速（在 10 min 内）增加了脊椎生长、突触 AMPA 受体招募和突触强度，类似长时程增强的早期阶段。这些结果表明，在长时程增强过程中，内源 Wnt 信号是结构和功能可塑性所必需的。

Wnt7a 增强突触 AMPA 受体定位和强度的机制是什么？Wnt7a 与 Frizzled – 7（Fz7）和 Fz5 受体结合，这两种受体都存在于海马神经元的兴奋性突触。与 Fz5 不同，Fz7 在突触后侧被检测到，并在基础条件下调节树突棘的数量。海马神经元和急性脑片的功能丧失研究表明，Fz7 受体在结构可塑性、AMPA 受体向脊髓的募集和长时程增强诱导后的突触增强中是必需的。值得注意的是，Wnt7a 需要 Fz7 来调节长时程增强的诱导。这些研究还表明，Wnt7a – Fz7 信号分别通过激活 CaMK II 和 PKA 促进突触和突触外 AMPA 受体的定位，这是长时程增强的中心特征。这项工作发现 Wnt7a – Fz7 信号是长时程增强早期调节脊髓可塑性和 AMPA 受体突触积累的关键途径。最近利用小鼠模型在成人大脑中诱导 Wnt 缺陷的研究表明，Wnt 蛋白是突触稳定和突触可塑性所必需的。在海马区诱导表达特异性 Wnt 拮抗剂 Dickkopf – 1（Dkk1）分泌蛋白的转基因小鼠表现出兴奋性突触丢失、长时程增强缺陷、长时程抑制增强和长期记忆障碍。有趣的是，Sfrps 急性阻断内源性 Wnt 并不影响兴奋性突触的数量，但仍然抑制长时程增强的诱导。这不是由于急性或长期暴露于 Wnt 拮抗剂，因为 Dkk1 也能迅速诱导成熟神经元的突触丢失。虽然导致这些差异的机制尚不清楚，但这两种拮抗剂都有不同的作用模式。Sfrps 通过与 Wnt 蛋白结合来抑制 Wnt 的功能，而 Dkk1 则阻断 Wnt 的共同受体、脂蛋白受体相关蛋白 6（LRP6），从而影响特定的 Wnt 信号通道（典型的级联反应）。规范的和非规范的 Wnt 信号之间的适当平衡可能决定突触是否丢失，或者仅是它们的功能受到影响。联合使用这两种 Wnt 拮抗剂的研究揭示了 Wnt 在突触完整性和突触可塑性方面的不同功能。

（5）钙蛋白酶：突触可塑性的主要调节因子。

钙蛋白酶是钙依赖的半胱氨酸蛋白酶，通过部分切割来调节其目标蛋白的功能和/或定位。它们参与多种细胞功能，包括细胞黏附、迁移、增殖和死亡。两种主要的 Calain 亚型在大脑中表达——Calain – 1 和 Calain – 2，也称为 μ – Calain 和 m – Calain。钙蛋白酶是突触功能的主要调节者，调节神经递质的释放、囊泡的运输和突触结构的稳定。大量的研究已经反复证明钙蛋白酶参与神经元死亡，以及某些神经疾病，如缺血和几种自身免疫和神经退行性疾病。

长时程增强的诱导和维持以及学习记忆都需要多个信号级联的激活，现在很明显，钙蛋白酶在这些过程中发挥着核心作用。除了调节与翻译控制和肌动蛋白细胞骨架动力学有关的蛋白质外，钙蛋白酶还通过调节在长时程增强中起重要作用的其他蛋白靶点和信号通道而参与突触可塑性。这些蛋白之一是视交叉上核昼夜振荡蛋白（SCOP，又称 PHLP1MAPK），它是丝裂原活化蛋白激酶（MAPK）途径的负调控因子了。作为对突触刺激的反应，Calain – 1 迅速切割 SCOP，导致 MAPK 磷酸化级联反应的激活，这是长时程增强诱导的必要事。紧随其后的是突触 SCOP 水平的快速恢复，通过 Calain – 2 介导的 mTOR 激活和从头蛋白合成，这恢复了 ERK 磷酸化的基础水平，并限制了巩固阶段长时程增强的程度。

目前，钙蛋白酶对长时程增强的调节的模型主要分为两个阶段。在第一阶段，在长时程增强诱导过程中，通过 NMDA 受体的钙内流激活 Calain - 1，触发 Spectrin 和其他细胞骨架蛋白的降解，从而分解肌动蛋白细胞骨架，并同时通过 SCOP 降解刺激 ERK 激活，从而磷酸化包括 AMPA 受体在内的几个下游蛋白，这有利于它们的突触招募。在第二阶段，BDNF 激活 TrkB 受体刺激 Calain - 2 的活性，启动 Akt/MTOR 信号级联反应，导致在巩固阶段起重要作用的突触蛋白子集的局部翻译，如 αCaMKⅡ、Arc、RhoA 和 SCOP。因此，这个模型假设 Calain - 1 和 Calain - 2 的活性在可塑性事件期间，在空间和时间上受到精细调控，很可能是通过与选择性支架蛋白复合物结合来实现的。

12. 突触可塑性中自噬的功能和分子机制

1）突触可塑性中自噬的功能

突触可塑性的改变既可能由突触前的变化引起，包括活性区突触前囊泡的个数、囊泡内神经递质的含量以及神经递质的释放频率等，也可能由突触后的改变导致，如突触后膜受体的组成变化，支架蛋白、信号分子等受活动调控引起的树突棘的形态变化。突触前可塑性可以被突触前的钙离子信号精确调控，在这一过程中，位于突触前的电压门控钙离子通道（如 N 型和 P/Q 型钙离子通道）起着至关重要的作用，其可以招募与突触前可塑性密切相关的蛋白质来调控突触前功能。在突触后，L 型钙离子通道与 NMDA 受体一起介导了突触后的钙离子信号调控，当神经元兴奋时，L 型钙离子通道和 NMDA 受体发生构象变化，使钙离子内流，激活位于突触后的钙调激酶、磷酸酶和 GTP 酶等信号分子，调控 AMPA 受体的上下膜，并将信号传递至细胞核内激活基因转录，从而调控突触可塑性相关蛋白的表达。

由于传统观点认为自噬是一种非选择性的降解系统，敲降自噬的核心蛋白 Atg5 或 Atg7 可引起神经元出现异常的蛋白质累积并最终导致神经退行性疾病，而自噬在突触可塑性中的潜在作用很少被关注。最新的研究成果表明，神经元自噬可以选择性靶向突触成分，调控特定蛋白质在突触中的稳态，同时该过程被神经元活动所调控，从而有助于维持神经元特定的功能。例如，在突触前，诱导自噬水平升高可减少突触囊泡的数量以及减弱神经递质的释放。Hernandez 等在多巴胺能神经元中条件性敲除自噬的关键蛋白 Atg7，研究在突触前释放多巴胺过程中自噬起的作用，发现自噬过程受阻会导致轴突增大，多巴胺释放增加，而且突触前功能恢复更加迅速。在野生型小鼠中，使用雷帕霉素诱导自噬后明显增加了轴突内的自噬体，减少了突触囊泡的数量，并且减少了多巴胺的释放。Nikoletopoulou 等发现，在突触后，支架蛋白如 PSD95、PICK1 和 SHANK3 等都含有与自噬相关蛋白 LC3 结合的结构域，并且体外的免疫共沉淀试验也证明这些分子与 LC3 有结合。另外，细胞成像研究显示，神经元活动时自噬体在树突中形成的数量会增加，这可能是通过局部生成或将已存在的自噬体招募到突触激活部位而产生的。同时，与自噬体结合并降解其内容物的溶酶体也受神经元活动调控，在神经元局部激活时，溶酶体可被募集到单个树突棘上，这对突触蛋白的代谢更新具有重要作用。因此，自噬在突触前后以不同的调控方式参与了突触功能，即在突触前自噬可调控突触囊泡的数目和释放动力学特性，在突触后自噬可严格控制突触后特定蛋白质的降解。

2）自噬参与突触可塑性的分子机制

（1）自噬参与突触前可塑性的分子机制。

研究表明，突触前高度富集的蛋白质 Endophilin A（EndoA）参与哺乳动物神经元自噬体的形成，敲除该蛋白质的小鼠表现出年龄依赖性共济失调、运动障碍和神经退化。另一个在突触前富集的 EndoA 结合蛋白 Synaptojanin 1（Synj1）也参与调控自噬。这两种蛋白质在突触囊泡内吞中有明确的作用，在突触囊泡内吞后，EndoA 被招募至 clathrin 与囊泡膜的结合区域附近，随后招募 Synj1 以解除clathrin 对囊泡的包被并解聚与囊泡结合的骨架蛋白，使囊泡从膜上分离。同样地，这两种蛋白质在自噬体形成过程中的作用机制也被研究得比较清楚。LRRK2激酶是 EndoA 的上游分子，可以磷酸化 EndoA 第 75 位氨基酸丝氨酸，从而选择性激活突触自噬。EndoA 的磷酸化拟态（S75D）或活性突变体 LRRK2（G2019S）均显著性增加突触小体中 Atg8/LC3 阳性的囊泡数目，并促进 Atg3 与Atg8/LC3 的共定位。Synj1 是一种包含两种不同脂质磷酸酶结构域的脂质磷酸酶，分别是 5 – 磷酸酶和 SAC1，能水解不同的磷酸肌醇磷酸底物，对自噬体形成有重要作用。5 – 磷酸酶结构域优先以 PI（4,5）P2 为底物，而 SAC1 结构域则优先水解 PI（3）P 和 PI（3,5）P2。Synj1 可通过其 5 – 磷酸酶结构域水解 PI（4,5）P2，降低 clathrin 对新形成的囊泡膜的亲和力。在斑马鱼的视锥细胞中，Synj1 的缺失会引起自噬体成熟障碍，导致视锥细胞发育早期自噬体和晚期内涵体的累积。相反，在果蝇的运动神经元中，Synj1 的缺失会让突触中 Atg8/LC3 阳性聚集体的数量减少，并且使用氯喹阻止自噬体与溶酶体融合，自噬体没有发生累积，表明 Synj1 的缺失使自噬体的生物发生而不是成熟过程受阻。Baskaran 等发现，Synj1 的 R258Q 突变体在 SAC1 结构域产生突变，可阻断 PI(3)P 和 PI(3,5)P2 的去磷酸化，引起突触前 Atg18a 阳性囊泡的累积，Atg18a 含 PROPPIN 结构域，能识别 PI(3)P 和 PI(3,5)P2 以促进自噬体的生物发生。因此，Synj1 的去磷酸化作用能使 Atg18a 离开新生的自噬体，Atg18a 循环进入和离开自噬体膜有助于增加 Atg8/LC3 的浓度和成熟自噬体的形成。有趣的是，Synj1 的 R258Q 突变是帕金森病的致病因素，并被证明会阻碍自噬，在果蝇和人类中可导致多巴胺能神经元的死亡。

突触前的囊泡与突触前膜融合后会释放神经递质到突触间隙，Binotti 等的研究表明，自噬可能通过自噬体膜上的蛋白质 Atg16L 与突触囊泡膜上的 Rab26 相互作用调节神经递质的释放。Rab26 是 Rab 超家族中研究较少的成员之一，蛋白质组学分析发现，它存在于突触囊泡中，主要定位于大的突触囊泡簇，低聚化结合 GDP。当 Rab26 以 GTP 形式与 GTPase 结合时，定位于突触囊泡簇的自噬主要蛋白 Atg16L1 是其效应蛋白。神经元中的 Rab26 – Atg16L1 复合物可能是自噬前体，LC3 可以被招募到这些复合物中。因此，Rab26 – Atg16L1 的相互作用可能促进自噬机器募集到 Rab26 聚集的突触小泡上以促进它们的清除，稳态调节突触内可释放的囊泡数目。同时，也可能存在其他调控方式，如 Atg16L1 可以仅是细胞质基质的一个成分，将突触囊泡聚集在一起或帮助它们迁移到附近的活动位点。为了鉴定这些可能性，有必要进一步证明突触前自噬和 Rab26 – Atg16L1 的相互作用是如何受神经元活动影响的。同时，Ishibashi 等发现，Atg16L1 也定位于神经内分泌细胞中含有致密核心的囊泡，与 Rab33A 相互作用协助囊泡释放激素。

（2）自噬参与突触后可塑性的分子机制。

第一个自噬可能调节突触后功能的证据来自秀丽隐杆线虫的试验，Rowland 等证明了 GABA 神经元末端向突触后细胞发出信号，启动突触 GABAAR 的转运和聚集，在突触前 GABA 能神经支配缺失的情况下，自噬在突触后细胞中上调，突触后膜上的 GABAAR 内吞后更多地转运至细胞内的自噬体，进而被降解。Li

等发现，小鼠进行条件性记忆后，杏仁核神经元的自噬水平增加，作为 Atg8/
LC3 家族的成员 GABAAR 相关蛋白（GABAAR – associated protein，GABARAP）
与 GABAAR 结合增加，增强 GABAAR 的内吞和转运，减弱神经元对抑制性神经
递质信号的接收，进而巩固记忆；使用自噬相关蛋白 VPS34 的抑制剂 SAR405
后，GABARAP 与 GABAAR 的结合减少，GABAAR 更多地滞留在突触后膜上，使
神经元接收更多抑制性神经递质信号，从而影响记忆的巩固。

在兴奋性突触后，AMPA 型谷氨酸受体的功能和在突触后膜上的丰度变化被
认为是长时程突触可塑性，特别是长时程增强和长时程抑制的主要机制。诱导神
经元产生长时程增强，AMPA 受体在突触后膜表达增多；而神经元发生长时程抑
制时，突触后膜 AMPA 受体则发生快速内吞，内吞的 AMPA 受体部分再循环上
膜，部分运送到溶酶体降解。自噬是自噬体包裹细胞质中各种待降解的蛋白质和
受损细胞器送至溶酶体降解的过程，那么自噬是否参与神经元发生长时程抑制时
AMPA 受体的降解？Shehata 等研究发现，在培养的神经元中，进行短暂的小剂
量 NMDA 处理，即 cLTD（chemical LTD），可以导致神经元树突棘和树突中的自
噬体数目显著增加，自噬标志物 LC3 – Ⅱ 的表达水平也明显上调。LC3 – Ⅱ 增加
的时间与 Akt 和 mTOR 的脱磷酸化和 AMPA 受体亚基 GluR1 的降解一致。蛋白磷
酸酶1（PP1）的抑制剂（okadaic acid）、PTEN 的抑制剂（bpV）、PI3K 的抑制
剂（wortmannin）和 shAtg7 均能阻断 NMDA 诱导的自噬，部分恢复 GluR1 水平。
这些结果表明，NMDA 诱导的长时程抑制通过抑制 PI3K – Akt – mTOR 途径介导
NMDA 受体依赖的自噬，该过程参与 AMPA 受体的降解，提示自噬参与 NMDA
受体依赖的突触可塑性。Shehata 等还发现，小鼠习得听觉恐惧记忆后，诱导其
杏仁核神经元发生自噬，可增强突触后膜上 AMPA 受体的内吞并导致恐惧记忆的
消除。在突触后，分布许多支架蛋白，协助 AMPA 受体锚定在树突棘上，自噬能
够降解 AMPA 受体，可能也会影响支架蛋白的稳定性，甚至降解支架蛋白。
Nikoletopoulou 等发现，自噬能降解 PSD95、PICK1 和 SHANK3 等突触后蛋白，
BDNF 能激活原肌球蛋白受体激酶 B（TrkB）和 PI3K/Akt 途径抑制自噬，从而抑
制支架蛋白的降解；另外，小鼠在营养剥夺的应激条件下，糖皮质激素分泌增
多，刺激产生的 BDNF 抑制自噬，使树突棘保持稳定以增强记忆。突触后支架蛋
白的平衡稳定对维持神经元的正常生理功能非常重要，在脆性 X 染色体综合征的

神经元中，突触后蛋白 PSD95 的表达水平显著上调，导致机体产生认知障碍；在脆性 X 染色体综合征的模型鼠（Fmr1 – KO）中激活自噬，可以部分恢复模型鼠的认知功能。

自噬可以降解突触后的支架蛋白和 AMPA 受体参与突触可塑性，而记忆的形成与突触可塑性相关，为进一步研究自噬在记忆中的功能。Glatigny 等发现，在条件性情景恐惧（contextual fear conditioning）记忆的形成过程中，小鼠海马区几种重要的自噬相关基因的 mRNA 和蛋白质均表达增加。选择性敲降海马神经元中的自噬相关蛋白 Beclin1 后，树突棘的密度和作为神经递质的谷氨酸的传递均未发生改变，但是小鼠经过水迷宫试验训练后，未敲降组小鼠海马 DG 区的树突棘密度显著增加，而敲降组小鼠海马 DG 区的树突棘密度保持不变。电生理数据显示，敲降组表征神经元短时程可塑性的双脉冲易化比（PPF）和长时程增强的振幅均显著下降。此外，在体外培养的神经元中用药物诱导神经元产生 cLTP（chemical LTP），自噬体形成的标志物 LC3 – Ⅱ 的表达水平显著上升，树突棘的形成增加，并且 GluR1 和 αCaMK Ⅱ 的磷酸化增强。在培养的神经元中急性敲降 Beclin1，则阻碍 cLTP 过程中新树突棘的形成和 GluR1 与 αCaMK Ⅱ 磷酸化的增加，但不影响神经元基础水平的树突棘密度和突触可塑性标志物。因此，自噬不仅参与神经元长时程抑制过程中 AMPA 受体的降解，而且对长时程增强形成具有重要的作用。

综上所述，突触后可塑性的维持需要自噬参与突触后蛋白和细胞器组分的更新。诱导神经元产生 cLTD 和 cLTP 均可以导致自噬标志物 LC3 – Ⅱ 的表达水平增加，神经元自噬水平的改变对 cLTD 和 cLTP 过程中树突棘的密度、突触中支架蛋白和膜受体的组成和数量的变化具有重要作用。

13. 突触可塑性与脑疾病

突触可塑性过程涉及数百种相互作用的突触蛋白分子以及复杂的细胞内和细胞间信号与调节机制，因此突触可塑性规则在不同体系或状态下呈现出微妙的多样性，从而使神经环路得以适应于不断变化的环境。另外，众多的信号通道和调节因子与环境因素的复杂相互作用也同时意味着许多出现"故障"的可能性，从而为多种疾病的发生提供了潜在的机会。例如，人们通常认为与发育相关的精神类疾病抑郁症（Depression），以及与衰老相关的神经退行性疾病阿尔茨海默病等，都与生活环境中的应激刺激有一定关系。这两种发病人数日益增多的脑疾病正成为严重的社会问题和生物医学研究的重大挑战。从神经突触功能和可塑性的角度切入，有望为发现它们的发病机理以及新的治疗手段提供有价值的线索。

1）抑郁症

抑郁症是临床上常见的、周期性发作的、病因复杂的精神疾病，主要临床症状为情绪长期低落和快感缺失。磁共振成像研究发现，抑郁症患者的海马和前额皮层等若干重要脑区存在不同程度的萎缩。早期的推测是这些脑区神经元数量减少或者成年神经元新生被抑制，但后来并没有发现神经元数量改变的证据，进一步的研究指向神经元树突棘和树突分支的减少是相关脑区萎缩的主要原因，而树突棘正是兴奋性谷氨酸能突触存在的主要位点。同时，在抑郁症患者和动物模型中也发现重要突触相关蛋白减少，且有效的抗抑郁治疗可以反转神经元树突棘和树突分支损伤、相关突触蛋白减少以及脑区萎缩。这些研究暗示相关脑区谷氨酸能突触结构与功能异常与抑郁症密切相关。长期以来，单胺能神经系统紊乱一直是关于抑郁症的发病机理的重要假说，且传统的抗抑郁药物（如选择性 5 - 羟色胺转运体抑制剂 Fluoxetine 等）大多作用于单胺能系统。然而，传统的靶向单胺能神经系统抗抑郁药需要数周以上的治疗才能对部分患者有疗效。而临床数据结果显示亚麻醉剂量的 NMDA 受体拮抗剂氯胺酮具有快速抗抑郁作用（施药后数小时内即可产生抗抑郁效应），而这一作用可能部分起源于 mTOR（mammalian target of rapamycin）信号通道介导的突触生成。这些证据进一步显示谷氨酸能突触紊乱可能是抑郁症发病更直接的病理学基础。事实上，电生理数据也表明，在抑郁症模型或者急性应激动物的海马等关键脑区，谷氨酸能突触表现出长时程增强诱导损伤和长时程抑制易化的现象，而经过抗抑郁治疗后，相应的突触可塑性损伤会得到一定的恢复。

2）阿尔茨海默病

阿尔茨海默病是一种神经退行性疾病，其核心症状就是认知功能障碍。阿尔茨海默病的特征性病理学标志为细胞外 β - 淀粉样蛋白（Aβ）沉积而成的淀粉样斑块和细胞内过磷酸化 Tau 蛋白纤维缠结，同时伴随小胶质细胞和星形胶质细胞过度激活和炎症反应等。神经退行性病变包括神经元突触减少、分支萎缩，乃至涉及胆碱能、谷氨酸能、去甲肾上腺能和抑制性神经元等不同种类的细胞死亡。在分子机理方面，迄今研究最为深入的是淀粉样蛋白及其分泌酶等相关通道，而基于淀粉样前体蛋白（APP）过度表达等转基因操作的啮齿类动物模型也确实表现出多种类似阿尔茨海默病的病理特征。在临床患者或动物模型中，神经元数量减少等结构上的神经退行性病变一般要到中晚期才出现，而疾病早期的认知功能损伤更可能源于特定脑区（前额皮层、海马）的突触功能异常。事实上，大量研究也表明寡聚 Aβ 蛋白具有强烈的神经突触毒性，能特异地降低突触密度，损伤长时程增强，易化长时程抑制，并损伤大脑的学习记忆功能。

另外，虽然转基因动物模型为阿尔茨海默病研究提供了重要手段，并促进了对 Aβ 相关信号通道等分子机理的深入理解，然而基于这些分子机制的多种药物虽然在动物模型中有明显治疗效果，但均未能通过临床试验的检验。相关性分析发现，与神经纤维缠结的数量以及 Aβ 沉积数量相比，脑内神经突触密度下水平同痴呆的严重性水平有最高的相关性。因此，突触功能紊乱与结构损伤或许是阿尔茨海默病更为根本的推动力，这一点也与对转基因动物模型中病理变化发展过程的分析吻合。

14. 解析神经突触的前沿技术方法

对抑郁症和阿尔茨海默病等与神经突触紊乱相关的脑疾病机理研究最终需要对神经突触的分子机器及其组织结构进行精细解析。

1）显微成像技术

显微成像技术在突触的结构与功能研究中一直起到至关重要的作用。在现代生物显微技术中，光学显微提供了观察细胞和组织整体结构的有效手段，特别是荧光光学显微方法具有极高的灵敏度和特异性，从而可用于确定组织中与细胞内特定的分子组成的分布与定位。但在一般情况下，光学显微受衍射极限的限制，只能达到亚微米级（数百纳米）的分辨率，然而神经突触的尺寸也在亚微米量极，常规的光学显微方法受衍射限制，不能分辨其细微结构及其病理变化。最新发展的超微光学成像方法如随机光学显微重构技术（stochastic optical reconstruction microscopy，STORM）等达到了数十纳米的分辨率，使人们能更清楚地看到细胞内的微观世界。

更高的空间分辨率可以通过电子显微技术实现。通过获得样品电子密度的全部信息，电子显微成像不需特别标记，是观察细胞内精细结构的金标准。特别是冷冻电镜三维断层扫描重构（cryo - electron tomography，cryo - ET）及单颗粒三维重构技术（cryo - electron microscopy，cryo - EM）以其纳米乃至原子级的极高分辨率，使亚细胞乃至蛋白质大分子复合物的超微结构在近似生理状态下得以解析，非常适合研究突触超微结构和分子架构。利用 cryo - ET 技术，可以解析离体培养大鼠海马神经突触在接近生理状态下的三维结构，观察到突触中处于不同状态下的突触囊泡、突触间隙和突触后区域的分子复合物的精细组织，并建立一套较为完善和成熟的定性与定量描述突触超微结构的指标和方法。

荧光显微成像方法只局限于对特异标记的大分子进行三维观察，无法观测到样品中完整的结构信息。同时，目前超高分辨荧光显微所能达到的十纳米级分辨率仍无法解析突触内部精细的分子组织架构。而电子显微成像方法，特别是高保真、高分辨的冷冻电镜方法，则缺乏如荧光标记方法的高特异性和高标记率，同时也存在从较大尺度样品出发搜寻特定精细结构时效率较低的问题。因此，结合光学显微和电子显微技术实现对同一个样品进行多尺度关联显微成像，可以发挥两者的优势，弥补两者的缺点，将对神经突触研究乃至生命科学领域产生重大影响。目前，中国科学技术大学毕国强课题组已初步建立了光电关联显微成像技术平台，并实现了精度在单个突触水平的冷冻光电关联显微成像。这一技术平台可望为突触结构及其可塑性机制研究提供新的前沿技术手段。

2）突触可塑性研究的体视学方法

对突触可塑性变化的研究持续了很多年，现今研究者们可以在超微结构水平测量大量数据，如突触计数、突触活性区长度、突触间隙厚度、PSD 厚度等；分子生物学和免疫组织化学的发展还使研究者们认识到许多与突触可塑性过程相关的蛋白质，并通过观察这些蛋白质表达的变化研究突触可塑性变化。显然简单的分析往往会带来这样或那样的偏差，而采用体视学方法处理数据则不失为一种恰当的选择，其中面密度、数密度等体视学指标都可以准确地测量切片的二维结构和三维空间。人们不仅可以通过体视学方法推断代表突触可塑性变化的Synaptophysin 等蛋白质免疫荧光颗粒所代表的突触数量，还可以将其用于脑的多项形态学的计量研究，例如显示神经元突触容量的变化、估测神经元的密度变化、测量神经胶质细胞密度变化等。此外，在血管发育、神经纤维的形成发育研究中，也可以利用生物物理学方法研究血管、神经的总长度或血管、神经在脑组织内所占的体积比。而将生物物理学计量方法与膜片钳等电生理技术相结合，观察突触功能的长时程增强（或长时程抑制）等现象，还可以将形态与功能联系起来，为突触可塑性的研究提供更为广阔的平台。形态是机能的基础，机能的变化也常常伴随着形态结构的改变。人们已经发现在长时程增强和长时程抑制形成的同时常常伴有突触形态学中可以测量的某些成分的变化，因此利用形态学测量中的生物物理学方法研究突触可塑性对于揭示突触可塑性发生的机理，以及突触可塑性的变化与疾病、记忆学习的关系有着非常重要而深远的意义。

（1）突触可塑性与突触活性区的面密度。

突触活性区的面密度相当于在选定参照体系中单位体积内突触活性区所具有的面积。突触前膜上存在许多跨膜蛋白，在化学突触中这些蛋白质通过与突触小泡相结合从而介导化学递质的释放，被称为突触活性区。观察突触终末超微结构显示突触活性区的局部密度增高，事实上这些高密度的区域在三维空间中是一个曲面，因此在切片上表现为曲线形式。面密度反映参照体系空间内突触接触区的总面积，面积越大，突触的功能活动越强。测量突触活性区的面密度可以利用正方测试格计数突触接触区与测试线的交点数，利用体视学公式 $S_v = 2(\sum L_x)/\sum L_t$（$S_v$：面密度；$L_x$：突触接触区与测试线的交点数；$L_t$：测试线的总长度）进行计算，它的变化是反映突触可塑性变化的直接指标；而在测试面面积一定的情况下，突触活性区面密度只与突触活性区长度相关，因此人们常常通过测量突触活性区长度来反映突触可塑性变化，具体公式为 $S_v = 4(\sum L)/\prod \sum A$（$S_v$：面密度；$L$：突触活性区长度；$A$：测试面面积）。需要注意的是，面密度的测量结果必须反映出单位体积的面积变化才能消除不同测量个体之间大小对测量结果的影响。

（2）突触可塑性与 PSD 厚度。

PSD 是突触后膜内侧胞质面的一层均质性的致密物质，由突触后膜分化物构成，其成分主要是微管蛋白、肌动蛋白、神经丝蛋白和胞衬蛋白（fodrin）等。PSD 厚度与突触机能变化密切相关，是反映突触可塑性的重要形态学指标。按照体视学原理，PSD 可视为长度和宽度都远远大于厚度的非封闭薄板，超微结构表现为 PSD 薄板切割后的截面。在随机切片时切面与薄板垂直的概率很低，所以截面常常呈现为斜截面，薄板的表观厚度往往大于其实际厚度，因此进行比较时必须估算出 PSD 薄板的实际厚度。具体方法可以利用图像分析仪，测量正方测试格的测试线与 PSD 相交所截得的截线的截距，计算其平均值，根据体视学计算公式，平均截距的一半即 PSD 的平均厚度，可利用公式 $\tau = L/2$（τ：PSD 的平均厚度；L：测试线与 PSD 相交所截得的截线的平均截距）计算出 PSD 的平均厚度。也可以测量正方测试格的测试线与 PSD 表面入射相交处 PSD 的宽度，利用体视学公式 $\tau = \prod W/4$（τ：PSD 的平均厚度；W：从交点向薄板对侧所作垂线的平均长度）进行计算。

（3）突触可塑性与数密度。

数密度是衡量参照体系空间中某种粒子数目的参数，其数值为选定的参照体系中单位体积内某种粒子的数目。一些与突触相关的蛋白质如 Synaptophysin，经过免疫组织化学方法处理后，其在切片上呈颗粒状分布，即可以用来代表一个突触，而利用它们在脑内的颗粒状分布就可以进行突触数密度的测算，并用以说明突触可塑性变化。由 Sterio 提出的 Disector 法是测量数密度的一种常用方法，数密度与突触截面在计数面与核查面上的计数、测试面面积与切片厚度相关，具体公式为 $N_v = \sum Q - /t \sum A$（Q_-：计数切片上出现而核查切片上不出现的突触截面数；t：超薄切片的厚度；A：测试面面积）。Dyson 和 Jones 利用 Disector 法测量了生后 $0.5 \sim 22$ 个月龄的大鼠顶叶皮质穿孔突触数目随年龄的变化，从而提出穿孔突触和非穿孔突触是两群相互独立突触的假说。突触的数密度可反映一定参照体系空间中突触的数目，还可以根据研究需要，用特定的染色方法或荧光方法计数参与某种神经过程的突触数目。数密度用于突触可塑性的研究主要是利用免疫荧光方法对荧光物质进行分析检测，从而研究各种影响下突触密度的变动情况，为突触可塑性研究提供证据。

除上述反映突触可塑性的指标外，突触界面曲率与突触间隙宽度也是研究突触可塑性的一些常用指标。突触曲率这一参数可由突触界面的弧长与其相对应的弦长之比求出，一般认为曲率越大，突触前膜和突触后膜之间相对应的面积越大，突触的功能也越活跃。突触间隙内含有大量神经递质降解酶，间隙越宽，神经递质传递的时间越长，因此也可以采用多点平均法在电镜下测量突触间隙的宽度，以此反映突触可塑性变化。

■ 1.4　神经递质

神经递质（neurotransmitter）是神经元之间或神经元与效应器细胞如肌肉细胞、腺体细胞等之间传递信息的化学物质。根据神经递质的化学组成特点，主要有胆碱类［乙酰胆碱（acetylcholine，Ach）］、单胺类（去甲肾上腺激素、多巴胺和5-羟色胺）、氨基酸类（兴奋性递质，如谷氨酸和天冬氨酸；抑制性递质，如γ氨基丁酸、甘氨酸和牛磺酸）和神经肽类等。在神经元的信息传递过程中，当一个神经元受到来自环境或其他神经元的信号刺激时，储存在突触前囊泡内的神经递质可向突触间隙释放，作用于突触后膜相应受体，将递质信号传递给下一个神经元。神经递质主要以旁分泌方式传递信号，因此速度快、准确性高。神经递质信号的终止可依赖突触间隙或后膜上相应的水解酶分解破坏，或者被突触前膜特异性递质转运体重摄取。

神经递质的代谢包括合成、储存、释放和灭活4个环节。例如，乙酰胆碱的合成主要是在胆碱能神经末梢内进行。由胆碱和乙酰辅酶A在胆碱乙酰化酶的催化下合成乙酰胆碱，然后转移到囊泡储存。当神经冲动到达神经末梢时，囊泡膜与突触前膜融合，将乙酰胆碱释放入突触间隙，激动突触后膜上相应受体，引起一系列生理效应。同时，乙酰胆碱由神经末梢部位的胆碱酯酶（chE）水解为胆碱和乙酸而灭活。部分胆碱再一次被胆碱能神经末梢摄取，又参与合成新的乙酰胆碱。去甲肾上腺激素的合成主要在去甲肾上腺激素能神经末梢内进行。由肾上腺激素能神经末梢的胞浆摄取血中酪氨酸，在酪氨酸羟化酶和脱羧酶催化下转变成多巴胺，再经多巴胺β-羟化酶催化合成去甲肾上腺激素，储存于囊泡中。当神经冲动到达神经末梢时，囊泡向突触前膜靠近，以胞裂外排的方式释放去甲肾上腺激素到突触间隙，激动突触后膜上相应的受体产生一系列生理效应。释放后的去甲肾上腺激素大部分（75%~90%）被突触前膜再摄入神经末梢，转入囊泡内储存，仅有小部分被突触间隙的儿茶酚氧位甲基转移酶（COMT）和单胺氧化酶（MAO）灭活。

神经递质应具备以下条件：①在突触前神经元内具有能合成神经递质的物质及酶系统；②神经递质储存于突触小泡内，不被胞浆内其他酶所破坏，在神经冲动到达时，能被释放进入突触间隙；③神经递质通过突触间隙，能够作用于突触后膜的特殊受体，产生突触后电位；④神经递质能迅速失活；⑤能人工地把神经递质直接作用于突触后膜，产生与突触前膜释放该神经递质相同的生理效应；⑥其作用能被特异性药物阻断或加强。

按照神经递质的生理功能，可将神经递质分为兴奋性神经递质和抑制性神经递质，但也不尽然，有时同一物质既可以是兴奋性神经递质，也可以是抑制性神经递质，如 5-HT 作用于不同受体，其作用就不同。按照神经递质的分布部位，可将神经递质分为中枢神经递质和周围神经递质，这同样也不是绝对的，几乎所有周围神经递质均在中枢神经系统中存在。按照神经递质的化学性质，可将神经递质分为胆碱类（乙酰胆碱）、单胺类（儿茶酚胺类有去甲肾上腺激素、肾上腺激素、多巴胺，还有 5-HT、组胺等）、氨基酸类（谷氨酸、γ-氨基丁酸、甘氨酸等）、多肽类（神经肽）、嘌呤类（腺苷、腺苷三磷酸和气体物质—氧化氮等）。根据神经递质的分子大小，可将中枢神经递质分成两大类——小分子神经递质和神经肽类递质，神经肽类递质由 3~30 个氨基酸组成，共 100 余种。

1.4.1 中枢神经递质

1. 乙酰胆碱

乙酰胆碱是周围神经系统中神经—肌肉接头及自主性神经节的神经递质。脊髓前角的运动神经元是胆碱能神经元，其轴突支配骨骼肌，释放出的乙酰胆碱能引起肌肉收缩。脊髓前角运动神经元的轴突在离开脊髓前，发出一个侧支与闰绍细胞——一种中间神经元形成突触，其神经递质也是乙酰胆碱。乙酰胆碱对中枢神经元的作用以兴奋为主。

2. 单胺类

1）去甲肾上腺激素

含去甲肾上腺激素的神经元细胞体主要位于低位脑干，如延髓的网状结构腹外侧、脑桥的蓝斑及中脑网状结构等部位。下行纤维到达脊髓灰质的胶质区、前角和侧角，与躯体运动及内脏活动的调节有关。去甲肾上腺激素能神经元的轴突分支很多，支配范围很广，其功能可能不在于传递特异的信息，而是为神经系统的其他活动创造有利条件。不能肯定去甲肾上腺激素在中枢神经系统内是属于兴奋性神经递质还是抑制性神经递质，但它可能在特定部位有特定作用。

2）多巴胺

含多巴胺的神经元，其细胞体主要分布在黑质、脚间核和丘脑下部等处。在脊髓内尚未发现多巴胺神经元的分布。多巴胺是锥体外系统中的一个重要神经递质，与躯体运动功能密切相关。

3）5－羟色胺（5－HT）

5－HT 在脑内合成，不能通过血脑屏障。含 5－HT 的神经元主要分布于脑干背侧的中缝核。下行纤维分布于脊髓的前角、后角和侧角，在颈、腰骶膨大处较为密集，能调节躯体运动和内脏活动。随受体的不同，5－HT 可呈抑制或兴奋效应，但以前者为主。

3. 氨基酸类

1）α－氨基丁酸（α－GABA）

α－GABA 在脑内含量很高，可能是大脑皮质部分神经元和小脑浦金野氏细胞的抑制性神经递质，主要引起突触后抑制。

2）谷氨酸

谷氨酸在脑脊髓内含量很高，分布很广。在脊髓内，后根的谷氨酸含量高于前根，用微电泳法作用于脊髓运动神经元，可引起突触后膜出现类似兴奋性突触后电位的去极化反应，推测谷氨酸可能是感觉传入纤维的兴奋性神经递质。

4. 肽类物质

肽类物质只符合神经递质的某些条件，但作为中枢神经递质的证据仍不充分。

1）P 物质

P 物质可能是初级感觉神经元释放的兴奋性神经递质，有强烈的抗吗啡作用。

2）前列腺激素

前列腺激素影响去甲肾上腺激素的释放。

3）内啡肽（吗啡因子）

内啡肽是一种小分子肽，同吗啡受体有特殊的亲和力。

1. 4. 2　周围神经递质

由运动神经末梢所释放的神经递质称为周围神经递质，主要有乙酰胆碱、去甲肾上腺激素和肽类三类。

1. 乙酰胆碱

目前已知，交感和副交感神经的节前纤维、副交感神经的节后纤维、部分交感神经的节后纤维（支配汗腺的交感神经和骨骼肌的交感舒血管纤维）和躯体运动神经等5种纤维的末梢都释放乙酰胆碱。凡释放乙酰胆碱作为神经递质的神经纤维，都称为胆碱能纤维。

2. 去甲肾上腺激素

大部分交感神经节后纤维的末梢（除上述胆碱能纤维外）均释放去甲肾上腺激素。凡释放去甲肾上腺激素作为神经递质的神经纤维，都称为肾上腺激素能纤维。

3. 肽类

支配消化道的周围神经纤维，除胆碱能纤维和肾上腺激素能纤维外，近年来还发现有第三类神经纤维，其作用主要是抑制胃肠运动。这类神经元的细胞体位于壁内神经丛中，其能释放肽类化合物，包括血管活性肠肽、促胃液素和生长抑素等，这类神经纤维称为肽能神经纤维。也有学者认为，这类神经纤维末梢释放的是三磷酸腺苷（ATP），属于嘌呤类物质，故也有人称其为嘌呤能神经纤维。

在神经元之间进行信息传递的还有一类神经调制物或称神经调质，它与经典神经递质不同，神经调质并不直接触发其所支配细胞的功能效应，只是调节神经递质的作用，其特征如下。①为神经元、神经胶质细胞和其他分泌细胞所释放，对主神经递质起调节作用。神经调质本身不直接负责跨突触信号传递或引起效应细胞的功能改变。②间接调制主神经递质在室触前神经末梢的释放及其基础活动水平。③影响突触后效应细胞对神经递质的反应性，对神经递质的效应起调节作用。④作用缓慢，可以在突触或非突触部位发挥作用，非突触部位指突触间隙可达400 nm（一般20 mm左右），而且没有形成固定的解剖关系，神经调质在突触前释放，扩散一段距离（最长可达几微米），以"旁分泌"的方式作用于邻近较大范围的细胞，细胞能否产生反应取决于该细胞中是否有相应的受体。神经递质与神经调质并不存在绝对的界限，有些神经肽既是神经递质又是神经调质，如脑啡肽、P 物质，它们在不同的部位发挥不同的作用。去甲肾上腺激素从自主神经末梢释放出来，经过长距离的弥散，影响的神经元比较广泛，可能起神经调质作用。目前认为单胺类、胆碱类、氨基酸为神经递质，神经肽则多为神经调质。

传统的神经解剖只知一个神经元产生一种神经递质，近年来应用生化测定和免疫细胞化学方法证明：在中枢和周围神经系统内一个神经元含有两种或两种以上神经递质，即神经递质共存（neurotransmitter coexistence）。此外，脑内的神经递质和神经肽共存。免疫组化方法证明，在延髓中缝大核 5 – HT 神经元中有多巴胺与 CCK 共存。神经递质共存的形式包括不同神经递质共存、不同的神经肽共存、神经递质与神经肽共存。一种神经递质与一种以上神经肽共存于突触前大囊泡内，当神经冲动到达时一起释放，可以在突触前、突触后起协同或拮抗作用。共存神经递质是通过各自的受体发挥作用的，因此反映了突触前膜与突触后膜上不同受体之间的相互作用。但由于中枢神经元密集、结构复杂，目前还较难用试验方法确定神经递质和神经肽在神经末梢共同释放，只能从一些周围神经系统的试验资料中加以推论。

■ 1.5　离子通道与信号传导

生物膜离子通道（ion channels of biomembrane）是各种无机离子跨膜被动运输的通道。生物膜对无机离子的跨膜运输有被动运输（顺离子浓度梯度）和主动运输（逆离子浓度梯度）两种方式。被动运输的通道称为离子通道，主动运输的离子载体称为离子泵。生物膜对离子的通透性与多种生命活动过程密切相关，例如感受器电位的发生、神经兴奋与传导和中枢神经系统的调控功能、心脏搏动、平滑肌蠕动、骨骼肌收缩、激素分泌、光合作用和氧化磷酸化过程中跨膜质子梯度的形成等。

活体细胞不停地进行新陈代谢活动，必须不断地与周围环境进行物质交换，而细胞膜上的离子通道就是这种物质交换的重要途径。人们已经知道，大多数对生命具有重要意义的物质都是水溶性的，如各种离子、糖类等，它们需要进入细胞，而生命活动中产生的水溶性废物也要离开细胞，它们出入的通道就是细胞膜上的离子通道。离子通道由细胞产生的特殊蛋白质构成，它们聚集起来并镶嵌在细胞膜上，中间形成由水分子占据的孔隙，这些孔隙就是水溶性物质快速进出细胞的通道。离子通道的活性，就是细胞通过离子通道的开放和关闭调节相应物质进出细胞速度的能力，对实现细胞的各种功能具有重要意义。两名德国科学家埃尔温·内尔和贝尔特·扎克曼即因发现细胞内离子通道并开创膜片钳技术而获得1991 年的诺贝尔生理学奖。

1.5.1 发展历史

人们在生物电产生机制的研究中发现了生物膜对离子通透性的变化。1902年，J. 伯恩斯坦在他的膜学说中提出神经元细胞膜对钾离子有选择透过性。1939年，A. L. 霍奇金与 A. F. 赫胥黎用微电极插入枪乌贼巨神经纤维中，直接测量到膜内外电位差。1949 年，A. L. 霍奇金和 B. 卡茨在一系列工作的基础上提出膜电位离子假说，认为细胞膜动作电位的发生是膜对钠离子通透性快速而特异性地增加所导致的，称为"钠学说"。尤其重要的是，1952 年，A. L. 霍奇金和 A. F. 赫胥黎用电压钳技术在枪乌贼巨神经轴突上对细胞膜的离子电流和电导进行了细致的定量研究，结果表明 Na^+ 和 K^+ 的电流和电导是膜电位和时间的函数，二人首次提出了离子通道的概念。他们的模型（H－H 模型）认为，细胞膜的 K^+ 通道受膜上 4 个带电粒子的控制，当 4 个粒子在膜电场作用下同时移到某一位置时，K^+ 才能穿过膜。

另外，1955 年，卡斯特罗和 B. 卡茨对神经—肌肉接头突触传递过程的研究发现：突触后膜终板电位的发生，是神经递质乙酰胆碱作用于终板膜上受体的结果，从而确认了受化学递质调控的通道。20 世纪 60 年代，用各种生物材料对不同离子通透性的研究表明，各种离子在膜上各自有专一性的运输机构，人们曾经提出运输机构是载体、洞孔和离子交换等模型。1973 年和 1974 年，C. M. 阿姆斯特朗、F. 贝萨尼利亚及 R. D. 凯恩斯、E. 罗贾斯两组分别在神经轴突上测量到与离子通道开放相关的膜内电荷的运动，称为门控电流，确认了离子通道的开放与膜中带电成分运动的依从性。1976 年，E. 内尔和 B. 萨克曼创立了离子单通道电流记录技术，并迅速得到推广应用，近年来人们用这种技术发现了一些新型离子通道，为深入研究通道的结构和功能提供了有力的工具。

20 世纪 80 年代初，学者们先后从细胞膜上分离和纯化了一些运输离子的功能性蛋白质，并在人工膜上成功地重建了通道功能，从而肯定了离子通道实体就是膜上一些特殊蛋白质分子或其复合物。近年，科学家应用基因重组技术研究离子通道的结构。1982 和 1984 年，纽莫及其合作者先后测定了 N 型乙酰胆碱受体和钠离子通道蛋白质的氨基酸序列。

2018 年 2 月 26 日报道，中国科学技术大学田长麟教授研究组与德国莱布尼茨分子药物所 Adam Lange 及孙涵课题组合作，应用固体核磁共振、单通道电生理及分子动力学模拟等方法揭示了钠和钾离子通道的离子选择性新机制。该研究成果已发表在《自然·通讯》上。

1.5.2　研究方法

离子通道结构和功能的研究需综合应用各种技术，包括电压和电流钳位技术，单通道电流记录技术，通道蛋白分离、纯化等生化技术，人工膜离子通道重建技术，通道药物学、基因重组技术及一些物理和化学技术。

1. 电压钳位技术

一般而言，膜对某种离子通透性的变化是膜电位和时间的函数。通过玻璃微电极与细胞膜之间形成紧密封接，利用电子学技术施加一跨膜电压并把膜电位固定于某一数值，可以测定该膜电位条件下离子电流随时间变化的动态过程。利用药物或改变细胞内外的溶液成分，使其他离子通道失效，即可测定被研究的某种离子通道的功能性参量，分析离子电流的稳态和动力学与膜电位、离子浓度等之间的关系，从而推断该种通道的电导、活化和失活速率、离子选择性等，并能测量和分析通道门控电流的特性。

2. 单通道电流记录技术

单通道电流记录技术又称为膜片钳位技术，即用特制的玻璃微吸管吸附于细胞表面，使之形成 $10 \sim 100$ GΩ 的密封（giga – seal），被孤立的小膜片面积为 μm^2 量级，内中仅有少数离子通道；然后对该膜片实行电压钳位，可测量单个离子通道开放产生的 pA（10^{-12} A）量级的电流，这种通道开放是一种随机过程。通过观测单个通道开放和关闭的电流变化，可直接得到各种离子通道开放的电流幅值分布、开放概率、开放寿命分布等功能参量，并分析它们与膜电位、离子浓度等之间的关系。还可把吸管吸附的膜片从细胞膜上分离出来，以膜的外侧向外或膜的内侧向外等方式进行试验研究。这种技术对小细胞的电压钳位、膜内外溶液成分的改变以及药物的施加都很方便。

3. 通道药物学研究

应用电压钳位技术或单通道电流记录技术，可分别于不同时间、不同部位（膜内侧或外侧）施用各种浓度的药物，研究它们对通道各种功能的影响。结合对药物分子结构的了解，不但可以深入了解药物和毒素对人和动物生理功能作用的机制，还可以从分子水平得到通道功能亚单位的类型和构象等信息。

利用与通道特异结合的毒剂标记，可把通道蛋白质从膜上分离，经过纯化，测定各亚单位多肽的分子量；然后，把它们加入人工膜，可重新恢复通道功能。用于确定蛋白质氨基酸序列的基因重组技术的程序是：从细胞中分离出含有与该种通道蛋白质相关的 mRNA，置入某种细胞（如大肠杆菌），经逆转录得到 cDNA；用限制性内切酶将 cDNA 切割成特定片段，再用核酸杂交方法钓出特定的 DNA 并克隆化；通过测定阳性克隆 DNA 的核苷酸顺序，推断出相应的蛋白质氨基酸序列。

1.5.3 功能特征

离子通道依据其活化的方式不同可分为两类：一类是电压活化的通道，即通道的开放受膜电位的控制，如 Na^+、Ca^{2+}、Cl^- 和一些类型的 K^+ 通道；另一类是化学物活化的通道，即靠化学物与膜上受体相互作用而活化的通道，如乙酰胆碱受体通道、氨基酸受体通道、Ca^{2+} 活化的 K^+ 通道等。

1. Na^+ 通道

在各种生物材料中，与电兴奋相关的 Na^+ 通道有相似的基本特征。Na^+ 通道活化时间常数小于 1 ms，失活时间常数为数毫秒，Na^+ 电流的反转电位约为 +55 mV。单通道电流记录显示，Na^+ 单通道电导为 4~20 pS，平均开放寿命为数毫秒。

根据一些药物和毒素对 Na^+ 通道功能的不同影响，Na^+ 通道可分为 4 种类型。

（1）通道阻断剂，如河豚毒素（TTX）、石房蛤毒素（STX）。

（2）通道活化增强剂，如 β - 蝎毒、箭毒蛙毒素（BTX）、藜芦碱毒素（VER）等。

（3）通道活化抑制剂，如一些局部麻醉剂及其衍生物。

（4）通道失活抑制剂，如链霉蛋白酶、N - 溴乙酰胺（NBA）等。

2. K^+ 通道

根据功能特性的不同，K^+ 通道可分为以下类型。

（1）慢（延迟）K^+ 通道（K 通道），也就是 H - H 模型中的 K^+ 通道。单通道电流记录显示，单个 K^+ 通道电导为 2～20 pS，通道平均开放寿命为数十毫秒。该种通道可被四乙胺（TEA）等特异性阻断，该种通道对 K^+ 有高度选择性，在神经轴突和骨骼肌细胞膜中有较高密度。

（2）快（早期）K^+ 通道（A 通道）。该种通道外向的 K^+ 流在膜去极化的早期就出现，表明通道的活化时间常数比慢 K^+ 通道小得多，但膜电位在 - 40 mV以上时该通道即关闭。电压钳位试验表明，其宏观电流动力学与 Na^+ 电流相似。较低浓度的 4 - 氨基吡啶即能阻断该通道，它也可被四乙胺阻断。

（3）Ca^{2+} 活化的 K^+ 通道〔K（Ca）通道〕。该种通道的开放不但与膜电位有关，而且依赖细胞内 Ca^{2+} 浓度，每个通道需结合两个 Ca^{2+} 才能活化。单通道电导可高达 300 pS，并有较长的开放寿命，这种通道与 Ca^{2+} 通道协同作用，对调节细胞膜电兴奋性的节律有重要意义。它可被四乙胺、N′ - 四乙酸（EGTA）、奎尼丁和 Ba^{2+} 阻断。

（4）内向整流的 K^+ 通道。其特征是：在膜超极化时通道开放与膜电位和细胞外 K^+ 浓度密切相关，通道开放时产生内向 K + 电流，单通道电导在 5～10 pS范围内。

3. Ca^{2+} 通道

Ca^{2+} 通道广泛存在于各种生物组织的细胞膜中。宏观的 Ca^{2+} 电流动力学特征与 Na^{2+} 电流相似，但峰值小且失活过程慢，可达数十到数百毫秒。Ca^{2+} 通道对 Ca^{2+}、Ba^{2+}、Sr^{2+} 都有高通透性，但 Ni^{2+}、Cd^{2+}、Co^{2+}、Mn^{2+} 等离子能有效地阻断 Ca^{2+} 通道。药物对 Ca^{2+} 通道的作用可分为：①通道阻断或抑制剂，可分为苯烷基胺类（如异搏定、甲基异搏定 D600）、苯硫氮类、双氢吡啶类等类型；②通道激活剂，一些双氢吡啶化合物（如 BayK8644 等药物）可活化 Ca^{2+} 通道。

近年，人们通过对小鸡背根神经节细胞的研究发现有 3 种类型的 Ca^{2+} 通道。

（1）L 型。该种通道在膜电位大于 -20 mV 时活化，电流失活缓慢。单通道电导约为 25 pS。

（2）T 型。膜电位约为 -60 mV 时通道即活化，膜电位在 -10 mV 以上时通道电流幅值反而下降，单通道电导约为 8 pS。

（3）N 型。该种通道在膜电位不小于 -10 mV 时才能活化，但又必须超极化到 -80 mV 以下才能克服通道的失活。电流动力学比 L 型快，但比 T 型慢，单通道电导约为 13 pS。

以上 3 类 Ca^{2+} 通道在不同细胞膜上的选择性分布及密度的差别，将影响各种细胞的生理功能。Ca^{2+} 通道除了对细胞电兴奋性有贡献外，还通过调节细胞内 Ca^{2+} 浓度进一步调节许多细胞功能。

4. N 型乙酰胆碱受体通道

它是由神经递质乙酰胆碱活化的正离子通道。当突触前膜一次量子化释放数千个乙酰胆碱分子时，它们作用于突触后膜上的 N 型受体，受体通道开放，产生 Na^+ 和 K^+ 电流，引发突触后膜一个小终板电位（mEPP）。N 型乙酰胆碱受体单通道电导在 $20 \sim 60$ pS 范围内，平均开放寿命为数毫秒，通道电流反转电位约为 -10 mV，近年人们发现该种通道有多种电导态。该种通道的离子选择性较差，可允许数十种无机和有机正离子通过，许多毒素和有机物能阻断或抑制该种通道，$\alpha -$ 银环蛇毒（$\alpha - BGTX$）是 N 型乙酰胆碱受体通道的特异性阻断剂。

20 世纪 80 年代以来，人们已发现多种由神经递质和激素活化的受体通道，如谷氨酸受体通道、多巴胺受体通道、5 – HT 受体通道、$\gamma -$ GABA 受体通道等。

1.5.4 其他离子通道相关研究

1. 分子构象和通道门控动力学

离子通道研究的前沿是试图从分子水平揭示通道蛋白的空间构象、构象变化与通道门控动力学之间的关系。

2. N 型乙酰胆碱受体通道

人们已测定了受体蛋白质分子量是 250 000，并测定了它的全部氨基酸序列，确证该受体通道由 β、α、γ 和 δ 亚基组成，这 4 种亚基有相似的氨基酸顺序，

但只有 α 亚基上有 α–BGTX 的特异结合位点。一种构象模型是：5 个亚基各有若干个 α 螺旋跨膜排列，共同形成五瓣状的蛋白质复合物，两个 α 亚基间是亲水的离子通道，离子通道开口约为 25 Å（埃），中间是 6~7 Å（埃）的狭窄孔道，其中排列有负电性氨基酸残基侧链。当两个乙酰胆碱分子分别结合于两个 α 亚基特定位点后，引起局部构象变化，使离子通道开放。

3. Na⁺ 通道

从电鳗电板分离的 Na⁺ 通道蛋白质分子量是 208 321，它是由 1 820 个氨基酸组成的多肽序列，可分为 4 个相似的区段，每个区段中分别有较集中的正电性和负电性的氨基酸序列节段。多种 Na⁺ 通道构象模型的共同特征是：由多个 α 螺旋跨膜排列组成通道，通道内侧应富含极性的氨基酸残基侧链，每个通道的控制部分由离子选择性滤器、活化闸门和失活闸门 3 部分组成，其实体是氨基酸侧链的极性基团。膜电位变化时，电场诱导极性基团运动，使通道局部构象发生变化，导致通道开放、失活或关闭，并产生门控电流。关于关闭、活化和失活 3 种状态之间的转化，有两种观点：一种认为通道从关闭态必须经活化态才能转化为失活态（偶联方式），另一种认为从关闭态可以直接转化为失活态（非偶联方式），目前非偶联方式得到较多的试验事实支持。

4. 离子通道的特性

（1）选择性：指一种通道优先让某种离子通过，而另一些离子则不容易通过该种通道的特性。例如 Na⁺ 通道开放时，Na⁺ 可通过，而 K⁺ 则不能通过。

（2）开关性：离子通道存在两种状态，即开放和关闭状态。在多数情况下，离子通道是关闭的，只在一定的条件下开放。离子通道由关闭状态转为开放状态的过程称为激活，由开放状态转为关闭状态的过程称为失活。离子通道的开放与激活过程有一定的速率，通常很快，以 ms 计算。

5. 离子通道的分类

离子通道的开放和关闭，称为门控。根据门控机制的不同，将离子通道分为三大类。

（1）电压门控性离子通道，又称为电压依赖性或电压敏感性离子通道。因膜电位变化而开启和关闭，以最容易通过的离子命名，如 K⁺、Na⁺、Ca²⁺、Cl⁻¹ 通道为 4 种主要类型，各类型又分若干亚型。

（2）配体门控性离子通道，又称化学门控性离子通道。由神经递质与通道蛋白质受体分子上的结合位点结合而开启，以神经递质受体命名，如乙酰胆碱受体通道、谷氨酸受体通道、门冬氨酸受体通道等非选择性阳离子通道由配体作用于相应受体而开放，同时允许 Na^+、Ca^{2+} 或 K^+ 通过。

（3）机械门控性离子通道，又称机械敏感性离子通道。这是一类感受细胞膜表面应力变化，实现细胞外机械信号向细胞内转导的通道，根据通透性分为离子选择性和非离子选择性通道，根据功能作用分为张力激活型和张力失活型离子通道。

此外，还有细胞器离子通道，如广泛分布于哺乳动物细胞线粒体外膜上的电压依赖性阴离子通道、位于细胞器肌质网或内质网膜上的受体通道。

（1）电压门控 Ca^{2+} 通道（VGC）分为 L 型（Long - lasting）、N 型（No - Long lasting，non - tsansient）、T 型（Transient）和 P/Q 型 4 个亚型。①L 型通道：电导较大，失活慢，持续时间长，需要强的去极化电流才能激活，在心血管、内分泌和神经等多种组织中表达，参与电 - 收缩耦联和调控代谢。②T 型通道：电导小，失活快，弱的去极化电流即能激活，它主要分布在心脏和血管平滑肌，触发起搏电活动。③N 型通道：失活较快，需要强的去极化电流激活，目前仅在神经组织中发现，主要触发交感神经递质的释放。④P/Q 型通道：具有相同的 α1 亚单位（α1A），在神经递质释放过程中有重要作用。

（2）K^+ 通道是一种广泛存在于细胞膜上的 K^+ 选择性通过的蛋白复合体，在结构和功能上形成通道的一大家庭。K^+ 通道一般可分为 4 个基本类型：电压门控 K^+ 通道（Voltage - gated K^+ Channel，KV）、钙激活 K^+ 通道（Calcium - activated K^+ Channel，KCa）、三磷酸腺苷敏感性 K^+ 通道（ATP - Sensitive K^+ Channel，KATP）。电压门控 K^+ 通道又分为：内向整流 K^+ 通道（Inward rectifier K^+ Channel，Kir）、延迟外向整流 K^+ 通道、瞬时外向 K^+ 通道。

6. 离子通道的生理功能

（1）提高细胞内 Ca^{2+} 浓度，从而触发肌肉收缩、细胞兴奋、腺体分泌、钙依赖性离子通道的开放和关闭、蛋白激酶的激活和基因表达的调节等一系列生理效应。

（2）对神经、肌肉等兴奋性细胞，Na^+ 和 Ca^{2+} 通道主要调控去极化，K^+ 通道主要调控复极化和维持静息电位，从而决定细胞的兴奋性、不应性和传导性。

（3）调节血管平滑肌舒缩活动，其中有 K^+、Ca^{2+}、Cl^{-1} 通道和某些非选择性阳离子通道参与。

（4）参与突触传递。

（5）维持细胞正常体积，在高渗环境中，离子通道和转运系统激活使 Na^+、Cl^{-1} 和水分进入细胞而调节细胞体积增大。在低渗环境中，Na^+、Cl^{-1} 和水分流出细胞而调节细胞体积减小。

7. 离子通道病

编码离子通道亚单位的基因发生突变/表达异常或体内出现针对通道的病理性内源性物质时，通道的功能出现不同程度的削弱或增强，从而导致机体整体生理功能紊乱，出现某些先天性和后天获得性疾病。

离子通道病可分为先天性离子通道病（geneticchannelopathy）和获得性离子通道病（acquiredchannelopathy），其中后者既可由基因表达异常引起，又可由出现抗体等物质导致。

离子通道病根据离子通道的类型可分为电压门控性离子通道病（voltage - gated channelopat hy）和配体门控性离子通道病（ligand gated channelopathy）等，后者也是"受体病"（receptor diseases）的一种。

离子通道病根据离子通道功能的改变不同可分为功能增益性离子通道病和功能削弱性离子通道病等。

离子通道病根据离子通道病变累及的系统可分为神经肌肉系统离子通道病［如 K^+ 通道突变所致的 BFNC（benign familial neonatal convulsions）等］、心血管系统离子通道病（如长 QT 综合征）、泌尿系统离子通道病（如 Bartter 综合征）、呼吸系统离子通道病（如肺囊性纤维化等）等。

（1）K^+ 通道病。K^+ 通道在所有可兴奋性和非兴奋性细胞的重要信号传导过程中具有重要作用，其家族成员在调节神经递质释放、心率、胰岛素分泌、神经元分泌、上皮细胞电传导、骨骼肌收缩、细胞容积等方面发挥重要作用。已经发现的 K^+ 通道病有良性家族性新生儿惊厥、1 型发作性共济失调、阵发性舞蹈手足徐动症伴发作性共济失调、癫痫、长 QT 综合征等。

（2）Na^+通道病。Na^+通道在大多数兴奋性细胞动作电位的起始阶段起重要作用，已经发现的 Na^+ 通道病有高钾型周期性麻痹、正常血钾型周期性麻痹、先天性肌无力等。

（3）Ca^{2+}通道病。Ca^{2+}通道广泛存在于机体的不同类型组织细胞中，参与神经、肌肉、分泌、生殖等系统的生理过程。已经发现的 Ca^{2+} 通道病有家族性偏瘫型偏头痛、低钾型周期性瘫痪、共济失调、肌无力综合征等。

（4）Cl^{-1}通道病。Cl^{-1}通道广泛分布于机体的兴奋性细胞膜和非兴奋性细胞膜及溶酶体、线粒体、内质网等细胞器的质膜，在细胞兴奋性调节、跨上皮物质转运、细胞容积调节和细胞器酸化等方面具有重要作用。已经发现的 Cl^{-1} 通道病有先天性肌强直、隐性遗传全身性肌强直、囊性纤维化病、遗传性肾结石病。

（5）病变中的离子通道改变。病变中的离子通道改变是指由于某一疾病或药物引起某一种或几种离子通道的数目、功能甚至结构变化。如对于阿尔茨海默病，大量的研究发现患者体内的一些内源性致病物质如 β 淀粉样蛋白、β 淀粉样蛋白前体、早老素蛋白与 K^+ 通道、Ca^{2+} 通道功能异常密切相关，可能通过影响 K^+ 通道、Ca^{2+} 通道的本身结构和或调节过程等参与患者早期记忆损失、认知功能下降等症状的出现。又如对于脑缺血，缺血后能量代谢紊乱，细胞内 ATP 合成下降，突触间隙的谷氨酸剧增，谷氨酸作用于 NMDA 受体，引起受体依赖性 Ca^{2+} 通道开放，钙内流增加，导致神经元内钙超载谷氨酸还可经非 NMDA 途径使 Na^+ 通道开放，引起钠内流增加，随即引起氯和水内流，导致神经元急性渗透性肿胀。

8. 作用于 Na^+ 通道的药物

绝大多数 Na^+ 通道为电压门控性离子通道，主要是维持细胞膜的兴奋性和传导性。

Na^+通道分布密度不等，每平方微米几百个到几千个。其重要特性为对钠具有高度选择性、电压依赖性、激活和失活速度快。作用于 Na^+ 通道的药物有激活闸门、失活闸门、电压感受器药物，它们可分为 3 类——Na^+ 通道阻滞剂：河豚素（TTX）、甲藻毒素等；促进 Na^+ 通道激活的药物：箭毒蛙毒素、藜芦碱等；促进失活的药物：局麻药、聚 L–精氨酸等。阻滞或促进 Na^+ 通道失活的药物抑制快钠内流，促进激活或抑制 Na^+ 通道失活的药物增大钠内向电流。

9. 作用于 K^+ 通道的药物

K^+ 通道分布广泛，有数十种类型。①瞬时外向 K^+ 通道：广泛存在于心肌细胞生理特性：电压依赖性、时间依赖性、频率依赖性、失活。表现为瞬时外向电流（I_{to}），随后关闭。I_{to} 是参与心肌复极的主要离子流。②延迟外向整流 K^+ 通道：延迟外向整流 K^+ 通道电流（I_k）可分为快激活整流 K^+ 通道电流（I_{kr}）和慢激活整流 K^+ 通道电流（I_{ks}）。生理特性：延迟整流性、时间依赖性、电压依赖性。该通道参与心肌动作到位复极化过程，是抗心律失常药物作用重要分子靶标，如Ⅲ类抗心律失常药胺碘酮等。③内向整流 K^+ 通道（Kir）：分布于心肌、骨骼肌、平滑肌、内分泌细胞等。生理功能：维持细胞静息电位、调节血管平滑肌舒缩等。四乙胺、Zn^{2+}、Cd^{2+}、Cs^+、Ba^{2+} 等离子为非特异性阻断剂；苯吡喃的衍生物是特异性阻断剂。④钙激活 K^+ 通道（Kca）：广泛分布于除心肌以外的各组织细胞，是一个大家族，分为 3 个亚类：大电导型（BKca）、中电导型（IKca）和小电导型（SKca）。BKca 在调节血管平滑肌方面起重要作用，其阻断剂有 iberiotoxin、charybdotoxin。⑤ATP 敏感性 K^+ 通道（KATP）：分布于胰腺细胞、神经元、平滑肌等，阻断剂为磺酰脲类降糖药等。KATP 可能是抗缺血损伤的药物作用靶标。

10. 作用于 Ca^{2+} 通道的药物

作用于 Ca^{2+} 通道的药物可分为 Ca^{2+} 通道阻滞剂和钙通道激活剂。

1）Ca^{2+} 通道阻滞剂

Ca^{2+} 通道阻滞剂发展极其迅速，有数十种，主要用于心血管病治疗。国际药理学会对 Ca^{2+} 通道阻滞剂的分类如下。

（1）一类：选择性作用于 L 型通道明确位点的药物。根据化学结构又分为：①Ia 类：二氢吡啶类，如硝苯地平；②Ib 类：地尔硫卓类，如地尔硫卓；③Ic 类：苯烷胺类，如维拉帕米；④Id 类，如粉防己碱等。

（2）二类：选择性作用于其他电压门控 Ca^{2+} 通道的药物，如作用于 T 型通道的药物苯妥英、右美沙芬等；作用于 N 型通道的药物芋螺毒素，作用于 P/Q 型通道的药物蜘蛛毒素等。

2）Ca^{2+} 通道激活剂

Ca^{2+} 通道激活剂可增加钙内流、促进神经递质和激素分泌，引起心肌和平滑肌收缩，主要作为工具药。

11. 作用于 Cl^{-1} 通道的药物

作用于 Cl^{-1} 通道的药物包括电压依赖性 Cl^{-1} 通道、容积激活性 Cl^{-1} 通道、钙激活性 Cl^{-1} 通道、配体激活性 Cl^{-1} 通道等。

参 考 文 献

[1]杨文修.生命科学中的前沿问题:生物膜离子通道[J].VIP,1992.

[2]杨文修,汪宽蓉,李宁韬,等.生物膜离子通道的研究[J].医学物理,1987.

[3]杨文修,陈振辉.生物膜电压门控离子通道的结构和功能性现象[J].
VIP,1991.

[4]栾祺浩.生物膜的被动转运和离子通道[J].CNKI,1984.

[5]张汉斌,潘越,汪洋,等.突触可塑性中自噬的功能和分子机制[J].生命科学,
2020,32(7):731-737.

[6]金国琴,柳春.生物化学[M].上海:上海科学技术出版社,2017.

[7]刘英.药物应用护理[M].郑州:河南科学技术出版社,2008.

[8]胥少汀,郭世绂.脊髓损伤基础与临床[M].2版.北京:人民卫生出版社,1993.

[9]阮迪云.神经生物学[M].合肥:中国科学技术大学出版社,2008.

[10]施雪筠.生理学[M].上海:上海科学技术出版社,1995.

[11]蒋文华.神经解剖学[M].上海:复旦大学出版社,2002.

[12]BRADBURY E J,MCMAHON S B. Spinal cord repair strategies:why do they
work?[J]. Nature Reviews Neuroscience,2006,7(8):644-53.

[13]HERMAN P E,BLOOM O. Altered leukocyte gene expression after traumatic spinal
cord injury:clinical implications[J]. Neural Regeneration Research,2018,13(9):
1524-9.

[14]SILVER J,MILLER J H. Regeneration beyond the glial scar[J]. Nature Reviews
Neuroscience,2004,5(2):146-56.

[15]张田勘.揭开人类大脑奥秘的谜底[N].北京日报,2021 – 04 – 14(13).

[16]ND M G, REYNOLDS B A, LAYWELL E D. Using the neurosphere assay to quantify neural stem cells in vivo[J]. Current Pharmaceutical Biotechnology, 2007,8(3):141 – 5.

[17]朱晓峰.神经干细胞基础及应用[M].北京:科学出版社,2005.

[18]SUDHOF T C. Towards an understanding of synapse formation[J]. Neuron,2018, 100(2):276 – 293.

[19]吕书仪,胡薇.学习的生物学基础:突触可塑性[J].生物学教学,2020,1:77 – 78.

[20]张永杰.突触可塑性分子机制的相关研究[J].医学综述,2012,08:1141 – 1143.

[21]CITRI A, MALENKA R C. Synaptic plasticity:Multiple forms, functions, and mechanisms[J]. Neuropsychopharmacology,2008,33(1):18 – 41.

[22]宋宛珊,郭威,张玉莲,等.突触可塑性相关物质基础研究进展[J].中国老年学杂志,2015,17:4.

[23]段雷,胡文彬,袁畅.突触可塑性与学习记忆关系研究进展[J].包头医学院学报,2017,33(8):128 – 130.

[24]陈伟恒,陶长路,时美玉,等.突触可塑性与脑疾病的神经发育基础[J].生命科学,2014,26(6):583 – 592.

[25]SINGH A, ABRAHAM W C. Astrocytes and synaptic plasticity in health and disease[J]. Exp. Brain Res. ,2017,235(6):1645 – 1655.

[26]DE PITTA M, BRUNEL N, VOLTERRA A. Astrocytes:Orchestrating synaptic plasticity? [J]. Neuroscience,2016,323:43 – 61.

[27]ZAKI Y, CAI D J. Creating space for synaptic formation – a new role for microglia in synaptic plasticity[J]. Cell,2020,182(2):265 – 267.

[28]席艳,万建华,邓锦波.突触可塑性的生物物理学基础和体视学测量研究进展[J].中国医药生物技术,2009,4(5):370 – 373.

[29]谭雪,高莉,任佳,等.突触可塑性对阿尔茨海默病影响的研究进展[J].中国医药导报,2019,16(9):52 – 55.

[30]郭敏,李刚.突触可塑性相关蛋白的研究进展[J].神经药理学报,2013:8.

[31]刘志娟,吕佩源.脑源性神经营养因子在突触可塑性中的作用[J].国际神经病学神经外科学杂志,2015,42(2):185-188.

[32]MCLEOD F,SALINAS P C.Wnt proteins as modulators of synaptic plasticity[J].Curr. Opin. Neurobiol. ,2018,53:90-95.

[33]BRIZ V,BAUDRY M.Calpains:Master regulators of synaptic plasticity[J].Neuroscientist,2017,23(3):221-231.

第二章
神经高级功能研究

2.1 高级神经活动

高级神经活动，通俗来讲是指大脑皮层的活动。人类的语言、思维和实践活动都是高级神经活动的体现。高级神经活动作为神经生理学中的一个新的领域，是巴甫洛夫首先创立的。20 世纪初，巴甫洛夫在研究消化腺的"心理性分泌"中发现了条件反射的方法，从而开辟了研究脑的高级机能活动的新途径。在几十年的工作中，巴甫洛夫应用条件反射方法获得脑内基本神经活动过程的一系列规律，创立了高级神经活动学说。由于巴甫洛夫的高级神经活动学说是以条件反射为中心内容的，所以它也称为条件反射学说。从广义来看，中枢神经系统的高级机能，除条件反射外，还包含学习记忆、睡眠与觉醒、动机行为等。巴甫洛夫认为高级神经活动的基本过程的基本特性是：神经过程的强度、神经过程的平衡性、神经过程的灵活性。

2.1.1 生命中枢

大脑是所有脊椎动物和大多数无脊椎动物神经系统的中心。大脑位于头部，通常靠近感觉器官，用于视觉等感官。大脑是脊椎动物体内最复杂的器官。在人类中，大脑皮层包含 140 亿~160 亿个神经元，并且小脑中的神经元数量估计为 55 亿~70 亿个。每个神经元通过突触连接到数千个其他神经元。这些神经元通过称为轴突的长原生质纤维相互通信，这些纤维携带称为动作电位的信号脉冲序列到大脑的远端部分或靶向特定受体细胞的身体。

在生理上，大脑的功能是对身体的其他器官进行集中控制。大脑通过产生肌肉活动模式和驱动称为激素的化学物质的分泌，作用于身体的其他部分。这种集中控制可以快速、协调地响应环境变化。一些基本类型的反应性（如反射）可以由脊髓或周围神经节介导，但基于复杂感觉输入的有目的的行为控制需要集中大脑的信息整合能力。

2.1.2 感知觉的形成

认知过程就是信息加工的过程，是信息输入、编码、存储、提取、输出的过程。大脑信息输入是指外界环境中的刺激作用于人的感觉器官之后，感受器将外部刺激转化为神经冲动而传向大脑，并给大脑带来信息，供大脑进行加工。作为神经系统的最高级中枢，大脑是如何进行信息加工的呢？本书从以下几个角度来探讨这个问题。

1. 大脑信息加工的基础

在经典大脑模型中，信息从初级视觉皮层处向下进入功能更为特异的区域，但均在皮层之间逐层传递。这种对图像识别的认知长期受技术所限，并未深入神经元层面。随着技术的更新，科学家证明大脑采取了多种模式进行信息分流处理，不同的分流模式被有序地组织起来，这对保持大脑处理和利用信息的高效率非常重要。

小鼠初级视觉皮层中的神经元映射极为多样，单个神经元中的信息竟然可以传递到多个完全不同的区域，最多可以传递到 7 个区域，且映射到两个区域、三个区域或三个以上区域的比例大致相等。这颠覆了单个神经元通常只映射到单个区域的假设。

2. 不同感觉皮层对感觉信息的整合

多感觉整合曾被认为是皮质层次高的大脑区域，早期的感觉皮层区域致力于从它们给定的感觉受体集中对输入进行无意识处理。最近，大量的证据记录了听觉皮层中的视觉和体感反应，即使早在主要领域，也改变了皮质加工的这种观点。这些多感官输入可以用于增强对伴随其他感觉提示的声音的响应，有效地使它们更容易被听到，但是也可以更有选择地塑造感觉皮层神经元的感受特性。

在最常见的皮质多环路中，精确的尖峰定时和低频网络振荡一起提供了关于感知刺激的信息，这些信息是尖峰发射率所传达的信息刺激。在视觉皮层中，相对于 δ 波段（1~4 Hz）中 LFP 振荡的相位的尖峰的定时已经显示出携带关于自然图像的内容信息。同样，在听觉皮层的 θ（4~8 Hz）频率范围内，相对于 LFP 相位的尖峰的时间提供了关于被唤醒、被动监听的猴子的声音类型的信息。在这两项研究中，神经元放电阶段提供的信息多环路编码与传统的尖峰速率编码互补，从而通过更多的全局网络激活来增强尖峰的感知敏锐度。

目前，研究人员提出了许多潜在的神经生理学机制，神经元可以通过这些机制产生或读出多路复用的神经信号。激发阶段和基于相位的增强需要脑区中的单个神经元对通常为该脑区提供输入的一般神经元群体中的低频振荡敏感。背侧脑神经元的生物物理特性在其输入上起到低通滤波器的作用，减弱了同步输入的影响，但在它们的动作电位时间内，细胞同步仍然很明显。通过类似的机制，来自其他模态的低频振荡输入的峰值可能在初级听觉皮层神经元中引起兴奋性突触后电位，从而引起基于相位的增加。

3. 视觉信息处理

视觉信息处理是人类大脑的核心功能，大脑皮层约 1/4 的面积都参与这项工作。目前看来，大脑对视觉信息的处理遵循如下 3 个组织原则：一是分布式，即不同的功能脑区各司其职，如物体朝向、运动方向、相对深度、颜色和形状信息等，都由不同的脑区负责处理；二是层级加工，即存在初、中、高级脑区组成的信息加工通道，初级皮层分辨亮度、对比度、颜色、单个物体的朝向和运动方向等，中级皮层判别多个物体间的运动关系、场景中物体的空间布局和表面特征，区分前景和背景等，高级皮层则可以对复杂环境下的物体进行识别、借助其他感知觉信息排除影响视知觉稳定性的干扰因素、引导身体不同部位与环境进行交互行为等；三是网络化过程，即大脑中各视觉信息处理功能区之间存在广泛的交互连接或投射，类似下级向上级汇报，上级给下级指令，同事间相互协调。考虑到人类对外界图像及其变化的获取的一致性、视觉系统处理信息时存在的限制因素（如每个神经元只能"看到"一小块视野），以及对图像进行分布式解析和加工的实现方式，这种网络化组织形式也许是人们能形成稳定、统一的视知觉的必要保障。

■ 2.2 睡眠、语言、学习与意识活动

2.2.1 睡眠与记忆

当人进入深度睡眠时，大脑神经元会形成新的突触，加强神经元之间的联系，从而巩固和加强记忆。

1. 做梦有助于学习记忆

一直以来人们都很困惑：我们为什么会做梦呢？做梦到底有什么重要的作用？这个问题也被科学杂志评为未来一个世纪人类将要致力于解决的 150 个问题之一。通过检测小鼠做梦期间（睡眠的一个特殊阶段）神经元及其树突的活动发现，在该阶段有大量的电活动，这揭示了做梦期间树突电活动的重要性。人们发现这些树突电活动对于学习之后新形成的突触（记忆的物质储存结构基础）的消失和保存都具有极其重要的作用。这个看似矛盾的发现极其精准地阐述了做梦对于学习的重要性。在学习过程中会产生很多新的突触，但并不是所有这些新形成的突触都可以保存下来，太多的突触会占用大脑大量的内存，而大脑也像电脑一样是有一定容量的，并不能无限地往里面"塞东西"。做梦恰到好处地处理了这个问题，它会快速地处理掉一部分并不重要的新突触，让大脑腾出空间来学习其他东西，与此同时它还会巧妙地加强和保存一小部分比较重要的突触。如此一来，大脑便通过睡眠期间做梦的这一小段特殊的窗口时期非常有效地解决了学习过程中选择性地消除并保存一部分突触这个比较复杂的问题。

2. 睡眠可消除恐惧记忆

最新研究显示，人们对于可怕事件的记忆可以在睡眠中被消除，这项研究的发现将为治疗恐惧类病症提供帮助。这或许意味着人们能够深入研究如何治疗恐惧类病症，如创伤后应激障碍（PTSD）。Hauner 等让受试者在轻微电击与一种气味之间建立联系。他们发现，当受试者在晚些时候闻到这种气味时，会产生恐惧反应，研究人员通过受试者的流汗量来衡量其反应程度。但是，如果受试者在不经受电击的情况下再次闻到该气味，然后经过小憩后醒来，他们再次闻到该气味时产生的害怕反应就有所减轻。Hauner 等报道称，这种让人在睡眠过程中闻到该

气味的方式能够改变由该气味诱发的大脑杏仁核区域（该区域与人的害怕反应有关）的活动模式。虽然之前研究证明新的关联记忆能够在睡眠中形成，但这项最新研究则显示之前存在的记忆也可以在睡眠中被改变。此类害怕反应出现于各种恐惧、焦虑病症中，因此这项研究发现表明：睡眠中暴露疗法或有望成为未来临床研究中的一种潜在研究手段。

3. 在睡眠中可以改写记忆

法国国家科学研究中心（CNRS）的科学家发现，小鼠能够回忆起睡着时建立的人造记忆。这项研究为人们展示了特定神经元（位置细胞）与空间定位的直接关联。位置细胞是大脑"内部 GPS"的重要部分，其发现者 John O'Keefe 获得了 2014 年的诺贝尔生理学或医学奖。睡眠状态下位置细胞激活传达的空间信息与清醒状态相同。与此一致的是，最近有研究表明空间记忆可以在睡眠时期得到加强。这是首次在睡眠状态成功操纵记忆，这项研究支持了一个持续了上百年的观点：在大脑中植入虚拟的记忆是可行的。

4. 睡眠可提高记忆能力

很久以前，科学家就已经了解人们的记忆存储于大脑的神经元连接中，但关于睡眠对信息的存储以及巩固具有怎样的作用还不清楚。研究者提出了睡眠的另外一个好处，即它能够精细地修剪人们白天学习产生的记忆。在睡眠阶段大脑神经元之间的连接将会被断开，从而使记忆变得更加清晰。接受新的信息需要额外的能量去建立新的神经连接，而睡眠能够帮助大脑复位、整合已有的信息，从而腾出多余的资源以供后续学习。

2.2.2　语言

语言作为交流最重要的系统，在人类活动中扮演着至关重要的角色，目前也有很多关于动物是否拥有自己的语言的争论，但是，毫无疑问的是，这种复杂、灵活且十分精确的系统被人类发挥到了极致。

大脑中后部的系统区域能够帮助人们对文字进行解释，这其中就包括大脑顶叶中的角回结构——也就是常说的威尔尼克语言区域（Wernicke's area）、岛叶皮质、基底神经节和小脑结构，威尔尼克语言区域主要由大脑颞叶后面的部分组成。这些区域可以互相协作，作为一个系统网络来对文字和语序进行加工以确定文字的语境和意义，这将会锻炼人们接受语言的能力，同时这也意味着理解语言的能力，而这或许就是表达性语言的补充，它也是产生语言的能力。

如今人们可以利用很多成像技术，尤其是磁共振成像（MRI）技术对大脑的功能进行很好的解析。MRI 技术是一种利用磁场获取大脑信息图片的技术。利用 MRI 技术测定大脑功能称为功能性的磁共振成像（fMRI），其能够检测从血管向脑细胞供给氧气的血液中的磁特性信号，fMRI 信号的改变依赖血液是否能够携带氧气，而氧气的携带就意味着能够轻微地降低磁场，或者"递交"氧气，而这能够轻微地增加磁场强度。

在大脑中，在大脑神经元变得活化的几秒后，流向大脑部分结构的新鲜富氧的血液水平就会增加，而这远比神经元需要的氧气量大得多，这也就是为何在特定功能发挥期间大脑区域能够被激活。大脑成像方法揭示，大脑中的很多区域都参与了语言的处理过程，而这比之前研究者认为的要多很多；如今研究者发现大脑中每个主叶中的多个区域都参与了产生和理解语言的能力。

在目前的理论体系中，人类的意识由以下两种信息处理方式组成：全局可用性，即主动地计算与输出信息；自我监控，使信息能够被主观地检测。

全局可用性对应意识的及物性含义。例如，那个司机意识到了油箱警报灯，它指的是认知系统和特定思维对象之间的关系，如"油箱警报灯"的心理表征。在生物体中，这层含义的信息是全局可用的，人们可以回忆它、讨论它并为之行动。在一个给定时间内可以成为意识的大量思想中，只有全局可用的思想构成了意识的内容。

自我监控对应意识的反身含义，它指的是一种自我参照关系，在这种关系中，认知系统能够监控自己的处理过程，并获得关于自身的信息。人类非常了解自己，包括身体的布局和位置、是否发觉什么以及是否犯了错误等。"意识"的这层含义对应自我反省，即检查自己的思想行为，找出其中的错误。

灵长类动物的大脑具有一个意识瓶颈——一次只能意识到一个单一的项目。例如，对于竞争性的图片或模棱两可的词汇，在任何给定的时间内，人们只能主观地从许多可能的答案中意识到其中一种（即使其他答案仍在被无意识地处理）。意识的串行操作被注意力闪现和心理不应期等现象所证实，在这种情况下，第一个项目 A 就会阻止或延迟第二个项目 B 的感知，而意识是造成串行信息处理瓶颈的主要原因。

人类的脑成像和猴的神经元记录表明，意识的瓶颈主要受大脑皮层神经网络调控。单细胞记录表明，每个特定的意识感知，如一个人的脸，都是由高级颞叶和前额叶皮层中一组神经元以全或无发放方式所编码的，而其他神经元则保持沉默。人类核磁共振成像（NMRI）和灵长类动物、老鼠的电生理记录研究都明确表示，这种自信的处理过程和前额叶皮层紧密相关。抑制前额叶皮层可特异性导致二级判断（元认知）能力缺陷，但是不影响一级任务。除了监测感官和记忆的质量之外，人类大脑还必须区分它们是自我生成的还是外部驱动的。精神分裂症患者产生的幻觉无法区分感觉活动是由自身产生的还是由外部世界产生的。神经影像学研究表明前额叶皮层前端参与这种现实监测功能。

2.2.3　学习

大脑是学习的器官和工具，了解大脑与神经活动方式有助于理解人是如何学习的。人们大约在一至两岁时学会了走路和跑跳，这些基础的运动能力是在几年内获得的，而对于其他动物，这些能力大部分在出生时就已经存在，或在出生后不久就获得。身为高级灵长类动物的人类为什么这种学习能力会如此缓慢呢？一个可能的原因是人脑的大小。与其他动物不同，新生儿的大脑质量（约 300 g）与成年人的大脑质量（约 1 360 g）存在巨大差异。通过对动物的观察，可以得出这样的结论：某种动物出生时的大脑质量与成熟动物的大脑质量越接近，其出生时和成熟时的功能就越相似。婴儿头部的质量在第一年和慢慢长大的过程中表现出巨大的增长，这是因为脑中神经环路增多。在小孩刚出生时，神经系统及其所有结构，如大脑、神经元和神经元之间的突触连接虽都已准备就绪，但它们之间的大部分路径还没有形成。换句话说，人们的神经系统的很大一部分是按照环境的要求发展的：语言、运动、模仿和其他。因此，环境在人们的学习中起着重要作用。在出生后的几年里，神经系统不断成长、发展，并能完成越来越复杂的动作。在学习新的反应时，人的大脑使个人能够尝试不同的选择方式（例如，学习如何从躺着到坐起来的过程）。在多次试验后，大脑会选择一种反应或少量的几个反应，继续使用这种行为模式。换句话说，大脑将习得新事物的过程转化为有规律的、自然的行动，完成神经突触之间路径的形成，最终完成学习。

从宏观上基本地理解了大脑是如何进行学习的之后，可以进一步通过了解大脑的结构加深理解。人的大脑有3个系统。①呼吸系统，供应每个生物体的身体生理需求，例如，满足饥饿和口渴等身体生理需求。当没有得到满足时，这些需求可能加剧，而当得到满足时，这些需求会减少或减弱，直到再次出现，即"本能"。②边缘系统，其主要是一组遗传的结构，是对本能的补充。例如，一些新生儿在开始吸吮之前需要受到刺激。边缘系统有利于在一定程度上适应环境，换句话说就是学习和理解能力的开始。一些动物有边缘系统，而另一些则没有。例如，一些鸟类在被转移到新的环境中时，会自己适应用新的材料筑巢，而其他鸟类则无法适应。③上肢系统，包括源自大脑皮层的神经环路，它将人类与动物区分开来。这个系统的基本结构是遗传的，但其功能主要取决于个人经验。这个系统使人们能够演奏音乐、写作等。上肢系统的神经环路比前两个系统更长、更复杂，它的大部分动作是通过前两个系统完成的。上肢系统控制一些动作，例如举起手，它使个体能够自我学习。

人们都思考过一个问题，即为什么她/他会这么聪明？为什么有的人能成为天才级运动选手或者殿堂级演奏艺术家？这是因为我们的大脑结构不一样吗？这可能真的因为我们大脑的构造不太一样。接下来深入探讨掌握专业技能的人的大脑构造和普通人相比存在怎样的区别。

首先需要介绍一个概念——神经可塑性。神经可塑性指的是大脑改变其结构和功能的能力，这并不是大脑的一种偶然状态，而是大脑在整个生命周期中的正常持续状态。人类大脑的可塑性变化会导致大脑重组，而这一重组又会使人类的大脑变得更加强大，这种重组可能在行为、解剖学层面得到证实，甚至在细胞和分子层面都可以证明。

在体育和音乐方面的有意练习已被证明可以使人们获得专业技能。专业技能的获得伴随着大脑结构和功能的变化，这意味着人们获得了一些大脑的可塑性变化，人们的大脑变得更强大了，脑成像方法的出现加强了人们对大脑中这些变化的研究。对与专业技能有关的神经机制的理解，可以确定哪些类型的训练最有利于提高成绩，这将为未来快速提高专业运动员的成绩提供一条高效且有效的方法。此外，针对神经机制的理解还可能提供一种线索，说明为什么有些人的进步速度比其他人快，或者为什么有些人能达到更高的水平而有的人却不能。因此，研究人类大脑中与技能学习和专业知识相关的神经可塑性变化是当前神经科学研究中最具挑战性的领域之一。

这里总结了在运动学习和音乐技能学习方面，利用纵向和横断面研究的体内成像证据说明大脑可塑性在结构和功能层次上的变化。通常，在学习一种新运动（比如高尔夫、游泳、攀岩等运动类型）和学习一种新的乐器（比如钢琴、小提琴、吉他等乐器类型）时，人们的大脑可塑性会发生改变，通过现有的研究手段不难发现，研究者通常利用神经成像技术对大脑的变化进行记录。大脑的变化主要分为两类，一类是结构层次上的大脑重组。另一类是功能层次上的大脑重组。为了研究结构和功能层次上的变化，研究者又利用了多种工具，如形态测量（VBM）、扩散张量成像（DTI）、fMRI、脑电图（EEG）和正电子发射计算机断层扫描（PET）进行刻画。随着量变导致质变，人们就会习得某项专业技能，变成某一领域的专业人士。

比较已有的研究方法，可发现横断面法被广泛地使用，但是横断面法有一个缺点——大脑组织的差异可能是相关的，因此应谨慎使用横断面法，以避免从横断面数据中得出过于强烈的因果推论。神经可塑性的概念可能涉及许多层次上的组织，比如涉及分子、神经元或化学物质，但这里不讨论分子层次的神经可塑性。

1. 与技能学习和专业知识相关的结构性神经可塑性

1）横断面法

横断面成像研究显示，在体育和音乐方面的经验学习会导致人类大脑结构的变化。在运动领域，Jacini 等人在 2009 年报道，与对照组受试者相比，精英柔道运动员在与运动计划和执行有关的额叶区域以及与工作记忆和认知过程有关的前额皮层区域的灰质体积明显增加。训练引起的灰质结构的扩大并不局限在与运动计划和执行有关的大脑区域。Di Paola 等人在 2013 年报道，与年龄匹配的对照受试者相比，世界级登山者显示出明显较大的蚓蜩小叶体积，这可能与高度灵巧的手部运动和眼手协调以检测和纠正视觉运动错误有关。在音乐领域，手部运动区的大小是通过测量近脑回中心的后壁长度来估计的，Amunts 等人在 1997 年发现专业音乐家和非音乐家之间的手部运动区存在实质性的结构差异：一般来说，专业音乐家的手部运动区比非音乐家的大。更重要的是，他们还发现，两个半球的手部运动区测量值与音乐训练开始的年龄相关，这意味着早期的音乐训练对手部运动区的结构变化有更大的影响。

在一项使用 VBM 技术的研究中，Jäncke 等人发现专业的高尔夫球手在额顶网络中具有更大的灰质体积，包括前运动区和顶叶区。使用 VBM 方法，Gaser 和 Schlaug 报道说，将匹配的业余演奏家和非演奏者进行比较，专业演奏家在运动、听觉和视觉空间脑区的灰质体积上有差异。虽然大多数关于结构性神经可塑性的研究都报告了专业演奏家大脑中灰质密度或体积的增加，但很少有研究报告专业演奏家大脑中的相反关系，即灰质体积减小。研究人员提出了几种可能的原因。

少数研究使用 DTI 调查了专业人士和非专业人士之间白质结构的差异，然而结果并不一致。Jäncke 等人使用 DTI 证明了与不太熟练的高尔夫球手相比，熟练的高尔夫球手的白质体积和各向异性（FA）值减小，包括皮质脊髓束（CST）。一项对专业芭蕾舞者的研究报告了白质体积和 FA 值减小的其他证据。与白质结构的 FA 值减小相反，最近一项关于职业体操运动员的研究显示，与对照组相比，精英体操运动员的双侧 CST 的 FA 值增大，这可能是对长期体操训练的反应。在音乐领域也有不一致的结果。Imfeld 等人在 2009 年报道，与非音乐家相比，专业音乐家的左侧和右侧 CST 的 FA 值都明显较小。然而，在另一项研究中，经常练琴的钢琴家显示出较大的 FA 值。因此，对于白质的具体结构变化是否可以通过广泛的训练来诱发，还需要获得更多的证据来得出结论。

2）纵向研究

到目前为止，只有少量的纵向研究调查了经验和学习导致的大脑结构重组。Draganski 等人调查了没有经验的年轻杂耍者的杂耍训练效果。经过 3 个月的训练，训练组的受试者在顶叶内沟和颞中视觉皮层的中间区域的灰质密度上显示出变化。顶内沟参与将视网膜信息转化为以身体为中心从视觉上控制运动的必要信息。视觉皮层的中颞区是一个高度专业化的大脑区域，用于分析视觉运动信息。特别有趣的是，Draganski 等人还发现再过 3 个月没有进行杂耍练习后，所有受试者通过练习增加的灰质密度都降低了。练习杂耍的受试者表明结构可塑性是可逆的。Boyke 等人于 2008 年在一项对能够学习杂耍的 60 岁老年人的研究中，在视觉皮层的中颞区观察到与技能获得有关的灰质变化与在年轻受试者中发现的相似，这表明年龄本身并不是技能学习驱动的大脑结构可塑性的限制因素。在最近一项使用 VBM 的纵向研究中，在 40 ~ 60 岁的高尔夫新手中，40 h 的高尔夫训练显示出与任务相关的感觉运动区和属于背侧流的区域与皮质网络灰质增加有关。更重要的是，在该研究中，观察到顶枕交界处（POJ）的灰质增加和训练强度之间有很强的正相关关系，其中 POJ 是背流的一个关键结构。最近的一篇综述提供了 POJ 与视觉运动过程密切相关的证据，特别是在视觉引导的手臂运动的在线控制和在线纠正方面。对于音乐训练，Hyde 等人在 2009 年发现，6 岁儿童接受 15 个月的乐器训练后，大脑区域的结构发生了变化，如中枢前回，该区域参与了对乐器演奏的控制。大多数这些大脑区域是皮质运动系统的一部分，然而，听觉系统的结构变化也被观察到，如赫氏回和胼胝体。大脑中的这些结构变化与各种听觉和运动任务的表现相关。此外，在音乐领域，Wan 和 Schlaug 等人报道说，训练诱导的可塑性在音乐家中似乎最突出。音乐家的训练引起的可塑性似乎在那些从童年早期就参与练习的人中最为突出。

2. 与技能学习和专业知识相关的功能性神经可塑性

1）横断面研究

在运动功能方面，一个共同的发现是参与控制特定技能的运动区的功能扩大或集中激活。例如，Pearce 等人在 2000 年报告说，与新手相比，职业球手的手部皮质表征较大。在音乐方面，一项研究表明大脑的适应性取决于演奏的乐器。更具体地说，键盘演奏者因为主要使用右手，所以其左边的运动区更加明显。与此相反，弦乐演奏者的右侧运动区明显，因为左手在演奏时是至关重要的。

最近的神经影像学研究试图阐明专家在进行大脑动作观察过程中的神经活动。例如，Calvo – Merino 等人证明了芭蕾舞专家在动作观察中的运动影响的神经基础。Di Pellegrino 等人显示了运动专长对腹侧运动前区的神经激活的影响，而且在观察舞蹈视频时，下顶叶和小脑区域的激活也更强，这表明动作观察网络比以前所认为的更为广泛。对于专业人士的运动计划，一项 fMRI 研究使用了运动想象计划，指的是对运动行为进行心理排练。Milton 等人证明专业人士的任务相关神经网络是集中和有效组织的，而新手则很难过滤掉不相关的信息。这一发现与精英运动员在接受高度训练的特定挑战时，其大脑皮层过程的相对经济性（神经效率）是一致的。类似的发现也在专业音乐家身上观察到。Lotze 等人报告说，与业余小提琴演奏者相比，专业小提琴家在小提琴演奏的想象过程中表现出对侧初级感觉运动皮层，如双侧顶叶和同侧小脑前半球的集中大脑激活。

针对体育中的视觉空间能力，有证据表明，专家的视觉空间能力与他们的专业领域直接相关。例如，一项研究报告称，在一般的视觉空间测试中，专家运动员的视觉空间能力与新手相比并无差异。然而，最近的一项研究使用 fMRI 报告了精英橄榄球运动员和新手之间在视觉空间处理过程中大脑激活的定量差异，表明精英橄榄球运动员的视觉空间认知处理可能存在与新手不同的策略（以一种俯瞰的角度）。最近，Seo 等人研究了射箭专家和新手之间在工作记忆的处理上在视觉空间认知策略方面可能存在的差异。根据他们的结果，射箭专家在对视觉空间注意力和工作记忆处理有重要作用的皮层区域的激活有所增加，这表明专业知识的程度可能调节高层次的大脑功能。综上所述，这些研究表明视觉空间能力的差异在特定领域是明显的，但这些差异并没有转移到该领域之外到一般的视觉空间能力。专业者对工作记忆和注意力功能的可能调控也在最近的音乐训练中得到了证实。在多层次横断面研究中，Oechslin 等人发现在主持工作记忆和注意力功能的前颞部网络中，根据音乐专业知识的水平对大脑反应进行逐步调节的证据。

2）纵向研究

对于运动技能的获得，以前使用 fMRI 的研究表明，连续手指运动的学习最初会导致初级运动皮层（M1）的功能扩展，并且 M1 的这一变化是在小脑、纹状体和其他部位发生更为动态、快速的变化之后发生的，这表明拓展训练后从小脑—皮层到纹状体—皮层网络的经验依赖性的激活转变。此外，重复运动被认为会在初级运动皮层和可能的其他皮层区域产生运动记忆，以编码所练习动作的运动学细节。特别值得注意的是，以前的研究已经证明，运动记忆也可以通过动作观察来编码，而这种形式的动作观察可以增强运动训练对记忆编码的效果，这可能是通过调控皮层内的兴奋性实现的。

在运动学习过程中形成的多感官连接在音乐领域经常被报道。在一项纵向 EEG 研究中，从未弹过琴的初学钢琴家在电脑钢琴上接受了 5 周的训练。他们听着简短的钢琴旋律，在短暂的停顿之后，他们被要求用右手重弹旋律。经过 5 周的训练后，听钢琴曲在感觉运动区产生了额外的活动，反过来，在键盘上弹奏也会在听觉区域产生额外的活动。因此，这项研究很好地证明了大脑适应伴随着这些多感官运动学习过程的动态性。在另一项使用 fMRI 的纵向研究中，在两个学期的强化听觉技能训练前后，人们比较了音乐专业学生在声学新颖性检测方面的神经反应。训练后，音乐专业学生的海马体对声音中的时间新奇感的反应有所增加。以前的一项研究表明，除了在记忆中的作用外，海马体还参与了各种形式的新奇事物检测。因此，本研究为与音乐训练有关的成人的海马体的功能可塑性提供了证据。

3. 研究神经学习相关技术的比较

现在已经发展出多种多样的神经学习研究手段和技术，要解决神经可塑性方面的难题，通常要结合多种技术才能得到最准确的结论。这里总结了不同研究手段的技术特点和优缺点，以供读者参考。

fMRI 用来测量叠加在 NMRI 脑图上的脑血流三维变化。其主要优点是具有高空间分辨率。其有一些缺点，如仪器昂贵（需要全职工作人员）、活动环境受限、不便于携带，依赖神经血管的耦合［也就是对血氧水平依赖性（BOLD）信号的解释］，时间分辨率低等。

表面 EEG 记录来自中枢神经系统相对于参考电极的自发电活动。其主要优点是具有高时间分辨率，在呈现其他刺激的同时记录电反应。其缺点之一是需要进行高水平的培训才能进行仪器操作和解释相关的现象。其缺点之二是仪器只能进行表面记录，没有时间锁定到外部的预认知刺激，并且空间分辨率有限。

PET 是将放射性示踪剂注入人体后进行的三维功能成像。其主要优点是具有合理的空间分辨率。其有一些缺点，如需要注射放射性核苷酸、价格高（需要全职工作人员和放射性核苷酸费用）、活动环境受限、不便于携带等。

经颅磁刺激（TMS）的技术特点是向一般解剖区域发送磁脉冲。它属于非侵入性的研究手段，可用于激发运动诱发电位（MEP），其振幅和潜伏期可通过表面肌电图（EMG）测量。操作这类仪器需要进行长时间的培训。根据线圈和参与者的相对位置，试验结果的可变性可能很高，并且其空间分辨率低。

脑磁图（MEG）测量来自大脑的磁场。MEG 像表面 EEG 一样具有高时间分辨率，然而其仪器昂贵（需要全职工作人员），需要高水平的培训来提供解释，运动环境受限，不能携带。

事件相关电位（ERP）技术用于记录与感觉、运动或认知事件直接相关的大脑反应。其波形通过重复暴露于感兴趣的"事件"或刺激物而被平均化。ERP使用表面 EEG 测量。首要优点是具有高时间分辨率（＜1 ms），但是其空间分辨率定义不清，需要高水平的培训来提供解释。

短潜伏期的躯体感觉诱发电位（SEP）测定技术的特点是将躯体感觉和中枢神经系统对时间锁定和一致的刺激产生的电活动的反应，作为一致的可测量的波形，且波形可以被平均化，以便进行干净的解释。SEP 测定技术使用表面 EEG测量。其优点是，刺激的时间一致，早期峰值是对刺激的预先认知反应。其缺点是需要高水平的培训来提供解释。此外，它只能进行表面记录，空间分辨率限于峰值解释。

源头定位技术对数据应用去卷积的数学模型，允许对头皮 EEG 进行去模糊处理，进而将 EEG 的空间分辨率从大脑皮层的 1 cm 尺度提高到 1 mm 尺度。其缺点是需要高水平的培训来提供解释。

针对神经可塑性人们虽然已经积累了大量的影像学证据，但对神经可塑性变化机制的理解还远未完成。例如，神经可塑性可以追溯到细胞和分子水平，因此，主要的挑战之一是将人脑成像结果与潜在的分子事件联系起来。由于宏观MR 成像信号的特异性差，在很大程度上排除了分子信息，所以需要其他非侵入性的方法。

多种多样研究神经学习的相关技术不断发展，在这些方法中，使用 PET 的分子成像是一种很好的候选方法。尽管目前仍缺乏对神经可塑性的前瞻性研究，但将 PET 技术与 NMRI 技术结合，并同时记录分子和血液动力学的反应，这就为神经可塑性的研究开辟了新的有前途的方向。理解神经可塑性变化背后的神经机制的另一个挑战是理解神经活动的时间尺度，因为 fMRI 的时间分辨率为秒级，这与神经事件的时间尺度（毫秒级）大约有 3 个数量级的差距。因此，为了在神经元活动的时间尺度上测量大脑活动并评估人类的特定神经事件，将 fMRI 与非侵入性电生理学方法结合（如 EEG），有利于同时测量神经元和大脑神经反应。因此，结合 EEG 和 fMRI 研究可以利用 fMRI 的良好空间分辨率和 EEG 的良好时间分辨率。

2.2.4　意识

意识是什么？这是神经生物学家一直希望回答的问题。在当今神经科学领域中最重要的问题就是意识问题。这几十年来关于意识能否作为科学问题来研究存在诸多争论。神经科学家不愿意研究意识的问题的原因是大脑的主要功能之一是引起和维持意识状态，他们认为意识不是神经科学研究的合适对象，传统的脑科学可以研究神经元结构，探索新类型的神经元，或者试图发现新的神经递质，但意识似乎太过虚无缥缈和情绪化，不可能成为一个真正的科学课题，而且人们并没有做好研究意识问题的准备。但是，随着科学技术的进步，神经科学研究无法逃避意识问题，因此，在神经生物学中，意识究竟是什么、大脑活动究竟是如何引起意识状态的、这些状态又是如何在大脑结构中实现的，这些问题可以分解成一些更小但仍然很大的问题。意识状态的神经生物学相关因素（neurobiological correlates of conscious states，NCC）到底是什么？这些相关因素中哪些与意识产生有直接因果关系？根据什么原理决定什么样的生物现象（如神经元放电这样的生物现象）带来感知或意识的主观状态？这些原理是如何与已知的生物学原理联系在一起的？能用现有的理论工具来解释意识吗？是否需要一些革命性的新理论和概念来解释，意识是局限于大脑的某些区域还是分布于整个大脑？如果它局限于某些区域，那么是哪些区域？它是否与特定的解剖特征相关？将意识解释到什么程度才是完善的？是解释到大多数研究人员认为的神经元和突触的程度，还是必须达到更高的功能水平如神经元图（neuronal maps）？抑或所有这些程度都太高了，必须降到神经元和突触以下的微管水平？这些问题听起来与生物学或一般科学中的任何其他这类问题相似，如关于微生物的问题：它们究竟是如何引起疾病症状的，以及这些疾病症状是如何在患者身上表现出来的。这是思考意识问题的正确方式，它和其他问题一样是一个生物学问题，因为意识是一种生物学现象，与消化、生长或光合作用的意义完全相同。但与生物学中的其他问题不同的是，围绕着意识问题有一系列持续存在的哲学问题。

关于这些哲学问题，美国的哲学教授约翰·罗杰斯·瑟尔（John Rogers Searle）进行过非常深入的探讨。他对意识是什么、如何研究意识、什么样的理论适合研究意识给出了非常独特的见解。通常，意识是指人的头脑对客观物质世界的反映，它由内在的、定性的、主观的状态以及感觉或感知的过程组成。它包含了所有人们认为是清醒生活特征的各种各样的意识，如从感觉疼痛到视觉感知物体的一切等。但是，这个定义并没有被普遍接受，有些哲学家认为意识仅指自我意识状态，即人类和一些灵长类动物将自己作为代理人的意识。有些人则认为意识是用来指代其他心理状态的二阶心理状态，因此根据这个定义，疼痛不是一种有意识的状态，但担心疼痛是一种有意识的状态。约翰·罗杰斯·瑟尔教授认为意识具有 3 个方面性质，使其不同于其他生物现象，即质性（Qualitativeness）、主观性（Subjectivity）和统一性（Unity）。对于质性而言，每个有意识的状态都有某种定性的感觉。对于每一种有意识的体验，都有某种感觉，或者对于某种感觉，都有一种有意识的体验。这将意识与环境中的其他特征区分开来，因为从这个意义上说，对于一个无意识的实体，如汽车或砖块，它们无法产生像那个实体的感觉。而从主观性来说，意识状态只有在发生某些人或动物的体验时才会存在，在这个意义上，它们本质上具有主观性。而且，质性意味着主观性，因为使某个事件有质性上的感觉，就必须对某个事件有主观上的体验。这种主观性使意识具有第一人称本体性（first – person ontology），而不是第三人称本体性（即使没有生物存在，它们也可以存在）。最后，对于统一性而言，所有的意识体验都是作为一个统一的意识领域的一部分，这种统一性来自主观性和质性，除了特殊形式的统一性，人不可能有主观性和质性。这种结合质性、统一性的主观性是意识的本质，它使意识具有与自然科学研究的现象完全不同的特征。

正是因为意识具有以上特点，所以意识研究存在着客观性和主观性的矛盾，即心物问题（mind – body problem）：意识和大脑之间究竟是什么关系？这个问题其实包含哲学和科学两个部分。在哲学部分，约翰·罗杰斯·瑟尔教授给出了一个全新的哲学方案，称之为生物自然主义（biological naturalism）：意识和其他各种精神现象是由大脑的神经生物学过程引起的，它们是在大脑的结构中实现的。简而言之，意识是由大脑过程引起的，它本身就是大脑的一个高层次特征。传统的一元论、二元论和唯物主义的哲学方案并不能解决现有意识研究的困难，这些方案通常都是独立不相容的存在，即如果拒绝二元论，那么就只能接受唯物主义。而生物自然主义则认为唯物主义和二元论这种不可调和的立场并不矛盾，二者可以很好地融会贯通。而在科学部分则非常复杂（大脑活动究竟是如何产生意识的？意识又是如何在大脑中实现的?），因为意识是大脑所处的一种状态，而不是一种独立的物质。从表面上来看，研究意识的方案非常简单。首先，找到与意识相关的神经生物学因素（NCC）；其次，检验这种相关性是否具有因果关系；最后，发展一种理论去解释这种因果关系。但事实上，按照现有技术很难找到准确的 NCC，而且意识研究的充分性很难证明，研究者需要证明一个本来没有意识的主体是否可以通过诱导假定的 NCC 而被带入意识。

因此，针对这些科学问题，有一系列理论被提出，包括积木理论（Building block theory）、统一场理论（Unified field theory）和动态核心假说（Dynamic core hypothesis）。积木理论认为任何有意识的场都是由其各个部分的微意识（Micro - consciousnesses）组成的，如果研究清楚哪怕一个部分的微意识，整个意识场就会迎刃而解，如找到视觉的 NCC，就可以解释视觉意识。但积木理论也存在自身的不足，所有识别 NCC 的研究都是在已经有意识的受试者身上进行的，并且这种意识是独立于需要识别的 NCC，如在盲视试验（Blindsight）中，盲视的患者通常表示看不到盲点中的物体，但他们对这块区域内物体的位置和运动类型的判断却远高于随机猜测，这说明大脑的视觉信息需要经过处理来产生视觉意识。这种视觉意识的证据只有在病人完全有意识的情况下才能获得，所以我们很难通过研究盲视病人和视力正常的病人之间的差异来研究一般意义上的意识，因为这两种病人都是完全有意识的。因此，在整个意识理论中，对意识场的解释就显得至关重要。统一场理论就是在这种情况下产生的。统一场理论认为意识体验来自统一意识场，如为了获得视觉体验，主体必须在已有意识场的情况下，通过对场的调控来完成这种体验，而不是由感觉产生体验。盲视病人和正常视力的人都不能获得一个真正的因果性 NCC，因为只有已经有意识的主体才能有这些体验。在约翰·罗杰斯·瑟尔教授的理论中，他认为统一场理论是比积木理论更完善的一种研究方案，因为积木理论的预测对象是一个完全无意识的病人，如果病人满足某些最低限度的生理条件（活着、大脑功能正常、体温合适等），随后通过说看见红色这种视觉体验来触发 NCC，那么无意识的主体就会突然有一种红色的意识体验，这种红色的意识体验是只有在超过产生意识阈值的大脑的意识场中才能发生，所以积木理论无法找到一块单独的积木进行研究。

在统一场理论中，独立的视觉意识是不存在的，因此寻找视觉的 NCC 也是不可能的。只有已经有意识的主体才能有视觉体验，视觉体验的引入不是意识的引入，而是对原有意识的修改。因此，对意识的研究其实就是研究视觉系统如何将视觉体验引入已经统一的意识场以及大脑是如何首先创造统一的意识场。这样，关于意识的研究将变得更加具体：神经科学试图要找到的其实是一个由千亿个分散的元素、神经元和突触连接组成的系统在具备哪些特征后可以产生统一的意识场，而具体的意识研究则是为了寻找一些能够产生统一的整体意识体验的大规模脑部神经活动。现有的研究假说认为丘脑皮层系统（thalamocortical system）的活动可能是寻找统一的意识场的地方，其他各种系统向丘脑皮层系统提供信息，并根据各种感觉模式的反馈对意识场进行相应的修改。如果这个假说是正确的，那么它将自动解决意识的绑定问题（binding problem），大脑产生任何意识的状态都建立在统一的意识场上。这种从整体上对意识的研究不仅体现了整体大于部分之和的思想，还使同时具有质性、主观性和统一性特征的意识不再神秘。

动态核心假说结合了积木理论和统一场理论各自的特点，认为意识不应该在一种特定的神经元类型中寻找，而应该在大规模神经活动中寻找。明确这种同步运作和触发的神经元群可以解释任何意识场中同时具有整体性（integration）和分化性（differentiation）的原因。此外，这些神经元群在其组成要素中也要表现出分化性以解释意识中的不同要素。该理论认为皮层和丘脑之间的皮层区域电信号的同步触发是这种神经元功能集群的一个间接指标。一旦神经元功能集群被确定，就可以进一步探索该神经元功能集群是否包含不同神经元状态的活动模式。这种高度复杂的统一神经过程构成了一个"动态核心"。该假说认为动态核心没有遍布整个大脑，而是主要在丘脑皮层区域，特别是那些涉及知觉分类的区域。

现阶段关于意识的研究多使用 fMRI 来记录脑部的动态变化过程，如静息态功能磁共振成像（resting – state fMRI）是目前研究脑神经活动的主要方法，其主要对大脑无特定外在任务刺激下的静息态脑活动进行观察。大脑的运行包括功能分离和整合两个部分。分离是指每一个脑区负责一项具体的功能；整合则是指每一个具体的功能是由多个脑区共同协调完成的，这些不同的脑区之间功能同步化的行为具有网络特征，构成了脑功能连接网络。目前关于功能连接的计算方法主要有种子点时间序列的相关分析和独立成分分析，两者均能够反映大脑的功能连接，并能够稳定描绘大脑的功能网络。但是，种子点时间序列的相关分析和独立成分分析都只能分析大脑局部网络或子网络，不能反映全脑的功能连接网络。近年来，越来越多的研究发现大脑皮层存在与特定功能相关的静息态脑网络，暗示了丘脑皮层系统与意识场的形成息息相关。目前脑网络主要包括默认模式网络（default mode network，DMN）、背侧注意网络（dorsal attention network，DAN）、自我参照网络（self-reference network，SRN）、感觉运动网络（sensorimotor network，SMN）、视觉网络（visual network，VN）和听觉网络（auditory network，AN）等，它们能够用来预测相应的功能网络任务反应情况和受试者的任务执行情况，并对大脑的运行模式进行判断，尤其是 DMN，由于它是最重要的静息态脑网络且与内在指向的认知内容相关，所以被广泛应用于脑疾病的功能损伤、损伤的影像学标记和意识障碍等相关研究。

■ 2.3　神经免疫

2.3.1　概述

大脑是机体的中枢。从 19 世纪初开始，大脑被认为是一个独立于免疫系统的器官，并被认定具有"免疫特权"，脑内免疫细胞（小胶质细胞）的鉴定经常被用作支持大脑免疫自给自足的额外论据。然而，在过去的 10 年中，科学家们发现保护大脑的工作并不像想象的那么简单，大脑的防御工事有门户和缺口，其边界到处都是活跃的免疫细胞。

近 10 年来随着相关领域的迅速发展，大量证据表明，大脑和免疫系统紧密交织在一起。科学家们除了已经知道大脑有自己的常驻免疫细胞（小胶质细胞）外，还揭示了位于大脑周围区域的其他免疫细胞的特征。循环免疫细胞驻留在大脑边界、脉络丛、脑膜和血管周围空间中的特殊环境中，它们以远程方式巡逻和感知大脑。除了血管系统之外，脑内微环境与脑膜淋巴系统和颅骨微通道一起，还提供了大脑和免疫系统之间相互作用的多种途径。通过研究这些免疫细胞以及它们如何与大脑相互作用，研究人员意识到它们在健康和患病或受损的大脑中都起着重要作用。近年来神经免疫领域迅速发展，人们对大脑和免疫系统之间的关系的看法发生转变，从将大脑视为孤立的、外周免疫细胞无法接近的器官，转变为将大脑视为与免疫系统密切沟通，以进行其功能维护和修复的器官。

1. 发展历程

1885 年，P. Ehrlich 等人发现外周注射到动物体内的染料由于存在专门的屏障而无法穿透大脑，1913 年，研究人员将其命名为血脑屏障（blood – brain barrier, BBB），从此人们普遍相信大脑与周围免疫系统是隔离的，赋予了大脑"免疫特权"。1920 年，Y. Shirai 等人报道当肿瘤细胞被植入大鼠体内时，免疫反应会破坏它们，但当它们被放入大脑时，它们幸存下来，这表明大脑中免疫反应微弱甚至缺失。在 1940 年也有类似的发现。那时大多数科学家还认为大脑中没有淋巴循环系统——尽管淋巴循环在两个多世纪前已经被发现存在于大脑中。那时普遍的观点是，大脑和免疫系统在很大程度上是分开的。尽管在 1990 年后期，Schwartz 及其团队发现在中枢神经系统急性损伤后，巨噬细胞和 T 细胞保护神经元免受损伤并支持其恢复，但许多科学家对此持怀疑态度。

Schwartz 的团队和其他人已经积累了大量证据，这些证据表明即使没有自身免疫性疾病，免疫细胞也确实在大脑中起着重要作用。例如，研究人员已经表明，在缺乏免疫系统的小鼠中，神经退行性疾病，如运动神经元疾病（肌萎缩侧索硬化症）和阿尔茨海默病进展得更快，而恢复免疫系统则减缓了它们的进展。后来科学家们还揭示了小胶质细胞在阿尔茨海默病中的潜在作用。近几年科学家们已经证明，大脑边缘的免疫细胞在神经退行性疾病中非常活跃。

免疫细胞是伤害还是帮助大脑是一个悬而未决的问题。在对阿尔茨海默病和其他神经退行性疾病的研究中，Wyss – Coray 及其同事认为，免疫系统可能通过释放促炎细胞因子和触发细胞死亡的分子来破坏神经元。其他人则认为 T 细胞和其他免疫细胞可能具有保护作用，尤其在大脑发育过程中，包括神经元突触修剪在内的关键过程的免疫调节失衡会导致神经发育障碍的高发病率。

近 10 年间，更多的研究已经确定了大脑中特殊的免疫区室，包括脑膜、脉络丛和血管周围间隙，共同形成了免疫细胞可以影响中枢神经系统而不干扰其神经网络的小的生态环境。随着脑淋巴引流和中枢神经系统与颅骨之间的连接被发现，很明显，中枢神经系统与免疫系统之间具有进行严格调节和沟通的机制，这对于大脑正常功能的维持至关重要。

神经免疫相关发展历程如图 2 - 1 所示。

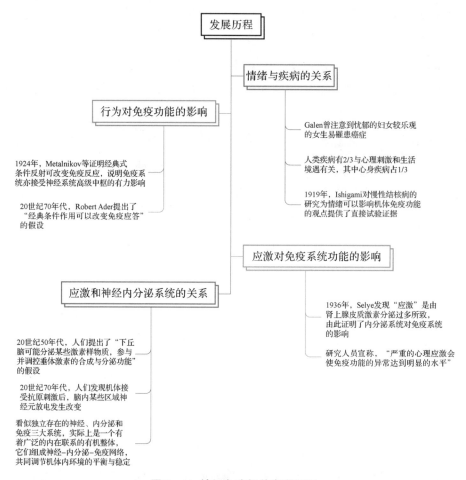

图 2 - 1 神经免疫相关发展历程

2. 神经 – 内分泌 – 免疫网络概念的形成和确立

1979 年，Wybrain 证明了人的 T 淋巴细胞上存在阿片肽受体，阿片肽可以通过特异性受体调节淋巴细胞的功能，这直接证明了神经系统与免疫系统存在功能联系。进入 20 世纪 80 年代后，由于技术方法的进步和新的学说理论的问世，神经、免疫和内分泌系统间的关系探讨进入新的阶段，神经免疫内分泌学渐趋成形。

围绕神经、免疫和内分泌系统间的交互影响，还有众多名词术语从不同角度加以反映，如神经免疫学、心理神经免疫学、行为免疫学、免疫精神病学、神经免疫发生、神经免疫调节等。

Blalock 提出"神经免疫内分泌学"，他认为精神心理活动是神经系统的高级功能，精神疾患的发生有深刻的神经内分泌基础。上述各术语的共同基础是神经免疫内分泌系统间的交互作用，即"神经 – 内分泌 – 免疫网络"。

神经、内分泌、免疫三大系统各司其职，又相互调节、相互制约，是保持机体整体水平维持稳定的基本条件，成为机体自稳的整合和调控系统，构成了一个复杂的网络。

稳态医学理论认为：百病之源是"稳态偏离"的结果，认为神经 – 内分泌 – 免疫网络构成人体的稳定状态（即稳态）。稳态的保持是健康，稳态的偏离是百病之源。它是把中医和西医结合起来，更全面地阐述了机体"生态失衡"是疾病之源的这一观点。所谓疾病，就是在内外环境损害因素的综合作用下，因神经 – 内分泌 – 免疫网络自稳调节紊乱而发生的异常生命活动过程。

3. 神经、内分泌、免疫系统之间的调节和相互作用

神经、内分泌系统主要通过神经纤维、神经递质和激素调节免疫系统功能；免疫系统则通过分泌多种细胞因子反馈信息，调节神经、内分泌系统（图 2 – 2）。

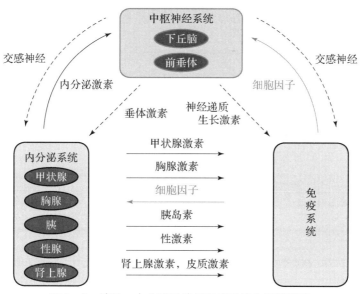

图 2 – 2　神经、内分泌系统与免疫系统之间的调节

在神经－内分泌－免疫网络调节通道中，神经、内分泌系统对免疫系统的调节为下行通道，免疫系统对神经、内分泌系统的影响则为上行通道（图2－3）。

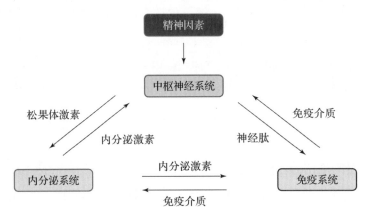

图2－3　神经、内分泌系统与免疫系统之间的相互作用

2.3.2　研究进展

越来越多的证据表明，神经系统和免疫系统之间存在密不可分的联系，特别是神经系统具有控制器官或组织内免疫反应的重要作用。神经免疫调控正在成为生物医学领域中一个前沿的交叉学科方向，对于全面理解生理或病理条件下的各类免疫反应有着至关重要的意义。神经免疫学文章数量如图2－4所示。

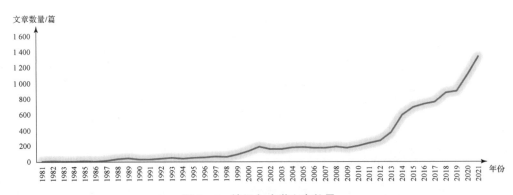

图2－4　神经免疫学文章数量

2020年，发表在 *Nature* 上的文章报道了第一条神经信号调控适应性免疫应答的解剖学通路。研究人员鉴定并证明了一条对适应性免疫具有增强功能的脑－脾神经轴，揭示了促肾上腺皮质激素释放激素神经元的双重免疫调节功能：一是

经典已知的垂体－肾上腺神经内分泌免疫抑制作用，二是新发现的经神经环路直接作用于脾的免疫增强作用。这篇文章使人们认识到淋巴细胞介导的适应性免疫应答受到中枢－周围神经环路的直接调控，以及通过行为调节免疫应答的生物学基础。该研究提示了适度的应激有利于增强免疫力，开辟了神经免疫学的新方向。同年，发表在 *Neuroscientist* 上的文章探讨了在疼痛和精神疾病发病过程中，神经和免疫系统之间的相互作用，使人们更好地理解与不良疼痛状态相关的生理和行为改变。

2021 年，发表在 *PNAS* 上的文章揭示了 GABA 能神经突触通过肌肉胰岛素样信号调控肠道固有免疫反应的新机制。研究人员揭示了一条新的 GABA 能神经突触－肌肉胰岛素信号－肠道固有免疫的信号轴，以及该信号轴在维持生物有机体的固有免疫的稳态平衡、促进生物体的存活能力中的重要意义。发表在 *Cell* 上的文章也证明了硬脑膜窦是免疫－血－脑相互作用的关键接口。在此处，所有中枢神经系统抗原暴露、被抗原呈递细胞摄取以及呈交给巡逻硬膜 T 细胞所必需的成分都发挥了作用，从而使中枢神经系统抗原的免疫监视成为可能。这一成果揭示了自身免疫性神经炎症的可能机制，为相关疾病的进一步研究和治疗指明了方向。

2022 年，发表在 *Neuron* 上的文章解码了神经系统和免疫系统交流的古老语言。研究人员发现了神经系统感知病原感染，上调神经肽 NPY 基因表达，精细调控机体免疫应答反应的新机制，揭示了神经源性的 NPY/F 是介导神经系统和免疫系统交流的一种"古老语言"。发表在 *Nature* 上的文章也揭示了肺脑轴的存在：肺微生物群的失调显著影响中枢神经系统自身免疫反应。研究人员发现，利用新霉素将肺微生物群转变为富脂多糖细菌门，能够使小胶质细胞转变为 I 型干扰素通道基因表达状态，从而显著抑制促炎反应、缓解自身免疫症状。

2022 年，发表在 *Nature* 上的文章揭示了神经免疫－血管交互界面可充当动脉－大脑环路的感受器和效应器，驱动动脉粥样斑块形成。发表在 *Nature Reviews Neuroscience* 上的文章也深入探讨了外周感觉和自主神经元作用于免疫系统以调节宿主防御、自身免疫和炎症性疾病的分子机制，并概括了免疫系统和外周神经系统的外周感觉神经、交感神经、副交感神经和肠神经元与不同免疫细胞类型之间的已知串扰。

祖国医学对七情致病早有描述，提示情绪因素至少可部分地影响机体的抗病能力，特别是免疫力，从而加速或延缓疾病的发生和发展。在日常的学习生活中，应当积极调节情绪，改善机体免疫力。心理应激、焦虑和抑郁可改变免疫功能，释放细胞因子，引起免疫功能紊乱和躯体疾病。因此，保持乐观的心态不仅有利于心理健康，还有利于身体健康。

2.3.3　分子机制

中枢神经系统甚至大脑其实并不像人们曾经认为的那样具有免疫特权。虽然神经元是神经系统中最重要的功能单位，但是在一些神经系统疾病治疗方案的研究中，不应该把神经元作为唯一值得考虑的目标，在血脑屏障下，许多药物不能有效地作用于大脑，而免疫细胞直接和间接地对大脑行使功能，是比神经元更容易接近和操纵的目标。

神经免疫学领域中被研究较明确的机制包括：免疫细胞进入中枢神经系统的机制以及免疫细胞与神经系统之间的病理相互作用；小胶质细胞作为大脑哨兵及其在调控发育中的神经元环路和维持神经元突触中的作用；生理条件下免疫系统和神经系统之间的相互作用及其对大脑功能的影响，包括细胞因子作为神经调节剂的功能研究；损伤后和神经退行性疾病后有益的免疫浸润到中枢神经系统的问题；继发性淋巴器官的神经支配和中枢神经系统对免疫活动的调节以及免疫细胞及其产物中继回周围神经的信号；肠道 – 免疫 – 脑轴的机制。

由于一些相近的功能，免疫系统和神经系统依赖相似的蛋白质和蛋白质结构域，例如富亮氨酸重复序列（LRR）结构域在神经元发育和病原体检测中都起作用；构成适应性免疫基础的免疫球蛋白（Ig）结构域（即 BCR、TCR、MHC）也调节神经元发育和突触形成。唐氏综合征细胞黏附分子（DSCAM）是在细胞表面表达的 Ig 超家族的成员。在哺乳动物和节肢动物中，DSCAM 在神经发育过程中调节自我回避，在血细胞内，不同的 DSCAM 蛋白具有与多种病原体结合的功能。Toll 样受体在动物先天免疫反应中具有基本作用，然而在小鼠中进行的 TLR 敲除研究不仅显示免疫反应受损，还显示神经表型受损。在小鼠的 13 个 TLR 中，有 5 个在中枢神经系统内表达，它们在神经元发育以及神经可塑性、认知和行为中都有作用，包括调节神经祖细胞（NPC）中的增殖、调节突触形成。由此可见，神经系统与免疫系统在分子水平上并非毫无关联，甚至二者能够相互配合，例如神经元对免疫反应的调节作用可以减少免疫反应附带的损伤；肠道细菌激活交感神经和伤害感受神经元，它们的动作电位释放免疫原性神经递质，影响免疫系统功能，让肌肉巨噬细胞行使保护作用，可以保护生物体和神经元本身。

人们对小胶质细胞在神经系统疾病中的作用研究较多，例如它和阿尔兹海默病发病之间的联系。一项研究观察了健康个体和阿尔茨海默病患者的小胶质细胞，并确定了疾病状态下不同的小胶质细胞群。人们称这些细胞为疾病相关的小胶质细胞（DAM）。从健康的小胶质细胞到 DAM 的转变需要一种与阿尔茨海默病风险增加密切相关的基因 TREM2 发挥作用，而这会导致细胞向中间表型转变，这种中间表型的功能尚不清楚。而在正常衰老的大脑和肌萎缩性侧索硬化症（ALS）患者中也发现了 DAM 相关的基因表达特征，这表明 DAM 的存在不是针对特定疾病的，而是针对大脑的整体状态。在阿尔茨海默病中，活化的小胶质细胞可能起双重作用：一方面，某些试验模型中的急性小胶质细胞活化通过增加吞噬作用或清除率导致 Aβ 积累减少；另一方面，小胶质细胞的慢性活化通过触发几种促炎级联反应导致突触丧失以及神经毒性产生，因此，在阿尔茨海默病患者或模型鼠中观察到的慢性神经炎症与小胶质细胞及其细胞因子作用相关。其实，神经免疫学这种系统间交叉反应让人们不仅关注神经元或不仅关注普遍的免疫，而把目光转向神经调控下的免疫、中枢神经甚至周围神经的免疫。

2.3.4 应用举例

1. 神经免疫对阿尔茨海默病的作用研究

阿尔茨海默病是一种中枢神经系统退行性疾病，发病机制复杂多样，主要病理特征包括神经元变性或丢失导致的脑萎缩、老年斑等。阿尔茨海默病的发生很可能与脑内免疫炎症反应的激活有关，强烈的免疫反应易攻击机体的神经组织，从而造成神经元的损伤乃至死亡。

首先，星形胶质细胞被认为是神经免疫轴中的重要参与者，因为它们具有调节先天免疫和获得性免疫的能力，比如 MS 和其他中枢神经系统疾病。许多星形胶质细胞的功能与阿尔茨海默病有关，包括反应性星形胶质细胞增生症，其特征是星形胶质细胞的功能和形态重塑。在阿尔茨海默病患者死后组织的淀粉样斑块周围观察到反应性星形胶质细胞，并且星形胶质细胞被认为通过分泌促炎细胞因子如 TNF – α、IL – 1β 和通过激活 NFkB 表达 COX2 参与阿尔茨海默病的炎症过程。星形胶质细胞增生症主要与早期到中期的阿尔茨海默病有关，而晚期以严重痴呆为特征的人类也出现了星形胶质细胞萎缩的现象，在某些小鼠模型的晚期也可以看到类似的反应。鉴于星形胶质细胞在维持突触传递中的中心作用，这些变化可能与阿尔茨海默病患者的突触连接性丧失有关。

与阿尔茨海默病神经免疫学中的其他细胞参与者相比，单核转录研究已经开始更深入地表征阿尔茨海默病中的星形胶质细胞，并在健康人脑以及阿尔茨海默病人脑中确定了星形胶质细胞的几个亚群。其中两项研究报告了阿尔茨海默病背景下星形胶质细胞亚型频率的变化，通常远离稳态状态。然而，考虑到单个研究的小样本量和这些研究之间的簇定义的差异，目前很难整合结果。随着变得更大和更稳定的簇结构出现，应该很快就会出现更清晰的图景，并优先考虑星形胶质细胞亚型和特定的转录程序。一个主要的挑战可能是星形胶质细胞像小胶质细胞一样是可塑性的，对于许多星形胶质细胞亚型来说，它们之间可能没有明确的边界：星形胶质细胞可能最好被视为分布在指向极端分化的不同极点的梯度上。一旦星形胶质细胞亚型群体的结构更加清晰，它们对免疫反应的贡献程度与阿尔茨海默病中其他更专门的星形胶质细胞功能相比就将变得更加清晰。

其次，小胶质细胞作为驻留于中枢神经系统的吞噬细胞是脑实质的关键成分，具有多种作用，并在阿尔茨海默病的发病机制中得到了广泛的研究。虽然人们很早就注意到小胶质细胞参与了阿尔茨海默病相关的神经炎症过程，但全基因组关联研究为这种细胞类型的研究提供了一个拐点，因为它们清楚地表明髓系细胞在阿尔茨海默病的发病中起着因果作用。目前，虽然使用转录组和蛋白质组数据的关联研究已经详细阐述了这种作用，但是这些关联的方向仍然不明确。如在阿尔茨海默病风险基因座中发现的基因聚合在共同表达的基因和蛋白质的胶质相关模块中，这些结果在多个不同的数据集中被发现，证明小胶质细胞可能以不同的方式参与阿尔茨海默病的不同阶段，导致淀粉样蛋白和 Tau 蛋白病变，但是这些方式之间是以怎样的关系存在、这些方式之间是否相互关联、以哪种方式为主、以哪种方式为辅等均有待进一步研究。

小胶质细胞可通过 Toll 样受体（TLR2、TLR4、TLR6、TLR9）、CD14、CD36、

CD47 和 α6β1 整合素等多种细胞表面受体与 Aβ 寡聚体和 Aβ 纤维结合，从而激活小胶质细胞，产生促炎细胞因子，激活炎症小体。Aβ 诱导的小胶质细胞促炎细胞因子包括 IL－1β、IL－6、TNF 和 IFN－γ，它们可以诱导 β－分泌酶的表达，该酶裂解 APP 产生致病的 Aβ，从而潜在地促进淀粉样斑块的形成。通过细胞外 Aβ、神经元碎片和老年慢性血管变化持续激活小胶质细胞可能使小胶质细胞更容易受到急性炎症刺激，并可能在持续的炎症过程中导致慢性神经炎，如细胞外 Aβ 沉积。小胶质细胞的启动也可能由于加速衰老的小胶质细胞衰老，以及整个生命过程中来自外围免疫系统的系统性免疫挑战。小鼠小胶质细胞能够根据其暴露于炎性刺激的历史来调整其表型，从而对随后的炎性刺激产生较弱的（免疫耐受）或较强的（免疫训练）反应，这一概念被称为"先天免疫记忆"。小胶质细胞启动和先天免疫记忆都被证明影响小鼠 Aβ 蛋白的进展。

　　淀粉样肽（Aβ 42）的丝状组装是阿尔茨海默病的核心事件。虽然上文指出 Aβ 可以与小胶质细胞膜上的受体结合，进而引起神经损伤的信号通道激活，从而引起神经元死亡，但是 Aβ 蛋白的形成和发展与小胶质细胞的关系依然不明。现阶段有研究表明活化的小胶质细胞通过吞噬清除 Aβ，但也有研究者指出这种清除会同时加速 Aβ 的形成，甚至过多的 Aβ 还会降低小胶质细胞的吞噬功能，这使小胶质细胞与 Aβ 蛋白之间的关系更加扑朔迷离，因此，有研究者试图通过解析蛋白结构的方式来解密 Aβ 与小胶质细胞之间的关系。Yang Yang 等人在 2022 年报告了人脑中 Aβ 42 细丝的冷冻电子显微镜（cryo－EM）结构。两种结构相关的 S 形细丝前体产生了两种类型的 Aβ 42 细丝。Ⅰ 型细丝主要在散发性阿尔茨海默病患者的大脑中发现，Ⅱ 型细丝在家族性阿尔茨海默病患者和其他情况下发现。阿尔茨海默病的定义是大脑中同时存在两种不同的丝状淀粉样内含体：丰富的细胞外淀粉样 β 斑块（Aβ）和神经元内的 Tau 纤维缠结。遗传学证据表明，Aβ 是阿尔茨海默病发病机制的关键。编码 Aβ 前体蛋白的 APP 基因的增多，以及 APP 和 PSEN1 和 PSEN2 的基因突变，即早老蛋白（presenilin）的基因突变导致了家族性阿尔茨海默病。早老蛋白是分泌酶复合物的一部分，分泌酶复合物是由 APP 基因产生 Aβ 的必要条件。虽然分泌酶裂解位点的变化导致 Aβ 肽的大小不同，但含有 40 个（Aβ 40）和 42 个（Aβ 42）氨基酸残基的肽是最多的。

与家族性阿尔茨海默病有关的突变增加了 Aβ 42 与 Aβ 40 的比例、Aβ 42 的浓度。

Yang Yang 等人用冷冻电镜确定了从 10 个人的大脑中提取的 Aβ 42 细丝的结构。当使用为 α - 突触核蛋白细丝开发的 sarkosyl 提取方法时，他们发现大量的 Aβ 42 细丝和其他淀粉样物质，但在用标准的 arkosyle 提取方法提取阿尔茨海默病患者的前额皮层时，只观察到 Tau 细丝。10 个人中有 5 个人患有阿尔茨海默病，其中 3 个人的阿尔茨海默病是散发性的，2 个人的阿尔茨海默病是家族性的（APP 基因中的一个氨基酸突变编码为 V717F 和 PSEN1 基因中的一个氨基酸突变编码为 F105L）。另外 5 个人患有其他疾病——与衰老相关的 Tau 星形胶质病（ARTAG）、帕金森病痴呆（PDD）、路易体痴呆（DLB）、由 GRN 基因突变引起的家族性额颞叶痴呆（FTD），以及病理性衰老（PA）。

1）人脑中的 Ⅰ 型 Aβ 42 细丝

对于患有散发性阿尔茨海默病的人，研究者观察到扭曲的 Aβ 42 细丝占多数，并且将其命名为 Ⅰ 型 Aβ 42 细丝（图 2 - 5）。它是由两个相同的 S 形（双曲线，类似字母 S 或其反面）原丝用延长臂相互拥抱组成的。每个原丝的有序核心从 G9 延伸到 A42，其中 N 端臂由残基 9 ~ 18 组成，S 形原丝由残基 19 ~ 42 组成。原丝的二级结构由 5 条 β 折叠组成，每条链由 3 个或更多的残基组成。S 形结构域围绕两个疏水团折叠：N 端部分围绕 F19、F20、V24 和 I31 的侧链，C 端部分围绕 A30、I32、M35、V40 和 A42 的侧链。

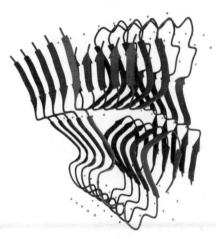

图 2 - 5　人脑中的 Ⅰ 型 Aβ 42 细丝（PDB：7Q4B）

两条原丝以伪 21 对称性相互包装。它们形成了一个主要的疏水界面，涉及 S 型域外表面的 L34、V36、V39 和 I41 的侧链以及 N 端臂的 Y10、V12、Q15 和 L17 的侧链。在散发性阿尔茨海默病 1 号和 3 号病例中，还观察到少数 I 型 Aβ 42 细丝，其中两个 I 型细丝并排运行，通过极性相互作用而固定在一起，包括 K16 和 E22 之间的盐桥。

2）人脑中的 II 型 Aβ 42 细丝

对于患有家族性阿尔茨海默病和其他疾病的人，研究者观察到一种主要的、扭曲的细丝类型，称之为 II 型 Aβ 42 细丝（图 2-6）。在散发性阿尔茨海默病的病例 3 中，17% 的细丝是 II 型的，而在家族性阿尔茨海默病的病例 2 中，24% 的细丝是 I 型的。II 型 Aβ 42 细丝的原子分辨率模型是用患病理性衰老的病例中（PA）获得的 2.8-Å 分辨率密度图建立的，显示有序核心从 V12 延伸到 A42，由 4 条 β 折叠组成。残基 20～42 采用与 I 型 Aβ 42 细丝相似的与侧链方向相同的 S 形折叠。折叠之间的差异主要限于一些影响二级结构分配的多肽组的方向。肽 G25～S26 和肽 V36～G37 在 II 型 Aβ 42 细丝折叠中翻转了约 180°。翻转的 G25～S26 肽导致 N 端疏水团轻微扩大，因为它容纳了 L17 和 V18 的侧链，而不是 F19，F19 在 II 型 Aβ 42 细丝中是向外的。第二条肽的重新定向导致 II 型折叠的 C 端部分沿螺旋轴移动，与它在 I 型折叠中的位置相比，移动了大约一个 Aβ 多肽。

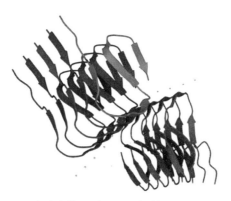

图 2-6　人脑中的 II 型 Aβ 42 细丝（PDB：7Q4M）

与 I 型原丝的界面相比，II 型原丝的界面较小，由 S 形折叠的另一侧形成。II 型原丝以 C2 对称性相互包装。原丝界面主要通过一个原丝的 K28 的氨基和另一个原丝的 A42 的羧基之间的静电作用来稳定，反之亦然。与 I 型 Aβ 42 细丝不同的是，S形结构域外表面的疏水残基重新暴露，在Ⅱ型Aβ 42细丝的表面形成非极性斑块。在2.8 – Å的Ⅱ型Aβ 42细丝图中，有序溶剂分子的额外密度比2.5 – Å的Ⅰ型Aβ 42细丝图要少，但与E22和D23结合的金属离子的密度在同等位置上很突出。

　　大脑中的Ⅰ型和Ⅱ型Aβ 42都是由两条相同的原丝组成的，但Ⅰ型Aβ 42细丝的原丝与Ⅱ型Aβ 42细丝不同。这与人脑中的Tau组装不同，在人脑中单一的原丝会产生两种或更多类型的丝，而在α – 突触核蛋白多系统萎缩症中，4个原丝会产生两种不同的丝。在这里，Ⅰ型Aβ 42细丝仅限于散发性阿尔茨海默病的病例，这些病例中也有最多的斑块核心。Ⅱ型Aβ 42细丝主要出现在有大量Aβ弥漫性沉积的病例中，带有核心的局灶斑块数量较少。在阿尔茨海默病病例中，Ⅰ型Aβ 42细丝居多，死亡时比其他阿尔茨海默病和非阿尔茨海默病病例年龄大，Ⅱ型Aβ 42细丝大多在新皮层。Aβ 42细丝的类型和APOE的基因型之间没有关联。不幸的是，虽然这些Ⅰ型和Ⅱ型Aβ 42细丝的结构解析非常细致，但是它们之间差异的相关性尚不清楚，小胶质细胞等免疫细胞如何影响Ⅰ型和Ⅱ型Aβ 42细丝的形成、这些Aβ 42细丝如何引起胶质细胞的活化均有待进一步的研究。

　　阿尔茨海默病属于神经系统退行性疾病，其可能机理及假说高达30多种，而免疫病机理和免疫治疗是近年探究的新方向。小胶质细胞及星形胶质细胞高度活化、补体系统激活、细胞因子作用均可引起神经元损伤、老年斑形成及认知功能损害，从而导致阿尔茨海默病病发。相信随着研究的深入，阿尔茨海默病的神经免疫病机制可以为阿尔茨海默病的防治提供新的手段。

2. 神经免疫对帕金森病的作用研究

　　帕金森病是第二大流行的神经退行性疾病，主要发生在65~70岁的人群中。2009—2014年，帕金森病患者的数量增加了1.6倍，帕金森病影响了1%的60岁以上人群。帕金森病的特征在于黑质致密部（substantia nigra pars compacta，SNPC）中的多巴胺能神经元（dopaminergic neurons，DN）的死亡和路易小体（Lewy bodies，LB）的形成，但路易小体并不是帕金森病的特有症状，如单纯性自主神经衰竭（pure autonomic failure，PAF）、路易小体性痴呆（dementia with Lewy bodies，DLB）等均存在路易小体。路易小体的形成进一步导致黑质纹状体通道破坏及尾状核、壳核中DA含量减少，出现静止震颤、肌肉僵直、运动迟缓和姿势反射受损等典型症状，同时伴有睡眠障碍、抑郁非运动类症状。帕金森病病情呈进行性加重，严重限制病人的活动能力及影响病人的生活质量，但是至今仍无有效的治疗措施，晚期病人经常因长期卧床而死于肺炎和尿路感染等并发症。因此，开发防治帕金森病药物的研究也是重点临床课题之一。

帕金森病的致病因素可分为遗传和环境两大因素。据报道，有证据表明遗传因素，如染色体或转录后调控突变可能导致家族性帕金森病，而在环境因素中，氧化或硝化应激、衰老、蛋白酶体蛋白质降解的改变、兴奋性毒性和线粒体功能障碍等因素均可以诱导散发性帕金森病。然而，考虑到帕金森病药物的研究和开发多集中于单一致病因素，因此开发的药物通常对这种复杂疾病无效，即使它们有效，这些药物通常也仅在特定时间段内缓解症状，在长期使用后可能导致各种副作用，如左旋多巴。因此，为了提供打破帕金森病研究和临床治疗当前瓶颈的新思路，近年来人们针对家族性和散发性帕金森病形成的共同因素及其可能的关系开展了大规模的讨论。

1）与帕金森病有关的物质和免疫细胞

（1）α-synuclein。

α-synuclein（α-突触核蛋白）是一种 140 个氨基酸长度的中枢神经系统突触前表达的可溶性蛋白质，并大量存在于突触前神经末梢，其形成的可溶结构即使在脂质缺乏的情况下也会部分或大部分以低聚状态存在，并在与帕金森病的发生发展密切相关在各种因素的影响下，发生异常表达和聚集，这一过程产生的氧化应激等生化反应和寡聚体中间构象体等均在帕金森病的发病过程中起重要作用。研究表明，α-synuclein 的过表达在体内可以引起主要组织相容性复合体 II（MHC II）的表达上升，同时导致高分子量的 α-synuclein 积累，α-synuclein 还促进抗原的加工提呈，增加 $CD4^+T$ 细胞的增殖，提升细胞因子和趋化因子的表达。而 α-synuclein 基因的上调表达，可以引起黑质区神经元和淋巴细胞对凋亡敏感。这说明 α-synuclein 可能作为一种抗原引起了体内免疫应答。另一项研究表明，α-synuclein 蛋白的 N-末端有非经典的线粒体靶向序列并会迁移进线粒体，引起线粒体中 α-synuclein 的积累，这时 α-synuclein 会干扰复合体 I 的功能，提高活性氧（ROS）自由基的产生。但是，仅提高单体 α-synuclein 的产生并不会引起免疫应答，试验表明，单体 α-synuclein 对初级小胶质细胞并没有显著的引起 MHCII 的表达和抗原加工，而免疫应答对聚集的 α–synuclein 具有特异性的应答作用，而且当 α–synuclein 与小神经胶质细胞作用并内化迁移至自噬小体时，单独使用 α–synuclein 并不能激活小胶质细胞或者引起促炎症应答，必须在 α–synuclein 处理过的小胶质细胞中添加 CD4$^+$T 细胞后才会引起很强的免疫应答，这说明小胶质细胞和 CD4$^+$T 细胞之间的相互作用在对 α–synuclein 的免疫应答过程中起关键作用。

α–synuclein 的具体分子机制非常复杂（图 2–7）。在家族性帕金森病中，编码 α–synuclein 的基因（SNCA）发生了突变，导致氨基酸置换，或者其等位基因倍增，导致产生蛋白和降解蛋白之间不平衡，因此出现了高水平含量的异常 α–synuclein。被多巴胺代谢产物氧化修饰的 α–synuclein 会选择性地损伤多巴胺能神经元，而多巴胺修饰的 α–synuclein 则倾向于形成原纤维中间体而不是大的纤维体，这些可以受到翻译后修饰调节的 α–synuclein 低聚物的积累通过抑制内质网—高尔基体运输、自噬或蛋白酶体来导致神经元死亡。迁移到线粒体中的 α–synuclein 引起 ROS 和 RNS 的产生，进一步提升 α–synuclein 氧化/硝化修饰。低聚化的 α–synuclein 也可以分泌到细胞外空间并可能引起胶质细胞的活化、质膜孔隙的形成，或者传输到相邻神经元中导致路易小体的形成和细胞的死亡。

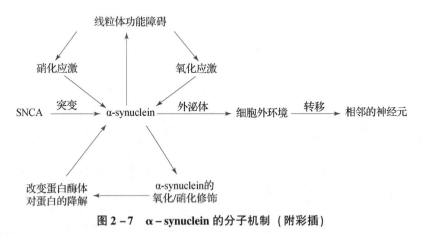

图 2–7 α–synuclein 的分子机制（附彩插）

分子途径用绿色箭头表示，红色箭头表示的是氧化/硝化 α–synuclein 形成的途径。SNCA 基因突变、线粒体功能障碍，以及蛋白酶体蛋白降解的改变可以导致异常 α–synuclein 的形成，氧化/硝化 α–synuclein 是由硝化应激和氧化应激引起的，它可以促进蛋白酶体功能丧失。α–synuclein 可以转移到相邻的神经元通过细胞外体。

（2）硝基化的 α – synuclein。

α – synuclein 的氨基酸序列中存在众多能被修饰的位点，包括硝基化、磷酸化和糖基化，其中硝基化可以导致 α – synuclein 错误折叠，形成具有神经元毒性的聚集物。硝基化的 α – synuclein（nitrated – α – synuclein，N – α – synuclein）已经在患有 α – synuclein 病的大鼠脑组织中被发现，表明硝基化作用在神经退行性疾病中起着重要作用，硝基化的 α – synuclein 可以激活迁流至淋巴组织的外周白细胞，同时由硝基化的 α – synuclein 激活的小胶质细胞会通过降低细胞谷胱甘肽的缓冲能力来减少对氧化应激的保护机制。最近的一项研究表明，具有细胞毒性的硝基化 α – synuclein 通过整合素 iNOS/FAK 信号通道来介导发挥使神经元变性的作用（图 2 – 8）。硝化作用诱导 α – synuclein 形成无定形蛋白聚集，然后导致整合素 α5β1（integrin α5β1）和 FAK 的磷酸化的改变，从而增加细胞中的一氧化氮（NO）含量和钙非依赖诱导型一氧化氮合酶（iNOS）的活性，NO 导致 FAK 的激活，与硝基化的 α – synuclein 相比，FAK 显著提高 caspase 3 活性，导致细胞凋亡。

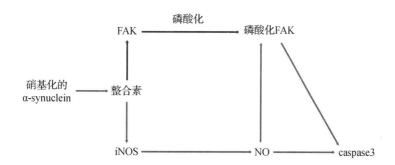

图 2 – 8　整合素 iNOS/FAK 介导的硝基化的 α – synuclein 信号通道（附彩插）

绿色和红色箭头分别表示促进和抑制。硝基化的 α – synuclein 结合在位于细胞膜上的整合素 α5β1，导致激活 iNOS 和抑制 FAK 通过磷酸化进行活化，但 NO 却促进 FAK 的活化，从而导致 FAK 在早期阶段的活性降低，而在后期阶段活性上升的现象，最终，caspase 3 的活性显著增加，导致细胞凋亡。

（3）主要组织相容性复合体 II 型。

MHC 称为主要组织相容性复合体，与免疫系统密切相关，主要介导免疫细胞与体细胞之间的相互作用，其主要组织相容性复合基因是存在于大部分脊椎动物基因组中的一个基因家族，主要分为两型：第一型：MHC I 型（MHC I）位于一般细胞表面上，可以提供一般细胞内的一些信息；第二型：MHC Ⅱ型（MHC Ⅱ）只位于抗原提呈细胞（APC）上，包括巨噬细胞、B 细胞、树突状细胞（DC）等。在 APC 摄取抗原、加工和呈递抗原的过程中，HLA – DR 是 MHC Ⅱ 的一个组成成分，高表达于所有 APC 表面，特别是在帕金森病患者脑组织中活化的小胶质细胞表面。目前，在帕金森病患者中已经观察到相应免疫异常，包括在黑质区 HLA – DR 阳性的活化小神经胶质细胞中抗神经元抗体的增加和在脑脊液中单核细胞 HLA – DR 的表达量提高。MHC Ⅱ 分子在 α – synuclein 引起的神经退行性疾病和在体内 α – synuclein 引起的小胶质细胞的活化及 LgG 抗体的沉积中起到了关键作用。虽然已有研究表明 MHC Ⅱ 参与了 α – synuclein 引起的免疫应答，但是 MHC Ⅱ 提呈的究竟是什么抗原目前还不知道，一般认为 MHC Ⅱ 可能提呈了 α – synuclein 的自身形式蛋白质或者由 α – synuclein 诱导形成的蛋白质。

（4）小胶质细胞。

小胶质细胞是中枢神经系统中最小的一种胶质细胞，约占胶质细胞的 10%~20%，在神经元的生理活动中起着支持、营养、保护及修复等重要作用，同时研究表明，小胶质细胞祖细胞会分化成神经元、星形胶质细胞、少突胶质细胞，这暗示小胶质细胞还有可能是多潜能的干细胞，在神经元由于衰老或神经退行性疾病而受损后，小胶质细胞通过 ATP、细胞因子、神经递质、生长因子的释放或周围环境离子变化来实现功能上的可塑性。α – synuclein 相关病理过程中伴随有活性小胶质细胞增生、促炎症细胞因子表达的增加、$CD4^+$ T 细胞的浸润及退化的神经元周围 LgG 的沉积，同时小胶质细胞会对不同修饰的 α – synuclein、神经递质释放的改变和神经元的死亡做出不同的应答，神经元的活动和神经递质的释放也会调节小胶质细胞。研究表明，小胶质细胞是大脑损伤和衰老的传感器，并可以分为两类——M1 型小胶质细胞和 M2 型小胶质细胞。其中，M1 型小胶质细胞分泌促炎症因子（如 TNF – α、IL – 1β），而强力的 ROS（如超氧自由基，NO）和神经营养因子的分泌减少；M2 型小胶质细胞恰恰相反，它会增加神经营养因子释放，减少促炎症因子的产生，参与促炎症消退反应。研究发现，硝基酪氨酸修饰的 α – synuclein 会提升在引流淋巴结中抗原特异性的 T 细胞，这些 T 细胞在转移到受损脑区后会经历进一步的活化，然后通过释放细胞因子提升小神经胶质细胞依赖的神经退行性变性。已有证据显示，在帕金森病病理过程中，外周 T 细胞迁移积累在大脑组织中，而在其他神经退行性疾病中，如在阿尔茨海默病中，小胶质细胞有能力通过巨胞饮吸收可溶性 Aβ 蛋白和通过吞噬作用清除不溶性的 Aβ 蛋白。之前的研究一直在强调激活状态下的小胶质细胞，但事实上静息状态下的小胶质细胞具有吞噬细胞碎片和代谢废物的功能，同时还会合成分泌神经营养因子，而这通常是被认为是星形胶质细胞的主要作用。而且，这纠正了认为小胶质细胞被激活是负面效应的错误观点。研究已经证实，在肌萎缩侧索硬化症的模型中，去除 50% 的活性小胶质细胞没有对运动神经元变性产生影响，表明毒性的小胶质细胞可能需要环境依赖，在多数情况下，超活化的小神经胶质细胞具有毒性且必须通过免疫调节来保护神经不受损伤。神经元分泌或表达大量的调节配基来实现对不同刺激的识别或吞噬受体感知，从而使小胶质细胞/巨噬细胞被活化，这些相互作用的最终结果是小胶质细胞/巨噬细胞释放细胞因子、神经毒性底物和生长因子，或者细胞通道被激活（包括吞噬作用），这些通道的功能异常可以在衰老或者疾病的过程中导致神经元显著退化。

（5）CD4$^+$T 细胞。

成熟的 T 细胞经血流至外周免疫器官的胸腺依赖区定居，并可经淋巴管、外周血和组织液等进行再循环，发挥细胞免疫及免疫调节等功能。其中，因为 TH 细胞在表面表达 CD4（cluster of differentiation 4），所以 TH 细胞又被称为 CD4$^+$T 细胞。通过与 MHC Ⅱ 递呈的多肽抗原反应被激活，一旦激活，就可以分泌细胞因子，调节或者协助免疫反应。Tc 细胞又称为 CD8$^+$ 细胞，其表面表达 CD8，这类细胞可以通过 MHC Ⅰ 与抗原直接结合。原始未激活的 CD4$^+$T 细胞（TH0）根据不同的刺激和 APC 信号，它们分化成不同的亚型，可由不同的细胞因子和效应器功能进行分类，概括为 3 类：①TH1 细胞，分泌 IL－2、IFN－γ 和 TNF－α；②TH2 细胞，分泌 IL－4、IL－5 和 IL－13；③TH17 细胞，分泌 IL－17 和 IL－22等。目前，有确凿的证据表明先天免疫系统与多巴胺能神经元的死亡有关，且淋巴细胞可以通过血脑屏障进入大脑。通常 CD4$^+$T 细胞和 CD8$^+$T 细胞的数量会在一些特异性的病毒感染的情况下增加，但是在慢性、多因素条件引起的神经退行性疾病中，CD4$^{强+}$T 细胞和 CD8$^{弱+}$T 细胞也出现持续性增长。但是，对于 CD8$^{弱+}$T 细胞的检测存在质疑，因为 IL－4 可以引起 CD4$^+$ 淋巴细胞表达 CD8，导致培养的细胞产生细胞毒活性，因此，对于 CD8$^{弱+}$T 细胞的检测，无法排除是 CD4$^+$

T 细胞自身表达 IL－4 而导致产生 CD8$^{弱+}$ T 细胞。帕金森病人类尸体标本和 MPTP 鼠模型都表明在神经退行性疾病发病的过程中是 CD8$^+$ T 细胞和 CD4$^+$ T 细胞而不是 B 细胞入侵了大脑，在 MPTP 的 PD 小鼠模型中，CD4$^+$ T 细胞浸润到黑质致密区时观察到神经毒性作用，而 Fas/FasL 依赖机制参与了这一过程。但是，CD8$^+$ T 细胞和 CD4$^+$ T 细胞是否都对神经产生了毒性作用呢？有研究表明，虽然在帕金森病病人和 MPTP 小鼠模型中观察到 CD8$^+$ T 细胞浸润比 CD4$^+$ T 细胞要强力的多，但是，在 Cd8a$^{-/-}$ 鼠中移除 CD8$^+$ T 细胞却并没有使 MPTP 的损伤消失，恰恰相反，缺乏 TH 细胞的 Cd4$^{-/-}$ 小鼠被赋予了与 Rag1$^{-/-}$ 和 Tcrb$^{-/-}$ 动物一样的神经保护功能，这说明在适应性免疫应答中 CD4$^+$ T 细胞调节了大部分毒性活动。在对帕金森病患者的检测中发现，外周循环中 CD4$^+$ T 细胞的 Fas 表达量提高且大部分为原始激活的 T 细胞（TH0），自发和激活引起的 CD4$^+$ T 细胞的凋亡也显著增加，这一过程同时伴随着调节 T 细胞（regulatory T cell，Treg）数量的增加。我们知道，在帕金森病模型或病理组织中发现的都是大量 CD8$^+$ T 细胞和 CD4$^+$ T 细胞浸润大脑，这与该项研究检测似乎矛盾，其实这一结果可能并不与之前的发现矛盾，因为该项研究检测的是帕金森病患者，此时他们都处于帕金森病的中晚期，这时很有可能机体已经开始产生自我保护机制，试图减少损伤，这时 CD4$^+$ T 细胞和 CD25$^+$ T 细胞的数量便会上升，Treg 的介入会使大量 TH 细胞被抑制在 TH0 状态，同时使它们不能分化成效应 T 细胞并直接凋亡，因此，这样的检测结果其实并未与之前的结论冲突。

（6）Treg。

Treg 是一群具有负调节机体免疫反应的淋巴细胞，通常起着维持自身耐受和避免免疫反应过渡损伤机体的重要作用，但也参与肿瘤细胞逃避机体免疫监视和慢性感染。Treg 已经被发现在控制外周 CD4$^+$ T 细胞的免疫应答和在生理条件下维持耐受起到至关重要的作用。研究发现，Treg 过继转移到 MPTP 处理的小鼠模型中时，会通过抑制小神经胶质细胞的激活和减弱神经炎性应答来阻止多巴胺能神经元的退化。虽然 Treg 在外周 CD4$^+$ T 细胞中只占 5%～10%，但是却能通过分泌免疫抑制因子（如 IL－10、TGF－β 和 IL－35 等）和与聚集在树突状细胞周围的原始 T 细胞直接接触来抑制原始 T 细胞的增殖和分化成效应 T 细胞，而且单光子发射计算机断层扫描（SPECT）证实在 MPTP 条件下发现黑质区存在 Treg 的浸润。总之，Treg 在帕金森病中起到的作用主要如下：①上调 BDNF；②下调 ROS 的产生；③下调促炎症因子的表达；④上调胶质细胞源性神经营养因子（glial cell - derived neurotrophic factor，GDNF）；⑤抑制效应 T 细胞活化并使其凋亡；⑥直接引起 α - synuclein 激活的小神经胶质细胞凋亡；⑦使用 Fas/FasL 通道或穿孔素/颗粒酶通道杀伤目标细胞。根据以上对 Treg 功能作用的分析，有研究对 Treg 在帕金森病早期和晚期可能的作用提出新颖的假设。在帕金森病早期，即无帕金森病症状期，调节适应性免疫反应，减弱小胶质细胞的活化和神经炎性应答，同时控制 ROS 和减缓疾病进程，Treg 在这个阶段调节小胶质细胞具有吞噬活性并产生广泛的调节因子以维持中枢神经系统内环境稳定和限制 α - synuclein 的聚集。在帕金森病症状显现阶段，调节适应性免疫反应破坏，导致超活化的效应 T 细胞功能和神经免疫监视的缺失。衰老是帕金森病的主要危险因子，小胶质细胞的老化可能导致功能缺失和慢性小胶质细胞增殖，Treg 在这个阶段的机制将会优先引起小胶质细胞的程序性死亡，而不是分泌抗炎症因子。

目前，在 MPTP 模型中 Treg 介导的神经保护功能尚不清楚，这一保护功能是通过抑制细胞毒性 T 细胞（如 TH1 和 TH17）或使促炎症应答反应的 M1 型小胶质细胞转化为抗炎症反应的 M2 型小胶质细胞实现的，还是直接通过神经营养因子支持实现的还不确定。

2）相关细胞的关系和机理

（1）神经元和小胶质细胞之间的关系。

在 MPTP 模型中（图 2 - 9），MPTP 会首先转换成 MPDP$^+$，接着会通过非多巴胺细胞（如胶质细胞、血清素神经元）转变成 MPP$^+$，MPP$^+$ 通过神经突触前多巴胺转运子集中在多巴胺能细胞中，当 MPP$^+$ 出现后，其损伤了黑质区神经元内的线粒体而产生 ROS，ROS 的产生引起了错误折叠的 α - synuclein 出现，并在突触前末端通过囊泡释放。这种错误折叠的 α - synuclein 转而可能通过某个受体（可能是 CD14/TLR 和清道夫受体）激活小胶质细胞，将小胶质细胞转化成 M1 型小胶质细胞，M1 型小胶质细胞作用到 TH1 细胞和可能的 TH17 细胞，TH1 和 TH17 细胞通过 IFN γ 的产生反过来使小胶质细胞保持 M1 型，M1 型小胶质细胞释放 NO 和 O$_2$ 形成高反应性和毒性的过氧亚硝基，这些 ROS 化合物会损伤 DA

神经元，M1 型小胶质细胞还会释放促炎症因子（如 INF－α 和 IL－1β），放大毒性炎症反应。在 MPTP 引起的帕金森病免疫保护模型中，TH2 细胞和 Trcg 释放 IL－4、IL－10、TGF－β 来维持小胶质细胞处于神经保护的 M2 型，Treg 抑制由错误折叠的 α－synuclein 引起的小胶质细胞合成和释放 ROS，TH2 细胞和 Treg 可能通过与细胞接触机制、释放 BDNF 或神经营养因子来保护神经元，M2 型小胶质细胞会释放 IGF－1 和其他神经营养因子来保护黑质区神经元，同时也可能积极地作用 TH2 细胞和 Treg，而受损的神经元自身也有可能引起 M2 型小胶质细胞出现和通过释放趋化因子吸引 TH2 细胞和 Treg。

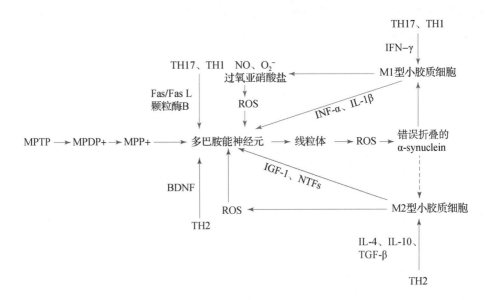

图 2－9　免疫细胞，小神经胶质细胞与神经元之间的相互作用（附彩插）

　　绿色箭头、红色箭头、蓝色箭头分别表示 MPTP、M1 型小胶质细胞和 M2 型小胶质细胞的作用途径，虚线表示这一途径还未证实。外源性神经毒素 MPTP 可以引起线粒体损伤、小胶质细胞的活化及 α－synuclein 的聚集。

　　（2）Treg、Teff 与神经元的关系。

　　在神经退行性疾病中，Teff 和 Treg 在神经作用中行使相反的功能，分别是加剧神经损伤和保护神经（图 2－10）。在疾病的早期阶段，免疫调节控制着应答运转，并由 Treg 开始调节单核吞噬细胞（MP）的内环境稳定的功能和提升神经元的完整性。但是，当疾病进程不断加剧时，Teff 上调神经毒性分子并加剧 MP

的活化和失调，而 Treg 则在减弱这些神经毒性应答。Treg 调节神经元的存活和功能，并通过改变 M1 型小胶质细胞为 M2 型来实现，后者是具有抗炎性反应和潜在神经保护功能的选择性激活的巨噬细胞。

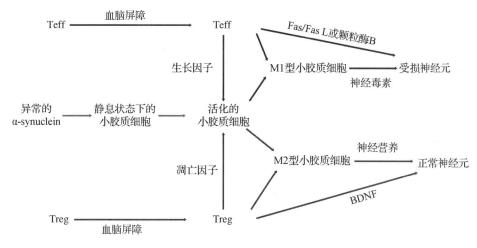

图 2 – 10　Treg、Teff 和神经元之间的相互作用（附彩插）

　　绿色、红色、蓝色箭头分别表示小神经胶质细胞、Teff 和 Treg 的作用途径。异常的 α – synuclein 诱导的静息状态下的小胶质细胞转变为活化的小胶质细胞并分化为具有神经毒性的 M1 型和具有神经营养作用的 M2 型，同时 Teff 和 Treg 通过血脑屏障进入脑内调节，Teff 分泌的生长因子（TNF – αβ、IL – 1、IL – 6、IL – 17）能促进细胞的增殖和小胶质细胞分化成 M1 型，M1 型小胶质细胞可以通过 Fas 和 FasL 或颗粒酶 B 通道来破坏神经元；相反，Treg 通过释放凋亡因子（TGF – β、IL – 10、IL – 4、IL – 35）抑制细胞增殖，减弱神经毒性应答，促进小胶质细胞分化为 M2 型，M2 型小胶质细胞通过释放 BDNF 来保护神经元。

（3）Teff、小胶质细胞与神经元的关系。

帕金森病的特点是包含有硝基化的 α – synuclein 的路易小体出现，当神经元死亡后，这些含有蛋白聚集（大部分是硝基化的 α – synuclein）的路易小体会被释放到的胞外环境中，这些物质会与邻近的小胶质细胞相互作用并引起激活的级联放大（图 2 – 11）。最近的证据显示，大脑中的硝基化的 α – synuclein 会引流进颈部淋巴结，引起适应性免疫应答。APC 把 α – synuclein 作为神经抗原表位提呈到淋巴组织中，这种持续性的免疫反应会促进自体免疫反应的 Teff 浸润大脑，加剧小胶质细胞的活化并加速受损神经元的死亡。

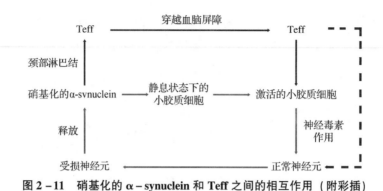

图 2-11　硝基化的 α-synuclein 和 Teff 之间的相互作用（附彩插）

　　绿色和红色箭头分别表示硝基化的 α-synuclein 的作用途径和 Teff 的作用途径，虚线表示还未证实的作用途径。受损的神经元释放的硝基化的 α-synuclein 到细胞外环境，使静息状态下的小胶质细胞活化，并同时作为抗原引流进颈部淋巴结来吸引外周效应免疫细胞透过血脑屏障进入大脑，小胶质细胞具有神经毒性功能，会损害健康的神经元，从而导致更多硝基化的 α-synuclein 被释放，Teff 通过释放 IFN-γ、TNF-α、IL-17 来促进小胶质细胞活化和加速受损神经元死亡。

3）家族性和散发性帕金森病的共同因素

（1）氧化应激。

　　在正常的生理条件下，完整的酶和非酶抗氧化系统可以保护身体免受自由基和氧化中间体的负面影响。然而，在未知刺激因子的影响下，氧化和抗氧化之间的不平衡导致大量 ROS 和 RNS 产生，诱导分子损伤，导致氧化应激出现[34]。目前认为它是各种神经退行性疾病的致病因素，包括帕金森病、阿尔茨海默病和肌萎缩侧索硬化症。氧化应激之所以被认为是此类疾病的可能原因，是因为大脑是人体中最大的有氧器官，大脑中丰富的细胞群含有多种易氧化物质，如多巴胺和脂质。无论是家族性还是散发性帕金森病，氧化应激都会诱导 α-synuclein 错误折叠、修饰和聚集，脂质过氧化，炎症和线粒体功能障碍。Hashimoto M 和 Owen Scudamore 发现在体外氧化应激诱导淀粉样蛋白样 α-synuclein 聚集体形成并加剧体内 α-synuclein 聚集，在帕金森病患者黑质组织中，脂质过氧化产生的丙二醛含量与对照人脑组织相比显著上升，而氧化应激诱导的 ROS/RNS 可引起神经胶质细胞活化和炎症，并通过氧化作用抑制线粒体复合物 I 正常活动造成线粒体功能障碍。相反，这些条件也会加剧氧化应激。前文已经描述 α-synuclein 与线粒体复合物 I 相互作用后会干扰其功能，进而促进 ROS 和 RNS 的产生，其会进一步增强 α-synuclein 的氧化/硝化修饰并通过降低谷胱甘肽水平来破坏氧化应激的保护机制。同时，在炎症状态下，ROS 作为针对病原体的防御机制而大量产生，导致氧化应激加剧，并且线粒体功能障碍通常被认为是各种氧化剂的主要来源。这些研究有力地表明，氧化应激是帕金森病发病机制的关键因素。然而，这个阶段往往发生在其他致病因素出现之后，氧化应激是正常衰老生命周期中的常见机制，几乎所有老年人都存在氧化应激，但只有一些人患有帕金森病。这充分证明，氧化应激通常仅是致病因子起作用的机制，将其单独作为一种帕金森病的致病因子并不可靠。值得注意的是，由氧化应激引起的后续信号级联反应也非常重要。作为下游反应，脂质过氧化可能在帕金森病的发病机制中起更重要的作用。考虑到大脑富含脂质，脂质过氧化作为多不饱和脂肪酸的自由基链反应，很容易在大脑中发生。脂质过氧化的最终产物是各种碳长度的醛类，例如丙二醛和丙烯醛。通常，内源性醛类保持在生理浓度，但当抗氧化功能降低或失调时，醛类分子会对身体，特别是神经系统造成损害。醛类可以影响神经递质多巴胺的分泌，诱导蛋白质羰基化并抑制谷胱甘肽的活性，这是间接引起帕金森病的隐患。然而，脂质过氧化是一种普适的损伤因子，其作用并不具有特异性，因此，单独的脂质过氧化（即氧化应激）不能解释帕金森病中多巴胺能神经元的特异性死亡。因此，必须存在一些因素可以将氧化应激造成的非特异性损伤转化为特异性损伤。

（2）线粒体功能障碍。

线粒体是一种双层膜细胞器，存在于大多数细胞中，是细胞进行有氧呼吸的主要场所。线粒体功能障碍被认为是散发性和家族性帕金森病中最重要的因素，主要由线粒体电子传递链复合物 I 的异常、基因突变和体内氧化还原平衡变化引起。在帕金森病患者的黑质和额叶皮质中已经检测到线粒体电子传递链复合物 I 活性的下降和线粒体功能失调。除了环境因素如外源性神经毒素之外，线粒体失调更多是转录因子和基因突变造成的。占帕金森病患者 10% 的家族性帕金森病患者的病因来自 α‑synuclein 基因（SNCA）、富含亮氨酸的重复激酶 2 基因（LRRK2）、液泡蛋白分选蛋白 35 基因（VPS35）、Parkin 基因（PRKN）、PTEN 诱导的激酶 1 基因（PINK1）、蛋白去糖化酶基因（DJ‑1）和泛素 C‑末端水解酶 L1 基因（UCHL‑1）的突变。这些 PD 相关基因都与线粒体失调有直接和间接的关系。SNCA 和 UCHL‑1 通过促进 α‑synuclein 积累来间接干扰线粒体功能并损害线粒体电子传递链复合物 I。PINK1 突变减少多巴胺的释放，干扰线粒体呼吸和三磷酸腺苷（ATP）产生，并诱导 PINK1 敲除小鼠中 α - synuclein 的聚集。DJ - 1 的丢失导致线粒体中呼吸的减少、膜电位的降低、ROS 水平的增加和线粒体形状的改变。编码 Parkin 的 PARK2 突变导致帕金森病患者的成纤维细胞线粒体损伤、ATP 水平降低和膜电位降低。在 VPS35 缺陷的多巴胺能神经元中，增加的线粒体 E3 泛素连接酶 1（MUL1）水平增加，其诱导线粒体断裂和损伤。LRRK2 的突变提高线粒体钙单向转运蛋白（MCU）和线粒体钙摄取 1 蛋白（MICU1）的活性，增加帕金森病患者成纤维细胞中线粒体钙超载的易感性。然而，大多数帕金森病是散发性的，其可能并没有与家族性帕金森病相似的基因突变，但是散发性帕金森病也存在线粒体功能障碍，这表明散发性帕金森病患者可能具有线粒体 DNA（mtDNA）的异常表达或表观遗传学中基因转录表达的异常调节。

线粒体基因组主要由人体中的 16.6kb 环状双链 DNA 分子组成。在散发性帕金森病患者脑部黑质区的多巴胺能神经元中发现由氧化应激诱导的 mtDNA 缺失和损伤，但是 mtDNA 突变和帕金森病之间的关系尚未定论。基因转录调控主要通过基因组中的非编码 RNA（ncRNA）进行。ncRNA 分为两类，一类是小的 ncRNA（如 miRNA），另一类是长的 ncRNA（如 lncRNA）。近年来人们已经在帕金森病中发现了 miRNA 水平的失调。表 2 - 1 总结了近年来已显示在帕金森病患者大脑中发生变化的 miRNA 的分布和功能相关性。根据表 2 - 1，可以发现帕金森病患者中的大多数 miRNA 与线粒体功能直接相关。例如，miRNA - 21 的过表达可以提高线粒体膜电位、减少 ROS 并抑制线粒体介导的凋亡途径的激活。过表达的 miRNA - 124 通过波形蛋白影响运动神经元中的线粒体位置和活性。

值得注意的是，表 2 - 1 中所有 miRNA 的异常表达可能是由长期的环境压力引发的。环境压力包括病原体引起的生理压力、毒素和超出人类能力的困境引起的心理压力。长寿人在人类生命周期中面临各种环境压力，这些随机环境压力可能改变基因转录调节，从而诱导线粒体功能障碍并最终导致散发性帕金森病。通过这种方式，帕金森病相关基因的突变或异常调节使帕金森病看起来更像神经性线粒体疾病。然而，考虑到几乎所有细胞中都存在线粒体，其只有数量和分布不同，并且这些基因的异常调节或突变也不是针对多巴胺能神经元线粒体的特异性损伤，因此很难解释为什么多巴胺能神经元中的线粒体特异性受损。鉴于此，可能存在一些未知因素使线粒体失调成为多巴胺能神经元的唯一特征。

表2-1 帕金森病患者脑中 miRNA 的表达水平、脑区分布、诱发因素和功能相关性

miRNA 名称	miRNA 家族	表达水平	脑区分布	诱发因素	功能相关性	参考文献
miRNA-16-5p	miR-15	上调	前额皮质	压力	炎症	LI X, et al. (2018)
mRNA-21	miR-21	上调	中脑/黑质	炎症	线粒体	LIU Y, et al. (2018)
miRNA-26b	miR-26	上调	黑质	环境化学污染/药物滥用	线粒体	KARBIENER M, et al. (2014)
miRNA-34a	miR-34	上调	纹状体	氧化应激	线粒体	ZHONG X, et al. (2018)
miRNA-155	miR-155	上调	黑质	环境病原体/炎症	线粒体	YANG Z B, et al. (2018)
miRNA-195	miR-155	上调	额皮质	环境化学污染	线粒体	WANG H, et al. (2018)
miRNA-204-5p	miR-204	上调	壳核/海马	环境化学污染/母体压力/氧化应激	线粒体	LINY C, et al. (2017)
miRNA-221	miR-221	上调	扣带回	氧化应激/炎症	线粒体	CHEN L, et al. (2012)
miRNA-424	miR-322	上调	额皮质	缺氧/氧化应激	氧化应激	LI L, et al. (2017)
miRNA-494	miR-154	上调	黑质	环境化学污染	线粒体	LEMECHA M, et al. (2018)
miRNA-34b	miR-34	下调	壳核/海马	环境化学污染/炎症	线粒体	CONSALES C, et al. (2018)
miRNA-34c	miR-34	下调	黑质	压力/炎症	线粒体	CONSALES C, et al. (2018)
miRNA-124	miR-124	下调	中脑/黑质	心理压力/炎症/压力	线粒体	YARDENI T, et al. (2018)
miRNA-133b	miR-133	下调	中脑	药物滥用	线粒体	SLAGSVOLD K H, et al. (2014)
miRNA-135b	miR-135	下调	黑质	氧化应激	氧化应激	FAN J B, et al. (2016)

续表

miRNA 名称	miRNA 家族	表达水平	脑区分布	诱发因素	功能相关性	参考文献
miRNA - 145	miR - 145	下调	扣带回	细胞应激因子/胎儿酒精综合征/产妇焦虑	线粒体	LI R, et al. (2012)
miRNA - 148a	miR - 148	下调	额皮质	炎症	线粒体	ZHANG C, et al. (2018)
miRNA - 155 - 5p	miR - 155	下调	壳核	环境病原体/炎症	线粒体	YANG Z B, et al. (2018)
miRNA - 190	miR - 190	下调	额皮质	药物滥用	氧化应激	AVILA - BONILLA, et al. (2017)
miRNA - 199a - 3p	miR - 199	下调	额皮质	环境化学污染/炎症	线粒体	EL AZZOUZI H, et al. (2013)
miRNA - 208b	miR - 208	下调	黑质	压力/炎症	线验体	LIU J, et al. (2016)
miRNA - 219 - 2 - 3p	miR - 219	下调	壳核	产妇焦虑	炎症	FREDMAN G, et al. (2012)
miRNA - 330 - 5p	miR - 330	下调	黑质	氧化应激/炎症	氧化应激	LIU J, et al. (2019)
miRNA - 339 - 5p	miR - 339	下调	黑质	胎儿酒精综合征	炎症	ZHANG Y, et al. (2014)
miRNA - 382 - 5p	miR - 154	下调	壳核	药物滥用	线验体	DAHLMANS D, et al. (2018)
miRNA - 429	miR - 8	下调	额皮质	细胞应激因子/母体压力	氧化应激	GUO S, et al. (2017)
miRNA - 451	miR - 451	下调	额皮质	细胞应激因子/母体压力	线粒体	YANG X, et al. (2017)

（3）炎症。

最近报道，淋巴系统和血管通道将颅骨骨髓直接连接到大脑部位，这表明大脑不再是免于免疫系统的区域，小胶质细胞、星形胶质细胞和T细胞均会参与脑部免疫应答。近年来，在家族性和散发性帕金森病中都发现了炎症。已报道的帕金森病相关基因，例如parkin、PINK1、DJ-1和LRRK2，在未折叠的蛋白质应激期间激活相关的反应性星形胶质细胞，增加帕金森病患者脑中小胶质细胞的活化和单核细胞的表达。在帕金森病患者和MPTP处理的小鼠的大脑中均检测到反应性小胶质细胞增生、CD4$^+$T淋巴细胞浸润和IgG沉积周围退化。与之前提到的小胶质细胞分类类似，星形胶质细胞也分为两种类型：A1和A2。A1型星形胶质细胞具有神经毒性，它促进炎症，加速突触损伤，导致神经元死亡。A2型星形胶质细胞具有相反的作用，分泌神经营养因子，并促进突触和神经修复。星形胶质细胞还参与ROS和外源过氧化物的毒性以保护多巴胺能神经元。目前研究的局限性是小胶质细胞和星形胶质细胞如何决定转化为M1/A1或M2/A2形式以及如何通过人工干预将小胶质细胞和星形胶质细胞转化为M2/A2形式以保护神经元。幸运的是，目前的研究看到了突破这一限制的曙光。Liddelow S. A. 发现A1型星形胶质细胞是由活化的小胶质细胞通过IL-1α、TNF和C1q诱导分化的。ncRNA在具有不同极化状态的小胶质细胞中具有不同的表达模式，miR-689、miR-124和miR-155介导M1样表型，miR-124、miR-711和miR-145调节原代小鼠小胶质细胞中的M2样表型。LncRNA GAS5是小鼠和人小胶质细胞中M2极化的有效抑制剂，miRNA-155直接作用于小胶质细胞对α-synuclein的反应，miRNA-155的缺失减少小鼠对α-synuclein的促炎反应。

模式识别受体（PRR）和MHC也是介导帕金森病病理过程中涉及的免疫应答的重要受体。PRR中包括病原相关分子模式（PAMP）和损伤相关分子模式（DAMP），其中DAMP是由组织和细胞释放的一系列内源性损伤信号，包括细胞外热休克蛋白（eHSP）和mtDNA，并可以激活下游信号通道，引起炎症反应。一些PRR在DAMP刺激后形成含有pyrin结构域的蛋白质复合物，称为炎症小体，其可以激活caspase-1和caspase-11，切割细胞因子的前体（例如IL-18和IL-1β），并将这些组分释放到细胞外区域，引起炎症和焦亡。Gordon R. 表明，NLRP3炎症小体可以驱动帕金森病中的进行性多巴胺能神经元死亡，并且抑制炎症小体可以有效抑制黑质纹状体多巴胺能神经元退行性死亡。虽然免疫反应被认为是负面影响，但它只是对大脑异常环境的正常反应。显然，在大多数情况下，过度活化的免疫细胞才是细胞毒性的罪魁祸首，应对其进行调节以保护神经元免受损伤。由于处于炎症状态的免疫细胞通常伴有 ROS 的大量释放，帕金森病患者大脑长期处于慢性炎症状态，这可能是改变氧化还原平衡并诱导氧化应激产生的原因。这些结果解释了为什么抗炎药物和植物类黄酮抗氧化剂对于治疗帕金森病有效。同样，炎症和由此导致的神经元死亡实际上发生在神经元损伤后，即炎症的发生部位不具有选择性，其特异性是由受损区域决定的，尽管炎症参与了帕金森病的发病机制，但似乎并不成为一个关键的诱导因素。

（4）蛋白质聚集。

在神经变性疾病中经常观察到蛋白质聚集，例如淀粉样蛋白 – β 肽聚集和路易小体。α – synuclein 是路易小体的主要成分，被认为是家族性和散发性帕金森病的关键因素，但 α – synuclein 聚集的原因仍不清楚。一些研究表明，基因突变是路易小体形成的关键。SNCA 是家族性帕金森病首次发现的基因突变，目前已发现 6 种 SNCA 突变：A30P、A53E、A53T、E46K、G51D 和 H50Q。尽管所有突变均发生在 N 末端两亲性区域，但突变的 α – synuclein 通过不同的机制促进聚集。例如，A30P 突变增强了寡聚体的稳定性，而 A53T 和 E46K 突变加速了寡聚化过程。与 α – synuclein 不直接相关的其他基因突变也可能引起聚集。抑制UCHL – 1 的表达导致胎鼠腹侧中脑神经元中的 α – synuclein 聚集，LRRK2 发现在帕金森病患者黑质退化的多巴胺能神经元中与路易小体中的 α – synuclein 相互作用。然而，当 α – synuclein 中没有突变时，异常的野生型 α – synuclein 也可以发生聚集。过表达 α – synuclein 导致高分子量 α – synuclein 的积累。通过不同的蛋白修饰可以诱导 α – synuclein 聚集，例如磷酸化或硝基化。锌诱导的泛素蛋白酶体系统损伤可导致多巴胺能神经元中的 α – synuclein 聚集，而且将聚集的 α – synuclein 注入年轻无症状 α – synuclein 转基因小鼠的脑中可加速 α – synuclein 包涵体的形成并诱导帕金森病症状。

当出现 α – synuclein 聚集时，清除其聚集体尤其重要。聚集蛋白的摄取和清除通常由神经胶质细胞完成。小胶质细胞通过 Toll 样受体 TLR – 4 和 TLR – 2 摄取纤维状 α – synuclein 和细胞外 α – synuclein，星形胶质细胞通过溶酶体途径将

被摄取的 α – synuclein 聚集体降解，并且由于不完全消化，星形胶质细胞中 α – synuclein 的积累已经成为帕金森病的病理特征。有趣的是，当通过脂多糖激活原代小胶质细胞时，小胶质细胞中聚集蛋白的摄取和降解减慢，这表明清除可能受这些细胞响应炎症时的类型调节。此外，人的身体对蛋白质聚集体的反应通常伴随着氧化应激和炎症。通过敲除 PC12 细胞中 α – synuclein 的表达可抑制 Almal 诱导的氧化应激。α – synuclein 过表达增加 MHC Ⅱ 表达，激活周围小胶质细胞并使外周血 CD4$^+$ T 细胞易于凋亡。α – synuclein 处理后的小胶质细胞加入 CD4 OTII T 细胞中可导致强烈的炎症反应，IL – 1α、IFN – γ、IL – 1β、TNF 和 IL – 10 的产生显著增强，这证明了的小胶质细胞和 T 细胞建立相互作用关系对 α – synuclein 的炎症反应起到了关键作用，并表明 α – synuclein 可以在体内诱导免疫应答作为抗原。此外，路易小体不仅发生在中枢神经系统中，还发生在自主神经系统（ANS）和肠神经系统（ENS）中。在交感神经和副交感神经节前神经元和胃肠道的肌间和黏膜下丛中均发现 α – synuclein 包涵体，还显示路易小体首先在迷走神经和脊髓中发生并且稍后扩散到中枢神经系统中。这些结果表明帕金森病的发病机制可能从周围神经系统逐渐发展到中枢神经系统。考虑到神经免疫相互作用也参与到周围神经系统中，因此路易小体也可引起周围神经系统炎症的发生。总体而言，α – synuclein 的聚集起着非常复杂的作用，不仅可以将其视为帕金森病的结果，也可以认为它是帕金森病的原因。α – synuclein 可以由于各种病理原因而聚集，或者可以由于聚集而诱导一系列病理反应，并最终导致帕金森病。α – synuclein 的聚集更像一种键，它可能在连接帕金森病的所有症状中起作用，但它在帕金森病的病理学中起什么作用还有待进一步研究。

（5）内源性神经毒素。

几十年来，许多帕金森病动物模型的建立基于不同的转基因和神经毒素。除了在 α – synuclein 转基因动物模型中观察到的轻微帕金森病症状外，在转基因动物模型如 LRRK2、PINK1 和 DJ – 1 中均没有观察到明显的帕金森病症状，这表明单一基因突变不是帕金森病发生的充分必要因素。6 – 羟基多巴胺（6 – OHDA）和 MPTP 是帕金森病模型中最常用的神经毒素。MPTP 可穿过血脑屏障，被 B 型单胺氧化酶氧化成 1 – 甲基 – 4 – 苯基 – 2，3 – 二氢吡啶鎓（MPDP$^+$），MPDP$^+$ 转化为 1 – 甲基 – 4 – 苯基吡啶离子（MPP$^+$），其可以在线粒体内浓缩并通过抑制线粒体复合物 I 来破坏氧化磷酸化,诱导帕金森病样综合征出现。与 MPTP 相比,6 - OHDA 不能穿过血脑屏障,其通过多巴胺转运蛋白(DAT)进入多巴胺能神经元,再通过自氧化或氧化产生 ROS,并诱导线粒体碎裂,最终导致线粒体失调和 ATP 耗尽。然而,在 MPTP 或 6 - OHDA 损伤的多巴胺能系统中不能产生类似路易小体的内含物。由于 MPTP 和 6 - OHDA 的急性毒性,多巴胺能神经元很快坏死,并且该模型可以在数天或数周内建立。神经元不能经历进行性神经退行性发展,因此 α - synuclein 无法聚集形成包涵体,这导致与帕金森病病理学相关的结论不是很准确。尽管 MPTP 和 6 - OHDA 可能不能很好地模拟帕金森病,但它表明在帕金森病患者脑中可能存在类似 MPTP 或 6 - OHDA 结构的有毒物质。

目前,已经鉴定了一些天然存在的 MPTP 样神经毒素。这些神经毒素分为两大类:四氢异喹啉(TIQ)和 β - 咔啉。2001 年,在帕金森病患者的大脑中通过 Z - spray APILC/MS 检测发现在尾状核、壳核、SN、额叶皮层和小脑中的一种新型 MPTP 样化合物 1 - 乙酰基 - 6,7 - 二羟基 - 1,2,3,4 - 四氢异喹啉(ADTIQ)。ADTIQ 衍生自多巴胺和甲基乙二醛的反应。甲基乙二醛主要通过在糖酵解过程中从磷酸丙糖中间体中非酶促和/或酶消除而形成。与 ADTIQ 类似,TIQ 的类似物儿茶酚四氢异喹啉(CTIQ),如 1 - 甲基 - 4 - 苯基 - 1,2,3,4 - 四氢异喹啉(salsolinol,Sal)和 1(R) - 2(N) - 二甲基 - 6,7 - 二羟基 - 1,2,3,4 - 四氢异喹啉(NM - salsolinol,NMSal)均在帕金森病患者的尿液和脑脊液(CSF)中检测到。Makoto Naoi 在大鼠脑中研究了 NMSal 的神经毒性,大鼠行为受到 NMSal 诱导的影响,头部和躯干向病变侧偏离并出现明显的运动不能,多巴胺含量和酪氨酸羟化酶(TH)活性显著降低[163]。因为 TIQ 不能通过血脑屏障,所以 Makoto Naoi 验证了多巴胺与醛缩合形成内源性 TIQ 的可能性。之前的研究认为人体中的 Sal 合成是通过多巴胺与乙醛或丙酮酸的非酶促 Pictet - Spengler 反应发生的,然而,人们用于分析 Sal 对映体的更准确和更简单的色谱方法证实了哺乳动物组织中 Sal 主要以(R)对映体出现,这表明 Sal 可以酶促合成。2011 年,Chen 等通过高效液相色谱电化学检测首次在 Sprague Dawley 大鼠脑中鉴定出 Sal 合酶活性。检查大脑中 Sal,NMSal 和 1,2 - 二甲基 - 6,7 - 二羟基异喹啉离子的分布(DMDHIQ$^+$),发现 NM(R)Sal 选择性地分布在黑质纹状体中,(R) - Sal 在脑区域内均匀分布,并且 DMDHIQ$^+$ 分布仅在 SN 中。这些结果表明,这些因子的浓度不依赖多巴胺含量的分布，而是依赖合成酶的活性，例如 Sal 合成酶和 N –甲基转移酶。最近的研究表明多巴胺与乙醛或丙酮酸的酶促缩合由 Sal 合酶分别催化产生（R）– Sal 或（R）– Sal – 1 – 羧酸。然而，未证实由 1,2 – 脱氢 Sal 对映体选择性合成（R）– Sal。（R）– Sal 被 N – 甲基转移酶催化成 NM（R）– Sal，其通过 DAT 进入多巴胺能神经元并进一步氧化成 $DMDHIQ^+$，其可以抑制线粒体复合物 I 的活性，引起线粒体功能障碍。该过程伴随着大量活性氧化物的形成，这些氧化物进一步诱导脂质过氧化产生醛类并导致 Sal 的重新生成，再次进入内源性神经毒素作用的恶性循环（图 2 – 12）。有趣的是，在 MPP^+ 处理的原代神经元中，Sal 和 NMSal 的水平均显著增加，这表明人们可能忽略了内源性神经毒素在帕金森病发病过程中的价值。考虑到内源性神经毒素的产生与氧化应激，线粒体功能障碍和多巴胺能神经元密切相关，人们推测内源性神经毒素可能在帕金森病病理学中发挥极其重要的作用，这提供了人们正在寻找的特异性来源。

4）帕金森病中可能形成的恶性循环

迄今为止，人们已经发现了帕金森病的发病机制中涉及的 5 个常见因素：氧化应激、线粒体功能障碍、炎症、蛋白质聚集和内源性神经毒素。这 5 个因素中的每一个似乎都能够单独诱导帕金森病，但它们通过 3 个循环相互关联。

第一个循环涉及氧化应激、线粒体功能障碍和内源性神经毒素。长期存在的环境应激和氧化应激导致脂质过氧化并诱导 ncRNA 和醛的生成，醛可以与多巴胺反应形成内源性神经毒素来逃避氧化物清除机制。ncRNA 和内源性神经毒素进一步损害多巴胺能神经元中的线粒体，内源性神经毒素抑制线粒体复合物 I 的活性，导致 ROS/RNS 的形成，它们会破坏线粒体中的蛋白质、DNA 和脂质，而 mtDNA 的损伤进一步导致线粒体复合物 I 或Ⅲ的缺陷，这反过来又进一步加剧了氧化应激和内源性神经毒素的形成，并诱发线粒体功能障碍和能量危机。

在第一个循环被触发后，第二个循环在内源性神经毒素和炎症之间进行。连续产生的醛、内源性神经毒素和受损的 mtDNA 实际上作为一种 DAMP，其可以增加炎症小体的表达，激活下游信号通道，诱导小胶质细胞和星形胶质细胞的活化以及细胞因子的释放，进一步增强 T 细胞的浸润，引起炎症，加剧氧化应激，并进一步继续形成内源性神经毒素。

当这两个循环持续存在于大脑中时，它们的生物学效应将导致蛋白质聚集的第三个循环的出现。氧化应激和/或内源性神经毒素可以诱导正常的 α – synuclein 被修饰，其中硝基化修饰的 α – synuclein 和 ATP 耗竭损害蛋白质降解途径，磷酸化或羧基化修饰的 α – synuclein 可能失去功能并阻断随后的泛素化，从而影响细胞降解并促进蛋白质之间的相互作用而促进聚集，同时，由炎症引起的小胶质细胞和星形胶质细胞的活化大大降低了它们清除异常蛋白质的能力。不能被降解和摄取的 α – synuclein 包涵体进一步作为抗原诱导炎症并且加剧氧化应激水平，其再次促进内源性神经毒素的形成。

　　如图 2 – 12 所示，脑中内源性神经毒素的生物合成途径（氧化应激）可以诱导 ROS 的释放，然后导致脂质过氧化，产生大量的醛类（如乙醛），体内代谢

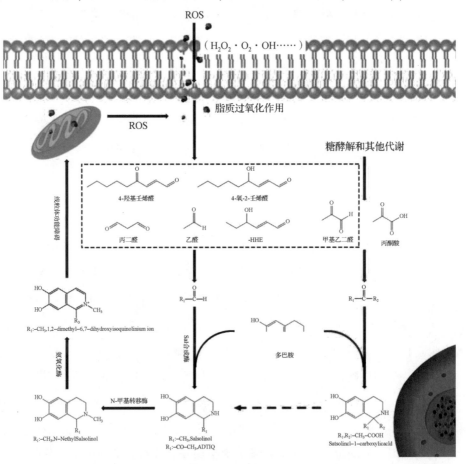

图 2 – 12　脑中内源性神经毒素的生物合成途径

实线箭头表示已证实的途径，虚线箭头表示未证实的途径。

（如糖酵解）也可以产生甲基乙二醛和丙酮酸。多巴胺可以通过 Sal 合成酶与乙醛反应生成 Sal，也可以与甲基乙二醛或丙酮酸反应生成 ADTIQ 或 Salsolinol－1－羧酸，最终转化为 Sal，但该途径未得到证实。Sal 可以进一步被 N－甲基转移酶催化成 N－甲基 Sal，其可以通过胺氧化酶氧化成 DMDHIQ⁺。DMDHIQ⁺抑制线粒体电子传递链并导致线粒体功能障碍，其可进一步加剧氧化应激。

最后，鉴于 3 个循环的级联放大效应，研究者创造性地提出了一种恶性反馈循环，它结合了整个帕金森病发病机制中的 3 个循环（图 2－13）。在形成这种恶性循环的过程中，伴随着各种基因和 ncRNA 变化以处理由该循环引起的损伤。一些 miRNA 加重了循环，而一些 miRNA 试图打破循环，这一系列生物效应最终导致多巴胺能神经元的死亡和路易小体的形成，造成帕金森病的出现。

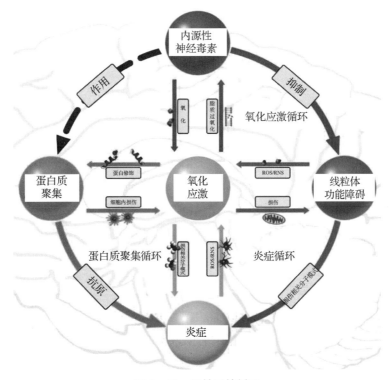

图 2－13　恶性反馈循环

实线箭头表示已证实的途径，虚线箭头表示未证实的途径。

如图 2－13 所示，在帕金森病中由氧化应激、线粒体功能障碍、炎症、蛋白质聚集和内源性神经毒素组成恶性循环发病机制。当体内发生氧化应激时，醛类通过脂质过氧化作用大量产生，其与儿茶酚胺反应形成内源性神经毒素，它们通过抑制线粒体复合物 I 的活性进一步引起线粒体功能障碍，并加剧氧化应激，形成第一个循环。而由第一个循环触发的第二个循环所涉及的醛、mtDNA 和内源性神经毒素作为 DAMP 诱导炎症的发生，其进一步增加氧化应激水平。这两个循环最终导致蛋白质聚集的第三个循环，氧化应激和内源性神经毒素可能诱导 α -synuclein 修饰，修饰的蛋白质可能无法降解并且可以彼此相互作用以聚集。聚集的蛋白质也可以作为抗原来诱导炎症和细胞内损伤，这反过来又进一步加剧了氧化应激。3 个循环最终构成的恶性循环导致多巴胺能神经元的退行性死亡，导致帕金森病的发生。

综上，氧化应激、线粒体功能障碍、炎症、蛋白质聚集和内源性神经毒素作为帕金森病发病过程中的重要因素，这五者之间是否存在关联显得尤为重要。

3. 神经免疫在类脑芯片领域的应用

类脑芯片融合了工程学、生物材料学、神经发育学等多种学科。很多脑部疾病都是一种慢性炎症过程，如神经退行性病变。要想在体外构建完整的大脑疾病模型，神经免疫学是不可缺少的。微流控芯片的出现使人们对小胶质细胞的研究不仅局限于培养皿。

小胶质细胞来源于中胚层细胞，具有多突触和可塑性特点，细胞外环境的变化可引起其可塑性的改变。目前微流体装置和软光刻技术可满足对小胶质细胞 - 基质相互作用、形态发生和迁移机制的研究。通过软光刻技术可以严格控制生物材料表面形貌，进而影响小胶质细胞形态，大大提高体外自发运动。这一研究发现对复现大脑神经炎症和神经变性微环境起到了推进作用。

小胶质细胞不仅是中枢神经系统的重要参与者，还是主要神经免疫效应细胞。中枢神经系统中的小胶质细胞可能具有促炎或神经保护作用，具体取决于其激活状态，其根据不同的刺激因素呈现不同表型。M1 表型表达 iNOS、CD86 等标记物，发挥促炎与神经毒性作用。M2 表型表达 Arg - 1、CD206 等标志物，发挥抗炎及神经保护作用。在一些神经退行性疾病中，小胶质细胞表现出双面性，既有神经保护作用，也有促炎作用。因此，在体外构建脑部疾病模型时小胶质细胞成了不可缺少的一部分。Soohyun Hong 等人开发了一种将胶质母细胞瘤和小胶质细胞共培养的脑癌芯片。MicroRNA（MiRNA）虽然作为抗癌治疗的新靶点，但因其敏感性和不稳定性，人们遂选择细胞外囊泡（EV）作为载体，试验结果显示 mi‐rna124EV 在胶质母细胞瘤和小胶质细胞相互作用的环境中发挥潜在治疗效果，并且显示 MiRNA‐124 可以通过靶向 STAT3 干扰小胶质细胞的 M2 极化。该脑癌芯片有助于进一步了解肿瘤细胞和免疫细胞所构成的微环境，及促进 mi‐rna124EV 治疗方案的发展。Joana Bravo 等人通过将神经元与小胶质细胞在微流控装置上共培养，来研究它们之间的相互作用如何影响甲基苯丙胺诱导的小胶质细胞活化问题。结果表明神经元通过增加神经免疫分子 CD200 的表达来抑制小胶质细胞的活化。Joseph Park 等人将神经元、星形胶质细胞和小胶质细胞在微流体平台进行共培养，用以体外构建阿尔兹海默病模型，复现 Aβ 聚集、p‐Tau 积累和神经炎症过程。该模型满足对阿尔茨海默病中神经元‐神经胶质细胞相互作用关系的研究，促进人们对脑部疾病的认知。一种有趣的圆形分区化微流体装置被设计出来，用来研究轴突与神经胶质细胞的相互作用关系。在试验过程中人们验证了小胶质细胞对损伤的轴突有更强的趋化性和优先性。Yuki Fujita 等人详细描述了在具有分离轴突能力的微流体装置上将小胶质细胞积累到轴突的过程。You Jung Kang 等人进行了一个新颖的试验，在微流体平台构建多细胞人脑模型，用来模拟细颗粒物（PM2.5）对人类大脑诱导的神经炎症和神经变性。最终试验模型验证了 PM2.5 可穿透血脑屏障部位并在脑组织部位积累，还可引起星形胶质细胞增多以及小胶质细胞表达 M1 表型，加剧神经元损伤/死亡。该模型还可应用于其他有毒气体或颗粒的研究。在微流控装置上对小胶质细胞的研究不仅限于多细胞共培养方式。微流体芯片还可以作为研究小胶质细胞的单细胞分析设备。在试验过程中分别在刺激和抑制条件下测量 AIM‐A9 小胶质细胞中 NO 水平变化，NO 作为小胶质细胞分泌的炎性信号分子，其变化量直接影响大脑中神经元的凋亡情况，该技术有助于推动神经退行性疾病治疗方案的进步。

参 考 文 献

［1］YANG Y,ARSENI D,ZHANG W,et al. Cryo‐EM structures of amyloid‐β 42 filaments from human brains[J]. Science,2022,375(6577):167‐172.

［2］LONG J M,HOLTZMAN D M. Alzheimer disease:An update on pathobiology and treatment strategies[J]. Cell,2019,179(2):312 –339.

[3] HARDY J A,HIGGINS G A. Alzheimer's disease:The amyloid cascade hypothesis[J]. Science,1992,256(5054):184 –185.

[3] HAASS C, KAETHER C, THINAKARAN G, et al. Trafficking and proteolytic processing of APP[J]. Cold Spring Harbor Perspectives in Medicine, 2012, 2(5):a006270.

[4] SUZUKI N,CHEUNG T T,CAI X D,et al. An increased percentage of long amyloid β protein secreted by familial amyloid β protein precursor(βAPP717) mutants[J]. Science,1994,264(5163):1336 –1340.

[5] SCHEUNER D,ECKMAN C,JENSEN M,et al. Secreted amyloid β – protein similar to that in the senile plaques of Alzheimer's disease is increased in vivo by the presenilin 1 and 2 and APP mutations linked to familial Alzheimer's disease[J]. Nature Medicine,1996,2(8):864 –870.

[6] CITRON M, VIGO – PELFREY C, TEPLOW D B, et al. Excessive production of amyloid beta – protein by peripheral cells of symptomatic and presymptomatic patients carrying the Swedish familial Alzheimer disease mutation[J]. Proceedings of the National Academy of Sciences,1994,91(25):11993 –11997.

[7] SPERANZA E, WILLIAMSON B N, FELDMANN F, et al. Single – cell RNA sequencing reveals SARS – CoV – 2 infection dynamics in lungs of African green monkeys[J]. Sci. Transl. Med. ,2021,13:eabe8146.

[8] TARUTANI A, ARAI T, MURAYAMA S, et al. Potent prion – like behaviors of pathogenic α – synuclein and evaluation of inactivation methods [J]. Acta. Neuropathologica Communications,2018,6(1):1 –18.

[9] SCHWEIGHAUSER M,SHI Y,TARUTANI A,et al. Structures of α – synuclein filaments from multiple system atrophy[J]. Nature,2020,585(7825):464 –469.

[10] FITZPATRICK A W P,FALCON B,HE S,et al. Cryo – EM structures of tau filaments from Alzheimer's disease[J]. Nature,2017,547(7662):185 –190.

[11] FALCON B,ZHANG W,SCHWEIGHAUSER M,et al. Tau filaments from multiple cases of sporadic and inherited Alzheimer's disease adopt a common fold[J].

Acta. Neuropathologica Communications,2018,136(5):699 –708.

[12] GREENBERG S G,DAVIES P. A preparation of Alzheimer paired helical filaments that displays distinct tau proteins by polyacrylamide gel electrophoresis [J]. Proceedings of the National Academy of Sciences,1990,87(15):5827 –5831.

[13] SHI Y,ZHANG W,YANG Y,et al. Structure – based classification of tauopathies[J]. Nature,2021,598(7880):359 –363.

[14] DI PAOLA M,CALTAGIRONE C,PETROSINI L. Prolonged rock climbing activity induces structural changes in cerebellum and parietal lobe [J]. Human Brain Mapping,2013,34(10):2707 –2714.

[15] JÄNCKE L,KONEKE S,HOPPE A,et al. The architecture of the golfer's brain[J]. PLOS ONE,2009,4(3):e4785.

[16] DRAGANSKI B, GASER C, KEMPERMANN G, et al. Temporal and spatial dynamics of brain structure changes during extensive learning[J]. Journal of Neuroscience,2006,26(23):6314 –6317.

[17] HÄNGGI J, KONEKE S, BEZZOLA L, et al. Structural neuroplasticity in the sensorimotor network of professional female ballet dancers [J]. Human Brain Mapping,2010,31(8):1196 –1206.

[18] IMFELD A, OECHSLIN M S, MEYER M, et al. White matter plasticity in the corticospinal tract of musicians:A diffusion tensor imaging study[J]. Neuroimage, 2009,46(3):600 –607.

[19] WANG B,FAN Y,LU M,et al. Brain anatomical networks in world class gymnasts: A DTI tractography study[J]. NeuroImage,2013,65:476 –487.

[20] HAN Y,YANG H,LV Y T,et al. Gray matter density and white matter integrity in pianists' brain:A combined structural and diffusion tensor MRI study [J]. Neuroscience Letters,2009,459(1):3 –6.

[21] BEZZOLA L,MÉRILLAT S,GASER C,et al. Training – induced neural plasticity in golf novices[J]. Journal of Neuroscience,2011,31(35):12444 –12448.

[22] WAN C Y,SCHLAUG G. Music making as a tool for promoting brain plasticity across the life span[J]. Neuroscientist,2010,16(5):566 –577.

[23] CALVO – MERINO B,GRÈZES J,GLASER D E,et al. Seeing or doing? Influence of visual and motor familiarity in action obscrvation[J]. Current Biology,2006,16 (19):1905 – 1910.

[24] MILTON J, SOLODKIN A, HLUŠTÍK P, et al. The mind of expert motor performance is cool and focused[J]. Neuroimage,2007,35(2):804 – 813.

[25] SEKIGUCHI A,YOKOYAMA S,KASAHARA S,et al. Neural bases of a specific strategy for visuospatial processing in rugby players[J]. Medicine and Science in Sports and Exercise,2011,43(10):1857 – 1862.

[26] SEO J,KIM Y T,SONG H J,et al. Stronger activation and deactivation in archery experts for differential cognitive strategy in visuospatial working memory processing[J]. Behavioural Brain Research,2012,229(1):185 – 193.

[27] CROSS E S,KRAEMER D J M,HAMILTON A F C,et al. Sensitivity of the action observation network to physical and observational learning[J]. Cerebral Cortex, 2009,19(2):315 – 326.

[28] HERDENER M, ESPOSITO F, DI SALLE F, et al. Musical training induces functional plasticity in human hippocampus[J]. Journal of Neuroscience,2010,30 (4):1377 – 1384.

[29] KNIGHT R T. Contribution of human hippocampal region to novelty detection[J]. Nature,1996,383(6597):256 – 259.

[30] JUDENHOFER M S,WEHRL H F,NEWPORT D F,et al. Simultaneous PET – MRI:A new approach for functional and morphological imaging [J]. Nature Medicine,2008,14(4):459 – 465.

[31] POFT GUIMARÃES J,SPROOTEN E,BECKMANN C F,et al. Shared genetic influences on resting – state functional networks of the brain[J]. Human Brain Mapping,2022,43(6):1787 – 1803.

[32] GU Y,LI L,ZHANG Y,et al. The overlapping modular organization of human brain functional networks across the adult lifespan [J]. Neuroimage, 2022, 253:119125.

[33] 印澄莹,王正阁,朱斌. 创伤性脑损伤患者意识障碍的静息态脑网络的研究

进展[J].实用医学杂志,2016,32(16):2755 - 2758.

[34] ZHANG X,LEI B,YUAN Y,et al. Brain control of humoral immune responses amenable to behavioural modulation[J]. Nature,2020,581(7807):204 - 208.

[35] SAWICKI C M,HUMEIDAN M L,SHERIDAN J F. Neuroimmune interactions in pain and stress:An interdisciplinary approach[J]. Neuroscientist,2021,27(2):113 - 128.

[36] ZHENG Z,ZHANG X,LIU J,et al. GABAergic synapses suppress intestinal innate immunity via insulin signaling in Caenorhabditis elegans[J]. Proc. Natl. Acad. Sci. USA,2021,118(20):e2021063118.

[37] RUSTENHOVEN J,DRIEU A,MAMULADZE T,et al. Functional characterization of the dural sinuses as a neuroimmune interface[J]. Cell,2021,184(4):1000 - 1016.

[38] YU J,XIAO K,CHEN X,et al. Neuron - derived neuropeptide Y fine - tunes the splenic immune response[J]. Neuron,2022,110(8):1327 - 1339.

[39] HOSANG L,CANALS R C,VAN DER FLIER F J,et al. The lung microbiome regulates brain autoimmunity[J]. Nature,2022,603(7899):138 - 144.

[40] UDIT S,BLAKE K,CHIU I M. Somatosensory and autonomic neuronal regulation of the immune response[J]. Nat. Rev. Neurosci,2022,23(3):157 - 171.

[41] GARRETT A M,KHALIL A,WALTON D O,et. al. DSCAM promotes self - avoidance in the developing mouse retina by masking the functions of cadherin superfamily members[J]. PNAS. 2018,115:E10216 - E10224.

[42] MATHEIS F,MULLER PA,GRAVES CL,et. al. Adrenergic signaling in muscularis macrophages limits infection - induced neuronal loss[J]. Cell,2020,180:64 - 78.

[43] KEREN - SHAUL H,SPINRAD A,WEINER A,et al. A unique microglia type associated with restricting development of Alzheimer's disease. [J]. Cell, 2017:1276.

[44] BARTELS T,DE SCHEPPER S,HONG S. Microglia modulate neurodegeneration in Alzheimer's and Parkinson's diseases[J]. Science,2021,370(6512):66 - 69.

[45] PRIEGO N, VALIENTE M. The potential of astrocytes as immune modulators in brain tumors[J]. Front. Immunol. ,2019,10:1314.

[46] LAU S F,CAO H,FU AKY, et al. Single – nucleus transcriptome analysis reveals dysregulation of angiogenic endothelial cells and neuroprotective glia in Alzheimer's disease[J]. Proc. Natl. Acad. Sci. ,2020,117:25800 – 9.

[47] JONSSON T, STEFANSSON H, STEINBERG S, et al. Variant of TREM2 associated with the risk of Alzheimer's disease[J]. N. Engl. J. Med. ,2013,368:107 – 116.

[48] WES P D,SAYED F A,BARD F, et al. Targeting microglia for the treatment of Alzheimer's disease[J]. Glia. ,2016,64:1710 – 1732.

[49] RAJ T, SHULMAN J M, KEENAN B T, et al. Alzheimer disease susceptibility loci: evidence for a protein network under natural selection [J]. Am. J. Hum. Genet. ,2012,90:720 – 6; Neuroinflammation in Alzheimer's disease[J]. Lancet Neurol,2015,14:388 – 405.

[50] SHEEDY F J, GREBE A, RAYNER K J, et al. CD36 coordinates NLRP3 inflammasome activation by facilitating intracellular nucleation of soluble ligands into particulate ligands in sterile inflammation [J]. Nat. Immunol. , 2013, 14:812 – 820.

[51] HOEIJMAKERS L,HEINEN Y,VAN DAM A M,et. al. . Microglial priming and Alzheimer's disease: A possible role for (early) immune challenges and epigenetics? [J]. Front Hum Neurosci. ,2016,10:398.

[52] KWON H S, KOH S H. Neuroinflammation in neurodegenerative disorders: The roles of microglia and astrocytes[J]. Transl. Neurodegener,2020,9(1):42. DOI:10. 1186/s40035 – 020 – 00221 – 2 From NLM Medline.

[53] BRAVO J, RIBEIRO I, TERCEIRO A F. et al. Neuron – Microglia Contact – Dependent mechanisms attenuate Methamphetamine – Induced microglia reactivity and enhance neuronal plasticity[J]. Cells,2022,11(3).

[54] PARK J,WETZEL I,MARRIOTT I,et. al. A 3D human triculture system modeling neurodegeneration and neuroinflammation in Alzheimer's disease [J]. Nat.

Neurosci. ,2018,21(7):941 −951.

[55] KANG Y J, TAN H Y, LEE C Y, et. al. An air particulate pollutant induces neuroinflammation and neurodegeneration in human brain models[J]. Adv. Sci. (Weinh),2021,8(21):e2101251.

[56] 丁蓓,凌华威,陈克敏. 轻度认知功能障碍的神经影像学研究进展[J]. 国际医学放射学杂志,2007(2):77 −80.

[57] 李坤成. 阿尔茨海默病神经影像学研究进展[J]. 中国现代神经疾病杂志, 2014,14(3):176 −180.

[58] WANG C,WANG Q,LI J L,et al. Clinical application of flash spiral mode of high − pitch dual source CT in carotid,cardiac and cerebral vessels combined one − stop angiography[J]. European Review for Medical and Pharmacological Sciences, 2021,25(7):2852 −2857.

[59] ORTEGA − GUTIERREZ S, QUISPE − OROZCO D, SCHAFER S, et al. Angiography suite cone − beam CT perfusion for selection of thrombectomy patients：A pilot study. [J]. Journal of Neuroimaging：Official Journal of the American Society of Neuroimaging,2022,32(3):493 −501.

[60] VAN HARTEN T W,HEIJMANS A,VAN ROODEN S,et al. Brain deep medullary veins on 7T MRI in Dutch − Type hereditary cerebral amyloid angiopathy[J]. Journal of Alzheimer's Disease：JAD,2022,90(1):381 −388.

[61] YOUNG G S, KIMBRELL V, SEETHAMRAJU R, et al. Clinical 7T MRI for epilepsy care：Value,patient selection,technical issues,and outlook. [J]. Journal of Neuroimaging：Official Journal of the American Society of Neuroimaging,2022, 32(3):377 −388.

[62] CHEN M,HAN J,HU X,et al. Survey of encoding and decoding of visual stimulus via FMRI：An image analysis perspective. [J]. Brain Imaging and Behavior, 2014,8(1):7 −23.

[63] HAUFE S, MEINECKE F, GÉRGEN K, et al. On the interpretation of weight vectors of linear models in multivariate neuroimaging[J]. Neuroimage,2014,87: 96 −110.

[64] YANG X,LI H,HE W,et al. Quantification of changes in white matter tract fibers in idiopathic normal pressure hydrocephalus based on diffusion spectrum imaging[J]. European Journal of Radiology,2022,149(prepublish):110194.

[65] 韦志豪,王红. 磁共振神经突方向离散度和密度成像在阿尔茨海默症中的研究进展[J]. 磁共振成像,2021,12(4):103-105.

[66] LEI X,QIN D,ZHU G. To investigate the effect of magnetic resonance imaging (MRI) and Diffusion Tensor Imaging(DTI) in the diagnosis of mild craniocerebral injury[J]. BioMed. Research International,2022,21(2022):8469939.

[67] P PASCHOAL A M,SECCHINATTO K F,DA SILVA P H R,et al. Contrast-agent-free State-of-the-art Magnetic Resonance Imaging on cerebral small vessel Disease-Part 1:ASL,IVIM,and CVR. [J]. NMR in Biomedicine,2022, 35(8):e4742.

[68] GRIFFANTI L,DOUAUD G,BIJSTERBOSCH J,et al. Hand classification of fMRI ICA noise components[J]. Neuroimage,2017,1(154):188-205.

[69] EICKHOFF S B, THIRION B, VAROQUAUX G, et. al. Connectivity-based parcellation:Critique and implications [J]. Human Brain Mapping, 2015, 36 (12):4771-4792.

[70] ZENG H M,HAN H B,ZHANG Q F,et al. Application of modern neuroimaging technology in the diagnosis and study of Alzheimer's disease [J]. Neural Regeneration Research,2021,16(1):73-79.

[71] WANG M L,WEI X E,YU M M,et al. Cognitive impairment in mild traumatic brain injury:A diffusion kurtosis imaging and volumetric study. [J]. Acta. Radiologica,2022,63(4):504-512.

[72] KHOBO I L, JANKIEWICZ M, HOLMES M J, et al. Multimodal magnetic resonance neuroimaging measures characteristic of early cART-treated pediatric HIV:A feature selection approach. [J]. Human Brain Mapping,2022,43(13): 4128-4144.

[73] 黄淑来,吴端纯. 应用24 h动态脑电图检查小儿癫痫及其临床特征分析[J]. 中外医学研究,2021,19(31):89-92.

[74] WYATT J S,COPE M,DELPY D T,et al. Quantification of cerebral oxygenation and haemodynamics in sick newborn infants by near infrared spectrophotometry [J]. Lancet,1986,328(8515):1063 – 1066.

[75] BECKMANN C F. Modelling with independent components [J]. Neuroimage, 2012,62(2):891 – 901.

[76] 张水霞,张顺,姚义好,等. 3D – ASL 与 DSC – PWI 在缺血性脑梗死患者中的对比研究[J]. 放射学实践,2014,29(8):901 – 905.

[77] SORENSEN A G,WU O,COPEN W A,et al. Human acute cerebral ischemia:Detection of changes in water diffusion anisotropy by using MR imaging. [J]. Radiology,1999,212(3):785 – 92.

[78] ZHOU Q L,WANG C,HUANG Q,et al. Morphometric analysis program combined with magnetoencephalogram in the localization of epileptogenic foci in MRI – negative pharmacoresistant focal epilepsy patients[J]. National Medical Journal of China,2019,99(1):14 – 19.

[79] NIPPERT A R,BIESECKER K R,NEWMAN E A. Mechanisms mediating functional hyperemia in the brain[J]. Neuroscientist,2018,24(1):73 – 83.

[80] 鲁在清. 临床脑电图的基本特征及评价[J]. 现代电生理学杂志,2022,29(3):190 – 193.

[81] 朱志中,于洋,于宁波,等. 脑功能成像技术在帕金森病步态障碍中的应用进展[J]. 中国现代神经疾病杂志,2020,20(12):1104 – 1108.

[82] LANGSTON J W,BIRGITT S,LINDA R,et al. Multisystem lewy body disease and the other parkinsonian disorders [J]. Nature Genetics,2015,47(12):1378 – 1384.

[83] MARINUS J,ZHU K,MARRAS C,et al. Risk factors for non – motor symptoms in Parkinson's disease [J]. Lancet Neurol. ,2018,17:559 – 568.

[84] DI M R,HOFFMAN E K,ROCHA E M,et al. LRRK2 activation in idiopathic Parkinson's disease [J]. Sci. Transl. Med. ,2018,10:caar5429.

[85] HUNGER L. DeepCEST 7 T:Fast and homogeneous mapping of 7 T CEST MRI parameters and their uncertainty quantification [J]. Magnetic Resonance in

Medicine,2022.

[86] MATTHIAS M. Joint independent component analysis for simultaneous EEG – fMRI:Principle and simulation[J]. International Journal of Psychophysiology, 2007,67(3):212 – 221.

[87] WALLOIS F,MAHMOUDZADEH M,PATIL A,et al. Usefulness of simultaneous EEG – NIRS recording in Language studies[J]. Brain language,2012,121(2): 110 – 123.

[88] COLLIER T J,KANAAN N M,KORDOWER J H. Ageing as a primary risk factor for Parkinson's disease:Evidence from studies of non – human primates [J]. Nat. Rev. Neurosci. ,2011,12:359 – 366.

[89] PERRY V H,CLIVE H. Microglial priming in neurodegenerative disease [J]. Neurology,2014,10:217 – 224.

[90] KRISHNA N,ALLISON S,IVETA S,et al. Diverse metastable structures formed by small oligomers of α – synuclein probed by force spectroscopy [J]. PLOS ONE, 2014,9(1):1 – 9.

[91] TORU Y,YASUTO N,HIDEKI M. α – synuclein and neuronal cell death[J]. Mol. Neurobiol. ,2013,47:466 – 483.

[92] BENNER E J,BANERJEE R,REYNOLDS A D,et al. Nitrated α – synuclein immunity accelerates degeneration of nigral dopaminergic neurons [J]. PLOS ONE,2008,3(1):e1376.

[93] STONE D K,REYNOLDS A D,MOSLEY R L,et al. Innate and adaptive immunity for the pathobiology of Parkinson's disease[J]. Antioxidants & Redox Signaling, 2009,11(9):2151 – 2166.

[94] HUANG X Y,ASHLEY D,REYNOLDS R,et al. CD 4 + T cells in the pathobiology of neurodegenerative disorders [J]. Journal of Neuroimmunology,2009,211:3 – 15.

[95] APPEL S H, BEERS D R, HENKEL J S. T cell – microglial dialogue in Parkinson's disease and amyotrophic lateral sclerosis:Are we listening [J]. Trends in Immunology,2009:7 – 17.

[96] BROCHARD V, COMBADIÈRE B, PRIGENT A, et al. Infiltration of CD4 +

lymphocytes into the brain contributes to neurodegeneration in a mouse model of Parkinson disease [J]. the Journal of Clinical Investigation,2009,25（3）:182 – 192.

[97] HENEKA M T, KUMMER M P, LATZ E. Innate immune activation in neurodegenerative disease [J]. Immunology,2014,14:463 – 477.

[98] LOUVEAU A,SMIRNOV I,KEYES T J,et al. Structural and functional features of central nervous system lymphatic vessels [J]. Nature,2015,7560:1 – 5.

[99] CHUNG E S,KIM H,LEE G, et al. Neuro – protective effects of bee venom by suppression of neuroinflammatory responses in a mouse model of Parkinson's disease:Role of regulatory T cells [J]. Brain,Behavior,and Immunity,2012,26:1322 – 1330.

[100] KIM G H, KIM J E, RHIE S J, et al. The role of oxidative stress in neurodegenerative diseases [J]. Exp. Neurobiol. ,2015,24:325 – 340.

[101] CROTTY G F,ASCHERIO A,SCHWARZSCHILD M A. Targeting urate to reduce oxidative stress in Parkinson disease [J]. Exp. Neurol. ,2017,298:210 – 224.

[102] FINKEL T,HOLBROOK N J. Oxidants,oxidative stress and the biology of ageing [J]. Nature,2000,408:239 – 247.

[103] CLEMENTI E, BROWN G C, FEELISCH M, et al. Persistent inhibition of cell respiration by nitric oxide:Crucial role of S – nitrosylation of mitochondrial complex I and protective action of glutathione [J]. Proc. Natl. Acad. Sci. USA,1998,95:7631 – 7636.

[104] WINTERBOURN C C. Reconciling the chemistry and biology of reactive oxygen species [J]. Nat. Chem. Biol. ,2008,4:278 – 286.

[105] PALIKARAS K,TAVERNARAKIS N. Mitophagy in neurodegeneration and aging[J]. Front. Genet. ,2012,3:297.

[106] KALEV – ZYLINSKA M L,DURING M J. Paradoxical facilitatory effect of low – dose alcohol consumption on memory mediated by NMDA receptors [J]. J. Neurosci. ,2007,27:10456 – 10467.

[107] GARAYCOECHEA J I, CROSSAN G P, LANGEVIN F, et al. Alcohol and

endogenous aldehydes damage chromosomes and mutate stem cells [J]. Nature, 2018,553:171 – 177.

[108] USANMAZ S E, AKARSU E S, VURAL N. Neurotoxic effects of acute and subacute formaldehyde exposures in mice [J]. Environ. Toxicol. Pharmacol. , 2002,11:93 – 100.

[109] FRANCO – IBORRA S, VILA M, PERIER C. The Parkinson disease mitochondrial hypothesis:Where are we at? [J]. Neuroscientist,2016,22:266 – 277.

[110] CANNON J R, GREENAMYRE J T. Gene – environment interactions in Parkinson's disease:Specific evidence in humans and mammalian models [J]. Neurobiol. Dis. ,2013,57:38 – 46.

[111] LUDTMANN M H R, ANGELOVA P R, HORROCKS M H, et al. α – synuclein oligomers interact with ATP synthase and open the permeability transition pore in Parkinson's disease [J]. J. Neurosci. ,2017,37:11151 – 11165.

[112] ZHI L, QIN Q, MUQEEM T, et al. Loss of PINK1 causes age – dependent decrease of dopamine release and mitochondrial dysfunction [J]. Neurobiol. Aging. ,2018,75:1 – 10.

[113] ZANELLATI M C, MONTI V, BARZAGHI C, et al. Mitochondrial dysfunction in Parkinson disease:Evidence in mutant PARK2 fibroblasts [J]. Front. Genet. , 2015,6:78.

[114] TANG F L, LIU W, HU J X, et al. VPS35 Deficiency or mutation causes dopaminergic neuronal loss by impairing mitochondrial fusion and function[J]. Cell Rep. ,2015,12:1631 – 1643.

[115] SONNTAG K C. MicroRNAs and deregulated gene expression networks in neurodegeneration [J]. Brain Res. ,2010,1338:48 – 57.

[116] MARTINEZ B, PEPLOW P V. MicroRNAs in Parkinson's disease and emerging therapeutic targets [J]. Neural. Regen. Res. ,2017,12:1945 – 1959.

[117] HOLLINS S L, CAIRNS M J. MicroRNA:Small RNA mediators of the brains genomic response to environmental stress [J]. Prog. Neurobiol. , 2016, 143: 61 – 81.

［118］LI G,TANG X,CHEN H,et al. MIR – 148a inhibits pro – inflammatory cytokines released by intervertebral disc cells by regulating the p38/MAPK pathway［J］. Exp. Ther. Med. ,2018,3:2665 – 2669.

［119］HORST C H,SCHLEMMER F,DE AGUIAR MONTENEGRO N,et al. Signature of aberrantly expressed microRNAs in the striatum of Rotenone – Induced Parkinsonian rats［J］. Neurochem. Res. ,2018,11:2132 – 2140.

［120］CONSALES C,CIROTTI C,FILOMENI G,et al. Fifty – Hertz magnetic field affects the epigenetic modulation of the MIR – 34b/c in neuronal cells ［J］. Mol. Neurobiol. ,2018,55:5698 – 5714.

［121］AZZOUZI H,LEPTIDIS S,DIRKX E,et al. The hypoxia – inducible microRNA cluster MiR – 199a approximately 214 targets myocardial PPARdelta and impairs mitochondrial fatty acid oxidation ［J］. Cell Metab. ,2018,18:341 – 354.

［122］FAN J B,RUAN J W,LIU W,et al. miR – 135b expression downregulates Ppm1e to activate AMPK signaling and protect osteoblastic cells from dexamethasone ［J］. Oncotarget. ,2016,7:70613 – 70622.

［123］LEMECHA M,MORINO K,IMAMURA T,et al. MIR – 494 – 3p regulates mitochondrial biogenesis and thermogenesis through PGC1 – alpha signalling in beige adipocytes［J］. Sci. Rep. ,2018,8:15096.

［124］LI L,QI Q,LUO J,et al. FOXO1 – suppressed MIR – 424 regulates the proliferation and osteogenic differentiation of MSCs by targeting FGF2 under oxidative stress ［J］. Sci. Rep. ,2017,7:42331.

［125］LI X,LI X,LIN J,et al. Exosomes derived from Low – Intensity pulsed Ultrasound – Treated dendritic cells suppress tumor necrosis Factor – Induced endothelial inflammation ［J］. J. Ultrasound Med. ,2018.

［126］LIU J,LIANG X,ZHOU D,et al. Coupling of mitochondrial function and skeletal muscle fiber type by a MIR – 499/Fnip1/AMPK circuit ［J］. EMBO Mol. Med. , 2016,8:1212 – 1228.

［127］LIU Y,REN L,LIU W,et al. MIR – 21 regulates the apoptosis of keloid fibroblasts by caspase – 8 and the mitochondria – mediated apoptotic signaling pathway via targeting FasL [J]. Biochem. Cell Biol. ,2018,96:548 – 555.

[128] WANG H, ZHANG L, GUO X, et al. MIR – 195 modulates oxidative stress – induced apoptosis and mitochondrial energy production in human trophoblasts via flavin adenine dinucleotide – dependent oxidoreductase domain – containing protein 1 and pyruvate dehydrogenase phosphatase regulatory subunit [J]. J. Hypertens. ,2018,36:306 – 318.

[129] YARDENI T, FINE R, JOSHI Y, et al. High content image analysis reveals function of miR – 124 upstream of Vimentin in regulating motor neuron mitochondria [J]. Sci. Rep. ,2018,8:59.

[130] ZHANG C,SEO J,MURAKAMI K,et al. Hepatic Ago2 – mediated RNA silencing controls energy metabolism linked to AMPK activation and obesity – associated pathophysiology [J]. Nat. Commun. ,2018,9:3658.

[131] ZHANG Y,WEI G,DI Z,et al. MIR – 339 – 5p inhibits alcohol – induced brain inflammation through regulating NF – kappaB pathway [J]. Biochem. Biophys. Res. Commun. ,2014,452:450 – 456.

[132] ZHONG X,LI P,LI J,et al. Downregulation of microRNA34a inhibits oxidized lowdensity lipoproteininduced apoptosis and oxidative stress in human umbilical vein endothelial cells [J]. Int. J. Mol. Med. ,2018,42:1134 – 1144.

[133] YARDENI T, FINE R, JOSHI Y, et al. High content image analysis reveals function of miR – 124 upstream of Vimentin in regulating motor neuron mitochondria [J]. Sci. Rep. ,2018,8:59.

[134] HERISSON F,FRODERMANN V,COURTIES G,et al. Direct vascular channels connect skull bone marrow and the brain surface enabling myeloid cell migration [J]. Nat. Neurosci. ,2018,21:1209 – 1217.

[135] MULLETT S J, HAMILTON R L, HINKLE D A. DJ – 1 immunoreactivity in human brain astrocytes is dependent on infarct presence and infarct age [J]. Neuropathology,2009,2:125 – 131.

[136] MOEHLE M S, WEBBER P J, TSE T, et al. LRRK2 inhibition attenuates microglial inflammatory responses [J]. J. Neurosci. ,2012,5:1602 – 1611.

［137］VOLTERRA A, MELDOLESI J. Astrocytes, from brain glue to communication elements: the revolution continues [J]. Nat. Rev. Neurosci. ,2005,6:626 – 640.

［138］LIDDELOW S, BARRES B. SnapShot: Astrocytes in health and disease [J]. Cell, 2015,162:1170 – 1170.

［139］MIRONOVA Y S, ZHUKOVA I A, ZHUKOVA N G, et al. Parkinson's disease and glutamate excitotoxicity [J]. Zh. Nevrol. Psikhiatr. Im. S. S. Korsakova, 2018, 118:50 – 54.

［140］DRINGEN R, PFEIFFER B, HAMPRECHT B. Synthesis of the antioxidant glutathione in neurons: Supply by astrocytes of CysGly as precursor for neuronal glutathione [J]. J. Neurosci. ,1990,19:562 – 569.

［141］WILSON E H, WENINGER W, HUNTER C A. Trafficking of immune cells in the central nervous system [J]. J. Clin. Invest. ,2010,120:1368 – 1379.

［142］MARTINON F, BURNS K, TSCHOPP J. The inflammasome: A molecular platform triggering activation of inflammatory caspases and processing of proIL – beta [J]. Mol. Cell,2002,10:417 – 426.

［143］YERRAMOTHU P, VIJAY A K, WILLCOX M D P. Inflammasomes, the eye and anti – inflammasome therapy [J]. Eye(Lond) ,2018,32:491 – 505.

［144］GORDON R, ALBORNOZ E A, CHRISTIE D C, et al. Inflammasome inhibition prevents alpha – synuclein pathology and dopaminergic neurodegeneration in mice [J]. Sci. Transl. Med. ,2018,10:eaah4066.

［145］MEIER B, RADEKE H H, SELLE S, et al. Human fibroblasts release reactive oxygen species in response to treatment with synovial fluids from patients suffering from arthritis [J]. Free Radic. Res. Commun. ,1990,8:149 – 160.

［146］BLASER H, DOSTERT C, MAK T W, et al. TNF and ROS crosstalk in inflammation [J]. Trends Cell Biol. ,2016,26:249 – 261.

［147］ROBERTS R A, SMITH R A, SAFE S, et al. Toxicological and pathophysiological roles of reactive oxygen and nitrogen species [J]. Toxicology, 2010, 276: 85 – 94.

［148］CARRERA I, CACABELOS R. Current drugs and potential future neuroprotective compounds for Parkinson's disease [J]. Curr. Neuropharmacol. ,2018.

[149] DAVIE C A. A review of Parkinson's disease [J]. Br Med Bull, 2008, 86:
109 - 127.

[150] QIANG W, YAU W M, LU J X, et al. Structural variation in amyloid - beta fibrils
from Alzheimer's disease clinical subtypes [J]. Nature, 2017, 541: 217 - 221.

[151] BARRACHINA M, CASTAÑO E, DALFÓ E, et al. Reduced ubiquitin C - terminal
hydrolase - 1 expression levels in dementia with Lewy bodies [J]. Neurobiol.
Dis. ,2006, 2: 265 - 273.

[152] MIKLOSSY J, ARAI T, GUO J P, et al. LRRK2 expression in normal and
pathologic human brain and in human cell lines [J]. J. Neuropathol. Exp.
Neurol. ,2006, 10: 953 - 963.

[153] ANDERSON J P, WALKER D E, GOLDSTEIN J M, et al. Phosphorylation of Ser -
129 is the dominant pathological modification of alpha - synuclein in familial and
sporadic Lewy body disease [J]. J. Biol. Chem. ,2006, 281: 29739 - 29752.

[154] KUMAR V, SINGH D, SINGH B K, et al. Alpha - synuclein aggregation,
Ubiquitin proteasome system impairment, and L - Dopa response in zinc -
induced Parkinsonism: Resemblance to sporadic Parkinson's disease [J].
Mol. Cell Biochem. ,2018, 444: 149 - 160.

[155] LINDSTRÖM V, GUSTAFSSON G, SANDERS L H, et al. Extensive uptake of α -
Synuclein oligomers in astrocytes results in sustained intracellular deposits and
mitochondrial damage [J]. Mol. Cell Neurosci. ,2017, 82: 143 - 156.

[156] SABERZADEH J, ARABSOLGHAR R, TAKHSHID M A. Alpha synuclein protein is
involved in Aluminum - induced cell death and oxidative stress in PC12 cells [J].
Brain Res. ,2016, 1635: 153 - 160.

[157] BRAAK H, SASTRE M, BOHL J R, et al. Parkinson's disease: lesions in dorsal
horn layer I, involvement of parasympathetic and sympathetic preand
postganglionic neurons [J]. Acta. Neuropathol. ,2007, 113: 421 - 429.

[158] CERSOSIMO M G. Gastrointestinal biopsies for the diagnosis of Alpha - Synuclein
pathology in Parkinson's disease. Gastroenterol [J]. Res. Pract. , 2015, 2015:

1 – 6.

[159] CASARRUBEA M, DI G G, CRESCIMANNO G, et al. Effects of substantia nigra pars compacta lesion on the behavioral sequencing in the 6 – OHDA model of Parkinson's disease [J]. Behav. Brain Res. ,2019,62:28 – 35.

[160] DAVIS G C, WILLIAMS A C, MARKEY S P, et al. Chronic Parkinsonism secondary to intravenous injection of meperidine analogues [J]. Psychiatry Res. , 1979,1:249 – 254.

[161] YAMAMURO A, YOSHIOKA Y, OGITA K, et al. Involvement of endoplasmic reticulum stress on the cell death induced by 6 – hydroxydopamine in human neuroblastoma SH – SY5Y cells [J]. Neurochem. Res. ,2006,5:657 – 664.

[162] SOLESIO M E, PRIME T A, LOGAN A, et al. The mitochondria – targeted anti – oxidant MitoQ reduces aspects of mitochondrial fission in the 6 – OHDA cell model of Parkinson's disease [J]. Biochim. Biophys. Acta. ,2013,1:174 – 182.

[163] DENG Y, ZHANG Y, LI Y, et al. Occurrence and distribution of salsolinol – like compound, 1 – acetyl – 6,7 – dihydroxy – 1,2,3,4 – tetrahydroisoquinoline (ADTIQ) in Parkinsonian brains [J]. J. Neural. Transm (Vienna),2012,119: 435 – 441.

[164] ANTKIEWICZ – MICHALUK L, KRYGOWSKA – WAJS A, SZCZUDLIK A, et al. . Increase in salsolinol level in the cerebrospinal fluid of parkinsonian patients is related to dementia: Advantage of a new high – performance liquid chromatography methodology [J]. Biol. Psychiatry,1997,42:514 – 518.

[165] NAOI M, MARUYAMA W, DOSTERT P, et al. Dopamine – derived endogenous 1(R),2(N) – dimethyl – 6,7 – dihydroxy – 1,2,3,4 – tetrahydroisoquinoline, N – methyl – (R) – salsolinol, induced parkinsonism in rat: Biochemical, pathological and behavioral studies [J]. Brain Res. ,1996,709:285 – 295.

[166] ZHANG Y, MA H, XIE B, et al. Alpha – synuclein overexpression induced mitochondrial damage by the generation of endogenous neurotoxins in PC12 cells [J]. Neurosci. Lett. ,2013,547:65 – 69.

[167] CHEN X, ARSHAD A, QING H, et al. Enzymatic condensation of dopamine and

acetaldehyde: A salsolinol synthase from rat brain [J]. Biologia, 2011, 6: 1183 – 1188.

[168]MARUYAMA W, SOBUE G, MATSUBARA K, et al. A dopaminergic neurotoxin, 1(R),2(N) – dimethyl – 6,7 – dihydroxy – 1,2,3,4 – tetrahydroisoquinoline, N – methyl(R)salsolinol, and its oxidation product,1,2(N) – dimethyl – 6,7 – dihydroxyisoquinolinium ion, accumulate in the nigro – striatal system of the human brain [J]. Neurosci. Lett. ,1997,223:61 – 64.

[169]MAO J, XU Y, DENG Y L, et al. Determination of acetaldehyde, salsolinol and 6 – hydroxy – 1 – methyl – 1,2,3,4 – tetrahydro – β – carboline in brains after acute ethanol administration to neonatal rats [J]. Chin. J. Anal. Chem. ,2010, 38:1789 – 1792.

[170]SU Y, DUAN J, YING Z, et al. Increased vulnerability of parkin knock down PC12 cells to hydrogen peroxide toxicity: The role of salsolinol and NM – salsolinol [J]. Neuroscience,2013,233:72 – 85.

[171] ZHENG X, CHEN X, GUO M, et al. Changes in salsolinol production and salsolinol synthase activity in Parkinson's disease model [J]. Neurosci. Lett. , 2018,673:39 – 43.

[172]NAM Y J, LEE D H, LEE M S, et al. K(ATP) channel block prevents proteasome inhibitor – induced apoptosis in differentiated PC12 cells [J]. Eur. J. Pharmacol. , 2015,764:582 – 591.

功能与技术篇

第三章
神经生物化学

▪ 3.1　神经组织的化学组成

　　与其他组织一样，神经组织的化学组成包含各种有机物、无机物和水分。但不同物质的含量和分布具有一定的特征，基本上在生理功能越复杂的部位，其蛋白质、水分和核酸的含量越高。另外，伴随着发育期以及衰老过程，这些成分也会出现相应的改变。以下是神经组织中几种主要有机成分的概述。

3.1.1　糖类

　　神经组织中葡萄糖浓度远低于血糖水平，而且糖原含量很低（低于 0.1%），因此在正常条件下，脑组织唯一利用葡萄糖作为能源。

3.1.2　脂质

　　除脂肪组织外，脑是全身含脂类最多的组织，占脑干重的 50% 以上，其中脊髓磷脂（myelin）、白质和灰质中的脂类含量各占其干重的 80%、60% 和 40%。就脂质成分而言，脂肪组织主要含甘油三酯（贮存脂），而脑组织中的脂类几乎全是类脂。在类脂的构成中，以磷脂为主，中性脂肪较少，还有大量的胆固醇和脑苷脂（cerebroside）。脑苷脂也称为酰基鞘氨醇己糖苷，为神经鞘糖脂的一种，是酰基鞘氨醇上以糖苷键结合一分子己糖而成的化合物。另一种常见的鞘糖脂为神经节苷脂（ganglioside），它是一组含唾液酸的鞘糖脂，在神经元的末梢含量最高，在突触小体中尤为丰富。

3.1.3 蛋白质及酶类

脑组织中蛋白质含量约占脑干重的50%，蛋白质种类繁多，主要包括白蛋白、球蛋白、核蛋白和神经角蛋白等。其中有一些蛋白质属于脑特有蛋白，仅在神经组织中存在。此外，脑中除了含有各类物质新陈代谢的各种酶外，还存在神经元特异的酶类。神经组织中的蛋白质和酶类可分成以下几类。

（1）钙结合蛋白：如S-100蛋白、钙调素等。

（2）构成神经元内骨架和轴突转运的蛋白质：如胶质纤维酸性蛋白、神经中丝蛋白等。

（3）神经细胞膜蛋白：包括血影蛋白（spectrin，SP）、闭合蛋白（occludin）、跨膜蛋白等。

（4）与神经递质相关的蛋白质：参与递质合成、转运、释放、分解、重吸收等的蛋白质或酶。

（5）与神经元内信号传递相关的蛋白质：递质或激素等的受体或运载蛋白、离子通道蛋白，信号转导蛋白，蛋白激酶等。

（6）神经元特有的酶：如神经元特异烯醇化酶、醛缩酶C等。

（7）神经生长及营养因子。

（8）神经元黏着分子：包括神经元之间和神经元与基质之间的黏着分子、神经集束分子、神经元寻址分子、神经节和树突形态因子、神经元分化诱导因子等。

（9）髓鞘蛋白：包括中枢神经髓鞘蛋白（髓鞘碱性蛋白、Folch-Lees蛋白脂蛋白）、周围神经髓鞘蛋白（如P2、PO蛋白等）。

（10）脑区域性特有蛋白：小脑特有蛋白（如P400蛋白等）、嗅球特有蛋白、视觉系统特有蛋白等。

（11）突触蛋白：如突触小泡蛋白，突触膜磷酸化蛋白I，以及D1、D2、D3蛋白等。

（12）金属离子结合蛋白：如脑铜蛋白（cerebrocuprotein）等。

（13）其他蛋白质：如 GP – 350 糖蛋白、抗原 α – 蛋白、脑磷蛋白（cerebrophosphoprotein）、β – 痕量蛋白等。

3.1.4 核酸

中枢神经元能够活跃地合成核酸，主要是 RNA，神经元细胞体越大，其 RNA 的含量越高，神经元细胞质中的 RNA 一般以核糖体的形式存在。周围神经系统中也含有少量的 RNA 和 DNA。DNA 主要存在于神经元细胞核内，成熟的神经元内 DNA 含量相当恒定。线粒体中 DNA 含量低，更新缓慢。

■ 3.2 神经系统的物质和能量代谢

神经系统的物质和能量代谢是神经（脑）生物化学最基本的内容之一，同时也是研究神经、精神活动，如学习记忆、睡眠觉醒、情绪行为以及脑发育和退化等的物质基础。中枢神经系统的独特功能依赖神经元高度复杂的结构成分及与其相适应的功能代谢。神经元可从细胞体外摄取氧、葡萄糖、氨基酸、维生素及无机盐等大脑必需的化学成分，进行物质代谢并满足大脑活动所需的能量要求。

3.2.1 糖代谢和能量代谢

在正常生理情况下，脑组织主要依靠葡萄糖代谢供能。脑所消耗的葡萄糖主要靠血液提供，脑对血糖浓度的波动极其敏感，血糖浓度正常时，血脑屏障对葡萄糖的易化扩散转运能力颇强，脑对葡萄糖的需求不受脑毛细血管转运的限制。葡萄糖在脑组织中的氧化代谢与其他组织基本相似，主要包括有氧氧化和无氧酵解两条途径，占脑中葡萄糖总分解率的 90%~95%，此外磷酸戊糖途径占 5%~10%（图 3 −1）。由于 1 分子葡萄糖分解为 2 分子 3 – 磷酸甘油醛，从丙酮酸脱氢开始计算，1mol 的葡萄糖彻底氧化生成 CO_2 和 H_2O，可净生成 30 mol 或 32 mol 的 ATP。参与脑内糖代谢及其调节的酶主要有己糖激酶、磷酸果糖激酶、烯醇化酶、丙酮酸脱氢酶及乳酸脱氢酶（LDH）同工酶。

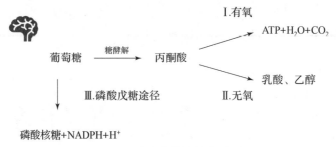

图 3 – 1　脑中葡萄糖的代谢途径

脑组织中糖代谢酶类的分布和定位亦有其特征，酸性磷酸酶主要分布于神经胶质细胞和髓鞘内，碱性磷酸酶的活性主要表现在神经元内，而醛缩酶主要见于大脑灰质和小脑内，即使在同一神经元内，细胞核与细胞浆的糖代谢酶类布局也有不同。细胞核中己糖激酶及 6 – 磷酸葡萄糖脱氢酶活性高于细胞浆，相反，细胞核内的磷酸果糖激酶活性低于细胞浆。这种酶活性分布的差异，与神经元的活性及功能息息相关。简言之，代谢旺盛的区域参与糖氧化和酵解的酶活性较高，突触终端糖分解的酶活性高于神经元细胞体的酶活性。

试验表明，神经胶质细胞糖代谢酶活性与年龄有关，刚出生动物的 6 – 磷酸葡萄糖脱氢酶及琥珀酸脱氢酶活性均较高，而随着年龄增长活性呈下降趋势，这反映了髓鞘形成时期对能量需求大。脑内己糖激酶的活性一般高于其他组织 17～20 倍，是脑内葡萄糖分解的限速酶之一。脑内丙酮酸激酶控制丙酮酸由细胞液进入线粒体的速率，饥饿时脑内丙酮酸激酶活性显著下降，表明脑对葡萄糖氧化供能的依赖性。此外，在脑损伤的恢复期，6 – 磷酸葡萄糖脱氢酶活性旺盛，磷酸戊糖途径代谢活跃，生成的 $NADPH + H^+$ 可用于脑组织的修复。

正常人清醒时脑的耗氧量明显高于机体其他组织的耗氧量。人脑的质量只占体重的 2% 左右，其需氧量几乎占全身的 20%～25%，血流量占心输出量的 15%，这证明脑组织耗氧量大，是体内能量代谢十分活跃的器官之一。在生长发育期的脑需氧比例更大，4 岁前幼童脑耗氧量占全身的 50% 以上。脑对缺氧耐受力极差，3～5 min 严重缺氧对脑产生明显的功能损害，处于完全缺氧状态 5 min 后，神经元功能难以恢复，缺氧 30 min 后造成永久的、不可逆的神经损害，尤其是脑皮层及皮层下视觉通道神经元最不耐受缺氧。脑对缺氧耐受性差与脑内 ATP 迅速生成及迅速利用的特点有关。一半的 ATP 在 3 s 内即可变成二磷酸腺苷

（ADP）释放能量，参与神经功能及活动，有的脑区甚至不需要 3 s。在基础状况下，ATP/ADP 的比值为 10 ~ 20，低于此比值，脑内腺苷激酶催化 2 分子 ADP 生成 1 分子 ATP 和 1 分子单磷酸腺苷（AMP），增加可利用的 ATP，以应付急需。AMP 可促进 ATP 生成，为正调节剂，并具有放大效应。脑内 ATP 丰富时，肌酸激酶活跃，可生成磷酸肌酸而储存能量，脑内肌酸激酶为 BB 型同工酶。

总之，正常条件下脑的能量需求唯一靠葡萄糖氧化供能来满足。在低血糖的情况下，脑组织利用酮体作为能源。外周的器官或组织（如肝、脂肪和肌肉等）的物质代谢协同作用，维持机体的血糖稳定，保障脑的能量供给（图 3 - 2）。脑内生成的 ATP 通过 ATP 酶水解产生能量，用于合成生物大分子、复合磷脂以及神经递质等，还用来进行分泌、离子转运及信息传递等。

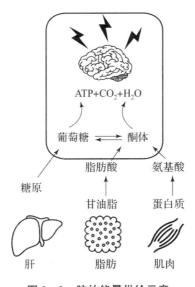

图 3 - 2　脑的能量供给示意

3.2.2　脂代谢

脂类在脑内含量较丰富，是组成中枢神经组织细胞膜、细胞器及髓鞘的重要成分之一。脑中脂类比较稳定，更新缓慢，但相比而言，磷脂更新较快，尤其是肌醇磷脂更新最为迅速，其次是甘油磷脂，更新速度依次为磷脂酰胆碱 > 磷脂酰乙醇胺 > 丝氨酸磷脂。脑组织可利用葡萄糖分解产物——乙酰辅酶 A 作原料，合成少量脂肪酸。脑内生成的 23 碳、25 碳长链奇数碳原子脂肪酸是构建脑组织类脂成分及合成某些脑活性物质的重要原料，α－羧脂酸是脑内脑苷脂和脑硫脂的重要组分。脑组织利用 α－磷酸甘油和脂酰辅酶 A 合成溶血磷脂酸，再与一分子脂酰辅酶 A 作用生成磷脂酸，磷脂酸在磷酸酶的作用下磷酸解生成甘油二酯，甘油二酯和胞磷胆碱钠（CDP－胆碱）反应合成卵磷脂，脑内不能直接利用脑磷脂与 S－腺苷蛋氨酸反应生成卵磷脂。神经磷脂中脂肪酸碳链较长（C18～C26）为其特点之一。脑内胆固醇的合成和代谢与其他组织类似，利用乙酰辅酶 A 为前体，由 $NADPH + H^+$ 供氢合成胆固醇。脑中羟甲基戊酸单酰辅酶 A 还原酶（HMG－CoA）的活性随年龄增长而下降，因此生长期脑中合成胆固醇能力较强，老年期合成能力下降。另外，脑中缺乏分解胆固醇的酶，故脑内胆固醇更新十分缓慢。

脑内有脂肪酸 β－氧化的酶系，如乙酰乙酸硫激酶（AAT）和琥珀酸单酰辅酶 A 转硫酶（SUT），可以进行脂肪酸的脂肪酸 β－氧化分解。脑亦具有进行 α－氧化的能力。脂肪酸氧化分解是一个高度放能的过程，以软脂酸（16C）彻底氧化为例，1 分子软脂酰辅酶 A 需经 7 轮的 β－氧化，共计尽生成 129 分子 ATP。此外，脑组织可利用肝脏脂酸 β－氧化所形成的酮体作为能源，试验证明长期饥饿的动物脑，其 25%～50% 的能量来自酮体的氧化（图 3－3）。

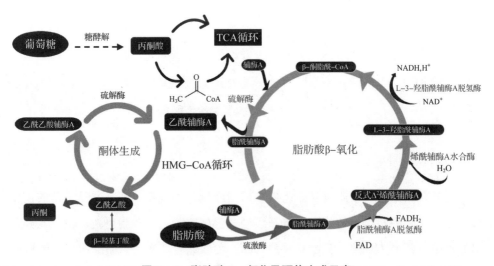

图 3－3　脂肪酸 β－氧化及酮体生成示意

3.2.3　氨基酸代谢

　　脑中的氨基酸有两个来源，一是血液供给，二是通过糖代谢转化而来，主要是非必需氨基酸。流经脑的血液中的氨基酸需经血脑屏障的转运系统，其转运系统转运氨基酸的能力随脑的发育成熟而变化。血脑屏障内有酸性、中性和碱性 3 种不同的氨基酸转运载体。其中碱性氨基酸转运载体又分为大碱性和小碱性两种。目前研究认为，脑内氨基酸的转运主要依靠中性和碱性转运载体。血液中的氨基酸进入脑内时，在正常情况下氨基酸净入脑率一般不受血脑屏障的转运饱和度影响，而受脑中氨基酸代谢率的限制，因此脑毛细血管对氨基酸转运到脑内的饱和度大大超过正常血浆中氨基酸的浓度。此外，各种氨基酸的入脑率还存在相互竞争机制，例如：苯丙酮尿症病人，苯丙氨酸在脑内蓄积可抑制必需氨基酸（色氨酸）的入脑率，严重影响以色氨酸为前体的 5 – HT 神经递质的合成，使病人脑部神经、精神异常症状加重。脑组织中游离氨基酸中 75% ~ 80% 是天冬氨酸、谷氨酸、谷氨酰胺，其中以谷氨酸浓度最高，为 10 mmol/L，此外，还有 N – 乙酰天冬氨酸、牛磺酸及 γ – GABA 等。

　　中枢神经系统中存在两个氨基酸代谢池：一个是神经胶质细胞内代谢池，其更新较快；另一个是神经元代谢池，其更新缓慢。代谢池内的氨基酸可用于合成神经组织的特殊蛋白质，如合成与降解神经递质有关的酶；在轴突末梢可用于合成少量结构蛋白，如微管蛋白、神经微丝及膜蛋白，保证使脑细胞的蛋白质成分处于不断更新状况。幼年动物髓鞘形成期蛋白质合成旺盛，成年期缓慢更新。脑组织存在多种蛋白水解酶，一般以酸性和中性蛋白酶为主，蛋白酶将脑内衰老变性的蛋白质水解成各种肽类，后者在内肽酶及外肽酶的作用下降解成氨基酸而进入脑氨基酸代谢池。

　　另外，虽然脑内谷氨酸脱氢酶活性仅次于肝和肾上腺皮质，但谷氨酸脱氢酶催化反应的平衡常数特别有利于谷氨酸的生成。因此，脑内氨的生成实际上是通过"嘌呤核苷酸循环"学说实现的，也就是说，脑内氨的生成主要是通过腺苷酸脱羧酶的作用实现的。脑细胞缺乏合成尿素的酶等，故脑内生成的氨不能转变成尿素，脑生成的氨可以用于谷氨酰胺合成，并通过血液运送到肝或肾。

3.2.4 核酸代谢

神经组织可利用甘氨酸、天冬氨酸、谷氨酰胺、CO_2 及一碳单位作原料，从头合成嘌呤核苷酸，又可通过补救合成途径合成嘌呤核苷酸。但是，脑内缺乏合成嘧啶环的氨甲酰磷酸合成酶Ⅱ，不能从头合成嘧啶核苷酸，只能通过补救途径合成。脑内 RNA 含量最高，比全身各组织都高，其代谢的快慢与其神经系统所处功能状态有关，急性电休克可加速脑组织核苷酸代谢，其中以 GTP 及 UTP 在脑内浓度增高和更新率加速最明显。DNA 主要存在于神经元细胞核内，成熟的神经元内 DNA含量相当恒定。线粒体中 DNA 含量低（0.1%），更新缓慢。生长激素及神经生长因子能促进脑内核酸的合成与更新。不同脑区核酸更新率存在差别，大脑半球灰质的核酸更新不及白质快，小脑、丘脑和脑干比大脑转换得更快。脑组织含有丰富的核酸，这与其蕴藏大量的遗传信息有关，它通过合成大量的神经递质、神经肽类激素及各种激素释放因子和抑制因子协调全身代谢以及各组织器官的功能活动。

■ 3.3 神经递质及其受体的生理生化

前面章节已述及，神经元间的信息传递和信息整合通过突触结构进行，由一个神经元的末梢释放神经化学物质，即神经递质，作用于下一级神经元或效应器细胞膜上相应的受体发生效应。神经递质的主要特征为：①在神经元内合成，存在（储存）于突触前神经末梢，在中枢神经系统中呈不均一分布；②在神经受刺激时释放，作用于突触后膜上的特异性受体；③在效应细胞引起特定的功能改变或电位变化后，在一段时间内迅速失活；④直接外加于突触可引起与刺激神经相同的效应，并可被特异性拮抗剂阻断。

神经调质与神经递质不同，神经调质不直接触发其所支配细胞的功能效应，但能调节神经递质的传递和效应，其特征包括：①可为神经元、胶质细胞或其他分化细胞所释放，对主神经递质起调制作用，本身不直接负责跨突触信号传递或不直接引起效应细胞的功能改变；②间接调制主神经递质在突触前神经末梢的释放及其基础活动水平；③影响突触后效应细胞对神经递质的反应性，对神经递质的效应起调制作用。

一般将乙酰胆碱、单胺类和氨基酸类三类化学信号物质认为是神经递质，而神经肽类则多被认为是神经调质。研究表明，脑内的一些神经肽与神经递质共存，神经末梢存在两种大小不同的囊泡，神经递质在两种囊泡中都有储存，神经肽与神经递质共同存在于大囊泡中。低频率信息可使小囊泡释放，高频率信息可使大囊泡释放。神经递质和神经调质共同释放，共同传递信息，可以起到相互协同或拮抗作用，有效地调制神经元间信号传递的强弱，进而调节细胞或器官的生理功能。关于几种主要神经递质的代谢、受体作用及相应的生理生化特点总结如下。

3.3.1 乙酰胆碱及乙酰胆碱能受体

1. 乙酰胆碱

乙酰胆碱是第一个被确定为神经递质的化学物质，合成和释放乙酰胆碱递质的神经纤维称为胆碱能神经纤维，其广泛存在于中枢神经系统和周围神经系统中。胆碱能神经纤维利用乙酰辅酶 A 和胆碱合成乙酰胆碱，其合成酶是胆碱乙酰化酶，该酶存在于突触细胞浆中，脑内胆碱乙酰化酶与乙酰胆碱含量呈浓度依赖。合成的乙酰胆碱约有一半储存于囊泡，另一半游离于细胞浆中。神经元兴奋时，释放乙酰胆碱至突触间隙，与突触后膜受体结合发挥作用后，以极快的速度使突触前膜和后膜上的乙酰胆碱酯酶（AchE）水解失活。生成的胆碱经胆碱转移酶转运可以重新进入神经元用于合成乙酰胆碱（图 3 – 4）。另外，卵磷脂水解产生的胆碱也是脑内乙酰胆碱合成原料的重要来源。乙酰胆碱在中枢神经系统中分布广泛，其中纹状体、下丘脑、杏仁核及脑干网状结构等含量较高，大脑皮质和小脑皮质含量低。

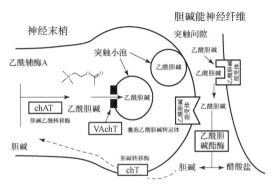

图 3 – 4　乙酰胆碱的合成及释放示意

2. 乙酰胆碱能受体

乙酰胆碱能受体分为毒蕈碱受体（M 型）和烟碱样受体（N 型），两种受体在结构和功能上联系密切，且乙酰胆碱能受体蛋白跨膜分布在膜的外侧。中枢神经系统中乙酰胆碱与不同乙酰胆碱能受体有不同的作用机制，N 型受体为不依赖环磷酸腺苷（cAMP），也不需要细胞内其他信号物质的门控离子通道受体，可直接控制离子通道的开放和闭合。M 型受体可分为 5 种亚型（M_{1-5}），激活可引起两种不同的细胞内信号系统的活动。M_1、M_3、M_5 激活与细胞内第二信使磷酸肌醇有关；M_2 和 M_4 通过 G 蛋白偶联生成 Gi，再与腺苷酸环化酶偶联产生生物效应。N 型受体激活可产生快速的兴奋反应，而 M 型受体激活可产生慢速的兴奋反应或抑制反应。乙酰胆碱对各级中枢神经的作用相当广泛，包括对神经肌接头、自主神经节、胆碱能神经纤维和周围神经通道都有对应的生物效应。中枢神经系统内的乙酰胆碱主要参与机体心血管活动、饮食摄水、睡眠觉醒、运动感觉和学习记忆等的调节。另外，乙酰胆碱的代谢异常或乙酰胆碱能神经系统的变化与一些神经性疾病关系密切，如阿尔茨海默病、强直性晕厥和帕金森病等，相关的病理生化将在后续章节进行讨论。

3.3.2 单胺类神经递质及其受体

脑内单胺类神经递质（monoamine neurotransmitter）包括儿茶酚胺（catecholamines，CA）和吲哚胺两大类。儿茶酚胺包括多巴胺、去甲肾上腺激素和肾上腺激素。吲哚胺主要是 5 - HT。

1. 儿茶酚胺类

脑内儿茶酚胺类神经递质包括多巴胺、去甲肾上腺激素和肾上腺激素。儿茶酚胺类神经递质通过控制 G 蛋白偶联受体（GPCR）和第二信使系统来调节大脑环路系统的反应性。神经组织中儿茶酚胺类神经递质具有共同的合成途径（图 3 - 5）。以酪氨酸作为原料，在细胞质中经酪氨酸 β - 羟化酶催化合成多巴（DOPA），再通过多巴脱羧酶的作用合成多巴胺，然后多巴胺被摄取进入囊泡，由囊泡中的多巴胺 β - 羟化酶催化进而合成去甲肾上腺激素，并储存于囊泡内。在整个合成过程中，第一步由酪氨酸 β - 羟化酶催化酪氨酸合成多巴是最终去甲肾上腺激素合成的限速步骤，主要由于该催化酶位于神经纤维的细胞质内，且含量低，活性低。

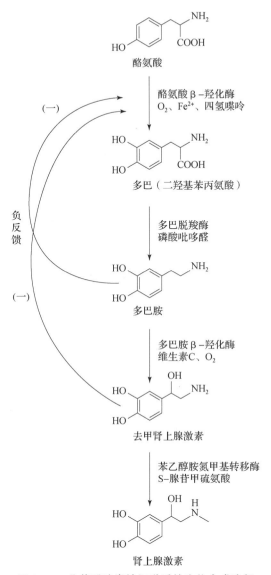

图 3 – 5　儿茶酚胺类神经递质的生物合成途径

另外，四氢喋呤是辅酶，氧气和亚铁离子也是必不可少的因素。第二步多巴胺的合成由多巴胺脱羧酶催化，以磷酸吡多醛作为辅酶。上述两步反应都在细胞质中进行，生成的多巴胺被摄取进入囊泡。第三步反应在囊泡内进行，通过多巴胺β – 羟化酶催化合成去甲肾上腺激素，此酶位于囊泡内壁，属于含 Cu^{2+} 蛋白质，以维生素 C 为辅助因子。另外，去甲肾上腺激素的合成量不仅受第一步反应的限速调节，还存在反馈调节机制，即当神经末梢游离的去甲肾上腺激素浓度过高时，会通过抑制多巴的合成来减少去甲肾上腺激素产生。去甲肾上腺激素通过苯乙醇胺氮甲基转移酶催化合成肾上腺激素，此酶主要存在于肾上腺髓质细胞中，在哺乳动物脑内含量极低。下文将介绍几种主要儿茶酚胺类神经递质及其相应受体的生理生化特点。

1）多巴胺

多巴胺是脑内非常重要的神经递质，约占脑中儿茶酚胺类神经递质含量的80%。多巴胺神经元在脑内分布相对集中，其神经纤维的轴突可投射到其他脑区域，并且对其目标产生强大的影响。多巴胺神经纤维主要投射于黑质－纹状体、中脑边缘系统及结节－漏斗部位。多巴胺的生理作用是多方面的，与躯体运动功能增强、垂体内分泌加强以及精神活动的调节都有关系。

目前共发现 5 种多巴胺受体，分为 D_1 型受体（包括 D_1 和 D_5）和 D_2 型受体（D_2、D_3 和 D_4）。多巴胺受体都归属于 G 蛋白偶联受体的超级家族。D_1 和 D_5 多巴胺受体与 Gs 型 G 蛋白的活化偶联，因此，受体活化导致腺苷酸环化酶（AC）活化。D_2、D_3 和 D_4 多巴胺受体与 Gi 型 G 蛋白的活化偶联，因此受体激活导致腺苷酸环化酶的抑制或不受影响（图 3 – 6）。

2）去甲肾上腺激素

去甲肾上腺激素是交感神经节后神经的主要神经递质，在大脑中，去甲肾上腺激素合成的主要位置是脑干的蓝斑。去甲肾上腺激素比 Ach 的性质稳定，当大量释放时不易被破坏，一般情况下可能经过血液循环作用于较远处的效应器官。中枢神经系统去甲肾上腺激素的突触传递与周围神经系统相似。绝大多数的去甲肾上腺激素能神经元位于低位脑干，尤其是中脑网状结构、脑桥的蓝斑以及延髓网状结构的腹外侧部分。去甲肾上腺激素参与多种生理活动调节，主要针对心血管活动、体温、情绪活动的调节，去甲肾上腺激素也参与维持大脑皮质的觉醒状态（图 3 –6）。

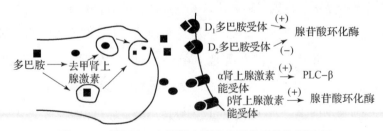

图 3 – 6　多巴胺、去甲肾上腺激素及其受体作用示意

肾上腺激素能受体都是 G 蛋白偶联受体家族的成员。肾上腺激素能受体有两种不同类型，分别为 α 型和 β 型受体。此外，有两类功能不同的 α 肾上腺激素能受体被确定为 α_1 和 α_2 形式。α_1 受体由 α_{1A}、α_{1B} 和 α_{1D} 受体组成。肾上腺激素能受体主要经腺苷酸环化酶和磷脂酰肌醇（PI）系统偶联产生生物学效应。α_1 受体与激活磷脂酶 C - β（PLC - β）的 Gq 型 G 蛋白的活化偶联，导致 IP3 和 DAG 从膜 PIP2 释放的增加。α_2 受体由 α_{2A}、α_{2B} 和 α_{2C} 受体组成。α_2 受体与抑制腺苷酸环化酶活化的 Gi 型 G 蛋白的活化偶联，因此，α_2 受体活化导致 cAMP 水平降低，从而导致活性 PKA 水平降低。β 肾上腺素能受体由 β_1、β_2 和 β_3 三种类型组成，每一种都与 Gs 型 G 蛋白的活化偶联。β 型 G 蛋白导致腺苷酸环化酶的激活和 cAMP 的增加，以及 PKA 的激活。然而，β_2 受体可以在 PKA 使受体磷酸化后从 Gs 转换为 Gi/o 信号传导（图 3 - 6）。β_1 受体在心脏与大脑皮层密度较高，而 β_2 受体主要分布在小脑。

2. 5 - HT

5 - HT 又称为血清素（serotonin），最早是从血清中发现的。5 - HT 能神经元主要集中于脑桥上部、中脑下部和延髓的中缝核群，其走向又分为上行和下行两种。在脊椎动物的周围神经系统中还未发现 5 - HT 能神经元。由于 5 - HT 不能透过血脑屏障，所以中枢神经系统的 5 - HT 是在脑内合成的，与血清中的 5 - HT 不是一个来源。

5 - HT 的合成原料是色氨酸（Tryptophan），在神经末梢细胞质中经色氨酸羟化酶（TPH）催化形成 5 - 羟色氨酸（5 - HTP），然后被 5 - 羟色氨酸脱羧酶（5 - HTPDC）催化脱羧，形成 5 - HT。在松果体和视网膜中的 5 - HT 经羟基吲哚氧位甲基移位酶（HIOMT）及芳香烃胺氮位甲基移位酶（AANMT）作用，生成褪黑激素（melatonin）。褪黑激素合成后储存在松果体内，支配松果体的交感神经兴奋会促进其合成与释放（图 3 - 7）。与儿茶酚胺类神经递质合成类似，TPH 催化需要氧气、亚铁离子及四氢喋呤辅酶的参与。脑内 TPH 含量低且活性低，因此这一步是 5 - HT 合成的限速步骤。另外，脑内 5 - HT 的浓度也会影响 TPH 的活性，进而对 5 - HT 的生成起到反馈调节作用。血清中的色氨酸也会影响脑中 5 - HT 的合成，当血清游离色氨酸浓度升高时，PKA 可激活 TPH 进行短时程调节，而细胞质 cAMP 可对 TPH 产生长时程调节。在一定范围内，5 - HT 的合成受神经冲动调节，神经冲动导致 5 – HT 释放，细胞内含量降低，从而使 TPH 活性升高，5 – HT 的合成增加，反之则 5 – HT 的合成减少。5 – HT 储存于囊泡中，释放后被再摄取及单胺氧化酶（MAO）降解而终止作用。5 – HT 主要经 MAO 灭活生成 5 – 羟吲哚乙酸（5 – HIAA）。在松果体内 5 – HT 生成的褪黑激素还能抑制垂体促性腺激素的分泌。

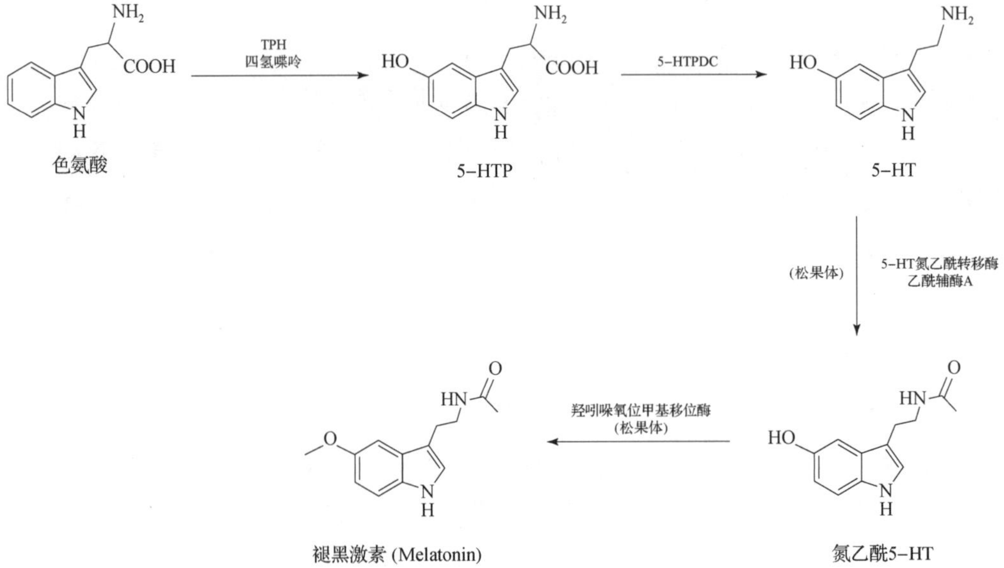

图 3 – 7　脑中 5 – HT 的合成途径

中枢神经系统的 5 – HT 可使大多数交感节前神经元兴奋，使副交感节前神经元抑制。其生理功能包括影响睡眠及痛觉、控制精神活动、促进垂体激素分泌以及抑制摄食和攻击行为等。

5 – HT 受体（5 – HTR）兼有神经递质和血管活性物质双重功能，目前共发现脑内 5 – HTR 有 7 种类型，即 5 – HT$_1$R ~ 5 – HT$_7$R。这 7 种类型又可进一步分出若干亚型，5 – HT$_1$R 目前有 A、B、D、E、F 五种亚型，5 – HT$_2$R 可分为 A、B、C 三种亚型（以前被称为 5 – HT$_1$R 的 C 亚型），5 – HT$_5$R 分为 A、B 两种亚型。这些受体中除 5 – HT$_3$R 属于配体门控 Na$^+$、K$^+$ 离子通道偶联型受体，其余 6 类受体均为 G 蛋白偶联型受体。5 – HT 作用于 5 – HT$_1$R 和 5 – HT$_5$R 主要表现为抑制性效应，可使胞内 cAMP 水平降低，其他受体都表现为兴奋性的作用机制。

3. 组胺

神经系统中的组胺（Histamine，HA）也具有广泛的生理效应，起调节精神活动、降低体温、增加水摄入和引起呕吐等作用。脑内组胺的分布很不均匀，其中下丘脑和网状结构含量较高。组胺分子不能透过血脑屏障，因此脑内组胺的合成及代谢途径如图 3 – 8 所示。组胺主要由组氨酸在组氨酸脱羧酶的作用下脱去羧基生成，合成的组胺储存于神经元和肥大细胞内。在肥大细胞内组胺与肝素、碱性蛋白硫酸多糖形成复合物，此种形式的组胺更新缓慢，神经元内组胺更新

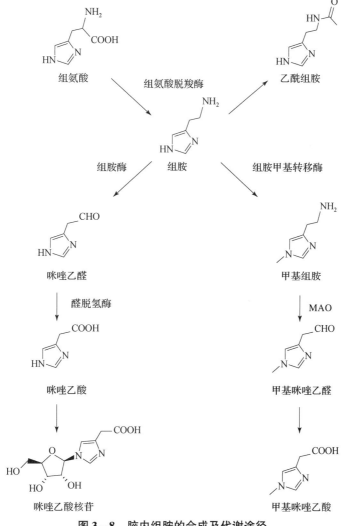

图 3 – 8 脑内组胺的合成及代谢途径

较快。脑内组胺的代谢及失活主要是在组胺－N－甲基转移酶的作用下生成甲基组胺，再经 MAO 的氧化脱氨作用转化为甲基咪唑乙醛，再进一步氧化为甲基咪唑乙酸。另外，组胺还可以在组胺酶的催化下生成咪唑乙醛，进一步还原为咪唑乙酸，最终在核苷酶的作用下生成咪唑乙酸核苷。

脑内组胺受体分为 H_1 和 H_2 两种类型，H_1 受体激动时产生兴奋效应，H_2 受体激动时产生抑制效应。此外还有 H_3 受体，它很可能是神经末梢的自身受体，对组胺的生成、释放和电活性起到反馈调节作用。中枢组胺神经元与多种高级脑功能密切相关，组胺受体也在生物外周器官功能的正常运行中扮演重要的角色。

3.3.3 氨基酸类神经递质及其受体

脑内存在各种氨基酸，其不仅用于蛋白质合成、参与能量代谢，还具有神经递质作用，可表现出突触传递功能。中枢神经系统的氨基酸类神经递质按其功能可分为兴奋性神经递质和抑制性神经递质两类。例如，谷氨酸与天冬氨酸是常见的兴奋性神经递质，γ－GABA、甘氨酸等是常见的抑制性神经递质（图 3－9）。这些氨基酸类神经递质的功能和结构有着独特的构效关系，如兴奋性氨基酸类神经递质的氨基被羟基取代，则会失去其中枢神经兴奋作用；兴奋性氨基酸类神经递质脱去 α－羧基，则会产生抑制性效应；另外，抑制性氨基酸类神经递质的中间碳链长度也会影响其抑制作用，碳链长度可为 2～6 个碳，6 个碳以上抑制活性消失。

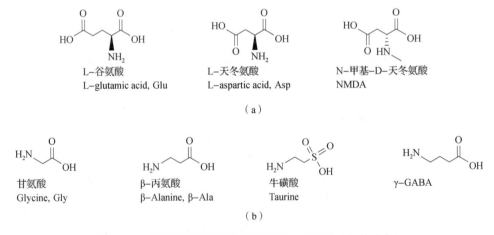

图 3－9 几种常见的兴奋性和抑制性神经递质（氨基酸类）

（a）兴奋性；（b）抑制性

1. 兴奋性氨基酸类神经递质及其受体

1）谷氨酸

谷氨酸是脑内主要的兴奋性神经递质，存在于中枢神经系统中所有的神经元，以大脑皮层、小脑和纹状体中含量最高，几乎参与所有中枢神经信息传递环路，脑内一半以上的突触是以谷氨酸作为递质的兴奋性突触，对大脑皮层细胞有普遍而强烈的兴奋作用。

谷氨酸是非必需氨基酸，不能透过血脑屏障，因此脑内谷氨酸主要由葡萄糖和其他一些前体物质合成，包括两条合成途径：一是谷氨酰胺（Glutamine，Gln）经谷氨酰胺酶水解生成，为主要途径；二是利用葡萄糖的三羧酸循环产生的 α - 酮戊二酸经转氨酶的加氨基作用生成。合成的谷氨酸储存于突触囊泡中，当兴奋传递到突出前神经末梢时，在 Ca^{2+} 信号参与下谷氨酸从囊泡中释放，在激活相应受体的同时向四周弥散，可被突触前膜和相邻的胶质细胞摄取。胶质细胞内的谷氨酸可合成谷氨酰胺转运出细胞体，然后可以重新被谷氨酸能神经元摄取，由此形成神经元和胶质细胞间的"Glu - Gln 循环"。该循环体系对控制细胞外谷氨酸浓度，及防止过量谷氨酸诱发的神经兴奋性毒性损伤具有重要意义。

谷氨酸受体一般按其不同激动剂来分，目前有 5 种类型：NMDA 受体、AMPK 受体、KA 受体、L - AP4 受体和代谢性谷氨酸受体。其中，NMDA 受体的激活能引起神经元缓慢的、持续的去极化活动，其与海马的长时程增强有关，与癫痫样活动及神经毒性也密切相关。AMPK 受体和 KA 受体又被称为非 NMDA 受体，在神经系统中广泛分布且与 NMDA 受体平行，参与兴奋性突触后电位的快反应部分，这类受体的功能与动物的定位、学习能力、嗅觉等有关。上述两类受体都属于离子型受体。代谢性谷氨酸受体属于 G 蛋白偶联受体家族，这类受体可激活磷脂酶 C，产生肌醇三磷酸（IP3），使 Ca^{2+} 从神经胞内的钙池流出，影响神经元的兴奋性。

2）天冬氨酸

天冬氨酸也是一类兴奋性神经递质，在脑内以小脑、丘脑和下丘脑中含量较高，在大脑皮质和纹状体中含量相对较低。天冬氨酸在脑内的合成与谷氨酸经历相同的途径，主要通过三羧酸循环过程中产生的草酰乙酸经转氨酶作用生成。天冬氨酸在小剂量时同谷氨酸一样，可以更高地激发神经元的兴奋性水平，而在较大剂量时，这些氨基酸可以过度刺激这些细胞，导致细胞损伤或死亡，当天冬氨酸触发神经递质的级联活动时，可导致进一步的神经损害。此外，D－天冬氨酸比 L－天冬氨酸的毒性作用更大。

2. 抑制性氨基酸类神经递质及其受体

1）GABA

GABA 广泛存在于脑组织中，主要集中在灰质内，尤以黑质、苍白球中含量最高。中枢 GABA 的合成部位在神经末梢，由谷氨酸经谷氨酸脱羧酶作用生成。GABA 合成后与线粒体膜或突触体膜结合而储存。释放的 GABA 经再摄取而终止其作用，在 GABA 转氨酶的作用下脱氨基生成琥珀酸半醛，后者经琥珀酸半醛脱氢酶作用生成琥珀酸，而进入三羧酸循环被彻底氧化。

作为一种重要的抑制性神经递质，大脑中足够的 GABA 会让人感到轻松快乐，当人脑缺乏 GABA 时，会产生焦虑、恐慌、头痛、不安等反应。GABA 通过与 GABA 受体结合来介导其神经生理学作用。脑内 GABA 受体分为 A、B、C 三种类型。$GABA_A$ 型受体在小脑集中于颗粒细胞层，为突触后膜上的一种大分子复合物受体。由 GABA 识别位点、苯二氮卓（BD）识别位点、巴比妥盐酸盐、印防己毒素及类固醇识别位点和 Cl^{-1} 通道组成复合体。当配基与 $GABA_A$ 型受体结合时激活 Cl^- 通道开放，产生抑制性突触后电位。$GABA_B$ 型受体是 G 蛋白偶联受体，分布在整个神经系统中，主要存在于自主神经系统和中枢神经系统的突触前末梢，但也有分布在突触后末梢的。它通过介导细胞内蛋白激酶，间接增加 K^+ 传导，从而抑制神经元放电。$GABA_C$ 型受体主要存在于视觉细胞的双极细胞轴中，可以抑制 Ca^{2+} 内流，产生神经突触抑制效应。$GABA_C$ 型受体的作用涉及快速的 Cl^- 传导，基于其与 $GABA_A$ 型受体在结构与功能上的相似性，目前已将其归为 $GABA_A$ 型受体亚型。

2）甘氨酸

甘氨酸在中枢神经系统中也作为抑制性神经递质发挥作用，主要分布于脊髓灰质前角，其次为延脑和脑桥。甘氨酸一般与主要抑制性神经递质 GABA 共同释放，参与调节处理运动和感觉信息的信号，从而实现运动、视觉和听觉。甘氨酸在脑内主要通过线粒体利用葡萄糖及丝氨酸从头合成，生成后除用作蛋白质合成外，少数可进入神经末梢囊泡中储存，作为神经递质释放，囊泡转运和释放甘氨酸的机制与 GABA 相似。释放的甘氨酸部分作用于相应的受体产生神经抑制效应，还可通过裂解酶系进行降解，此外还可经突触前末梢和胶质细胞上甘氨酸转运体重新摄取。

甘氨酸受体也是 Cl^- 选择性通道蛋白，属于配体门控离子通道超家族中的一员。其按结合位点及抑制效应可分为以下两类。一类是对士的宁（Strychnine）敏感的甘氨酸受体，士的宁是该受体的高度专一性的拮抗剂，分布于脊髓、脑干及后脑，甘氨酸与受体结合后可抑制脊髓运动及感觉神经元，但对大脑皮层神经元的抑制作用较弱，区别于 GABA。另一类是甘氨酸结合 NMDA 受体并对其起调制作用。甘氨酸与 NMDA 受体结合可通过别构调节作用而增强兴奋性氨基酸类神经递质与其识别位点的亲和力，进而提高 NMDA 受体介导的兴奋性突触后电位。因此，在皮层、海马等脑区，甘氨酸是 NMDA 受体的正性别构调节剂，具有增强兴奋性氨基酸神经递质的作用。

3.3.4　神经肽

在中枢神经系统内发现不少具有生物活性的大分子物质，它们是由一些氨基酸组成的多肽类，被称为神经肽。这些神经肽具有神经递质、神经调质和激素作用，参与人的情绪及精神活动的调节。已发现的神经肽种类很多，可分为垂体和下丘脑释放激素、脑 - 肠肽、阿片肽及其他肽等几大类。不同的神经肽通过信息传递调节机体的各种生理活动。神经肽在脑内及外周组织的分布大多分 3 种模式：①在正常生理条件下维持一定的合成和储存水平，如 P 物质存在于初级感觉神经元、甘丙肽存在于下丘脑；②某些在正常生理情况下表达比较低的神经肽经适当刺激后表达上调，如初级感觉神经元中存在的甘丙肽和血管活性肠肽；③还有一些在发育期间短暂表达的神经肽，如中枢神经元的生长激素抑制素、运动神经元的降钙素基因相关肽和胚胎脊髓的 P 物质。

与经典的化学小分子递质不同，神经肽的合成需要经过 DNA 转录为 mRNA，然后翻译为无活性的前体蛋白，再经过酶切等翻译后加工形成有活性的神经肽。此外，神经肽的转录、翻译和翻译后加工是在细胞体和轴突完成，合成后储存在高尔基体致密中心大囊泡内，经装配后再转运至突触，可与其他肽、化学递质等其他信使物质共存于大囊泡中。与经典递质的释放方式不同，神经肽在少量而持续 Ca^{2+} 增高的刺激下通过胞吐释放，通过旁分泌作用于临近细胞，也可作用于自身。另外，释放于突触间隙的神经肽不能被再摄取，只能经酶促降解失活，相关代谢酶有内肽酶和外肽酶。神经肽的作用比较复杂，同一神经肽作用于不同部位可产生不同效应，同一神经肽的功能还会因剂量、部位和物种的不同而不同。总体而言，神经肽和经典神经递质的共同作用使神经调节更精准，功能更完善。现将神经肽的基本分类及其功能作用简介如下。

1. 垂体和下丘脑释放激素

1）促肾上腺皮质激素释放激素

促肾上腺皮质激素释放激素（corticotropin – releasing hormone，CRH）为 41 肽，主要由下丘脑室旁核合成，能调节垂体促肾上腺皮质激素（adrenocorticotropic hormone，ACTH）的释放。CRH 促进 ACTH 释放在调节脑应激反应和免疫反应中起重要作用，另外还与情绪调节等作用有关。

2）促甲状腺激素释放激素和促甲状腺激素

促甲状腺激素释放激素（thyrotropin – releasing hormone，TRH）是一个三肽，包含谷氨酸、组氨酸和脯氨酸（Glu – His – Pro），维持 TRH 的活性需要严格的氨基酸序列及空间结构。TRH 在下丘脑含量较高，通过结合垂体细胞膜上的特定受体胞内 Ca^{2+} 增加，从而促进甲状腺刺激激素的释放。TRH 对垂体外也有许多功能，比如对神经元有兴奋作用，通过中枢神经影响交感、副交感神经的输出活动来调节心血管系统，使血压升高，但对脑血管起舒张作用。

促甲状腺激素（thyroid – stimulating hormone，TSH）由腺垂体分泌，属于糖蛋白激素，人源 TSH 含 211 个氨基酸，糖化成分约占 15%。TSH 主要负责调节甲状腺细胞的增殖、甲状腺血液供应以及甲状腺激素的合成和分泌，在维持正常甲状腺功能中起最重要的调节作用。TSH 的合成一方面受下丘脑分泌的 TRH 的促进影响，另一方面受到甲状腺激素（thyroid hormone，TH）反馈性的抑制影响，二者互相拮抗，共同组成下丘脑 – 腺垂体 – 甲状腺轴。

3）促性腺激素释放激素、促卵泡雌激素和黄体生成素

促性腺激素释放激素（Gonadotropin – releasing hormone，GnRH）是由 10 个氨基酸组成的多肽激素，主要分布于下丘脑，同时也存在于边缘系统、子

宫，其功能包括刺激或抑制垂体促性腺激素（Gonadotropins，Gn）的分泌，能使促卵泡激素（follicle - stimulating hormone，FSH）释放，也能使黄体生成素（luteinizing hormone，LH）释放。GnRH 受体在脑内各个部位、卵巢和睾丸内都有分布，是调节 Gn 分泌的重要途径。GnRH 一般以脉冲的方式释放，以刺激 FSH 和 LH 的合成和分泌，这种方式对维持 FSH 和 LH 的分泌和作用是必需的，同时持续的 GnRH 输注可使垂体 Gn 分泌细胞对 GnRH 刺激脱敏，并引起相应受体减少。GnRH 可促使精子产生和排卵，与个体发育中青春期的启动和激发相关。

FSH 和 LH 是种系特异性的垂体激素，均由两个不同的糖化多肽组成，称为 α、β 亚单位，以非共价键的形式连接。同种系中激素的 α 亚单位结构非常相似，而 β 亚单位差异较明显，决定它们各自的生理功能。单独或同时给与生理浓度的 α 或 β 亚单位不具有生理活性，只有二者结合后才有活性。不同激素的 β 亚单位结构也有一定的同源性，因此生物活性会存在一定的交叉。FSH 的主要作用为调节雌性动物卵巢中颗粒细胞的发育，在 LH 和雌二酮的协调作用下使卵泡成熟。对于雄性动物，FSH 作用于睾丸的曲细精管上皮细胞，LH 在雄激素的协同作用下促进精子的成熟。

4）生长激素释放激素和生长激素

生长激素释放激素（growth hormone releasing hormone，GHRH）是由丘脑下部、脑下垂体神经分泌系统产生的，是正中隆起所分泌的多肽，可以调控生长激素（growth hormone，GH）的合成与分泌，维持动物正常的生长与发育。人源 hGHRH 是 C 端酰胺化的 44 肽，在中枢神经系统中广泛分布，可以通过脉冲式分泌方式刺激 GH 分泌，但 GH 脉冲式分泌不完全取决于 GHRH，同时对 GHRH 的反应与年龄相关。由于 GHRH 只特异地刺激 GH 产生，所以对侏儒症的诊断和治疗很有意义。生长激素释放激素受体（GHRHR）属于 G 蛋白偶联受体家族，主要分布于垂体中。

GH 含有 191 个氨基酸分子，由垂体中的生长激素细胞合成、储存和分泌。GH 分子实际上是非均一的，分子形式包括各种同分异构体。GH 能够促进骨骼、内脏和全身的生长，促进蛋白质合成及影响脂肪和矿物质代谢，在人体生长发育中起着非常重要的作用。

5）泌乳素

泌乳素（prolactin，PRL）由 199 个氨基酸组成，分子内有 3 个二硫键，还存在少量糖基化。PRL 是脑垂体所分泌的激素中的一种。妇女在怀孕后期及哺乳期，PRL 分泌旺盛，以促进乳腺发育与泌乳。PRL 的分泌主要受神经内分泌调节。垂体泌乳素细胞产生 PRL 受下丘脑传入的抑制与刺激信号之间的平衡和外周血激素的共同调控，其受到下丘脑泌乳素释放抑制因子（prolactin inhibiting factors，PIF）和泌乳素释放因子的调节（prolactin releasing factors，PRF）。下丘脑 PIF 有多巴胺、促性腺激素联合肽、促黑素细胞激素等。作为 PRL 最主要的抑制因子，多巴胺通过结合到细胞表面 D_2 受体来发挥多种抑制作用，包括降低细胞内 Ca^{2+} 和 cAMP 的水平，抑制 PRL 基因表达和释放抑制泌乳细胞的增生。PRF 有 TRH、GnRH、血管紧张素 II、血管活性肽等。TRH 作用于垂体 PRL 细胞上的 TRHR，刺激泌乳素 mRNA 的表达，从而促进 PRL 的合成和分泌。PRL 也能通过负反馈调节对多巴胺系统产生影响。此外，PRL 的产生和分泌还受到其他因素的影响，如剧烈运动、情绪变化等。

6）加压素和催产素

加压素（arginine vasopressin，AVP）[又称为抗利尿激素（antidiuretic hormone，ADH）]以及催产素（oxytocin，OT）在下丘脑室旁核和视上核合成。这两种神经肽都是 9 肽，分子结构相似，因此二者的生物活性互有交叉。调节 AVP 分泌主要有两个因素，即血浆渗透压和容量调节。AVP 的主要功能在于调节肾小管对水的重吸收，还可以使血管平滑肌收缩、血压升高。AVP 有两类受体：V_1 受体存在于血管平滑肌细胞和肝细胞，通过介导肌醇脂转换引起胞内 Ca^{2+} 增加而使血压升高和肝糖原分解；V_2 受体介导抗利尿作用，活化细胞膜 AC 酶，通过 cAMP 级联激活膜蛋白磷酸化而发生变构，使细胞膜通透性发生改变。垂体前叶 AVP 受体与 V_1、V_2 受体相似，可称为 V_3 或 V_{1b} 受体。影响 OT 分泌的主要因素为吮吸和子宫舒张，如临产时宫颈受到刺激，通过神经传递增加 OT 分泌。

2. 脑 – 肠肽

脑 – 肠肽是一类在脑和胃肠道中双重分布的神经肽，不仅在周围神经系统中广泛地调节胃肠道的各种功能，而且在中枢神经系统中也参与对胃肠道生理活动的调节。脑 – 肠肽按其作用途径可分为循环作用和局部作用两大类。胃素、胆囊收缩素、胰液素、胰多肽、抑胃肽、高糖素、胰岛素、胃动素、肠高糖素、神经降压素和生长抑素为循环作用的肽类。局部作用的肽类不出现在血液循环中，只存在胃肠道的内分泌细胞和神经纤维中，通过旁分泌或神经分泌起作用。现将几种脑 – 肠肽简介如下。

1）P 物质

P 物质（substance P，SP）属于速激肽（tachykinin，TK）家族，是第一个被发现的神经肽。TK 属于神经肽的一种，主要有 P 物质，神经肽 A、B、K、Y，其来源于前速激肽 A 和 B。合成的 TK 可以单独与经典化学递质或神经肽共同储存在囊泡内，在特定的刺激或神经冲动的刺激下可呈 Ca^{2+} 依赖型释放。P 物质为 11 肽，在脑内分布很广，其具有痛觉及谷氨酸的感觉传导，激活纹状体 – 黑质多巴胺能神经系统，紧张性兴奋神经元以及参与免疫、呼吸、消化活动等作用。TK 受体分为 NK_1、NK_2 和 NK_3 3 种类型，其中 NK_1 受体对 P 物质最为敏感。

2）神经降压素

神经降压素（neurotensin，NT）为 13 肽，因具有明显的降血压作用且广泛存在于神经组织而得名。NT 分泌细胞最早从下视丘中被发现，之后也证实可由远端空肠及回肠黏膜的 N 细胞分泌，且占体内 NT 总生成量的 80%~90%。

3）胆囊收缩素

胆囊收缩素（cholecystokinin，CCK）为 33 肽，可直接刺激胆囊收缩和兴奋胰酶分泌，还可作用于迷走神经传入纤维，通过迷走 – 迷走反射刺激胰酶分泌。含 CCK 的细胞存在于哺乳动物十二指肠和空肠黏膜，之后发现 CCK 还存在于中枢神经系统，如皮层额叶、海马、下丘脑等部位，且含量高于小肠内含量。

4）生长抑素

生长抑素（somatostatin，SS）为环状 14 肽，此外还包括 SS – 28 及其他更大分子量的 SS 家族。SS 广泛存在于神经系统及外周组织，包括胃肠和胰腺，兼具神经性、内分泌和旁分泌等多种作用方式。SS 受体为器官特异性受体，垂体 SS 可抑制 GH、TSH 的分泌，SS 还可以抑制胃肠道系统的激素，SS 在胰岛可通过旁分泌抑制胰高血糖素（glucagon）和胰岛素（insulin）的分泌。

3. 阿片肽

阿片样物质（opioid）因具有强烈的镇痛作用、情绪效应和成瘾性而备受关注。内源性阿片肽（opioid peptides）是具有阿片活性的多肽，包括 β - 内啡肽（β - endorphin，β - End）、脑啡肽（enkephalin，Enk）和强啡肽（dynorphins，Dyn）几类。阿片肽在脑内呈不均匀分布，作用极为广泛，对神经、呼吸、循环、消化、生殖、泌尿、内分泌、感觉、运动等都有调节作用，其中对痛觉影响最为突出。阿片肽受体复杂多样，包括 μ、δ、κ、σ、ε 五种受体及其亚型，不同类型的受体对同一器官可产生相反效应，主要通过 G 蛋白介导信号传导。阿片肽的失活不经过重摄取，而主要经酶解失活。

人源 β - End 为由 31 个氨基酸组成的多肽，大量存在于垂体中，不同种属动物的 β - End 的化学组成基本相似。Enk 是内源性阿片肽样物质中两种特殊的五肽化合物，包括亮氨酸脑啡肽（Leu - Enk）和甲硫氨酸脑啡肽（Met - Enk）两种，含有与吗啡相似的活性基团。Dyn 为 13 肽，是一种内源性阿片肽，具有显著的镇痛功能，但其会使人体产生很强的成瘾性和药物依赖性。

4. 其他肽

1）降钙素基因相关肽

人源降钙素基因相关肽（calcitonin gene - related peptide，CGRP）成员包括 CGRPα 和 CGRPβ，为 37 肽，序列中仅有 3 个氨基酸的差异。CGRP 在脑内与体表感觉、味觉及听觉相关的区域。人 CGRP 受体也可分为 α 和 β 两型，结合后可激活 AC 酶，促使胞内 cAMP 水平升高。CGRP 具有强大的扩血管作用，使脑血流量明显增加。脑内注射 CGPR 可兴奋交感神经，使血浆肾上腺激素增加，伴随心动过速和血压升高。此外，CGRP 还可以抑制胃酸分泌。

2）内皮素

内皮素（endothelin，ET）是目前已知的最强缩血管物质，分为 ET - 1、ET - 2、ET - 3 三种，都为 21 肽并含有 2 个二硫键。ET 有 A、B 两型受体，A 型受体对 ET - 1 最为敏感。外周应用 ET - 2 明显收缩脑血管和减小脑血流量；脑内注射 ET - 2 可降低血压。

3）利钠多肽

利钠多肽（natriuretic peptides）家族包括心钠素（atrial natriuretic polypeptide，

ANP)、脑钠素（brain natriuretic peptide，BNP）和 C 型利钠肽（C-type natriuretic peptide，CNP）。人的 ANP 主要存在 3 种形式——α-ANP、β-ANP 和 γ-ANP，其中 α-ANP 分子量最小，为 28 肽。3 种利钠多肽都具有以二硫键为连接的环状 17 肽结构，这是保持利钠肽功能所必需的。ANP 由心房的心肌细胞生产、储存和分泌，在神经元和脑内也有分布。BNP 为 32 肽，广泛存在于中枢神经系统中，尤其在延髓中浓度最高。CNP 在脑内含量最高，较 ANP 和 BNP 高数倍。利钠多肽受体分为 A、B 两型，ANP 和 BNP 主要与 A 型受体结合，CNP 与 B 型受体结合。在生理功能方面，利钠多肽具有促进排钠、排尿，舒张血管，对抗肾素-血管紧张素-醛固酮系统（RAAS）的缩血管作用。

3.3.5 气体分子

脑内一些气体分子如 NO 和 CO 也可以充当神经递质。这类分子与经典化学递质的释放方式不同，是一种高反应性气体分子，脂溶性强，因此能够通过生物膜快速扩散。NO 以精氨酸、O_2 和 NADPH 为原料，在 NO 合酶（NOS）的催化下合成。NO 在中枢神经系统中的作用主要是作为一种逆向传递性物质，起神经递质样作用。NO 一般从突触后膜释放，扩散到前膜，并引起突触前膜神经递质释放增强。例如，NO 可增加海马神经元突触前膜 Glu 递质的释放。CO 作为一种血管内皮舒张因子，在心脑血管中也具有神经递质样作用。脑内 CO 是血红素在结构型血红素加氧酶Ⅱ（HO-Ⅱ）的催化下生成的。与 NO 一样，CO 也可以通过扩散作用自由透过细胞膜，与胞内鸟苷酸环化酶（SGC）结合，激活并介导 cGMP 含量升高，从而影响神经传递作用。

■ 3.4 神经营养因子

神经营养因子（neurotrophic factor，NTF）是一组超出普通维持生存所必需的基本营养因子以外的，对神经元起特殊营养作用的多肽或蛋白质分子，是诸多细胞生长调节因子中的一类。NTF 的作用主要为促进神经元的生长、增殖，或表现为延长其生存时间，此外还在胚胎发育、细胞分化、创伤愈合、免疫调节乃至肿瘤发生等许多方面发挥着重要的调节作用。有些 NTF 对靶细胞的作用是严格特异的，也有些可对多种细胞发挥作用。各种 NTF 在单独发挥作用的同时，还通过相互促进和协同作用产生分子级联放大的生物效应。NTF 通常在神经末梢以受体介导式入胞的方式进入神经末梢，再经逆向轴浆运输抵达细胞体，促进细胞体合成有关的蛋白质，从而发挥其支持神经元生长、发育和功能完整性的作用。近年来，人们发现有些 NTF 由神经元产生，可经顺向轴浆运输到达神经末梢，对突触后神经元的形态和功能完整性起支持作用。

3.4.1　分类和作用

NTF 目前有许多家族，根据其结构同源性及产生生物学效应共同的信号转导机制的分类如表 3 - 1 所示，包括神经营养素家族、胶质细胞源性神经营养因子家族、睫状神经营养因子家族、中枢免疫反应性细胞因子、趋化因子等。其中，代表性 NTF 及其作用简介如下。

表 3 - 1　NTF 的分类及代表

NTF 家族	代表成员英文名	缩写
神经营养素（NT）	nerve growth factor	NGF
	brain - derived neurotrophic factor	BDNF
	neurotrophin - 3	NT - 3
	neurotrophin - 4/5	NT - 4/5
胶质细胞源性神经营养因子（GNDF）	glial cell - derived neurotrophic factor	GNDF
	neuroturin、persephin、artemin	—
睫状神经营养因子（CNTF）	ciliary neurotrophic factor	CNTF
	leukemia inhibitory factor	LIF
	prolactin, growth hormone	PRL、GH
	interferon	IFN
中枢免疫反应性细胞因子	interleukin 1，interleukin 6	IL - 1、IL - 6
	tumor necrosis factor α	TNFα
	transforming growth factor β	TGFβ

NTF 家族	代表成员英文名	缩写
趋化因子（chemokines）	subfamily：CXC、CC、XC、CX3C	—
成纤维细胞生长因子	fibroblast growth factor	FGF
上皮生长因子	epidermal growth factor	EGF
胰岛素样生长因子	insulin – like growth factor	IGF

3.4.2　神经营养素家族

神经营养素（neurotrophin，NT）家族包括 NGF、BDNF、NT – 3、NT – 4/5 等，都是碱性的小分子蛋白质。作为同一家族的成员，它们的基因结构十分相似，都起源于同一基因家族。各种 NT 通过与两类细胞表面受体进行信号转导，即 TrK 酪氨酸激酶受体和 p75NT 受体相结合来调控神经元的存活、分化、生长和凋亡。这些受体通常共存于同一细胞上，调节神经元对 NT 的反应。一般 Trk 受体介导正向信号（如促进生长和存活），p75NTR 则介导正向和反向信号。

1. 神经生长因子（NGF）

NGF 是最早被发现且研究最清楚的一种 NTF。NGF 是一个五聚体蛋白质，分子量为 140 kD 左右。NGF 主要分布于中枢和周围神经系统，在免疫、造血、内分泌和生殖等非神经系统中也有分布。NGF 有Ⅰ型和Ⅱ型两种效应受体，前者为慢速型受体，后者为快速型受体。两种受体的亲和力相差 100 倍。NGF 的生理作用包括参与调节神经元的生长、发育、分化、生存和损伤后再修复等过程，对中枢及周围神经元功能性表达也有重要调控作用。人 NGF 除对人体神经元及其组织有基础营养支持作用外，还具有调节神经损伤、平衡交感神经和感觉神经的功能，以此维持大脑发育和保护人体神经系统的功能。

2. BDNF

BDNF 的分子量约为 13 kD，由 120 个氨基酸组成，与 NGF 有 50%~60% 同源。BDNF 大量分布于中枢神经系统中，主要以海马和皮层最多。另外，在肌肉、心、肺也有存在。BDNF 对胚胎神经元的生长、发育、诱导分化及突触连接具有调节功能，在神经网络的形成中发挥着重要作用。此外，BDNF 还参与了活性依赖的神经元可塑性，以及神经损伤后再生修复及保护等。BDNF 可结合 TrkB 受体，能够激活细胞内 3 条信号通道，包括细胞外调节蛋白激酶（MEK – ERK）、磷脂酰肌醇激酶（PI3K）和磷脂酶 CPLC – γ，这几种信号转导在维持神经增长、分化和存活过程发挥重要作用，并在维持成年人的突触可塑性、大脑神经元的结构和功能中也尤为重要。

1）神经营养因子 – 3（NF – 3）

NF – 3 的分子量为 13.6 kD，由 119 个氨基酸组成，广泛分布于周围和中枢神经系统中，在海马和小脑中较多。NF – 3 与 NGF 和 BDNF 的分子大小和电荷很接近，其活性相似且均能促进背根神经节感觉神经元的生长和存活，但 NGF 不能影响副交感神经节的生长，只对交感神经节有明显的活性。BDNF 却相反，它只有诱导副交感神经生长的作用。NT – 3 对交感和副交感神经节细胞轴突的生长都有促进作用，因此具有更广泛的生物活性。

2）神经营养因子 – 4/5（NF – 4/5）

NF – 4/5 为来源于非洲爪蟾和哺乳动物中的同一种 NTF，在体内以二聚体的形式存在，分子量为 13.9 kD，由 130 个氨基酸残基组成。NF – 4/5 同样在中枢和周围神经系统中广泛分布，其生理功能包括促进神经元分化、存活、修复等，并且对味觉和视觉发育具有一定的作用。

3.4.3　胶质细胞源性神经营养因子家族

胶质细胞源性神经营养因子（GNDF）属于分泌型碱性蛋白质，分子量为 20 kD，由 134 个氨基酸组成。其主要分布在中脑黑质神经元中，在周围神经系统和胃肠道、肾脏中也存在。GNDF 对多巴胺能神经元具有高特异的营养作用，还能营养运动神经元，保护缺血损伤的皮质神经元、胆碱能神经元和视网膜神经元等。

3.4.4　睫状神经营养因子家族

睫状神经营养因子（CNTF）因最初被发现可促进体外培养的鸡胚睫状神经元存活而得名，其家族还包括 LIF、GH、PRL、IFN 等。CNTF 是由 200 个氨基酸残基组成的蛋白质，分子量为 24 kD，在周围神经系统中广泛分布，在中枢神系统中的视神经、嗅球和脊髓等部位也有存在。CNTF 可调节多种神经元的生长、分化和存活，包括交感神经元、感觉神经元、运动神经元，以及体外培养的海马神经元和多巴胺能神经元。

3.4.5　中枢免疫反应性细胞因子

大脑中还有一类由具有免疫反应性的细胞因子，如 IL – 1、IL – 6、TNFα、TGFβ 等，它们在脑部感染、损伤、缺氧和中毒等刺激下活化小胶质细胞和星形胶质细胞而产生，诱导胶质细胞恢复内环境稳态，从而促进神经元生长、存活和分化。另外，过量的中枢免疫反应性细胞因子也会引起神经元损伤。

3.4.6　趋化因子

趋化因子是一个结构相关的细胞因子家族，大多数趋化因子是分子量约 10 kD 的分泌蛋白，其羧基末端的 α 螺旋结构负责优先结合血管内皮细胞上的蛋白多糖和细胞外基质蛋白。有 4 个半胱氨酸位于其高度保守的位置，根据 2~4 个高度保守的 N – 末端半胱氨酸的数目和间距，趋化因子被分为 4 个不同的亚家族：CXC、CC、XC、CX3C。趋化因子及其受体在脑内也有表达，属于 G 蛋白偶联受体超家族。趋化因子的主要作用是能够刺激细胞的迁移，尤其是白细胞，被视为定向趋化迁移的诱导剂。研究证明其可能参与脑部炎症反应、神经发育及修复等过程。

3.4.7　其他 NTF

还有一些其他生长因子类的 NTF，如成纤维细胞生长因子（FGF）、上皮生长因子（EGF）、胰岛素样生长因子（IGF）。这类蛋白质分子同样具备明显的神经营养活性，促进神经元的生长、分化和存活，对神经系统的发育非常重要。其中，FGF 的分子量约为 16.5 kD，它在脑内发生作用的有 FGF – 1 和 FGF – 2 两个亚型。人的 EGF 由 53 个氨基酸组成，分子量约为 6 kD。IGF 族由 IGF – 1 和 IGF – 2 两个成员，前者含有 70 个氨基酸，分子量约为 7.6 kD，后者由 67 个氨基酸组成，分子量约为 7.4 kD。

■ 3.5　神经系统疾病的生化机制

3.5.1　神经退行性疾病

1. 阿尔茨海默病

阿尔茨海默病又称为早老性痴呆症，多见于 70 岁以上的老人。其临床表现为大脑皮层获得性高级功能的全面障碍，包括记忆、感觉、运动、语言、人格等的进行性损害，产生全面性痴呆的特征。根据认知能力和身体机能的恶化程度，阿尔茨海默病的发展可分为早期（轻度，1～3 年）、中期（中度，2～10 年）和晚期（重度，8～12 年）。由于阿尔茨海默病患者伴有着不同程度的记忆缺失和认知障碍，从而生活难以自理，所以阿尔茨海默病不但影响老年人的身心健康和生活质量，还给患者及其家人造成痛苦和负担，目前已成为一个令各国政府普遍关注的社会问题。

阿尔茨海默病的病因包括多种因素，其中老化、家族史和遗传是最主要的危险因素。另外，它还与头部外伤、糖尿病、免疫系统疾病等因素有关。阿尔茨海默病的主要神经病理病变有脑萎缩、神经元丧失、老年斑（senile plaque，SP）和神经纤维缠结（neurofibrillary tangles，NFT）。其中，脑萎缩主要在大脑皮质的边缘系统和皮质联合系统中最为明显；神经元减少的种类包括大锥体细胞、胆碱能神经元等；老年斑的主要成分为淀粉样蛋白（amyloid β，Aβ）的聚集物，主要分布于海马和大脑皮质；NFT 主要由以过度磷酸化 Tau 蛋白为主组装成的螺旋状纤丝（paired helical filament，PHF）构成，其分布与 Aβ 斑块几乎一致，但在某些情况下也有明显的分离现象。

阿尔茨海默病的病理机制复杂，研究者们提出许多病理假说，包括胆碱能假说、Aβ 级联假说、Tau 蛋白过度磷酸化假说、神经炎症假说、金属离子及氧化应激假说等（图 3－10）。尽管目前尚未研究清楚，但与该疾病发生、发展相关的神经生化和分子基础已被广泛研究，主要包括以下几方面。

1）神经递质

以胆碱能假说为基础的阿尔茨海默病发病机制认为，认知障碍的病理生理学

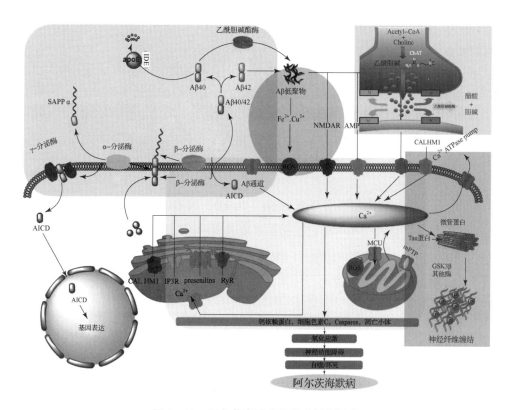

图 3 – 10　阿尔茨海默病的发病机制示意

归因于胆碱能神经元的破坏或丢失，同时乙酰胆碱转移酶的活性明显下降，引起乙酰胆碱水平降低，从而导致学习记忆功能障碍等一系列病理特征。抑制乙酰胆碱酯酶会导致乙酰胆碱的累积，进而增加毒蕈碱等的刺激，最终有助于缓解阿尔茨海默病导致的记忆缺陷。

　　除胆碱能神经元缺失外，阿尔茨海默病患者脑中其他递质相关的神经元也有不同程度的减少。例如，阿尔茨海默病患者脑内单胺类递质，包括去甲肾上腺激素、5 – HT 和多巴胺等的含量都有降低，但不如乙酰胆碱含量降低明显。阿尔茨海默病患者脑中的兴奋性氨基酸递质（如谷氨酸）含量会有降低，这可能与谷氨酸能的锥体细胞被破坏有关。此外，阿尔茨海默病患者脑内神经肽类递质如 GH、精氨酸 AVP 和 β – End 等的含量都有明显降低。

　　2）Aβ 蛋白

　　近年来关于阿尔茨海默病患者脑内异常的 Aβ 蛋白及其沉积的研究吸引了人

们的广泛关注。Aβ 是由神经元中 Aβ 前体蛋白 APP 经 β - 分泌酶和 γ - 分泌酶切割而形成的含有 39 ~ 43 个氨基酸的多肽，分子量约为 4.2 kD。Aβ 单体可以自发并快速聚集成 β - 片层折叠结构，进而形成 Aβ 纤维沉积，导致老年斑的发生。聚集的 Aβ 产生神经元毒性，产生氧化应激及免疫炎症，诱导神经元的凋亡，还会激活糖原合成酶激酶（如 GSK - 3β），导致 Tau 蛋白磷酸化，促进老年斑和 NFT 的形成，最终导致脑退行性病变。

3）Tau 蛋白

Tau 蛋白是一种 MAP，分子量为 50 ~ 70 kD，其基本功能是促进微管蛋白组装成微管并维持微管结构的稳定，有利于细胞质的流动和神经递质等其他物质成分的转运。正常人脑中的 Tau 蛋白含 2 ~ 3 个磷酸化位点，但阿尔茨海默病患者脑内 Tau 蛋白呈现过度磷酸化，较正常高 3 ~ 4 倍，并有异常聚合特性，丧失正常微管蛋白所具有的功能。研究发现，Tau 蛋白的过度磷酸化与很多因素相关。例如，蛋白激酶、蛋白磷酸酯酶、糖基化修饰等。其中，蛋白激酶 GSK - 3β 可催化 Tau 蛋白的许多位点异常磷酸化，抑制其刺激微管聚合的能力。而脑内蛋白磷脂酶 PP2A 被发现可催化异常磷酸化的 Tau 蛋白去磷酸化，恢复其促微管组装活性。Tau 蛋白的 O - GlcNAc 糖基化与磷酸化呈负相关，说明 O - GlcNAc 糖基化可抑制 Tau 蛋白的异常磷酸化。Tau 蛋白分子中存在大量赖氨酸残基的异常糖化，可导致神经元的不可逆损伤。

4）神经炎症

神经炎症是中枢神经系统中由胶质细胞激活的免疫应答，一般在神经损伤、感染和毒素等刺激下或在自身免疫作用下产生。神经炎症与阿尔茨海默病及其他神经退行性疾病的进展密切相关，在病理发生和发展过程中起到了关键作用。阿尔茨海默病患者脑内皮质区病灶附近有较多活化的小胶质细胞，其可以对 Aβ 等神经毒性聚集体进行加工处理，起到保护神经元的作用，但过度活化的小胶质细胞又会分泌大量的炎性细胞因子，如 IL - 1β、IL - 4、IL - 6、IL - 10、IL - 34、INF - γ、TNF - α、TGF - β 等，导致慢性炎症的发生，介导神经炎症和神经毒性，从而损伤认知功能以及加剧阿尔茨海默病发展。

5）金属离子

重金属离子本身具有细胞毒性，在长期作用下可以穿过血脑屏障引起神经元退行性病变，造成脑损伤。另外，一些生理功能相关的金属离子如 Fe^{3+}、Zn^{2+}、Mn^{2+}、Cu^{2+} 等的动态平衡被打破，以及与其他病理指标的相互作用也会成为诱发阿尔茨海默病的因素。具体表现为以下几个方面。①Cu^{2+} 和 Zn^{2+} 可以与 Aβ 结合，并促进 Aβ 聚集及淀粉样斑块形成；同时金属离子也可参与到淀粉源性 Aβ 形成过程，与有金属连接位点的分泌酶相互作用，促进 Aβ 的生成。②皮质中 Fe^{3+} 浓度与斑块形成概率成正比，淀粉蛋白含量增高，Fe^{3+} 浓度随之提高，斑块形成加速；此外游离 Fe^{3+} 及铁超氧化物所导致的羟基自由基会引起溶酶体破裂和细胞内物质的渗漏，从而促进神经元损伤。③Al^{3+} 可以连接 Aβ 中多肽的酸性区域，加速其聚集过程，也可以调节 Fe^{3+} 介导的氧化应激损伤。④Mn^{2+} 作用于小胶质细胞或星形胶质细胞，会诱导炎性细胞介质的增多，以及导致线粒体功能障碍，损伤神经元。

6）氧化应激

阿尔茨海默病患者脑内还存在蛋白质的氧化和脂质过氧化等病理生理改变，这说明氧化应激损伤也参与了阿尔茨海默病的发病过程。其本质是脑内 ROS 和 RNS 等自由基物质的产生和清除的平衡状态被打破，造成了神经元乃至脑组织的氧化损伤。脑内内源性自由基物质的产生途径包括糖、脂的氧化代谢、线粒体产生能量的氧化磷酸化、金属离子等促氧化物质的作用等。但脑组织本身抗氧化物质谷胱甘肽含量较低，以及血脑屏障的存在，使脑内产生的大量活性自由基不能够被有效地清除。上述特点说明脑组织对氧化应激极为敏感，为氧化应激诱导神经退行性病变提供了理论基础。此外，氧化应激还会与其他病理因素相互作用，进一步增强其神经元损伤作用，如氧化应激与 Aβ、金属离子、炎症等。

2. 帕金森病

帕金森病是一种中老年神经系统退行性疾病。其临床表现主要包括静止性震颤、运动迟缓、肌肉强直、姿势步态障碍，同时患者可伴有抑郁、便秘和睡眠障碍等症状。帕金森病的病理变化主要为患者黑质多巴胺能神经元变性死亡，引起纹状体多巴胺水平显著降低。多巴胺与乙酰胆碱之间的平衡被打破，造成乙酰胆碱系统功能相对亢进，因此产生肌张力增高、动作减少等运动症状。导致这一病理改变的确切机制还仍有待阐明，目前认为与遗传因素、环境因素、年龄老化、脑外伤等都有关系。在各种帕金森病的致病因素中，α–synuclein（PARK1）、神经毒素以及氧化应激等方面的病理生化指标被广泛研究。

1）α–synuclein

帕金森病的主要病理特征是病人中脑黑质致密部多巴胺能神经元的变性或缺失，同时退行性的神经元内有标志性的路易小体，其主要由α–synuclein和泛素组成，近年发现其还含有囊泡结构、变形的线粒体、溶酶体以及破坏的细胞骨架成分等。生物化学及分子遗传学研究表明α–synuclein低聚物是路易小体淀粉样蛋白生成途径中主要的毒性物质，被认为是帕金森病发病过程的中心环节，与各种致病机制都有联系。α–synuclein的异常聚集可以导致多巴胺能神经元的变性死亡、血脑屏障破坏、免疫炎性反应等一系列病理改变。

2）氧化应激

氧化应激也参与了帕金森病的病理过程，但并不是帕金森病最起始发病的变化，而是由各种典型的致病机制引起的中枢神经系统应激反应。例如，脑内多巴胺神经递质代谢异常、自由基清除能力降低会产生ROS而引起氧化应激。此外，线粒体功能障碍、铁离子的堆积、钙超载、免疫炎症等均与氧化应激有关，能造成氧化性损伤，促进多巴胺能神经元凋亡。

3）免疫炎症

研究表明，脑内以胶质细胞激活为代表的神经免疫炎症参与了黑质纹状体系统退变，在帕金森病发病机制中具有重要作用。此外，在帕金森病病理发展过程中还存在免疫失调的机制，推测认为多巴胺能神经元的凋亡会向免疫系统提呈抗原，进而诱导血液T、B淋巴细胞进入脑组织，激活小胶质细胞并引发炎性反应，这说明外周血淋巴细胞亚群可能参与了帕金森病的发生和发展。

4）神经毒素

生化方面的研究认为一些神经毒素分子与帕金森病的发病密切相关（图3–11）。比如广泛存在于环境中的农药就具有神经毒性作用，代表性的分子有杀虫剂鱼藤酮和除草剂百草枯，其神经毒性作用机制可能与造成线粒体功能障碍进而引发神经元凋亡有关。此外，化学合成的神经毒性分子MPTP及其氧化代谢产物还可以特异性地破坏多巴胺能神经元，进而诱发出现帕金森病的病理特征。除了上述神经毒素，一些内源性的神经毒素分子也被发现参与了帕金森病的发病，主要是脑内氧化应激触发的醛与生物胺反应产生的一类四氢异喹啉（TIQ）化学分子。目前研究比较深入的一种内源性神经毒素是 R – Sal，它是由脑内多巴胺分子与乙醛在相关酶的作用下生成的。体外及体内多方面的试验研究都证实该神经毒素分子可诱发帕金森病的发病及相关病理变化的产生。

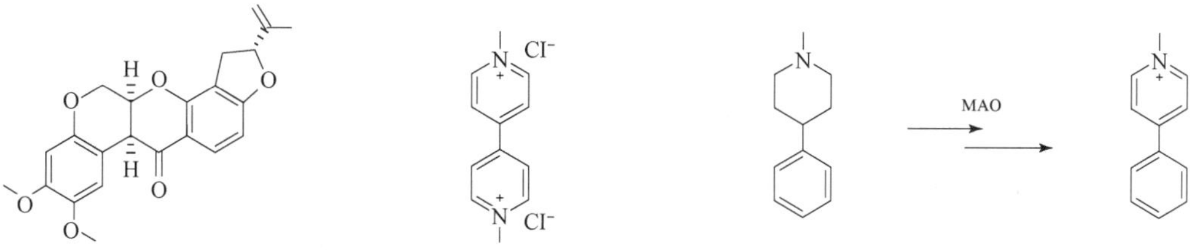

鱼藤酮 (Rotenone)　　　　百草枯 (Paraquat)　　　　MPTP　　　　MPP⁺

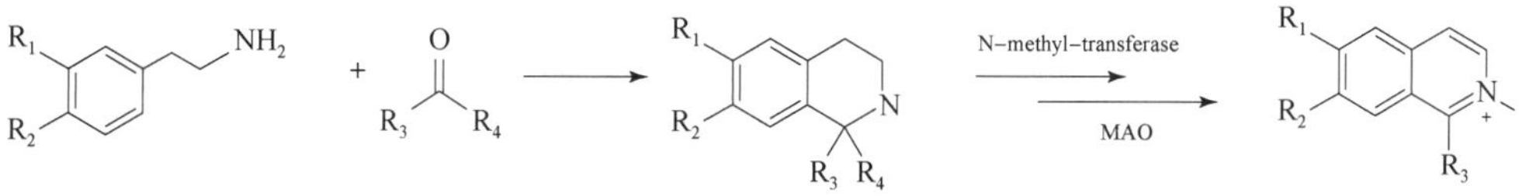

TIQ

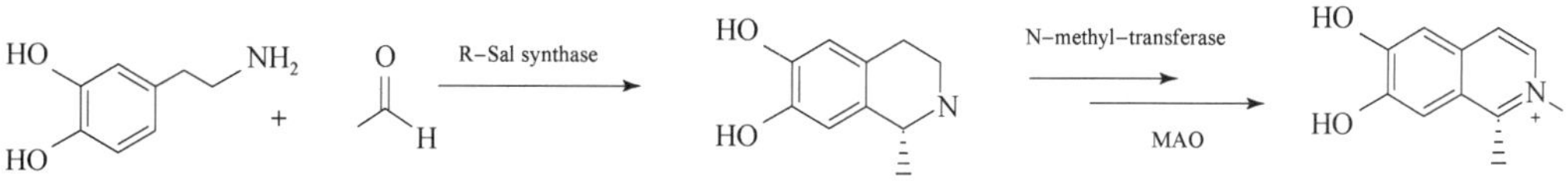

R – Sal

图 3 – 11　参与帕金森病发病的代表性神经毒素

3. 亨廷顿舞蹈病

亨廷顿舞蹈病（Huntington's disease，HD）是一种遗传性疾病，早期症状往往是情绪、智力方面出现问题，并偶尔伴随不自觉的抽搐或痉挛，后续发展为明显的不自主运动，最终导致神经退化及死亡。与其他神经退行性疾病相似，亨廷顿舞蹈病的发病也是由致病蛋白质在神经元里的异常积累引起的。例如，研究人员发现一种亨廷顿舞蹈病致病蛋白是由变异 HTT 基因编码的 HTT 蛋白；近期还报道亨廷顿舞蹈病模型小鼠脑内的小胶质细胞产生的 Galectin – 3 蛋白会结合在破损的溶酶体内膜，干扰细胞清除破损的溶酶体，进而加剧神经炎症反应。此外，亨廷顿舞蹈病的病理变化还与 NTF 下调，以及谷氨酸类神经递质水平降低等有关。

4. 肌萎缩侧索硬化症

肌萎缩侧索硬化症也称为渐冻人症、运动神经元病，是一种渐进且致命的神经退行性疾病。肌萎缩侧索硬化症由中枢神经系统内控制骨骼肌的运动神经元退化所致，随着运动神经元退化和死亡，肌肉逐渐衰弱、萎缩，最终大脑完全丧失控制随意运动的能力。目前肌萎缩侧索硬化症的发病机制还不明确，与基因遗传、外伤及其他物理化学方面的刺激都有关系。对肌萎缩侧索硬化症的病理学研究发现，运动神经元的细胞质中存在蛋白异常聚集的包涵体，其主要成分是 TDP-43 蛋白。而在发生 SOD1 或 FUS 突变的包涵体中，主要成分则分别是 SOD1 蛋白或 FUS 蛋白。此外，重金属中毒、神经递质失衡、氧化应激、自体免疫、NTF 缺乏等因素都可能诱发肌萎缩侧索硬化症。

3.5.2　代谢性脑病

代谢性脑病（metabolic brain disease）是由体内生化代谢改变造成脑组织内环境变化进而导致脑功能紊乱的一类疾病的总称。患者常见于老年人、多脏器功能衰竭患者、接受对中枢神经系统有毒性作用的药物治疗及严重营养缺乏患者等人群。这类疾病早期得到诊断和处理，能够被有效地治愈，但未及时得到诊治会引发其他危险因素，如感染、中毒、内分泌失调等。依据病因学分类，代谢性脑病包括以下几种类型。

1. 肝性脑病

肝性脑病又称为肝性昏迷，是一种由严重的急性或慢性肝病引起的以代谢紊乱为基础的神经、精神异常综合征，其临床表现主要为意识障碍、行为异常和昏迷。患者可见于肝硬化、肝癌、门-腔静脉吻合术后、急性重症肝炎、肝坏死、晚期血吸虫病，诱因有进食高蛋白饮食、胃肠道出血、应用过量利尿剂、镇静剂或服用肝代谢药物，手术及各种感染等。其病理生理目前还不十分确切，其中蛋白质代谢障碍所造成的氨中毒可能为主要原因，血氨的浓度升高会干扰脑组织能量代谢，进而引发脑功能障碍。此外还有假神经递质学说，认为肝功能不全使一些与多巴胺和去甲肾上腺激素结构相似的化学分子（苯乙醇胺、羟基苯乙醇胺）在神经突触部位堆积，影响突触兴奋传导而引起神经功能障碍。

2. 尿毒症性脑病

早期尿毒症性脑病症状包括易倦、反应迟钝、注意力不集中等，后期可出现嗜睡、昏迷等严重意识障碍，甚至可以出现去脑强直、全身性癫痫大发作、四肢交替性瘫痪等运动功能受损的临床表现。慢性肾病以及急慢性肾功能不良都可能成为尿毒症性脑病的重要病因，但尿毒症性脑病的临床症状的轻重与肾功能损害程度无明显平衡关系，故其病理机制目前还不清楚。一般认为，尿毒症之后的甲状旁腺功能亢进，可致钙、磷代谢失衡，脑细胞内钙含量增高，可影响细胞功能，另外甲状旁腺激素还可通过抑制线粒体的氧化磷酸化过程而影响脑组织的能量代谢，使脑细胞功能异常。此外，水、盐代谢紊乱，酸碱平衡失调，高血压，贫血，含氮物质的蓄积等都可造成脑组织的损伤。

3. 肺性脑病

肺性脑病的患者可有局灶性或全身性癫痫发作症状，亦可有单瘫或偏瘫症状。病因主要是慢性肺功能不全所致低氧血症和高碳酸血症而引起的脑弥漫性损害，一些其他疾病如胸廓畸形、重症结核、肺纤维化、肺癌等病也可成为其病因。

4. 血糖性脑病

血糖性脑病可分为低血糖性脑病和高血糖性脑病两种。葡萄糖是中枢神经系统唯一的代谢能源，一旦出现低血糖则脑摄取能量不足，直接导致脑组织能量代谢异常，进而造成脑及神经功能障碍。低血糖性脑病可以单独发生，也可为其他疾病的并发症。常见原因有饮食摄入不足、消化道吸收不良等；消耗过多（如甲状腺功能亢进）、胰岛素分泌过多、肝糖原累积症等；内分泌功能紊乱、糖尿病患者胰岛素或降糖药使用过量等。

此外，血糖高时，糖代谢紊乱并引发蛋白质、脂肪、电解质等相继代谢紊乱而引起的脑损伤，称为高血糖性脑病。常见病因有两种类型，即酮症酸中毒昏迷（又称糖尿病昏迷）和高渗性非酮症高糖昏迷。例如，幼年起病和老年发病的糖尿病患者，在感染、停用胰岛素、饮食失调等情况下，使胰岛素绝对或相对不足，诱发酮症酸中毒而致昏迷。高渗性非酮症高糖昏迷常在老年患者或以往无糖尿病史或仅为轻度糖尿病而不需胰岛素治疗的人中发生。

5. 胰性脑病

胰性脑病是在急性胰腺炎或慢性复发性胰腺炎急性加剧期出现的以精神状态及意识状态变化为主要表现的一种代谢性脑病。胰性脑病的患者可以出现神经科症状体征。其精神症状常出现在急性胰腺炎后的 3 ~ 5 d 内，常以精神错乱开始，患者表现为躁动、兴奋、奔跑、幻视、幻听、摸索、昏睡，甚至发展为昏迷。胰性脑病的病理机制目前还不清楚，目前有胰酶学说、细胞因子学说、胰腺微循环障碍学说等。

6. 脓毒症相关性脑病

脓毒症相关性脑病（sepsis – associated encephalopathy，SAE）是指缺乏中枢神经系统感染的临床或实验室证据，而由全身炎性反应引起的弥散性脑功能障碍。脓毒症相关性脑病作为重症监护病房最常见的脑病之一，因其临床表现缺乏特征性及临床某些药物使用掩盖临床表现而常被漏诊。早期患者可仅表现为注意力和定向力的损害，书写不能；随着疾病的进展可出现意识错乱和定向力障碍，最终发生昏迷。脓毒症相关性脑病临床表现多样，且无特异性，故需排除中枢神经系统原发疾病及其他影响中枢神经系统功能的病理生理学状况。EEG、脑脊液及颅脑影像检查有助于诊断和鉴别诊断。在相关生化病理方面，主要有钙结合蛋白 β（S100β）水平升高，脑脊液或血液中的神经特异性烯醇酶（NSE）浓度升高，以及脑内炎症相关因子区 IL–6、TNF–α、IL–1β 的水平上调等。

3.5.3　脑缺血与缺氧

脑缺血与缺氧是指脑血液循环或含氧减少，不能维持脑细胞代谢的最低水平而造成脑组织代谢紊乱或功能障碍。其临床表现为乏力、疲倦、头痛、眼花等症状，随着缺血缺氧程度加重，可出现意识障碍症状，如嗜睡、意识模糊、谵妄，严重者甚至可能出现昏迷、大小便失禁。常见病症包括缺血性脑卒中、一氧化碳中毒、贫血、严重肺水肿以及心力衰竭等。

3.5.4　癫痫

癫痫是一种脑部慢性非传染性疾病，该病的特点是反复发作。癫痫发作时身体某些部位或整个身体短暂非自主性抽搐，有时伴有意识丧失和尿便失禁。癫痫发作主要由脑细胞异常放电造成，大脑的不同部位都可能成为异常放电位点，放电的频率也可能存在差异，从每年发作少于一次，到每天发作几次不等。目前癫痫的致病机制仍然不明，报道有以下几类病因：结构性、遗传性、感染性、代谢性、免疫性和未知原因。例如，产前或围产期造成的脑损伤、先天性异常或遗传病症带来的相关脑畸形、头部受到重伤、脑中风、脑部感染（如脑膜炎、脑炎、脑囊虫病等）、某些遗传综合征、中毒（铅、汞、一氧化碳、乙醇等）以及脑部肿瘤等。癫痫发作时的生化变化指标包括：动脉氧分压、动脉二氧化碳分压、血糖、非脂化脂肪酸、ATP、铬、磷、谷氨酸盐、谷酰胺、乳酸盐、GABA 等的异常变化；糖代谢加快、脑磷酸肌酸浓度降低、肌酸浓度升高；脑内神经递质 5 - HT 降低、多巴胺含量降低、胆碱酯酶活性增强等。

3.5.5 精神病

精神病是指在各种生物学、心理学以及社会环境因素的影响下，大脑功能失调，导致情感、认知、意志和行为等精神活动出现不同程度障碍的疾病。精神病患者一般会经历幻觉（例如幻听、幻视、幻触）、妄想、思维和行为紊乱。精神病的病因复杂，涉及多方面的诱发因素。在生化层面的研究认为精神病的发病与神经递质多巴胺和 5 - HT 失调以及关键脑回路功能异常有关，特别是涉及额区、颞区和中脑 - 纹状体多巴胺能区的异常。另外还有病理性甲基转移假说，认为基于生物胺的某些甲基化衍生物是强有力的致幻剂，一些单胺类神经递质在代谢过程中产生的甲基化衍生物或解毒不足，是精神分裂症产生的生化基础。

3.5.6 神经系统肿瘤

神经系统肿瘤是指神经组织产生的肿瘤疾病，分为原发性和继发性两种。产生于大脑或脊髓的神经系统肿瘤是原发性的，如胶质瘤、髓母细胞瘤、脑膜瘤及听神经瘤；肿瘤细胞转移过程中产生的神经系统肿瘤是继发性的（脑转移瘤），如乳腺癌、肺癌、肾癌、甲状腺癌、白血病及黑色素瘤等。此外，即使没有发现神经组织受到侵袭的证据，身体其他部位的肿瘤也可以引起神经系统功能紊乱，这些疾病称为神经副肿瘤综合征。最常见的神经副肿瘤综合征是周围神经功能障碍（多发性神经病），并且会导致肌无力、麻木和刺痛。更严重的神经副肿瘤综合征可导致痴呆症、情绪波动、精神病、癫痫、共济失调、头晕、复视和眼球运动等。

参 考 文 献

[1]丁斐. 神经生物学[M]. 北京:科学出版社,2022.

[2]周春燕,药立波. 生物化学与分子生物学[M]. 北京:人民卫生出版社,2018.

[3]朱圣庚. 生物化学[M]. 北京:高等教育出版社,2017.

[4]王尧,杜子威. 神经生物化学与分子生物学[M]. 北京:人民卫生出版社,1997.

[5]陈乃宏. 神经递质与神经疾患[M]. 北京:中国协和医科大学出版社,2012.

[6]张惠中. 临床生物化学[M]. 北京:人民卫生出版社,2009.

[7]B. Collierd. 神经递质生理生化学[M]. 陈治国,等译. 上海:上海科学技术出版社,1984.

[8] BORDONE M P,SALMAN M M,TITUS H E,et al. The energetic brain – A review from students to students[J]. Journal of Neurochemistry,2019,151(2):139 – 165.

[9] 任勃. 低血糖症与神经系统[J]. 国外医学:内分泌学分册,1986:4.

[10] 喻东山. 神经递质与神经内分泌[J]. 国外医学:精神病学分册,2002,29(4):230 – 3.

[11] SAYRE L M,SMITH M A,PERRY G. Chemistry and biochemistry of oxidative stress in neurodegenerative disease[J]. Current Medicinal Chemistry,2001,8(7):721 – 738.

[12] 何成,敖世洲. 神经营养因子[J]. 生命科学,1996,8(5):32 – 5.

[13] BARBACID M. Neurotrophic factors and their receptors[J]. Current Opinion in Cell Biology,1995,7(2):148 – 155.

[14] 薛小燕,郭小华,李敏,等. 神经退行性疾病发病机制研究进展[J]. 中国老年学杂志,2015(11):3149 – 52.

[15] 张均田. 脑缺血,葡萄糖/能量代谢障碍与神经退行性疾病[J]. 中国药理学

通报,2000,16(3):241 - 6.

[16] SCHELTENS P,DE STROOPER B,KIVIPELTO M,et al. Alzheimer's disease[J].
the Lancet,2021,397(10284):1577 - 1590.

[17] 张森,赵晓悦,梁宇,等.帕金森病致病因素及发病机制研究进展[J].药学学
报,2020,55(10):2264 - 2272.

[18] 于士柱,孙翠云.中枢神经系统肿瘤病理学的十年进展[J].中国现代神经疾
病杂志,2010,10(1):137 - 41.

第四章
神经影像学

自 20 世纪以来，研究绝大部分集中于了解人脑解剖结构，所产生的神经影像技术也主要处于人脑的结构像的发展阶段，其中以电子计算机断层成像（CT）、MRI 技术可以获得较高分辨率的脑结构图像，从而让人们真正深入了解人脑的解剖结构。然而，仅了解人脑的解剖结构是远远不够的，更重要的是了解人脑的工作机制。20 世纪中晚期的研究者们不断地在脑功能研究上尝试着各种新的神经影像技术，将脑神经活动从一维单纯信号检测发展到二维或三维空间，以图像的方式揭示人脑的结构与功能；到了 21 世纪，神经影像技术得到了飞速发展，每项神经影像技术毋庸置疑都对了解人脑是有深远意义，只有进一步了解这些技术的优势和劣势才能更好地应用它们，从而更好地了解人脑的结构与功能。

■ 4.1 人脑的解剖结构

人脑大致可以分为 3 个部分：大脑、脑干和小脑。大脑表面凹凸不平，隆起的称为脑回，下陷的称为脑沟（图 4-1）。沟回中的神经元与人体的各种生理功能相关。例如，中央沟前侧的中央前回的神经元与随意运动有关，中央沟后侧的中央后回的神经元与躯体感知有关，颞上回的神经元与听觉有关。此外，脑回和脑沟可以作为重要的区域标记。大脑根据覆盖它的颅骨分为 4 个叶：额叶、顶叶、颞叶和枕叶（图 4-2）。

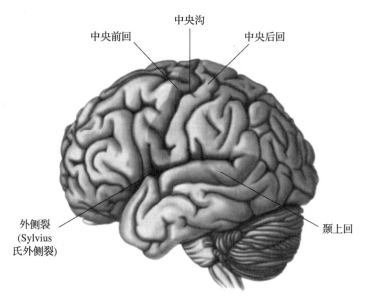

图 4 - 1　大脑的主要脑回和脑沟

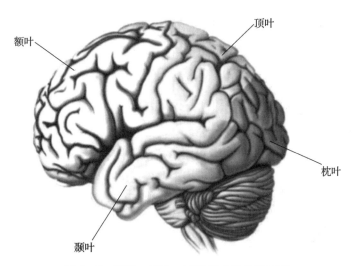

图 4 - 2　额叶、顶叶、颞叶和枕叶分布示意

额叶是大脑中最大的叶，约占大脑表面的 1/3。它由额前向后延伸，在后方终止于中央沟。额上沟、额下沟和中央前沟将额叶分为额上回、额中回和额下回。额中回又由外侧裂的升支和水平分支分为框部、三角部和改部。额叶的底部由位于中线两侧、筛状板上方的直脑回组成。基底前脑的其余部分由眶回组成，常呈 H 形（cruciform sulcus of Rolando）排列成沟状。额叶主要包括的功能区有运动区、运动前区、同向侧视中枢、前额叶；在优势半球中，还包括运动语言中枢和书写中枢等。这些区域在情绪反应和调节、记忆、判断、计划、决策、分类、错误检测和同情心方面发挥关键作用。

顶叶的背外侧面前方以中央沟为界，下方以大脑外侧裂为界，后方以顶枕沟上端至枕前切迹的连线为界。其内侧面位于扣带沟之上。顶叶的背外侧面有与中央沟平行的中央后沟，中央后沟的后部有一条前后方向走行的顶间沟，顶间沟将顶叶分为两个部分，顶间沟以上的部分叫作顶上叶，顶间沟以下的部分叫作顶下叶。顶下叶又分为环曲回和角回。顶叶的内侧面由扣带沟的缘支分为前、后两部。前部较小，是中央后回的延续，并形成旁中央小叶的后部；后部较大，称为楔前叶，此叶的前界是扣带沟缘支，后界是顶枕沟，下界则是顶下沟。顶叶主要包括的功能区是躯体感觉皮层、后顶叶皮层。它们与疼痛、温度、压力等感觉有关。此外，数理与逻辑分析也与这一区域有着密切的联系。

颞叶位于大脑外侧裂的下方，中颅窝和小脑幕之上。颞上沟、颞中沟和颞下沟将颞叶分为颞上回、颞中回、颞下回。颞上回的尾端斜行卷入外侧裂，为颞横回，颞下沟与侧副裂之间为梭状回，侧副裂与海马裂之间为海马回，海马回沟位于小脑幕之上，靠近小脑幕切迹的边缘。颞叶上的功能区包括颞叶外侧由的颞极，颞叶上表面的部分初级听觉皮层、次级听觉皮层，上颞回，中颞回以及下颞回。覆盖颞叶下表面的大脑皮层可细分为多个 Brodmann 区域：颞极、周围皮层、内部皮层、后皮层和内层皮层的后部。这些领域具有多种复杂功能，包括嗅觉、记忆处理、分析、视觉刺激和语言等。

枕叶位于大脑半球后端的部分，它的背外侧面前界不明显。枕叶的沟回不规则，常见的有枕横沟、月状沟和枕外侧沟。枕横沟是顶间沟向下的延续，与顶间沟约成 90°角。月状沟位于枕极的前方。枕外侧沟是一短而平行的沟，稍斜向背内侧缘，有时分隔为数段。枕外侧沟把枕叶分为枕上回和枕外侧回。枕上回位于沟上，枕外侧回位于沟下。在枕叶内侧面距状沟后段与顶枕沟之间的楔状部称为楔叶；距状沟以下的部分则为舌回。枕叶底面以自枕前切迹到胼胝体压部下方的连线作为前界。底面的沟回与颞叶底面者相移行。距状沟与侧副裂之间为舌回，侧副裂与颞下沟之间的部分则为梭状回的后部。枕叶的功能区主要为视皮层，它们主要负责视觉功能。此外，它们还与语言、动作感觉、抽象概念等功能密切相关。

脑干的体积较小，位于大脑下方，脊髓和间脑之间，呈不规则的柱状形。脑干自上而下由中脑、脑桥、延髓三部分组成（图4-3）。中脑位于整个脑的中点位置。它是视觉与听觉的反射中枢，与瞳孔、眼球、肌肉等相关的活动均受中脑的控制。脑桥位于中脑与延髓之间。脑桥中的白质神经纤维可在两个小脑半球之间传递神经信号，从而使小脑发挥协调身体两侧肌肉活动的能力。延髓位于脑的最下部，它与脊髓相连，其主要功能为控制呼吸、心跳、消化等基本生命活动。此外，脑干上还有一些特殊的结构，例如位于丘脑顶部的松果体，它可以分泌褪黑素来调节人类的睡眠和性行为；上丘可以接收从眼传来的信号，而下丘则与听觉系统有着密切的联系；小脑脚是连接小脑和脑干的巨大神经轴突束，分为小脑上脚、小脑中脚及小脑下脚。

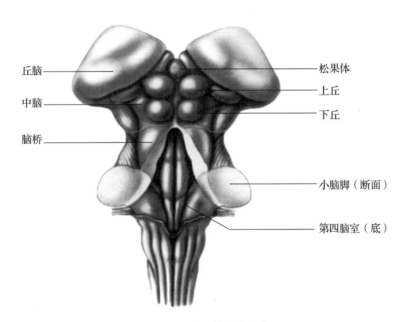

丘脑　　　　　　　　　　松果体
　　　　　　　　　　　　上丘
中脑　　　　　　　　　　下丘
脑桥
　　　　　　　　　　　　小脑脚（断面）
　　　　　　　　　　　　第四脑室（底）

图4-3　脑干的结构示意

小脑位于大脑半球的后半部分，其中间有一条纵贯上下卷曲的狭窄结构，称为小脑蚓部。小脑蚓部两侧有两个膨隆团块，分别称为左小脑半球和右小脑半球。在小脑蚓部和小脑半球表面有一些横行的沟和裂，将小脑分成许多回、叶和小叶（图4-4）。

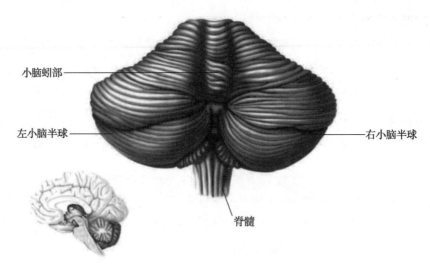

图 4 - 4　小脑的结构示意

小脑通过与大脑、脑干和脊髓之间丰富的传入和传出联系参与躯体平衡、肌肉张力（肌紧张）以及随意运动的协调。

4.2　神经影像技术

随着神经影像学的发展，近 20 年来各种各样的神经影像技术均得到了前所未有的发展，而神经影像大部分的研究都集中在脑部的研究，了解脑、保护脑和创造脑是国际脑科学发展计划的目标和宗旨。

4.2.1　电子计算机断层成像（CT）

CT 的原理是基于 X 射线束对人体某部位以一定厚度进行层面扫描，由探测器接受透过的 X 射线，通过光电数模转换经过计算机后处理形成图像。CT 机经历了 5 代的迭代发展，通过不断的改进 X 射线束发射方式和探测器的排列方式来提高 CT 的扫描速度和图像质量。目前常规普遍应用机型主要集中在第三代机型多层螺旋 CT，根据探测器的排数对不同机型进行定位。为了追求更高的时间分辨率和密度分辨率，近些年 CT 的探测器排数是不断增加的，已经发展到 320 排，甚至 640 排，为了达到更高的时间分辨率也出现了双源 CT 机型。在脑神经影像技术方面，CT 是最早将人脑的解剖结构通过断层显像技术展示给人们，让人们更深入地了解活体人脑神经解剖结构的重要技术手段，大大提高了临床对中枢神经系统疾病的认知。

CT 图像是以不同的灰度表示的，通过人体组织的密度差异形成的黑白影像，其密度分辨率相对较高，可以良好地显示人脑的解剖结构。在临床工作中，CT 扫描常规采用平扫方式，但当有病变或疑似病变存在时，为了提高组织间对比度或了解病变性质，会通过静脉注射造影剂的方式进行增强扫描。随着 CT 扫描速度的提升，在一次造影剂注射中可以获得颅脑平扫、动静脉血管造影、血流灌注功能成像来综合分析脑神经的结构与功能。当然，CT 扫描在神经影像成像诊断价值，尤其是定性诊断上还是有一定限度的，不如 MRI。另外，CT 诊断辐射剂量较普通 X 射线机大，造影剂存在一定过敏情况，故孕妇、碘过敏等敏感人群不宜进行 CT 相关检查。

4.2.2　磁共振成像（MRI）

MRI 主要是利用不同原子核的自旋共振现象所产生的不同信号进行成像。人体内有很多种原子核，人体内 ^{1}H 原子核平均摩尔浓度为 99.0%，而 ^{1}H 原子核因仅有一个质子，没有中子，所以也称为氢质子，一般 MRI 没有特殊指明即指 ^{1}H 的 MRI。^{1}H 质子在不同的分子结构中进动频率存在差异，但并非所有 ^{1}H 质子都能产生 MRI 信号，常规 MRI 的信号主要来自自由水分子的氢质子，部分来源于脂肪中的氢质子，结合水和蛋白质都不能直接产生 MRI 信号，但能影响自由水的弛豫。

1. 结构像 MRI

利用 MRI 不同的激发射频和采集模式可以得到不同的序列，在中枢神经系统中常规的序列主要显示人脑的解剖结构及器质性信号改变，主要有 T_1 加权、T_2 加权、FALIR、GRE 等序列并根据需求采用横轴位、矢状位及冠状位的多方位采集，不同的序列图像对组织间对比度显示有所不同，所产生的生理学或解剖学的含义有所不同，结合多个参数的信号改变可以更好地对脑神经的解剖结构及组织内成分改变做更科学的诠释，这也是 MRI 在神经影像技术上发挥重要作用的原因。随着高场强机器应用于临床，特别是 3T 磁共振的普及及 7T 磁共振临床应用，信噪比得到了倍增、空间分辨率更精细、组织对比度更优异，更加适合观测组织的精细结构，这让结构像 MRI 可以为脑血管病及其他神经系统疾病的精准诊断提供重要的影像学依据。

2. fMRI

自 20 世纪 90 年代以来，在传统 MRI 技术的基础上发展的 fMRI 技术已广泛应用于临床和基础医学研究，特别是在神经影像技术方面得到前所未有的发展，它为了解大脑的工作机制、生理病理性改变机制，对疾病进行定性、定量分析，为临床诊断、治疗及评估预后提供可靠依据。

目前应用于临床的 fMRI 主要有血氧水平依赖磁共振功能成像、扩散加权成像及扩散张量成像、灌注加权成像、磁共振波谱成像、化学交换饱和转移等，这些技术神经影像学研究中应用最多、最成熟、最广泛的技术，也是神经影像技术的前沿部分。

1）血氧水平依赖磁共振功能成像（BOLD – MRI）

血氧水平依赖磁共振功能成像通常也称为 fMRI。血液中的脱氧血红蛋白具有顺磁性，可以减小组织的 T_2 或 T_2^* 值，而含氧血红蛋白是逆磁性的，可以增大 T_2 或 T_2^* 值，其血液中含氧血红蛋白与脱氧血红蛋白的比例改变引起组织信号强度改变，构成了 BOLD 效应，基于这种效应利用脑组织中血氧饱和度的变化来形成对比。当大脑某区域被激活时耗氧量增大，相应区域脱氧血红蛋白增多，但相应区域血流灌注同时增多，带来更多含氧血红蛋白，最后含氧血红蛋白与脱氧血红蛋白比例增高，相应区域信号强度增高，相反被抑制脑区信号减弱，通过比较前后脑组织信号强度的变化，可以获得 BOLD 对比，通过信号强度得到激活区或抑制区，这就是 BOLD – MRI 的技术原理。

fMRI 在采集数据时也有需要注意的地方，包括场强和序列参数、射频线圈、体素大小等。目前 fMRI 的数据采集基本上都在 3T 的磁共振机器上完成，这是因为采集数据需要很好的信号稳定性，在 3T 设备上一般要求在 30 min 内 EPI 序列的信号峰值间偏差小于 1%，EPI 采集图像帧数相对较多，这就需要 3T 设备具有强大的数据处理能力。另外，除了磁共振仪器外，有些任务试验需要配备功能刺激仪，这在心理、认知功能试验（包括视听刺激、同步触发刺激）方面用得比较多。

在 fMRI 试验设计方面，目前研究方式主要集中在任务态和静息态。fMRI 得到的数据是一个时间序列数据，所谓任务态，就是在静息态下添加一些行为或认知相关任务，使相应某一脑区、某一网络或某一系统发生激活或抑制的改变，通过 BOLD 序列记录下全脑时间 – 信号的变化，其主要用于研究任务状态下的功能活动。任务态在采集方面对时间的同步要求较高，需要有专门的软/硬件，软件代表有 Presentation 和 Eprime 等，硬件则为功能刺激仪或相关配件。静息态是研究全脑静息时功能活动的方法，是研究脑功能连接的主要方法，当前已经成为一个独立的研究领域。静息态在采集方面相对简单，只要嘱咐患者静息且不能睡觉、不能胡思乱想，按指定时间扫描完即可。相比于任务态，静息态更容易完成采集，特别是对于无法配合完成任务或具有认知精神障碍的人群更是如此。

fMRI 数据的处理分析目前都是采用第三方软件实现，如 Matlab 软件平台。任务态用得比较多的软件有 SPM、AFNI、FMRIB 等，静息态用得比较多的软件有 DPABI、REST、GroupICA、Gretna 等。除了上述主要软件以外，还需要一些辅助软件，如 MRIcro、xjview、BrainNet Viewer 等。MRIcro 主要是将文件格式（DICOM 格式）转换为 Analyze 格式或 NIFTI 格式，这样才能基于 Matlab 的工具包识别处理。不管是任务态还是静息态，都需要经过数据预处理过程，即时间校正、头动校正、结构 – 功能图像对齐、空间标准化、空间滤波等过程，对于任务态先要做一阶分析，提取任务 – 时间数据，设定协变量，最后输出结果并对结果进行校正处理等，然后做二阶分析和交互作用分析，得出结果后通过 xjview 软件可以查看激活区或抑制区。

静息态除了上述数据预处理，还需要额外的预处理步骤，因为脑功能连接分析要求观察不同脑区 BOLD 信号的相似性，它比其他分析方法对结构噪声更敏感。常用的额外预处理步骤包括滋扰变量回归、生理噪声回归、图像删减、单个受试者 ICA。任何静息态研究通常应用至少一种额外预处理步骤。静息态大量用于脑功能连接的研究，旨在检测不同脑区之间的相似性。目前脑功能连接分析大致分为基于体素和基于节点两种方法。

（1）基于体素的方法主要是评估脑中每个体素的功能连接值，描述功能连接的空间分布效应。因此，无论基于单个体素估算功能连接的方法存在怎样的差异，所有这些方法都会生成包含所有体素值的一个或多个脑图。常用的基于体素的方法包括基于种子点的相关性分析（SCA）、独立成分分析（ICA）、低频波动振幅及振幅分数（ALFF/fALFF）和局部一致性（ReHo），最后进行组分析，比较不同受试者的图像。

（2）基于节点的方法采用的模式图方式来模拟功能连接，包括节点（组成功能区的一组体素）和边线（每对节点之间的连接强度）。基于节点的方法包括以下几步。①定义节点：采用数据驱动方法分割脑区，包括聚类、ICA 和梯度方法；②提取时间序列：通常是对节点中所有体素的时间序列进行平均；③定义边线：常用方法包括全相关和偏相关（对所有其他节点进行回归后时间序列的相关性）；④网络连接矩阵：每对节点之间的边线连接强度用于构建矩阵；⑤网络建模分析：对每个受试者的网络连接矩阵进行组水平统计分析；⑥图论分析：对网络连接矩阵进行二值化处理后，估算局部和全局的评价指标，常用的指标包括度、全局效率和小世界属性；⑦动态因果模型：这是一种有效连接分析方法（即推断连接的方向），它比较不同节点参数配置，采用从神经元放电开始的模型，确定哪种配置与 BOLD 数据最匹配，从而推断生物物理模型的参数；⑧动态指标：旨在确定连接随时间的变化，常用方法是计算多个短时间窗的网络连接矩阵。

这两种不同的数据处理方法可结合应用，基于体素的方法用于验证节点定义的选择，而基于节点的方法则可以明确这些节点之间的连接变化。

BOLD 数据处理到最后需要做统计、做组之间的比较得出结论，这里不加赘述。

2）扩散加权成像（DWI）及扩散张量成像（DTI）

MRI 技术的进步促进了 DWI 的发展，目前 DWI 及其相关技术对评价脑部多种疾病具有重要的价值。常规 DWI 在临床疾病方面的应用很普遍，包括脑梗、出血、感染、神经退行性疾病、脑白质病、中毒/代谢紊乱及肿瘤等。利用扩散基本原理也延伸发展出了 DTI，它使人们可以深入研究神经影像学领域。

扩散成像技术是基于水分子的布朗运动。水占人体体重的 60%～80%。水分子在不同细胞器内、不同细胞密度的环境内自旋。布朗运动的水分子会以不同速率扩散，而扩散成像技术就是测定这些水分子的扩散速率、扩散系数或单纯的扩散性。

DWI 原理可通过其公式来解释，即 $S = S_0 \exp(-b \times ADC)$，其中 S 为 DWI 信号强度，S_0 为未施加扩散敏感梯度场前的信号强度（相当于 T_2 加权改变），ADC 为表观扩散系数，b 为梯度因子。扩散加权的信号受组织的 T_2 值、b 的大小以及回波时间 TE 的影响，而 ADC 值反映的是某体素或某感兴趣区的扩散强度（即扩散率），它揭示了水分子运动的受限程度。常规的 DWI 是由 3 个垂直方向的自旋回波通过单次激发扩散加权平面回波图像获得的，这 3 个平面组成了各向同性的扩散加权图像，通过基本像素点计算出 ADC 值，即 x，y，z 三个方向上 ADC 值的平均值，它属于一个标量，通过 ADC 值可以对 DWI 进行定量分析。

常规 DWI 的临床应用有很多，它能鉴别细胞毒性水肿、血管源性水肿及间质性水肿，在脑神经病变中能早期发现病变并进行定性，对指导临床治疗方案的制定起到重要的参考作用，特别是为脑梗、脑出血的分期提供依据，有利于临床对疾病的评估、治疗以及随访。另外，对于感染性病变、外伤、脑白质病变、中毒/代谢紊乱等相关疾病所引起的细胞毒性水肿或血管源性水肿，DWI 及 ADC 图的信号改变都能很好地显示病变并为诊断及鉴别诊断提供依据。在神经肿瘤方面，DWI 的信号改变以及 ADC 值的定量分析能很敏感地为医生进一步了解肿瘤性质提供参考依据，并在治疗过程中监测肿瘤的治疗效果，从而指导临床治疗方案的制定及评估治疗效果。

新的弥散成像技术的发展，主要表现为多种模型的建立以及多方向、多 b 值及大 b 值的应用。DTI 基于高斯模型、单指数模型，采用多个方向进行弥散测量（至少需要 6 个方向）来形成弥散成像，利用各向异性扩散张量（确定性追踪）重建神经纤维束。DTI 不仅能测定水分子的运动强度，还能在 3 个方向上检测水分子的扩散过程的强度和方向，在中枢神经系统微环境中通过测定水分子扩散特性来研究中枢神经系统微结构，其能演算出多个参数，如张量本征值（λ_1，λ_2，λ_3）以及各向异性分数（FA）、平均弥散率（MD）等。这些参数都可以作为量化值进行分析比较，以了解神经纤维束的微观结构的改变，而神经纤维束追踪技术能更好地帮助人们了解中枢神经系统的白质纤维束的解剖结构，以及病变与神经纤维束的关系，可以作为静息态 fMRI 的补充，为了解各功能区是否存在相关的直接结构连接提供依据。其实神经纤维束相对复杂，存在很多交叉纤维，这反而显现出 DTI 的缺陷在于不能显示这种复杂的神经纤维束，于是人们就采用了非高斯模型、单指数模型、多 b 值/大 b 值的、多张量弥散成像方法，称为扩散谱成像（DSI）。DSI 通过增加空间采样维度，在频率空间（k 空间）记录 MR 频率空间的信息，同时在扩散空间（q 空间）记录弥散梯度的信息，通过概率性追踪可精确显示复杂交叉走行的神经纤维束，揭示脑白质微观结构。高角度分辨率弥散磁共振成像（HARDI）则是 DSI 的改进型，采用了更大的 b 值、更多的扩散方向（典型的是 64 个方向）。另外，利用非高斯算法、多扩散方向（至少 15 个）、多 b 值（至少 3 个）的扩散峰度成像（DKI）可以揭示更接近真实的神经纤维束的表现，能够计算出参数 FAK、平均峰度系数（MK）以及轴向峰度系数（AK）、径向峰度系数（RK）等量化值。神经突离散度和密度成像（NODDI）是一个三室模型，它基于细胞内、细胞外、脑脊液中每个微环境影像的水分子扩散方式的不同，产生独立的可校准 MR 信号，可用于评估轴突和树突微结构的复杂性，也可反映脑组织中不同组织的信息，能得到 3 个标量参数，即神经突内分数（NDI）、方向离散度指数（ODI）、自由水分数（ffw），其优势在于可以在微观结构中从白质扩展到灰质，并可以定量评估树突的分布，从而反映大脑皮质和灰质核团的复杂性。

另外一个比较特殊的模型是体素内不相干运动（IVIM），它采用的是双指数模型、非高斯模型、多 b 值（选择数个小 b 值和数个大 b 值）弥散成像，在小 b 值区域信号的贡献更多地以微循环灌注为主，在大 b 值区域信号的贡献更多地以组织的弥散为主。IVIM 能生成 3 个参数，即 f（体内毛细血管容积占整个容积的比值）、D_{slow} 或 D（真实组织中水分子的扩散运动）、D_{fast} 或 D^*（毛细血管网的微循环灌注信息）。通过 IVIM 既可以了解组织的灌注情况，也可以了解组织的弥散信息。

总的来说，扩散成像在神经影像技术方面得到了充分的发展，让人们更多地了解神经的微观结构及生理病理变化，并用不同影像学指标进行诊断评估，为临床关于脑神经系统提供了更清晰的认识，同时也使人们能够通过神经影像技术探索更多未知领域。

3）灌注加权成像（PWI）

PWI 用于描述血流通过组织血管网的情况，它通过测量一些血流动力学参数来无创地评价组织的血流灌注状态。目前用在临床最成熟的是脑部 PWI。根据成像原理，PWI 分为两种技术，即动态磁敏感对比增强（DSC）、动脉自旋标记（ASL）。

DSC 是使顺磁性对比剂（如 Gd – DTPA）进入血管，使血管腔内的磁敏感性增加，在局部产生梯度场，导致磁场不均匀，进而引起邻近氢质子共振频率改变，使质子自旋失相位，导致 T_2 或 T_2^* 值减小，从而使得 T_2WI 或 T_2^*WI 信号强度降低。在脑组织中，由于血脑屏障的存在，造影剂不能通过毛细血管进入组织间隙，不影响组织的 T_1 时间，因此不产生 T_1 增强效应。DSC 评价的灌注参数主要有脑血容量（CBV）、脑血流量（CBF）、平均通过时间（MTT）、达峰时间（TTP），通过这 4 个参数能够提供详细的灌注信息，如灌注不足、侧支循环建立、血流再灌注或过度灌注等。所需要注意的是所测的 CBV 和 CBF 是相对值，各研究者所测得的值并无可比性。

ASL 的优点在于无须引入外源性对比剂，完全无创，是以动脉血液中的质子作为内源性示踪剂进行 PWI 的技术，组织的血流灌注均来源于组织外的动脉血液，以反转脉冲对动脉中的质子进行标记，标记后的质子随血流流入动脉远端的组织，血液中的水分子可在血液和组织中自由扩散，被标记的质子扩散至组织内，导致组织的磁化矢量发生改变，其改变的程度与血流灌注量呈正比，因此 ASL 可量化评估 CBF。ASL 也经过了几代的发展，从一开始的连续式 ASL（CASL）和脉冲式 ASL（PASL），再到最近几年的准连续式 ASL（pCASL）的应用，其图像质量、成像范围、成像速度有了极大的提高，逐渐受到研究者们的关注，并被应用于临床和科研工作。

CASL 是用射频脉冲连续标记成像层面（一般选择颈部血管垂直走行区域），被标记的质子连续流入成像层面，连续标记一段时间，兴趣组织内新流入的标记质子与已标记自旋 T_1 弛豫时间达到平衡，组织磁化矢量达到稳定，此时采集图像，需要注意的是标记时间不能过长，虽 ASL 信号随标记时间的延长而增加，但若超过血液 T_1 弛豫时间，ASL 信号反而会降低。其优点是信噪比高；其缺点是标记效能稍差，RF 能量易蓄积，容易超 SAR 值，特别在高场 MRI 中明显。

PASL 是用一个选择性的射频脉冲标记成像层面近端的一个厚层块（一般在颈部血管选择 15～20 mm 层厚）的动脉血质子，待被标记的血液流入成像层面并在组织中充分扩散然后成像。其优点是具备较高的标记效能，RF 能量蓄积较小，在高场 MRI 中有一定优势；其缺点是标记所带来的信号较弱，信噪比相对 CASL 较低。

pCASL 是利用一连串不连续的小射频脉冲，并在射频发射间期施加梯度波来模拟 CASL 的连续脉冲方法进行标记。pCASL 与 CASL 及 PASL 比较，磁化传递效应小，标记效率高，图像信噪比高，RF 能量蓄积少，另外 pCASL 具有良好的可重复性。ASL 有一个重要的参数——标记后延迟时间（PLD），即从标记到采集的时间间隔。在临床工作中，这个时间一般是经验值，有些人值设置一个PLD，但往往个体间血流速度都不一样，容易导致 CBF 定量出现偏差，现在很多人采用多个 PLD 进行采集，这样既可以了解血流早期灌注情况，也可以评估延迟期的侧支循环情况，甚至通过多个 PLD 计算出动脉通过时间（ATT）。

在神经影像技术中，通过灌注成像技术可以了解大脑的血流动力学情况，对血流动力学进行量化分析，从而关注大脑的血供、脑相关疾病的发病机制，进行脑相关疾病演变的随访评估，从而指导临床治疗方案的制定。

4）磁共振波谱成像（MRS）、化学交换饱和转移（CEST）

MRS 是利用磁共振现象和化学位移作用进行特定原子核及其他化合物定量分析的方法。原子核的共振频率不仅取决于外加磁场强度和原子核本身的物理性质，还受原子核在化合物中的化学环境的影响，即使同一种原子核，若其化学结构不同，进动频率就不会相同，产生的磁共振频率也就不同，在频谱上产生的共振峰也就有差别，这种现象就叫作化学位移。不同的化学物质可以根据频谱上共振峰的不同加以区分，MRS 也可以定量检测组织内化学物质的浓度，但 MRS 结果的准确性也受众多因素影响：①主磁场的均匀性，均匀性越差，谱线越宽，因此进行 MRS 检查时匀场非常重要；②采样容积内部磁化频率的均匀度，均匀度越高，谱线越窄；③横向弛豫时间 T_2，T_2 值越大，谱线越窄，T_2 值越小，谱线越宽；④外界因素干扰，如心跳、呼吸及其他运动伪影干扰。人脑最容易制动，因此 MRS 主要用于人脑疾病和功能的研究，用得最多的是 ^{1}H 质子 MRS。在人脑MRS 中主要检测到 5 个较明显的共振频谱波峰，即 N-乙酰天冬氨酸（NAA）、胆碱（Cho）、肌酸（Cr）、谷氨酸（Glu）、肌醇（MI）。当采用短 TE 时，可以检测到一些浓度较小的波峰，如 γ-GABA、乳酸（Lac）、脂质（Lip）等。

CEST 是在磁化传递技术及化学交换理论的基础上发展起来的一种 MRI 新方法，它利用特定的偏共振饱和脉冲，对特定物质（如蛋白质或多肽的酰胺质子、葡萄糖、黏多糖等大分子）进行充分的预饱和，这种饱和通过化学交换，进一步影响自由水的信号强度，因此通过检测水的信号，可间接反映这种物质的信息并可以定量分析。CEST 对于大分子的分析较 MRS 具有更高的敏感度和更高的空间分辨率。

MRS 和 CEST 都用于分析组织内化学物质成分并对其进行定量分析。随着技术的发展，相信未来可以利用 MRS 和 CEST 进行病理级的诊断分析，为组织成分的生理病理变化的无创性诊断推理提供依据，让人们对组织的微观结构产生新的认知。

4.2.3 神经核医学及相关技术

神经核医学是利用核素示踪技术对神经、精神疾患进行诊治及脑科学基础研究的一门学科。近年来，随着新型显像剂的不断研制成功和显像设备的逐步更新，神经核医学得到了迅速的发展，尤其是 PET - CT、PET - MRI 这些能同时反映解剖结构和功能代谢的先进核医学仪器的问世，使人们在了解神经系统复杂形态学改变的同时，还获得了脑组织血流、代谢、受体分布、认知功能等信息。

PET 是将发射正电子的核素引入人体，其发射的正电子经湮灭辐射转换成的能量相同、方向相反的两个 γ 光子射至体外被探测器采集，经过计算机重建形成断层图像，显示正电子核素在体内的分布情况。PET 具有很高的灵敏度，可以显示病变部位的病理生理特征，更容易早期发现病灶，但空间分辨率不高，因此通过融合 CT 或 MRI 对病灶进行精确定位，充分发挥其良好的空间分辨率并显示病灶内部的结构变化。PET 和 CT/MRI 融合，充分发挥两者的优势，同时反映病灶的病理生理变化及形态结构，明显提高了诊断的准确性。在中枢神经系统方面，PET - MRI 更是充分发挥了两者之间的优势，真正实现了代谢和生理功能上的同步，这在神经系统疾病和脑功能研究中显得尤为重要。

从显像方法上，目前有脑血流灌注显像、脑代谢显像、神经递质和受体显像等。脑血流灌注显像主要是显像剂通过血脑屏障被脑细胞所摄取，摄取的量与局部脑血流量（rCBF）呈正相关，通过 PET 进行断层显像，即可得到局部脑血流灌注的图像。脑代谢显像目前用得比较多的是以 ^{18}F - 氟代脱氧葡萄糖（^{18}F - FDG）作为示踪剂进行成像，因半衰期相对较长（约 112 min），所以易于临床应用，它可以反映局部脑组织对葡萄糖的利用和脑功能的代谢。

另外就是利用 ^{15}O$_2$ 气体吸入法进行 PET 显像，可以测定脑氧代谢率、氧提取分数等反映脑组织对氧利用的参数，它对脑血管病、痴呆等诊断有重要意义，但

由于显像技术和设备较为复杂，临床应用较少。氨基酸代谢显像（如^{11}C –
MET、^{18}F – FET）、^{11}C – 乙酸氧化代谢显像、^{11}C 或^{18}F 标记的胆碱、胸腺嘧啶代谢
显像等也越来越多地应用于临床，能反映相关化学物质在脑内或脑疾病中的代谢
情况。

　　神经递质和受体显像是将以放射性核素标记的神经递质或受体引入人体，选
择性地和靶器官或组织细胞的受体结合，通过 PET 显示受体的特定结合位点及其
分布、密度、亲和力和功能，了解其病理改变，揭示神经精神疾病的病因和发病
机制，其有助于临床早期诊断、鉴别诊断、疗效评估、预后判断及认知功能研
究。目前较为常见的用于显像的神经递质和受体为多巴胺能神经递质、乙酰胆碱
受体、苯二氮䓬受体、5 – HT 受体、阿片受体等。

　　总而言之，神经核医学从分子水平、通过细胞代谢的方式对神经活动及生理
病理改变、神经精神疾病发病机制的揭示发挥着不可替代的作用。

4.2.4　MEG 和基于电磁信号检测的 EEG

　　MEG 是对脑内神经电流发出的极其微弱的生物磁场信号的直接测量。其
测量系统本身不会释放任何对人体有害的射线、能量或机器噪声。MEG 探测
仪不需要固定在患者头部，测量前患者无须特殊准备，检查过程安全、简便且
对人体无任何副作用。MEG 只需一次测量就可采集全脑的脑磁场信号，得到
大脑的瞬间数据，通过计算机综合影像信息处理，将获得的信号转换成脑磁曲
线图、等磁线图，并通过相应的数学模型拟合得到信号源的定位，可与 MRI、CT
等结构像叠加整合，形成脑功能解剖学定位，反映脑功能的瞬间变化状态。MEG
因为具备较高的时间分辨率（ms 级），能够实时记录脑电磁信号，所以可应用于
思维、情感、认知等高级脑功能研究，同时 MEG 具备较高的空间分辨率（可达
到 1 mm），可与 MRI 结构影像完美结合而获得磁源性影像（MSI），其探测电流
源来自细胞内树突电流，电磁场不受传导介质的影响，对电流源的方向、位置及
强度可行三维空间定位，也可直接进行功能区定位，因此用于神经外科手术前脑
功能定位，癫痫灶手术定位以及帕金森病、精神病和戒毒等功能像疾病的外科定
位治疗，能够实现精准微创治疗。另外，MEG 能够用于脑神经科学、精神医学
和心理学等各个领域的基础研究，甚至可用于胎儿神经发育状况检测，在神经精

神疾病方面能够做到早期预防、早期诊断、早期治疗和动态指导治疗、个性化治疗方案制定，最终取得最佳治疗方案。MEG 的缺点在于脑磁信号太弱而易受干扰、检查费用高、分析结果耗时长、设备昂贵。

基于电磁信号检测的 EEG 是脑组织生物电活动通过脑电图仪放大记录下来的曲线，由不同的脑波活动组成。EEG 是较早应用于脑功能研究的一种方法，目前在临床上的应用也比较普及。在临床工作中，借助 EEG 检查，观察并判断脑电活动是否异常以及异常的程度和特征，乃至作为脑部疾病诊断或脑机能损伤的依据。在临床应用中按记录时间的长短 EEG 可以概括地分为短程 EEG 和长程 EEG。短程 EEG 就是常规 EEG，一般是指 EEG 记录时间大约需要至少 20~30 min。长程 EEG 检测分两种，一种是动态 EEG（AEEG/脑电 Holter），记录过程需要持续较长时间，会包括觉醒和睡眠在内的过程，由于 AEEG 混入大量的各种干扰信号，故不容易做出准确鉴别；另一种称为录像 EEG（VEEG），即在持续记录 EEG 的同时，同步录像被试者的临床表现，一般设定时间为 3~4 h。

EEG 在操作上相对简单，但在解读上需要一定经验，需经过正规培训，在临床工作中不断领悟才能正确判读 EEG。对 EEG 判读来说，要考虑到被试者年龄差异、意识状态、受检时精神活动与外界刺激以及脑部疾病相关临床病史。判读 EEG 时，首先要了解 EEG 的基本参数。①周期（频率）：脑波的周期是指一个波的波谷到下一个波的波谷之间的横向距离，即波的周期（ms）数值，通过换算得到采样频率（Hz，相当于周期的倒数），采用测量频率便可以对脑波进行分类。目前数字化脑电图仪分类法包括 δ 波（0.5~3.9 Hz）、θ 波（4.0~7.9 Hz）、α_1 波（8.0~8.9 Hz）、α_2 波（9.0~10.9 Hz）、α_3 波（11.0~12.9 Hz）、β 波（13.0~30.0 Hz），γ 波（30 Hz 以上）。一般将 α 波作为基准，将频率比 α 波低的 δ 波、θ 波统称为慢波，而将频率比 α 波高的 β 波、γ 波统称为快波。如果波形不是正弦波，则采用波形命名。②振幅：是指脑波的电位或波幅，单位为微伏（μV），一般规定小于 25 μV 为低幅，25~75 μV 为中幅，75~150 μV 为高幅，不同周期的脑波叠加融合称为复合波。③位相（极性）：在脑电图学中特别规定，脑波的记录曲线显示向基线上方偏转的形态称为阴性波，向基线下方偏转的形态称为阳性波，另外还有双相波、三相波等的区分。波相主要用于脑波定位，判断脑波之间是否有时间差，通过时间差了解两侧是否同步。④波形：是指一个脑波的形态，除了上述正弦波以外，脑波还有棘波、尖波等形态。通过对上述参数的了解可知，EEG 是通过实时的波形来判断脑功能及其生理病理变化的，其优点是时间分辨率较高、简单易操作、便携性好以及价格低；其缺点在于所测脑电波来源于头皮上的电势，其结果并不直接代表大脑神经元信号源头的真实位置，定位相对较差，空间分辨率较低，脑电波的内外部干扰因素较多，需要正确判读这些干扰因素所引起的异常波形。当然，EEG 在临床，尤其是癫痫方面应用比较多，其次就是科研方面，结合 fMRI、近红外脑功能成像等神经影像技术进行数据融合，可以在进行脑功能多模态分析时充分发挥 EEG 的高时间分辨率的优势。

4.2.5　近红外脑功能成像

近红外脑功能成像（fNIRS）利用了近红外光（波长 650 ~ 950 nm）对生物组织的强穿透性（能达到颅内 20 ~ 30 mm 脑皮层），而脑内占主导地位并具有生理依赖性的吸收发色团为血红蛋白，即氧和血红蛋白（HbO_2）和脱氧血红蛋白（HbR），利用两者的光吸收特性（HbO_2 在近红外光波长大于 805 nm 时吸收系数更大，HbR 在近红外光波长小于 805 nm 时吸收系数更大），造成近红外光衰减量与组织内发色团浓度变化相关性，就可以定量分析脑组织中 HbO_2 和 HbR 的浓度变化。

从测量原理上看，fNIRS 与 fMRI 类似，都是基于血液中 HbO_2 和 HbR 浓度的变化进行功能性脑成像，其不同之处在于 fNIRS 是基于光学手段来测定 HbO_2 和 HbR 对近红外光吸收的变化，而 fMRI 是基于 HbO_2 和 HbR 引起的顺磁性变化。基于神经 – 血管耦合机制，脑功能活动的变化会引起局部脑血管的变化，大脑皮层被激活会引起局部氧代谢率和局部脑血流的动力学改变。在神经元氧代谢过程中，血氧被消耗以产生能量，导致 HbO_2 浓度降低，HbR 浓度升高，神经元活动的增加伴随局部脑血流的增加，以满足神经元对营养物质需求的增加，大脑激活区局部脑血流增加远超过局部耗氧量，最终表现为激活区域 HbO_2 浓度升高和 HbR 浓度降低。

fNIRS 的优势在于：①适用人群广泛，特别是对于特殊人群（如身体内置入金属物的人、婴幼儿等）具有更好的适用性；②支持长时间连续检测及短时间内多次检测，可广泛应用于脑功能监护和疗效评估；③具有抗运动及电磁干扰、应用场景无限制、便携性好等优点，方便众多脑功能障碍患者在各种自然状态下进行脑功能活动检测。基于以上优势，fNIRS 越来越多地应用于脑卒中神经康复、精神疾病、儿童发育障碍以及神经退行性疾病等领域，fNIRS 也特别适合与多模态成像（如 fMRI、EEG、ERP 等）技术兼容，促进脑功能的深入研究，为康复过程神经环路和网络重建提供更有利的证据支撑。在临床治疗方面，fNIRS 可与多模态神经调控技术（经颅磁刺激、经颅电刺激等）广泛联合使用，以实时、动态可重复的脑功能评估来监测临床干预疗效。此外，fNIRS 与系统性测量（如心率、血压、呼吸速率等）及行为（如眼动追踪、动作捕捉、同步录像等）融合，可为临床提供多模态信息，完成对治疗、康复疗效的精准判断，具有良好的临床应用和发展前景。fNIRS 技术目前的主要缺陷是神经解剖定位精确度较低、空间分辨率较 fMRI 偏低、对皮质下或深部区域缺乏敏感性等。

4.2.6 神经影像技术的特点与应用

1. 神经影像技术的特点

CT 和 MRI 显示的是组织器官解剖结构的形态变化，是基于组织的密度差异或组织构成成分的差异成像的，影像的组织分辨率高。DSA（数字减影血管造影）是利用数字技术，将 X 射线血管造影的影像与普通 X 射线的影像相减，形成清晰显示各种血管影像的一种显像设备或技术，主要用于血管阻塞、狭窄及各种血管畸形疾病的诊断，近年来还出现了 CTA 和 MRA 的血管影像检查。有人将 CT、MRI 及 DSA 影像统称为解剖影像。

SPECT 即单光子发射计算机断层扫描，PET 即正电子发射计算机断层扫描，两者均是神经核医学的两大显像技术，是将医用放射性核素或放射性核素的标记物引入体内，在体内的放射性核素发射出核射线并穿透人体，在体外使用相应显像设备进行探测成像的显像方法。所谓"发射"，是指射线来源于检查者体内。SPECT 探测的射线是体内发射的单光子，PET 探测的射线是体内发射的正电子。SPECT 和 PET 均是以脏器内外之间或病变组织与正常组织之间核素分布的浓度差别为基础的显像方法，其所用的显像剂能够被靶器官或靶组织的细胞进行选择性摄取或发生特异性结合，能够显示组织的血流灌注和代谢水平以及受体密度等与功能有关的信息，即该类显像方法以显示组织细胞的代谢和功能为主，因此脑

SPECT 和 PET 影像被称为脑功能影像。SPECT 和 PET 影像的不足之处是组织分辨率低、解剖结构显示模糊、毗邻结构难以显示，因此它们需要与 CT 或 MRI 的影像进行结合，发挥各自的优势，互补各自的不足。近年来利用 PET\CT 或 SPECT\CT 以及图像融合技术，进行一次检查就同时产生了组织器官的解剖影像与功能影像，并能够将两种影像进行准确融合，形成了 PET\CT 或 SPECT\CT 的融合图像。

2. 神经影像技术的成像特点

神经影像技术所成的像表现出各种征象，举例说明如下。

（1）靶征：颅脑增强 CT 扫描，伴有中央点状钙化或点状强化的脑内环形强化病灶，称为"靶征"。靶征是脑内成熟结核球在增强 CT 中的表现，其中伴有中央点状钙化的病灶，具有特征性。在组织学上，环状强化带对应含有炎性细胞的纤维包膜，无强化区对应干酪样坏死物，中央点状强化的机制未明。

（2）富士山征：外伤后气颅大量积气常在额颞顶部，尤其以额部为著，严重时仅额部大量积气，在 CT 扫描断面图上恰似山峭状，故称"富士山征"。

（3）漏斗征：空泡蝶鞍 CT 扫描鞍内充满低密度的脑脊液，受压变扁的垂体呈新月状，位于鞍内窝后下部或消失不见。MRI 可示垂体组织受压变扁，紧贴于鞍底，鞍内充满滴水样的物质，鞍底明显下陷，形成特征性的"漏斗征"。

（4）水母头征：又称海蛇头征，对应脑静脉畸形。脑发育性静脉异常中异常扩张的髓静脉引流人 1~2 条粗大的引流静脉，形成水母头征，不伴有供血动脉和直接的动静脉短路。

（5）盐和胡椒征：指颅底肿瘤的混杂信号，见于头颈部的副神经节细胞瘤，为副神经节细胞瘤 MRI 中的特征性表现，主要是由肿瘤内缓慢血流的高信号和血管流空的低信号所构成的不均匀混杂信号，提示肿瘤的血供丰富。

（6）新月征：颅脑 CT 或 MR 扫描多表现为颅骨内板下"新月形"的占位，是硬膜下血肿的常见特征性征象。

3. 神经影像技术的临床应用

（1）CT。CT 的原理就是利用计算机对各种组织对 X 射线吸收系数的不同进行处理，显示出不同的平面和形态的图像。X 射线吸收高于脑实质时显示高密度影，例如脑出血等；X 射线吸收低于脑实质时显示灰黑色的低密度影，如水肿和坏死等。CT 在临床诊断中的优点是简便迅速和无创。

（2）血管造影（CTA）。CTA 主要是在静脉注射含碘对比剂，然后用螺旋 CT 或者电子束 CT，在对比剂充盈受检血管高峰期进行连续薄层的扫描，经过计算机处理图像后重新建设血管立体影像。其优点就是可以清晰地显示动脉环和大脑前、中、后的动脉及分支，为脑血管疾病提供重要的诊断依据。

（3）MRI。MRI 将人体内的氢质子在主磁场中被激发产生的共振信号进行放大和图像处理重建后得到磁共振的影响。MRI 主要用于脑肿瘤和脑出血、脑炎、脑白质病变等患者，同时在脊髓诊断中对于脊髓肿瘤，脊髓空洞症，脊椎转移瘤、脓肿，椎间盘脱出等疾病都有广泛应用。MRI 增强原理即顺磁性对比，主要是通过氢质子的磁性作用改变时间，由此获得高 MR 信号，产生有效的效应。MRI 增强检查在临床上主要用于增加对肿瘤、炎症病变的灵敏度和确定肿瘤手术的放疗范围。

（4）磁共振成像血管造影（MRA）。MRA 利用血液中运动的质子作为内在流动标记物，使血管周围组织与血管形成对比，再经计算机处理后显示血流特征、血管影像。MRA 在一般临床诊断中适用于脑血管畸形、颅内动脉瘤、静脉窦闭塞、大血管闭塞性疾病。

■ 4.3　脑解剖结构影像

临床结果显示，一般的物理检查对于人脑疾病的诊断价值有限，影像学检查发挥着重要的作用。人脑结构复杂，疾病种类繁多，且成因复杂。例如先天发育异常，肿瘤性、外伤性、血管性、感染性和精神障碍性等疾病的临床症状可能相同，但是相应的治疗方案截然不同。影像学检查不仅能够检测出这些疾病，而且可以进行鉴别诊断，辅助医生制定治疗方案。多种影像技术均可应用于脑部疾病的检测和治疗，它们的特点和应用范围不同，在实际应用中经常结合使用。

（1）CT 检查是脑部疾病的主要诊断手段，应用范围广泛，可以发现并鉴定出大多数脑部疾病，例如颅脑外伤、脑梗塞、脑肿瘤、炎症、变性病、先天畸形等，特别对于急性脑血管疾病具有很高的医疗价值。但是，对于一些较小的病变，例如脑转移瘤等，CT 检查的应用价值较小。

（2）MRI 检查也是脑部疾病的常用检测手段，在脑转移瘤、急性脑梗死的检测和诊断方面是首选检查方法，通常作为 CT 检查的补充使用。MRI 具有无须重建就可获得多方位图像的能力，且组织分辨能力强，可以多序列成像，为明确病变性质提供更丰富的影像信息。而且，MRI 对人体没有电离辐射损伤。这些特点使 MRI 在早期阿尔茨海默病及抑郁症的评估中具有极高的应用价值。但是，和 CT 检查一样，MRI 检查也是影像诊断，很多病变单凭 MRI 检查仍难以确诊。MRI 检查所需时间较长，对于急性脑出血、急性颅脑外伤的患者不适用。

（3）超声检查在脑部疾病的检测中应用较少，使用颅多普勒颅脑超声检测仪（TCD）可测定 8 颅内动脉的血流动力学状态。此外，通过婴幼儿未闭合的前囟进行超声检查可以诊断婴儿缺血缺氧性脑病、脑积水、脑出血、脑内畸形、发育不全等疾病。二维超声也逐渐用于成人颅脑检查以诊断脑动脉血管疾病、颅内占位性病变（星形胶质细胞瘤、髓母细胞瘤、脑膜瘤等）以及脑动静脉畸形。

（4）X 射线检查较少应用于脑部疾病的检测，通常用来检测脑血管是否发生病变。

总的来说，对于脑部疾病的检测和鉴定，主要应用 CT 检查和 MRI 检查。在实际应用中，要根据拟诊断的疾病来选择合适的影像技术。此外，在临床上经常将同一种影像技术的不同方法结合使用，或者将不同的影像技术联合使用，以正确高效地完成疾病检测。

1. CT 检查

CT 检查是用 X 射线束对人体某部位一定厚度的层面进行扫描，由探测器接收透过该层面的 X 射线，将 X 射线转变为可见光后，由光信号转换为电信号，再经模拟/数字转换器转换为数字信号，输入计算机处理。图像形成的处理可以理解为将选定层面分成若干个体积相同的长方体，这些长方体称为体素。扫描所得信息经计算获得每个体素的 X 射线衰减系数或吸收系数，再排列成矩阵，即数字矩阵，数字矩阵可存储于磁盘或光盘中。经数字/模拟转换器把数字矩阵中的每个数字转换为由黑到白的灰度不等的小方块，即像素，并按矩阵排列，即构成 CT 图像。因此，CT 图像是重建图像。每个体素的 X 射线吸收系数可以通过不同的数学方法算出。CT 图像将取决于 X 射线束穿过各种组织时的衰减。皮质骨具有较高的衰减（较大的 HU 值），因此将显示为白色，而衰减较低的那些结构将显示为黑色（如鼻窦内为空气）。在大脑中，白质的 HU 值小于灰质的 HU 值，因此在头部 CT 上显得较暗。中枢神经系统发生病变会导致 X 射线高衰减（低衰减），分别产生明亮（黑暗）的图像。

CT 检查一般分为平扫 CT、增强 CT 和脑池造影 CT。平扫 CT 一般为横断面扫描，多以听眦线为基线，依次向上或向下连续扫描。增强 CT 扫描中正常的脑实质仅轻度增强，而松果体、垂体、血管结构和硬脑膜显著增强。脑池造影 CT 一般经腰穿或枕大池穿刺注入非离子型造影剂或气体，以使拟检查的脑池充盈，从而获得脑实质的各种灌注参数图（图 4 - 5）。

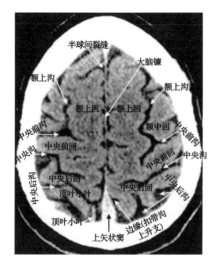
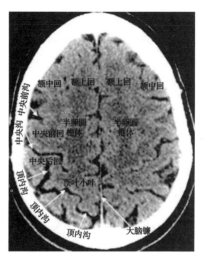

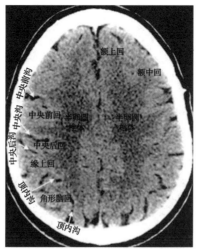

图 4 - 5 正常人脑 CT 图像

2. MRI 检查

同一病变在一些 MRI 图像上表现为黑的，而在另一些 MRI 图像上则表现为白的，这与 MRI 的成像原理有关，即利用原子核自旋运动的特点，在外加磁场内，经射频脉冲冲激后产生信号，用探测器检测并输入计算机，经过计算机处理转换后在屏幕上显示图像。屏幕上的黑白图像不仅取决于人体组织的固有特性，也取决于成像技术。另外，组织的固有特性还可随 MRI 扫描仪的场强大小而变化。

MRI 检查一般分为 MRI 平扫检查和 MRI 增强检查。MRI 平扫检查包括横断面 T_1WI 和 T_2WI 检查、矢状位成像和冠状位成像。T_1WI 成像可以较好地显示解剖结构，T_2WI 成像可以及时发现病变（图 4 – 6）。

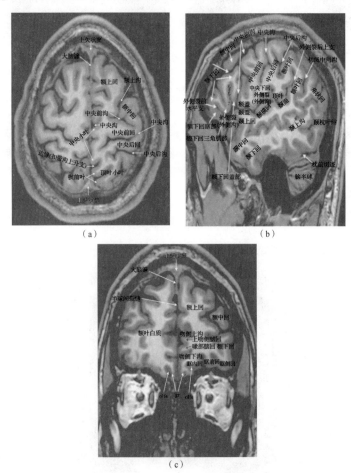

（a） （b）

（c）

图 4 – 6   正常人脑 MRI 视图

（a）轴向 MRI 视图；（b）矢状面 MRI 视图；冠状面 MRI 视图

MRI 增强检查主要用于 MRI 平扫检查发现病变，但无法确定病灶的数目、大小和性质的情况。

3. 超声检查

超声检查在脑部方面的主要应用是颅脑超声检查。颅脑超声检查主要有两种方式，分别是 B 型超声颅脑检查法和经颅彩色多普勒显像。B 型超声颅脑检查法主要用于 2 岁以内囟门未闭的小儿，以囟门作为"声窗"进行扫查。经颅彩色多普勒显像经颞窗、枕窗、眶窗探查，可探及大脑动脉，根据颅内血管的流速、频宽、流向异常或音频异常等，用于脑血管疾病的诊断及病因分类。

B 型超声颅脑检查法又可细分为以下 3 种：①经骨窗硬膜外脑内占位病变的超声探测，超声引导下穿刺活检术；②超声监视下脑脓肿穿刺抽吸术、脑积水脑室留置导管和减压术；③脑肿瘤超声引导下置入放射性铱进行内照射治疗。经颅彩色多普勒显像运用高频凸阵小型超声探头对早产儿颅脑进行检查，用彩色多普勒超声对大脑中动脉（MCA）最大血流速度（PS）及阻力指数（RI）进行测定（图 4 - 7、图 4 - 8）。

4. X 射线检查

伦琴于 19 世纪末发现 X 射线，这使现代医学在健康检查和疾病诊断方面迈向无侵犯性检查的新时代。X 射线检查需要用特制的感光胶片。X 射线穿过人体时，人体内密度高的部位吸收 X 射线多，在胶片上乳剂感光少，冲洗后呈白色；反之，密度低的部位呈灰或黑色，从而形成人体影像。目前用于神经系统的 X 射线检查有头颅平片（图 4 - 9）、脑血管造影（图 4 - 10）、脊髓造影等。

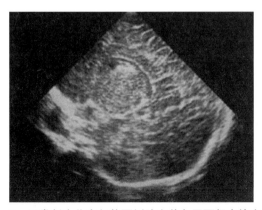

图 4 - 7 正常新生儿旁矢状面侧脑室前角层面超声检查图像

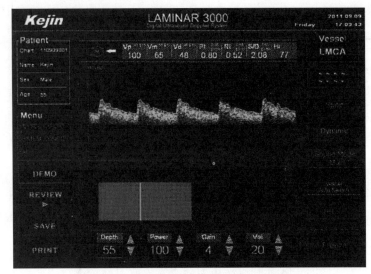

图 4 - 8　患病新生儿经颅彩色多普勒显像

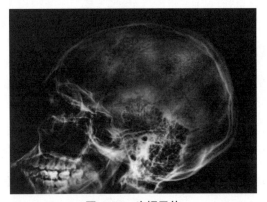

图 4 - 9　头颅平片

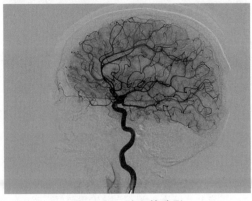

图 4 - 10　脑血管造影

■ 4.4　高级神经活动影像

4.4.1　高级神经活动

1. 基本过程

巴甫洛夫认为高级神经活动的基本过程有两个，即兴奋和抑制。所谓兴奋，是指神经活动由静息状态或较弱的状态转为活动状态或较强的状态；所谓抑制，是指神经活动由活动状态或较强的状态转为静息状态或较弱的状态。不能简单地把兴奋看作活动状态，把抑制看作静息状态。兴奋和抑制都是一种神经活动的过程，它们指的是这种活动所指向的方向。

2. 基本特性

巴甫洛夫指出，高级神经活动的两个基本过程有 3 个基本特性，这就是它们的强度、平衡性和灵活性。

高级神经活动的强度是指神经元能接受的刺激的强弱程度，以及神经元持久工作的能力。高级神经活动的强度有强弱之分，兴奋过程强者，在强烈刺激的作用下仍能形成条件反射，并能保持已经形成的条件反射；兴奋过程弱者，在强烈刺激的作用下难以形成条件反射，甚至会使已经形成的条件反射受到抑制或遭到破坏。抑制过程强者可长时间忍受持续不断的内抑制，抑制过程弱者只能忍受较短时间的内抑制。

高级神经活动的平衡性是指兴奋和抑制两种过程的力量是否平衡，因此高级神经活动的平衡性有平衡和不平衡之分，且不平衡又有兴奋占优势和抑制占优势两种情况。

高级神经活动的灵活性是指兴奋和抑制两种过程相互转化的难易程度，有灵活和不灵活之分。

巴甫洛夫指出，两种基本过程的 3 个基本特性之间的不同组合，构成了高级神经活动的不同类型。波兰心理学家斯特里劳（J. Strelau）指出：巴甫洛夫把高级神经活动类型与个体适应环境的能力密切联系起来，这种能力最强的是两个强而平衡型，最弱的是弱型。他将 4 种高级神经活动类型描述如下。

1）强、平衡而灵活的类型（多血质）

这是一种健康、坚强、充满活力的高级神经活动类型。巴甫洛夫认为这是一种最完善的类型，这种类型的人比其他类型的人能较好地与环境维持平衡。这种类型的人受刺激时活泼、灵敏，不受刺激时倾向于昏沉。他们很容易建立抑制性条件反射。在不良的环境中，这种类型的人也难以出现神经性疾病。

2）强、平衡而不灵活的类型（黏液质）

这种类型与前一种类型的特点一样，这种类型的人能够良好地适应环境。这种类型的人兴奋过程和抑制过程都强，而且平衡，很容易建立阳性与阴性的条件反射，而且一旦建立就比较稳定而不易改造。这是一种坚韧而行动迟缓的类型。由于神经过程不灵活，所以这种类型的人很难适应快速变化的环境。这种类型的人即使生活在不良的环境中，也很难出现神经性疾病。

3）强而不平衡的类型（胆汁质）

这种类型的人的兴奋过程强于抑制过程，容易建立阳性条件反射，但很难建立阴性条件反射，在必要的情况下，也很难阻碍这种类型的人的活动。这是一种容易兴奋、不受约束的类型，因此也称为不可遏制型。在特定的要求个体有强的抑制的情境中，这种类型的人倾向于抑郁和昏沉，或者产生难以遏制的行为或攻击性行为。

4）弱型（抑郁质）

这种类型的人需要特殊的环境才能生存，他们难以建立条件反射。这种类型的人的神经元很弱，所以正常强度的刺激也会引起他们的保护性抑制，在刺激作用下，他们会产生错乱，甚至衰竭。这种类型的人常出现神经官能症，他们也很难对抑制性刺激做出反应。环境中快速、经常性的变化会引起这种类型的人行为错乱。弱型的人具有一定的保护性。他们只有在特定的环境中生活才有价值。

强、平衡而灵活的类型又称为活泼型；强、平衡而不灵活的类型又称为安静型；强而不平衡的类型又称为兴奋型；弱型又称为抑制型。从理论上讲它们可以组合成12种不同的高级神经活动类型，但是，有些类型在现实生活中是不存在的。例如，神经过程不平衡的人，不管他是兴奋过程占优势还是抑制过程占优势，两种神经过程之间的转化都是不灵活的。因此，强、不平衡和灵活或弱、不平衡和灵活的组合是不存在的。

4.4.2　脑功能影像研究

通过神经影像技术，人们可以更好地研究高级神经活动。在生物体的日常生活中，最重要的高级神经活动就是学习、记忆和睡眠。

近年来随着神经影像学的进展，特别是 PET、SPECT、MRS 和 fMRI 的研究，已初步确定了不同类型的记忆在大脑中的解剖位置，发现学习和记忆过程相当复杂，记忆网络广泛分布于皮质，涉及整个大脑，同时发现不同脑区的损害可以引起相似的记忆缺陷，同组神经元损害可产生不同的认知功能障碍。脑功能影像研究结果把记忆功能分为四大类：工作记忆、语义记忆、事件记忆和技能学习。

1. 工作记忆

工作记忆是指为完成复杂认知功能的概念化所必需的短暂的信息存取系统，主要包括短期记忆的信息编码（encoding）、保存（retention）和提取（retrieval）3 个环节。此模式的中心是注意控制器（attentional controller）和中心执行者（central executive）。中心执行者有两个隶属子系统：容纳言语和听觉信息的子系统与容纳视空间信息的子系统。近来又加入另一个组分，即事件缓冲者（episodic buffer），它与工作记忆亚系统中的信息连接，将长期记忆变成为一个信号予以存储，在需要时再完整地展现出来。在中心执行者的控制下，长期事件学习作为一个自限的、关键性步骤予以重现。近年来的 fMRI、MRS、PET 和 DWI 等功能影像研究显示，工作记忆与双侧前额叶皮质、前扣带回、顶叶和枕叶皮质的活动有关。言语和数字信息通常活化左侧额叶与语言（包括音韵记忆）编码有关的 Brodmann（B）44 区（语言区）和左顶叶与语音的存储有关的 B7、40 区。物体信息活化双额叶 9、45、46 区，左额叶 44 区，顶叶 40 区和颞枕叶 B37 区。空间信息活化额叶 6、9 和 46 区，顶叶 B7、40 区和枕叶 19、18 区。问题处理记忆信息与双额叶 10、9、46、45、6、8 区，左额叶 47 区，顶叶 7、40、39 区，枕叶 19、18 区等有关。此外，前额叶腹外侧区涉及短期简单记忆的调控，与工作记忆信息维持有关；前额叶背外侧涉及执行功能和检测，与工作记忆信息运用有关。过去对工作记忆的中心执行者知之甚少。近来神经影像学开始揭示其可能的亚成分。Burgess 等检查有局限颞叶、顶叶或枕叶损害的 60 例患者对新的多种任务程序中的回顾性记忆（retrospective memory）、前瞻性记忆（prospective memory）和计划性成分，找到了中心执行者的部分证据；任务延迟回忆缺失与左前扣带同损伤有关，计划性缺陷与右前额叶背外侧区原发损伤有关，回顾性记忆和前瞻性记忆与左后扣带回和枕叶损害相关。人们长期以来强调前额叶皮质在执行功能中的作用，但神经影像学的研究表明，额叶和后皮质（顶叶）区介导工作记忆中不同类型信息的维持，而后皮质区似乎更为特异，尤其重视顶叶 7 和 40 区（左侧主管言语和数字任务，而非言语任务由双侧主管）；额叶整合语言和空间信息，后皮质区则显示较强的非整合能力。此外，激活的额区皮质还恒定地激活基底节、丘脑和小脑各部，参与技巧性学习。

2. 语义记忆

语义记忆是指能为人们解释感觉性知觉和经历的描述性知识，使人们以有意义的方式执行之，是对世界的一般认识。它在许多认知过程（如语言理解/产生和物体识别）中起中心作用。语义的形成和记忆存储主要与左侧前额叶和左颞叶前部有关。左额下回 B45 区的活化反映了语义的处理过程，如物体的颜色等，而 B44 区的活化与语言产生（包括发音和音韵的存取过程）相关。词语和图片刺激常引起颞叶 B21 区的活化。前颞叶在语义的形成中起核心作用，其病变的范围与语义组合的字/图片配对因素密切相关。语义的提取常与语义的感知和存储部位不同，如物体颜色信息的提取部位在枕叶的更外侧，而存储部位在枕叶的内侧。总的语义提取在左额叶 B45、B44 区，左颞叶 B21 区和双侧中线结构，而分类语义提取与左额叶 B45 区相关。fMRI 研究发现不同类型知识与不同脑区有相关性：关于动物的知识引起枕叶内侧脑回、梭状回外侧和颞上回活化，有关工具的知识引起枕叶下部、梭状回内侧和颞中回活化，涉及颜色的知识引起梭状回颜色辨别区活化，有关运动的知识引起颞、枕叶皮质运动辨别区活化。

语义记忆和事件记忆均依赖海马系统，同时可与广泛的颞叶内侧结构联系，包括海马、嗅内皮质、嗅旁皮质、海马旁回。双侧海马损害引起的全脑逆行性遗忘表现为事件记忆的严重丧失，而语义记忆相对完整，这是因为后者能被嗅内皮质、嗅旁皮质等结构支持。因此，目前认为只有事件记忆完全依赖海马，语义记忆除依赖海马外还依赖其他皮质区域。Verfaellie 等发现语义学习的皮质区在海马周围（不包括海马），语义记忆的皮质区在海马。纯海马病变只引起遗忘，而语义学习功能保留，这从另一个侧面证实了事件记忆与语义记忆是分离的。

语义性痴呆（semantic dementia）的患者往往出现语义记忆的选择性丧失或语言中某些语义成分的丧失和语言流利性的进行性丧失。病变与颞叶下外侧区（典型者损害双侧，通常为不对称分布）萎缩和低代谢有关。目前已经将进行性概念性知识的丧失作为语义性痴呆的特征。人在使用一种物体后（还借助视觉和全部感觉系统等）形成对物体特异的概念性知识。概念性知识不全者不能正常使用日常用具。Mummery 等在对 6 例语义性痴呆不同阶段皮质损害的研究中，发现均有明显的左颞极萎缩（B38 区），并扩展至左侧杏仁核复合体，左颞中、下回和额叶的腹内侧皮质，其中 5 例有双侧前颞叶萎缩。在文章诵读和单词拼读方面，语义性痴呆患者在规定的时间内仅对特别熟悉的内容能正确发音和诵读，对不熟悉的字词和内容错误频率很高，也找不到恰当的语义来替代。这些研究说明双侧前颞叶萎缩是产生语义功能不全的主要原因。

3. 事件记忆

事件记忆指对个人在不同时间、地点经历的事情和经验的记忆。事件记忆的编码与左额叶、颞叶内侧和顶枕区有关。一般情况下，左前额皮质处理事件记忆编码存储，右前额皮质负责提取，即半球编码/提取的不对称性。fMRI 研究发现，事件记忆的有关言语编码与左额叶 B45、B46、B9 区及颞叶内侧有关；物体信息编码与左额叶 44、45 和 9、4、6 区，颞叶 37 区及颞叶内侧、左枕叶 19 区和双侧 17、18 区有关；空间信息编码与左顶叶 7 区、枕叶 19 区和颞叶内侧有关。各区分别编码语义形成、熟记练习及工作记忆的操作过程和存储。事件记忆中言语信息的提取与双额叶 B10、B45 区，双顶叶 7 区，右额叶 9、46 区及中线结构有关；非言语信息的提取与双额叶 B10 区，左枕叶 18、19 区，右额叶 9、44 区和右颞叶内侧有关。fMRI 发现事件信息提取成功时右额叶 B10 区，左顶叶 7 区和颞叶内侧活化，提取失败时这些脑区活动减少，正在提取状态下脑区活动保持不变。Logan 等研究前额叶背侧活动在言语材料的深层次和浅层次意义的编码中的作用，发现在两种情况下均有额下回（B44 ~ B46 区）的活化，但在深层次编码情况中，最初不同的是在前额叶下方有更强的活化。近期研究发现，前额叶在编码和提取中受某种特定刺激的影响：语言刺激引起左侧前额叶更活跃；图片刺激引起右侧前额叶更活跃。在信息提取过程中，右额极对新、旧信息提取显示同等活化，左侧前额叶的腹外侧仅对新信息提取显示活化，而提取旧信息时双侧前额叶的背外侧均显示活化。颞叶亦参与事件记忆过程。语言材料编码活动主要集中在左侧颞叶内侧，而非言语材料编码过程与双侧颞叶内侧有关。根据颞叶内侧的活动还可以预测它在随后记忆测试中的表现。颞叶内侧主要对记忆编码起作用，而对记忆提取作用较弱。Lee 等研究发现，左前颞叶切除后各种类型语言材料的学习和存储能力降低，但非语言性记忆能力改善，而右侧颞叶切除后二者均无变化。颞叶切除与记忆模式改变的关系目前仍不清楚。尽管颞叶内侧在记忆编码和提取中的作用已得到公认，但是存在争论的问题是编码和提取活动是否局限在颞叶内侧。Lepage 等发现编码活动主要在海马前区，提取活动主要在海马后区，这种模式被称为海马编码/提取模式。一个有趣的检查发现，在事件信息提取中皮质活动存在性别差异。在相同的基础条件下，女性前扣带回的活动强于男性，男性的额下回活动增加，女性减少。因此，有学者认为，增加对语义处理过程的脑区的抑制更有利于事件记忆的提取。

事件记忆中还有一类是远期事记忆。目前的观点认为早期记忆相对不受器质性遗忘的影响，但是暂时记忆丧失梯度斜率在患者组之间及个体患者间却有显著变异。海马结构在人类远期事件记忆中起关键性作用。有海马局限性损害的患者多存在严重的逆行性遗忘。近来 Blake 等对左、右侧颞叶癫患者及对照组做记忆测试，发现在 30 min 时各组对标准测试的记忆保留完全相同，而在延迟 8 d 后重复记忆测试发现左颞叶癫患者与右侧颞叶癫及对照组比较有显著的语言提取缺陷，这说明左颞叶与远期事件记忆有关。

4. 技能学习

在技能学习（skill learning）中，运动技能学习与左额叶 B4、B6 区，双顶叶 7、40 区有关；非运动性技能学习与右顶叶 B40 区，双顶叶 7 区，双枕叶 18、19 区相关。一些研究还发现小脑也有活化。现在多认为快速的记忆、记忆的保留和巩固依靠海马，但学习的渐进过程则更依赖新皮质区。Iacoboni 等利用 fMRI 研究健康志愿者，用右手模仿左右手运动以检测脑功能，结果发现在镜面模仿运动时，两侧额叶下部和右顶叶后部皮质的活化较解剖模仿（anatomic imitation）和执行控制性运动任务时更强，同时还见右半球辅助运动区前部皮质活化。一般认为人的右脑半球主要控制对侧手的运动，而左脑半球控制两侧的运动（至少对右利手者）。这种不对称性还见于运动技能学习。Grafton 等用 PET 研究非左利手患者在连续学习过程中的连续反应时间（SRT），发现在学习过程中左外侧运动前区皮质（PMC）和两侧辅助运动区（SMA）活化增强，以左侧更明显。左侧脑 SMA 部位与以前确定的主要控制右手学习的概念相同，而左手的学习与颞叶和额叶的广大区域有关，提示运动技能的学习与认知和运动相关功能网络等的发育有关。人获得技能后，再用右手完成 SRT 任务，其程序传递由原始的和镜像命令程序完成，显示左侧运动皮质区的活化。由右手完成程序镜像转化时左侧运动皮质区的活化明显增强，说明在程序镜像转化中左侧运动皮质区对运动输出通道具有重要作用。

此外，前面介绍了睡眠与记忆的关系。睡眠的功能之一是在存储信息的过程中稳定或维持神经网络的突触结构。研究发现在睡眠周期中慢波睡眠和快眼动睡眠（rapid eye movements sleep，REM）均与记忆形成有关。REM 对发育中的脑和成人学习状态下的脑的重塑有重要作用，而且 REM 期间的脑活动可以被觉醒时的训练所改变。在 REM 中，训练过的个体比未训练者的一些脑区活动明显活跃，如枕叶、顶叶、前扣带回、运动和前运动皮质、小脑；而非 REM 与记忆的关系有待进一步研究。

综上可见，神经影像（neural imaging 或 neuroimaging）与功能脑成像（functional brain imaging）的结合，可以在二维与三维空间以图像的方式揭示脑的解剖结构与功能，能够更好地体现脑神经活动的三维动态特性。而且，不同的神经影像学方法具有不同的空间分辨率和时间分辨率。图 4-11 所示为不同成像方法的空间分辨率和时间分辨率。由于设备或操作层面上的限制，目前普遍采用的方法是 EEG 和 fMRI。

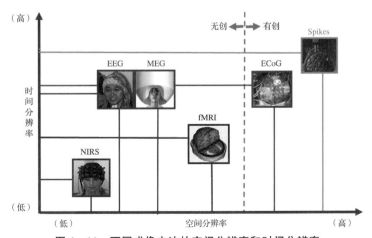

图 4-11 不同成像方法的空间分辨率和时间分辨率

　　"了解脑""保护脑"和"创造脑"是许多国家制订脑科学发展计划的目标和宗旨。其中,"了解脑"不仅是了解大脑的解剖结构,更重要的是了解大脑的工作机制,特别是大脑产生高级认知活动(学习、思维、语言、记忆、情感等)的机制。神经影像学为"了解脑"提供了有力的技术手段。

　　从脑功能研究的发展过程看,最初阶段人们的研究着眼在相对孤立的功能脑区的研究。依据人类在感觉(视觉、听觉、触觉)、感知与认知层面不同脑区被激活的状态,研究人员曾将大脑划分成不同的功能区,并认为不同的脑区对应不同的脑功能。不过,近年来的大量研究成果证实了所谓独立的脑功能区在功能上并不独立,各个脑功能区在更细微的程度上存在大量功能上和效能上的连接关系。如今,脑功能影像的研究已经从脑功能区的隔离(functional segregation)走向了脑功能区的整合(functional integration)。

　　同时,也要注意到研究大脑活动中的功能连接关系,既要求高分辨率的空间定位,还要求能反映这种连接关系的时间过程。单靠一种模式的脑成像方式往往难以达到目的。为此,多模式脑成像方式的融合成了一种可能的解决方法。近年来,充分利用 MRI 的高空间分辨率和 EEG 信号的高时间分辨率,并将两方面的信息整合到一起,成了人们关注的一个重要领域,其可以多方位、多维度、实时呈现脑的活动变化,让人们真正深入"了解脑""保护脑"和"创造脑",使人们在人类脑计划方面做出更多的基础研究和深入探索。

参 考 文 献

[1] ZHANG X, LEI B, YUAN Y, et al. Brain control of humoral immune responses amenable to behavioural modulation[J]. Nature, 2020, 581(7807):204 – 208.

[2] SAWICKI C M, HUMEIDAN M L, SHERIDAN J F. Neuroimmune interactions in pain and stress: An interdisciplinary approach[J]. Neuroscientist, 2021, 27(2): 113 – 128.

[3] ZHENG Z, ZHANG X, LIU J, et al. GABAergic synapses suppress intestinal innate immunity via insulin signaling in Caenorhabditis elegans[J]. Proc. Natl. Acad. Sci. USA, 2021, 118(20):e2021063118.

[4] RUSTENHOVEN J, DRIEU A, MAMULADZE T, et al. Functional characterization of the dural sinuses as a neuroimmune interface[J]. Cell, 2021, 184(4):1000 – 1016.

[5] YU J, XIAO K, CHEN X, et al. Neuron – derived neuropeptide Y fine – tunes the splenic immune responses[J]. Neuron, 2022, 110(8):1327 – 1339.

[6] HOSANG L, CANALS R C, VAN DER FLIER F J, et al. The lung microbiome regulates brain autoimmunity. [J] Nature, 2022, 603(7899):138 – 144.

[7] MOHANTA S K, PENG L, LI Y, et al. Neuroimmune cardiovascular interfaces control atherosclerosis[J]. Nature, 2022, 605(7908):152 – 159.

[8] UDIT S, BLAKE K, CHIU I M. Somatosensory and autonomic neuronal regulation of the immune response[J]. Nat. Rev. Neurosci, 2022, 23(3):157 – 171.

[9] KRAUS A, BUCKLEY K M, ALINAS I. Sensing the world and its dangers: An evolutionary perspective in neuroimmunology[J]. eLife, 2021, 10:e66706.

[10] GARRETT A M, KHALIL A, WALTON D O, et al. DSCAM promotes self – avoidance in the developing mouse retina by masking the functions of cadherin superfamily members[J]. PNAS, 2018, 115:E10216 – E10224.

[11] CHEN C Y, SHIH Y C, HUNG Y F, et al. Beyond defense: Regulation of neuronal morphogenesis and brain functions via Toll – like receptors [J]. Journal of Biomedical Science, 2019, 26:90.

[12] HUNG Y F, CHEN C Y, SHIH Y C, et al. Endosomal TLR3, TLR7, and TLR8 control neuronal morphology through different transcriptional programs[J]. Journal of Cell Biology, 2018, 217:2727 – 2742.

[13] MATHEIS F, MULLER P A, GRAVES C L, et al. Adrenergic signaling in muscularis macrophages limits Infection – Induced neuronal loss[J]. Cell, 2020, 180:64 – 78.

[14] KEREN – SHAUL H, SPINRAD A, WEINER A, et al. A unique microglia type associated with restricting development of Alzheimer's disease. [J]. Cell, 2017:1276.

[15] SARLUS H, HENEKA M T. Microglia in Alzheimer's disease[J]. the Journal of

Clinical Investigation,2017,127(9):3240 – 3249.

[16] BARTELS T,DE Schepper S,HONG S. Microglia modulate neurodegeneration in Alzheimer's and Parkinson's diseases[J]. Science,2021,370(6512),66 – 69.

[17] HANSEN,D V,HANSON J E,SHENG M. Microglia in Alzheimer's disease[J]. the Journal of Cell Biology,2018,217(2):459 – 472.

[18] PONATH G,PARK C,PITT D. The role of astrocytes in multiple sclerosis[J]. Front. Immunol. ,2018,9:217.

[19] PRIEGO N,VALIENTE M. The potential of astrocytes as immune modulators in brain tumors[J]. Front. Immunol. ,2019,10:1314.

[20] SOFRONIEW M V,VINTERS H V. Astrocytes:Biology and pathology[J]. Acta. Neuropathol. ,2010,119:7 – 35.

[21] LAU S F,CAO H,FU A K Y,et al. Single – nucleus transcriptome analysis reveals dysregulation of angiogenic endothelial cells and neuroprotective glia in Alzheimer's disease[J]. Proc. Natl. Acad. Sci. ,2020,117:25800 – 25809.

[22] CAIN A,TAGA M,MCCABE C,et al. Multi – cellular communities are perturbed in the aging human brain and with Alzheimer's disease[J]. bioRxiv,2020:424084.

[23] MATHYS H, DAVILA – VELDERRAIN J, PENG Z, et al. Single – cell transcriptomic analysis of Alzheimer's disease[J]. Nature,2019,570:332 – 7.

[24] GUERREIRO R, WOJTAS A, BRAS J, et al. TREM2 variants in Alzheimer's disease[J]. N. Engl. J. Med. ,2013,368:117 – 27.

[25] JONSSON T,STEFANSSON H,STEINBERG S,et al. Variant of TREM2 associated with the risk of Alzheimer's disease[J]. N. Engl. J. Med. ,2013,368:107 – 116.

[26] HOLLINGWORTH P,HAROLD D,SIMS R,et al. Common variants at ABCA7, MS4A6A/MS4A4E,EPHA1,CD33 and CD2AP are associated with Alzheimer's disease[J]. Nat. Genet. ,2011,43:429 – 435.

[27] LAMBERT J C,GRENIER – BOLEY B,CHOURAKI V,et al. Implication of the immune system in Alzheimer's disease:Evidence from genome – wide pathway analysis[J]. J. Alzheimer's Dis. ,2010,20:1107 – 1118.

[28] ZHANG B,GAITERI C,BODEA L G,et al. Integrated systems approach identifies

genetic nodes and networks in lateonset Alzheimer's disease[J]. Cell,2013,153:707 – 720.

[29]JONES L,HOLMANS P A,HAMSHERE M L,et al. Genetic evidence implicates the immune system and cholesterol metabolism in the aetiology of Alzheimer's disease[J]. PLOS ONE,2010;5:e13950.

[30]WES P D,SAYED F A,BARD F,et al. Targeting microglia for the treatment of Alzheimer's disease[J]. Glia,2016,64:1710 – 1732.

[31]RAJ T,SHULMAN J M,KEENAN B T,et al. Alzheimer disease susceptibility loci: Evidence for a protein network under natural selection[J]. Am J Hum Genet. ,2012,90:720 – 6.

[32]Neuroinflammation in Alzheimer's disease[J]. Lancet Neurol. ,2015,14:388 – 405.

[33]SEYFRIED N T,DAMMER E B,SWARUP V,et al A multi – network approach identifies protein – specific co – expression in asymptomatic and symptomatic Alzheimer's disease[J]. Cell Syst. ,2017,4:60 – 72.

[34]WAN Y W,AL – OURAN R,MANGLEBURG C G,et al. Metaanalysis of the Alzheimer's disease human brain transcriptome and functional dissection in mouse models[J]. Cell Rep. ,2020,32:107908.

[35]STEWART C R,STUART L M,WILKINSON K,et al. CD36 ligands promote sterile inflammation through assembly of a Toll – like receptor 4 and 6 heterodimer[J]. Nat. Immunol. ,2010,11:155 –61.

[36] SHEEDY F J, GREBE A, RAYNER K J, et al. CD36 coordinates NLRP3 inflammasome activation by facilitating intracellular nucleation of soluble ligands into particulate ligands in sterile inflammation[J]. Nat. Immunol. ,2013,14:812 –20.

[37]EL KHOURY J B,MOORE K J,MEANS T K,et al. CD36 mediates the innate host response to beta – amyloid[J]. J. Exp. Med. ,2003,197:1657 – 1666.

[38]SALTER M W,STEVENS B. Microglia emerge as central players in brain disease [J]. Nat. Med. ,2017,23,1018 – 1027.

[39]HOEIJMAKERS L,HEINEN Y,VAN DAM A – M,et al. Microglial priming and Alzheimer's disease: A possible role for (early) immune challenges and

epigenetics? [J] Front. Hum. Neurosci. ,2016,10:398 – 398.

[40] NEHER J J,CUNNINGHAM C. Priming microglia for innate immune memory in the brain[J]. Trends. Immunol. ,2019,40:358 – 374.

[41] KWON H S, KOH S H. Neuroinflammation in neurodegenerative disorders:The roles of microglia and astrocytes[J]. Transl. Neurodegener,2020,9(1):42.

[42] HONG S, YOU J Y, PAEK K, et al. Inhibition of tumor progression and M2 microglial polarization by extracellular vesicle – mediated microRNA – 124 in a 3D microfluidic glioblastoma microenvironment [J]. Theranostics, 2021, 11 (19):9687 – 9704.

[43] BRAVO J, RIBEIRO I, TERCEIRO A F. et al. Neuron – Microglia Contact – Dependent mechanisms attenuate Methamphetamine – Induced microglia reactivity and enhance neuronal plasticity[J]. Cells,2022,11(3).

[44] PARK J, WETZEL I, Marriott I, et al. A 3D human triculture system modeling neurodegeneration and neuroinflammation in Alzheimer's disease [J]. Nat. Neurosci. ,2018,21(7):941 – 951.

[45] HOSMANE S, YANG I H, RUFFIN A, et al. Circular compartmentalized microfluidic platform:Study of axon – glia interactions[J]. Lab Chip,2010,10 (6):741 – 747.

[46] FUJITA Y,YAMASHITA T. Protocol for Co – culture of Microglia with Axons[J]. STAR Protoc. ,2020,1(3):100111.

[47] KANG Y J, TAN H Y, LEE C Y, et al. An air particulate pollutant induces neuroinflammation and neurodegeneration in human brain models[J]. Adv. Sci. (Weinh),2021,8(21):e2101251.

[48] SIBBITTS J. CULBERTSON C T. Measuring stimulation and inhibition of intracellular nitric oxide production in SIM – A9 microglia using microfluidic single – cell analysis[J]. Anal Methods,2020,12(38):4665 – 4673.

[49]袁国奇,李清水,刘海明,等. CT 脑表面成像临床应用[J]. 中国现代医生, 2009,47(8):130 – 131.

[50]杜晓华,胡庆茂,黄文华. 脑实质各结构的 CT 测量与定位[J]. 中国临床解剖

学杂志,2009,27(1):67－69.

[51] FRISTON K J. Functional and effective connectivity:A review[J]. Brain Connectivity,2011,1(1):13－36.

[52]吴江,贾建平.神经病学[M].3 版.北京:人民卫生出版社,2015.

[53] KANEKO O F, FISCHBEIN N J, ROSENBERG J, et al. The white gray sign identifies the central sulcus on 3T High－Resolution T1－Weighted images[J]. American Journal of Neuroradiology December,2016.

[54]冯文勇,任丁,沈维高.海马体积 MRI 测量的临床应用研究进展[J].当代医学,2013,19(8):16－17.

[55] KOPPELMANS V, BLOOMBERG J J, MULAVARA A P, et al. Brain structural plasticity with spaceflight[J]. NPJ Microgravity,2016,19(2):2.

[56] ROBERTS D R, ASEMANI D, NIETERT P J, et al. Prolonged microgravity affects human brain structure and function[J]. American Journal of Neuroradiology,2019,40(11):1878－1885.

[57]余杰,范承,黎英,等.太空大脑:内涵、构想及关键问题[J],卫星应用,2019,3.

[58]王延松,彭虎军,郭祖仪.对巴甫洛夫高级神经活动学说的回顾与反思[J].商洛学院学报,2007,2:63－68.

[59]SILBERSWEIG D A, RAUCH S L. Neuroimaging in psychiatry:A quarter century of progress[J]. Harv. Rev. Psychiatry.,2017,25(5):195－197.

[60]黄圣明,郑春玲,王明科,等.现代神经影像技术在神经科的应用[J].中国医药指南,2011,9:32.

[61]王贞.电离辐射通过上调海马 proBDNF 诱导小鼠认知功能障碍[D].衡阳:南华大学.

[62]孙永彦,张紫燕,黄晓梅,等.微重力环境人体健康效应研究进展[J].军事医学,2018,42:4.

[63]中国医科大学.巴甫洛夫高级神经活动学说讲义[M].沈阳:中华医学会沈阳分会,1953.

第五章
神经电生理学

在生物医学领域，通常将生物机体在进行生理活动时所显示出的电现象称为生理电现象（bioelectric phenomenon），而研究生物电现象的生理学就称为电生理学（electrophysiology）。神经电生理学方法（electrophysiology method）是用电生理仪器、微电极、电压钳（voltage clamp）及膜片钳（patch clamp）等记录或测定整体动物或离体器官组织、神经和细胞离子通道等的膜电位改变、传导速度和离子通道的活动的方法。常用于在屏蔽干扰的环境中准确地测定各种器官的自发性电活动（如心电、脑电、神经电）、诱发电位和离子通道开放和关闭等电活动。生物电现象在生物界是一种普遍存在的现象，信息的传递和整合是神经系统发挥功能的基础，因此，运用神经电生理技术探索神经元的反应特性和神经元对信息传递的调节对神经科学的发展起着重要作用。

本章主要介绍临床实践主要使用的电生理诊断技术，以肌电、脑电等常见的生物电作为重点进行讨论。

■ 5.1 电生理诊断技术

电生理学发源于科学史上异常著名的争论。1786年，意大利博洛尼亚大学解剖学教授 Galvani 发现用金属导体连接蛙腿肌肉和神经，肌肉就会发生震颤。他把这个现象的发生归因于动物电，他的文章发表之后引起了一场争论。同时代的物理学家伏特（Volta）与伽尔瓦尼（Galvani）意见不同，因此两人各自埋头于实验室。伏特用铜板和锌板中间隔以盐水，不同金属的电解质性接触产生了电动势，伏特从而发明了伏特电池。伽尔瓦尼发现在无金属参与的情况下，将一个神经 – 肌肉标本搭在一个肌肉标本的损伤处可引起该神经 – 肌肉标本的肌肉产生收缩。这个发现成了电生理学的开端。

5.1.1　生物电

生物电就是生物体所呈现的电现象，它在生物体内普遍存在。人体的肌肉、神经、器官、组织的细胞活动都会产生微弱的电活动。生物的电子运动则产生了生物机体所特有的生物电。人体细微的活动都与生物电密切相关，如心脏跳动时会产生 $1 \sim 2$ mV 的电压，人在读书或思考时，大脑会产生 $0.2 \sim 1$ mV 的电压。人体内的生物电压在安静时通常为数十毫伏。

生物电是以细胞为单位产生的。细胞内外带有相反的电荷，除少数植物细胞外，几乎所有的细胞中细胞膜外带正电荷，细胞膜内带负电荷，存在电位差，形成了"静息电位"。静息时，细胞膜内外液存在着各种离子（Na^+、K^+、Cl^-、A^-）的浓度差。膜对这些离子通透性的不同，使细胞膜两侧存在电位差。大多数细胞的静息电位为 $-10 \sim -100$ mV。细胞水平的生物电现象有两种变现形式，即"静息电位"和"动作电位"。静息电位是指细胞膜未受刺激时存在的电位差。动作电位是指可兴奋细胞受到刺激时在静息电位的基础上产生的可扩布的电位变化过程。当局部的分级电位达到足够大而使细胞膜去极化超过阈值时，就会产生动作电位。动作电位一旦产生，便迅速地进行长距离传播。当某一部分受到刺激后，感觉器官就会产生兴奋。兴奋沿着感觉神经进入大脑，大脑便会根据兴奋传来的信息做出反应，然后运动神经将大脑的指令传给相关的效应器官，效应器官会根据指令做出相应的动作，这一兴奋传递的生理过程就是生物电。在活动生物的组织或细胞中，对外界刺激反应的灵敏度和表现形式不同。一般神经和肌细胞以及某些腺细胞的反应灵敏度较高，称它们为可兴奋细胞或可兴奋组织。通过细胞膜动作电位触发和引起兴奋，肌细胞表现为机械收缩，腺细胞表现为分泌活动。许多细胞电变化的总和组成脑和心脏所表现出来的复杂电变化。生物电信号在时间上的变化可以分为连续信号和离散信号，或分为模拟信号和数字信号。例如，在生物电诊断或监护心脑时，所检测和处理的均为连续参量的连续信号。人体中生物电信号一般频率低且微弱，除肌电外频率均低于 100 Hz，肌电的频带为 5 ~ 2 000 Hz，电压为 0.01 ~ 15 mV，阻抗为 1 ~ 10 kΩ。心电的频带为 0.1 ~ 200 Hz，电压为 0.01 ~ 5 mV，阻抗为 1 ~ 30 kΩ。

5.1.2　电生理信号的检测与诊断

电生理信号的检测与诊断一般分为两步，首先是通过电极提取微弱的生物电信号并用仪器进行放大处理变换后进行记录，然后对生物电信号数据进行分析，解释所提取的大量电信号的生物学含义，进而同生物体活动联系起来并解释生物体活动的含义。下面分几部分介绍电生理研究的主要技术。对于电生理信号，根据不同的生理参量信号的特点采用不同的检测方式，如检测较为微弱的信号必须使用高灵敏度的传感器或电极，而检测变化缓慢的电信号则对检测系统的频率响应特性有更高的要求。

电生理测量技术包括电生理检测电极、刺激技术、信号处理和分析技术。

1. 电生理检测电极

按照安放位置，电生理检测电极分为体表电极、皮下电极和体内植入电极等；按照电极形状，可分为板状电极、针状电极、螺旋电极、环状电极和球状电极等；按照大小，可分为宏电极和微电极两类。宏电极通常可以是金属丝，也可以是面积为几平方厘米的金属片（银、不锈钢等）；微电极的尖端直径小于 1 μm，也可大至几微米（玻璃管、金属丝）。把大电极放在待测部位即能记录到该处存在的生物电，它记录到的是许多细胞（例如一个器官）的电活动综合而成的生物电。用微电极可在细胞水平上对生物电现象进行观测和研究。将微电极插到细胞的附近，甚至插入细胞体内，就能记录到少数几个以至单个细胞的电活动，还可把细胞染料通过微电极注入细胞而使之染色，以便于用显微镜观察细胞的形态，研究细胞的形态和功能之间的关系。

细胞发生的生物电的能量很低，必须用放大器放大才能观测。大电极用的生物电放大器应该噪声小、漂移小，具有很强的抑制外界和生物体内电干扰的能力。玻璃微电极的尖端由于电阻很大（5 ~ 100 MΩ）而引起信号衰减、高频失真等，所以微电极放大器需具有极大的输入电阻和减小输入电容的补偿电路，以使生物电能保真地被放大。微电路插入细胞体记录时，对放大器的栅流需有严格的限制（如应小于 10^{-11} A），以防止栅流对细胞兴奋性产生影响。

　　显示和记录常用的仪器有磁带记录仪、笔写记录器、*XY* 记录仪和示波器。磁带记录仪记录试验过程中的生物电、生理指标变化等全部信息，试验后再做进一步的分析处理。有些生物电具有甚低频甚至直流成分，需采用调制技术才能将它们记录在磁带上。通常把变化不太快的生物电（如心电、脑电等）直接用笔写记录仪描记下来，使用方便，能当场获得记录。

　　由于采用新技术，笔写记录仪的频率响应已扩展到 2 000 Hz 以上，一些较快的生物电也能被直接描记。*XY* 记录仪的记录笔可沿 *X* 轴和 *Y* 轴两个方向运动，两轴分别表示不同的参数。对于变化很快的生物电（如神经元的峰形放电等）以前常用示波器来观察，它频率响应高，观察方便，但记录时，需用示波器照相机拍摄荧光屏上的波形，使用不大方便。现多采用模拟数字转换器将信号转换为数字信号，利用软件显示并保存到计算机中。

　　也有通过遥测技术记录自由活动、剧烈运动或在遥远的空间的人或试验动物的生物电的方法。通常是将信号放大、调制后用无线电波发射。在记录处接收无线电波后，经放大、解调，恢复为原来的生物电再予显示和记录。遥测的距离从几米到几千千米以上（如从宇宙飞船到地面）。生物电遥测系统是多种多样的，有的要求体积小、质量小、便于携带，有的要求能越过很大的距离，有的要求能遥测多路信号等。

　　生物体电学特性测量技术常用于对生物体的电阻、电容和电感等参数的测量。例如使一定量的电流流过细胞膜，测量它在细胞膜上产生的电位差，根据欧姆定律，即可算出细胞膜的电阻。用类似的电子学方法可测出生物体的电感、电容等参数。细胞的跨膜电位的变化强烈地改变着细胞膜的电学特性，对跨膜电位进行动态的、精确的控制，测量流过细胞膜的电流变化，这就是电压钳技术。它对于生物电产生和传播过程的研究有重要意义。

2. 刺激技术

　　刺激技术包括三方面：设计制造刺激器，使能产生所需形式和参数的刺激能量；将刺激能量施加在欲刺激的部位上；减少刺激带来的副作用。

　　刺激器有电、光、声和机械等形式，其中以电刺激器用得最多。一般要求电刺激器的参数（如强度、持续时间等）有适当的变化范围，可精细调节和稳定。方波是电刺激中最常用的波形，因为它简单、易于发生、控制精确、刺激量便于计算，而且方波对神经和肌肉刺激更有效。佩戴在正常活动的人或试验动物身上，或埋藏在体内的长时间连续工作的电刺激器（如心脏起搏器）有很大的应用价值。微计算机控制的刺激器的刺激参数由程序控制，能产生参数迅速变化、形式复杂的刺激序列，并能根据外界情况的变化而改变刺激形式。一般待刺激的部位处于周围组织中，刺激能量经过周围组织时不但大量损耗，波形失真，难以定量，同时刺激了周围组织，造成分析困难，故在刺激生物体时，应尽量将待刺激的部位与周围组织分离（如用电极将要刺激的神经勾起来），减小刺激能量在周围组织中的损耗（如在要刺激的神经的周围充以绝缘的石蜡油，减小周围体液的分流作用）。此外，刺激器的输出部分应有抵抗外界条件变化、维持刺激恒定的能力（如用恒流电路）等。刺激会引起一些副作用，如电刺激时刺激电流会使金属的刺激电极电解，金属离子扩散进入生物组织，有的离子有毒；又如刺激电流在生物体内扩播，记录生物电时也能记录到它的波形，叫作刺激伪迹，它会干扰正常记录。因此，在刺激时必须设法减小副作用，例如：选用合适的刺激电极的材料，刺激波形选用正负方波等来减小电极电解作用的危害；使用刺激隔离器，使刺激电流尽量局限于刺激电极的周围，以减小刺激伪迹对生物电记录的干扰。

3. 信号处理和分析技术

电子计算机逐渐被广泛应用于生理信号的处理和分析，不仅可以提高效率和测量精度，而且可以建立新的测量方法、开辟新的研究领域。电子计算机常应用于自动测量，信号的分析、提取、识别、判别及信号源的定位三方面。

自动测量是指自动从生理信号波形上测出要求的参数，代替了通过记录纸或示波器照相手工测量的方法。其测量的速度快、精度高。

信号分析是把生理信号分解成组成它的各有关成分。用得较多的是傅里叶分析，它可把信号分解成它的基波和各次谐波的组合；又如把记录到的多个运动单位的复合动作电位分解成各运动单位的动作电位。

信号的提取是把淹没在噪声中的微弱生理信号，用计算机处理提取出来。"平均"是一种常用的方法，把 N 次刺激引起的反应信号进行平均，能将信噪比提高根号 N 倍。

信号的识别是对于长时间中偶尔出现的现象的观测，用计算机长时间不断监视信号，发现规定的偶发现象，把它的波形和发生的时间记录下来，供研究用。

信号的判别是从记录到的生理信号来判断生物体属于什么状态，如从心电向量图的分析来诊断心脏疾患。

信号定位是通过对从体表许多电极记录到的波形的分析，推测出体内生物电信号源的位置及其随时间变化的情况，如从人体表面的 100 路心电记录推算出心脏电偶极子、电多极子的位置及其运动的轨迹。

综上可见，神经生理监测技术已成为当代基础和临床神经科学发展的标志性领域，它融汇了神经科学、电子学、计算机科学以及先进的生物工程学理论和方法，逐渐发展成为一门独立的交叉学科。神经生理监测技术是利用 EEG、肌电图（electromyography，EMG）、听觉诱发电位、视觉诱发电位、躯体感觉诱发电位或利用磁或电对大脑皮层、脊髓或周围神经进行磁或电刺激而诱发运动电位，对神经系统的感觉或运动功能进行连续或间断的实时监测或探测。它可协助神经内科医师对发作性疾病进行诊断与鉴别诊断，协助外科医师在手术过程中进行神经功能定位，判断手术过程中神经组织是否受到损伤以及识别难以辨认的神经结构，有助于最大限度地保护神经功能，降低手术后神经系统的致残率，提高手术的安全性。接下来的两小节以 EMG 和 EEG 为例重点了解电生理监测技术。

5.2　EMG

肌肉是人体的重要组成部分，分为心肌、骨骼肌、平滑肌三大类。每块肌肉由许多肌纤维组成，人体的各种运动主要靠一些肌肉的收缩活动来完成。肌肉活动的最小单位为运动单位，运动单位是指完成精神控制下肌肉收缩的最小的功能单位，一个运动单位包括细胞体、树突、轴突及其分支以及其控制下的肌纤维。通常看到的肌肉收缩是众多运动单位共同参与的结果。EMG 是利用神经及肌肉的电生理特性，以电流刺激神经记录其运动和感觉的反应波；或用针电极记录及肌肉的电生理活动来辅助诊断神经肌肉疾患的检查。临床上采用上述检查可帮助诊断中枢神经系统、周围神经系统及肌肉病变。特别是对于下运动神经元、神经根、神经丛、神经干、神经肌肉接头（neuromuscular junction）及肌肉的各种异常，神经传导检查及针极 EMG 检查均可帮助鉴别病变的性质（区分神经病变或肌肉病变）、位置（神经根、神经丛或周围神经系统病变）及严重程度，以协助正确临床诊断、选择正确治疗方式，及评价效果与预后。

EMG 是一种电诊断医学技术，用于评估和记录骨骼肌产生的电活动。EMG 是研究肌肉活动的一种有效的手段，最早是 Piper（1912 年）用表面电极引导出了随意收缩时的肌电活动单位，其后 Adrian 和 Bronk（1929 年）发展为用同心型针电极引出运动单位的活动电位，Buchthal 等再进一步发展为多极电极。当肌细胞被电或神经激活时，EMG 可以检测它们产生的电位，可以对信号进行分析以检测医学异常、激活水平或募集顺序，或者分析人或动物运动的生物力学。在计算机科学中，EMG 还用作手势识别的中间件，以允许将物理动作作为人机交互形式输入计算机。

5.2.1 EMG 的原理

肌纤维（细胞）与神经元一样，具有很高的兴奋性，属于可兴奋细胞。它们在兴奋时最先出现的反应就是动作电位，即发生兴奋处的细胞膜两侧出现的可传导性电位。肌肉的收缩活动就是细胞兴奋的动作电位沿着细胞膜向细胞深部（通过兴奋—收缩机制）传导而进一步引起的。肌纤维安静时只有静息电位，即在未受刺激时细胞膜内外两侧存在的电位差，也称为跨膜静息电位，或膜电位。静息电位表现为膜内较膜外为负。常规以膜外电位为零，则膜内电位约为 -90 mV。肌肉或神经元受刺激而产生兴奋，在兴奋部位的静息膜电位发生迅速改变，首先是膜电位降低，达某一临界水平时，突然从负变成正，然后以几乎同样迅速的变化又回到负而恢复正常负的静息膜电位水平。这种兴奋时膜电位的一次短促、快速而可逆的倒转变化便形成动作电位。它总是伴随着兴奋的产生和扩布，是细胞兴奋活动的特征性表现，也是神经冲动的标志。

一般情况下，肌纤维总是在神经系统的控制下产生兴奋而发生收缩活动的。这个过程就是支配肌纤维的运动神经元产生兴奋，发放神经冲动（动作电位）并沿轴突传导到末梢，释放乙酰胆碱作为递质，实现运动神经—肌肉接头处的兴奋传递而后引起的。总之，肌纤维及其运动神经元在兴奋过程中发生的生物电现象正是其功能活动的表现。

EMG 测量正是基于以上生物电现象，采用细胞外记录电极将体内肌肉兴奋活动的复合动作电位引导到 EMG 仪上，经过适当的滤波和放大，电位变化的振幅、频率和波形可在记录仪上显示，也可在示波器上显示。

EMG 有两种：表面 EMG 和肌内 EMG。表面 EMG 通过记录皮肤上肌肉上方表面的肌肉活动来评估肌肉功能。表面电极只能提供有限的肌肉活动评估。表面 EMG 可以通过一对电极记录，也可以通过更复杂的多个电极记录。EMG 记录显示两个单独电极之间的电位差（电压差），因此需要多个电极。这种方法的局限性在于，表面电极记录仅限于浅表肌肉，受记录位置皮下组织深度的影响，根据患者的体重、皮下组织的深度可能高度变化，并且无法可靠地区分相邻肌肉的放电。

肌内 EMG 可以使用多种不同类型的记录电极进行。最简单的方法是单极针状电极。它可以是一根细丝，以表面电极为参考插入肌肉，或将两条细线插入彼此相对的肌肉。最常见的细线录音用于研究或运动机能学研究。诊断性单极 EMG 电极通常绝缘且足够坚硬，可以穿透皮肤，仅使用表面电极暴露尖端即可作为参考。注射治疗性肉毒杆菌毒素或苯酚的针头通常是使用表面参考的单极电极，但是在这种情况下，皮下注射针头的金属轴已绝缘，以致仅露出尖端，既用于记录信号又用于注射。同心针电极的设计稍微复杂一些。这些针头有一根细丝，埋在绝缘层中，该绝缘层填充皮下注射针头的针筒，该针头的轴裸露，并且该轴用作参考电极。细线的裸露末端用作有源电极。作为这种配置的结果，当从同心电极记录时，信号趋向于比从单极电极记录时更小，并且它们更能抵抗来自组织的电伪像，并且测量更加趋于可靠。但是，由于杆身在整个长度上都暴露在外，所以浅表肌肉活动会污染更深层肌肉的记录。单纤维 EMG 针状电极被设计成具有非常小的记录区域，并允许区分单个肌纤维的放电。

为了进行肌内 EMG，通常将单极或同心针电极穿过皮肤插入肌肉组织，然后将针移动到松弛肌肉内的多个位置，以评估肌肉中的插入活动和静止活动。正常的肌肉在受到针头运动的刺激时会出现短暂的肌纤维活化爆发，但是这种持续时间很少超过 100 ms。肌肉中休息活动的两种最常见的病理类型是束缚和颤动电位。潜在的絮凝是肌肉内运动单元的非自愿激活，有时肉眼用肌肉抽搐或表面电极可见。但是，仅通过针状 EMG 可以检测到纤颤，它通常代表着神经或肌肉疾病，以及单个肌纤维的孤立活化。通常，纤颤是由针头运动（插入活动）触发的，并在运动停止后持续数秒或更长时间。在评估休息和插入活动后，EMG 仪评估自愿收缩过程中肌肉的活动，判断所得电信号的形状、大小和频率，然后将电极缩回几毫米，并再次分析活性。重复此过程，有时直到收集到 10～20 个电肌单位的数据，以便得出有关电肌单位功能的结论。每个电极轨迹仅给出整个肌肉活动的非常局部的图像。由于骨骼肌的内部结构不同，所以必须将电极放置在各个位置以获得准确的研究结果。单纤维 EMG 评估运动单元内单个肌肉纤维的收缩之间的延迟，是对由药物、毒药或重症肌无力等疾病引起的神经肌肉接头功能障碍的灵敏测试。该技术很复杂，通常仅由经过特殊高级培训的人员执行。

表面 EMG 用于多种设置。例如，在理疗诊所，使用表面 EMG 监测肌肉的激活，并且患者具有听觉或视觉刺激，以帮助他们了解何时激活肌肉（生物反馈）。表面 EMG 可能有助于检测神经肌肉疾病的存在（C 级，Ⅲ 类数据），但是没有足够的数据支持其用于区分肌肉性和神经性疾病。肌病性疾病或可用于特定神经肌肉疾病的诊断。EMG 可能有助于进一步研究与小儿麻痹症后综合征和强直性肌营养不良症的肌电功能相关的疲劳（C 级，Ⅲ 级数据）。近年来，随着体育技术的兴起，表面 EMG 已成为教练们关注的领域，用来降低软组织损伤的发生率并提高运动员的表现。硅谷的一家新兴企业 Athos 成为唯一一家与医疗级表面 EMG 系统相比，其测量结果经过验证，具有准确性和可靠性的公司。

美国某些州限制非医师使用针状 EMG 的性能。新泽西州宣布不能将其委托给医师助手。密歇根州已通过立法，认定针状 EMG 是医学实践。仅在神经病学、临床神经生理学、神经肌肉医学、物理医学和康复方面的住院医师和研究金计划中才需要使用 EMG 诊断医学疾病的特殊培训。耳鼻喉科的某些专科医师接受了喉肌 EMG 的选择性训练，泌尿科、妇产科的一些专科医师接受了控制肠和膀胱功能的 EMG 的选择性训练。

5.2.2 EMG 的操作技术

插入针状电极之前的第一步是皮肤准备。这通常涉及简单地用酒精垫清洁皮肤。针状电极的实际放置可能很困难，并且取决于许多因素，例如特定的肌肉选择和该肌肉的大小。正确放置针状电极对于准确显示目标肌肉非常重要，尽管EMG 在浅表肌肉上更有效，因为它无法绕过浅表肌肉的动作电位并无法检测到更深的肌肉。同样，一个人体内的脂肪越多，EMG 信号就越弱。放置针状电极时，理想的位置是在肌肉的腹部：纵向中线。肌肉的腹部也可以被认为是在肌肉的运动点（中间）和肌腱插入点之间。

5.2.3　EMG 的应用

EMG 的一项基本功能是观察肌肉的激活状态。可以确定的最常见的方法是对被测肌肉进行最大自愿收缩（MVC）。机械测量的肌肉力量通常与肌电信号激活肌肉的度量高度相关。最常见的是使用表面电极进行评估，但是应该认识到，这些电极通常仅记录在紧邻表面的肌肉纤维中。通常用于确定肌肉激活的分析方法取决于应用。使用平均 EMG 激活或峰值收缩值是一个有争议的话题。大多数研究通常使用最大自愿收缩分析峰值力量和目标肌肉产生的力量。

EMG 测试具有多种临床和生物医学应用。EMG 可以用作识别神经肌肉疾病的诊断工具，或用作运动机能学和运动控制障碍的研究工具。EMG 信号有时用于引导肉毒杆菌毒素或苯酚注射到肌肉中。EMG 信号也用作假肢设备（如手臂和下肢）的控制信号。为了避免术后残留（PORC），可以使用加速度计将神经肌肉阻滞药用于全身麻醉中的神经肌肉监测。

除了某些纯粹的原发性肌病外，EMG 通常通过另一种电诊断医学进行测试，该测试可测量神经的传导功能，称为神经传导研究（NCS）。当四肢疼痛、脊髓神经受压无力或担心其他神经系统损伤或失调时，通常应使用针状 EMG 和 NCS。脊神经损伤不会引起颈部疼痛或下背部疼痛，因此，没有证据表明 EMG 或 NCS有助于诊断轴向腰痛、胸痛或颈椎痛。针状 EMG 可以帮助诊断神经受压或损伤（如腕管综合征）、神经根损伤（如坐骨神经痛）以及其他肌肉或神经问题。较不常见的医学疾病包括肌萎缩侧索硬化症、重症肌无力和肌肉营养不良。

EMG 也可用于指示肌肉的疲劳程度。EMG 信号的以下变化可以表示肌肉疲劳：信号平均绝对值增加、肌肉动作电位的幅度和持续时间的增加以及总体上向低频转移。监测不同频率的变化会改变使用 EMG 确定疲劳程度的最常见方法。较低的传导速度可使较慢的运动神经元保持活跃。运动单位被定义为一个运动神经元及其支配的所有肌纤维。当运动单元触发时，冲动（称为动作电位）会沿着运动神经元传递到肌肉。神经与肌肉接触的区域称为神经—肌肉接头或运动终板。在动作电位跨过神经—肌肉接头传递之后，在该特定运动单元的所有神经支配的肌纤维中引起动作电位。所有这些电活动的总和称为电肌单位动作电位（MUAP）。来自多个运动单元的这种电生理活动通常是在 EMG 期间评估的信号。运动单位的组成、每个运动单位的肌纤维数量、肌纤维的代谢类型以及许多其他因素会影响 EMG 中运动单位电位的形状。

神经传导测试也经常与 EMG 同时进行，以诊断神经系统疾病。一些患者会发现该过程有些痛苦，而另一些患者在插入针头时只会感到些许不适。手术后一两天，被测肌肉可能略有酸痛。

1. EMG 在帕金森病中的应用

帕金森病是一种常见的神经退行性疾病，其中骨骼肌的控制受到干扰。这是大脑黑质中进行性的多巴胺能神经元丢失所致，并导致帕金森病的典型症状。这些症状包括不自主和摆动运动（震颤）、运动缓慢（运动迟缓）、肌张力增加（僵硬）和姿势不稳。根据当前的诊断标准，当患者具有这四种特征症状中的两种时，就被认为患有帕金森病，并且排除了继发性帕金森病。症状的不对称发作和对帕金森病药物的良好反应是帕金森病的重要诊断依据。

帕金森病的诊断主要基于症状的主观临床评估。帕金森病症状的评估可以通过使用标准的评分量表完成，如统一帕金森病评分量表（UPDRS）。目前尚无普遍使用的客观和定量方法来评估帕金森病的异常肌肉控制。帕金森病的诊断在早期阶段是高度不确定的，高达 30% 的帕金森病诊断患者后来被临床重新分类。由于这些困难，诸如 EMG 之类的神经生理学测量在帮助诊断中有重要的检查和应用潜力。EMG 和运动测量是评估帕金森病中神经肌肉功能的客观方法。但是，它们目前尚未用于帕金森病的临床评估。

帕金森病患者的 EMG 与健康人的 EMG 不同，目前人们已经提出了一些数学方法来评估这些差异。类似帕金森病的 EMG 信号的主要特征是增强的强直背景活动和 EMG 脉冲串的交替模式。EMG 脉冲串的这种特征模式被认为是由中央感应电肌单位（MU）同步引起的。帕金森病中用于 EMG 分析的数学方法包括基于频谱的方法（平均频率，即特定频段上的功率比例）、EMG 突发特征分析（计数、幅度、持续时间和频率）、肌电信号形态分析，以及非线性肌电分析方法。已有研究显示，帕金森病患者的伸展和屈曲运动之间的爆发特征存在差异，而神经系统健康受试者则没有差异。另外，已有研究表明，从帕金森病样 EMG 信号的尖峰形态可以观察到更清晰的 EMG 样本直方图和交叉速率（CR）扩展。此外，一种非线性的时间序列分析方法［称为递归量化分析（RQA）］已被证明适用于分析帕金森病中高度的电肌单位同步。此外，研究表明，与在神经系统健康受试者中测得的生理性震颤相比，帕金森病震颤更为规则（熵变较低）。另外，已有研究表明，由于通过药物和深部脑刺激治疗疾病，帕金森病震颤的规律性降低。对加速度和 EMG 的相干性研究表明，帕金森病患者的这些信号之间的低频相干性高于健康人。同样，药物和深部脑刺激降低了病理性震颤–EMG 的一致性。

EMG 和肢体运动的测量可用于客观和定量评估帕金森病的神经肌肉系统功能和运动障碍。将来它们可能有助于帕金森病的诊断和后续治疗。另外，神经生理学测量可以改善对疾病机制的理解。但是，这些测量仍然很少用于评估帕金森病。由于 EMG 是尖锐的脉冲状波形，所以非线性和形态学方法对于 EMG 分析比 EMG 分析中传统使用的方法（幅度和均值/中值频率）更有效。

2. EMG 在脑机交互系统中的应用

标准计算机接口诸如键盘或鼠标等通过与用户的物理接触（压力）和用户的移动来驱动。这些身体互动涉及上肢、手腕、手掌和手指的精细协调运动。但是，有些人之所以无法使用这些接口，是因为它们存在身体残疾，例如脊髓损伤（SCI）、瘫痪和截肢。如果残疾人可以使用计算机执行诸如读写文档、与他人交流和浏览网页之类的任务，则他们可以独立进行更广泛的活动。为残障人士提供访问计算机环境的替代方法包括使用物理的直接接触设备，例如口哨和头枕。这些设备的缺点是它们不准确和不便捷。另一个值得注意的计算机界面辅助工具是眼睛运动跟踪系统，该工具与鼠标一样快，甚至更快。但是，与其他被动和非命令性输入（例如手势和对话性语音）一样，眼球运动通常既不是故意的，也不是有意识的。因此，每当用户注视计算机上的某个点时，就会激活另一个命令，用户如果不发出命令就无法注视任何地方，因此，眼球运动技术会带来多种不可控制和不可预测的结果。

为了解决这些问题，几种基于神经信号的人机界面（HCI）已成为研究目标，并已成功地具备了提取用户意图的能力，因为这些信号提供与人体运动有关的信息，例如力传感器和运动跟踪器。EMG 通常与人工假体、神经假体和远距手术一起用于检测用户的预期动作。这种非侵入式监视方法可产生可接受的信噪比 SNR，因此使用此信息的界面可能成为使用当前技术提取用户意图的有效解决方案。然而，基于 EMG 的计算机界面越来越少，使用眉毛和颌骨移动来记录 EMG 信号的界面也就更少。这些运动对重度残疾人有用，但是如果他们的身体运动与他们期望的命令（即光标运动的方向）不匹配，则用户可能无法以自然和直观的方式控制计算机。在 C6 – C7 功能水平上有双侧截肢和脊髓损伤的人可以使用其剩余的和可控制的肢体来访问计算机。一些研究人员介绍了使用下臂肌肉的计算机界面，但是它们的识别率还不够高（70% ~ 93%）。

在过去的几年中，很多努力都集中在开发新的基于神经信号的接口上。然而与此相反，为提供不同类型接口的客观评估方法所做的工作很少。无论信号源（大脑和肌肉）和处理技术（特征提取和模式识别）如何，这种评估方法都可以可靠地比较接口。在标准测试设置下开发性能评估方法对于分析界面也很有用。通过比较和评估，可以对计算机接口进行改进，从而带来更好的性能，并使残障人士可以做出最佳选择。

迄今为止，许多研究人员已经开发出其他接口，以允许上肢残障人士访问计算机。关于提取用户意图的神经信号已经引起关注，因为这些信号比其他方式（如运动学和动态界面）提供与身体运动有关信息的速度更快。值得注意的是，人们已经开发出多种方法来执行用户的意图——从大脑或肌肉活动。在中枢神经系统中，来自大脑活动的信号可用于提取人的思想。EEG 是一种非侵入性的监测方法，可以记录头皮上的大脑活动，通过此方法获取的信号更多的是皮质神经元的大量活动，并且提供了较低的空间分辨率和较低的信噪比。另一方面，侵入式监测方法可捕获大脑中单个皮质神经元的活动，但是许多基本的神经生物学问题和技术难题需要解决，例如基于大脑活动的接口方法通常需要广泛的培训。尽管存在这些挑战，但该领域的研究显示出它有望帮助严重运动障碍的人（例如肩膀以下的骨骼肌失去控制的患者)。EMG 是表征周围神经系统水平的标准信号,它代表肌肉的激活。与中枢神经系统级别的神经信号相比,测量 EMG 信号更方便、更安全。此外,这种非侵入式监视方法可提供良好的信噪比。基于 EMG 的计算机界面使上肢残障人士,例如四肢瘫痪(C7,C8 功能级别)的患者和手截肢者能够在没有标准计算机接口设备(例如鼠标和键盘)的情况下访问计算机,如图 5-1 所示。使用发达的计算机界面,用户可以通过下臂的肌肉激活来控制光标和单击按钮。使用设计的屏幕键盘,他们可以在计算机上输入罗马字母和韩文字母。

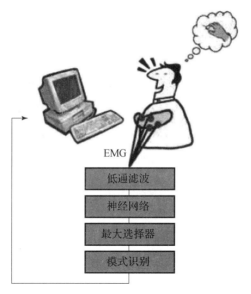

图 5-1　已开发的基于 EMG 的计算机界面的概念图

5.2.4　EMG 的风险和局限性

心脏起搏器和植入的心脏除颤器(ICD)在临床实践中越来越多地被使用,并且没有证据表明对使用这些设备的患者进行常规电诊断研究会构成安全隐患。但是,存在理论上的担忧,即设备可能错误地感应到 NCS 的电脉冲,从而导致设备的意外抑制或触发输出或重新编程。通常,刺激部位离心脏起搏器和起搏导线越近,产生足够幅度的电压来抑制心脏起搏器的机会就越大。尽管存在此类担忧,但常规 NCS 尚无直接或延迟的不良反应报道。目前没有已知的对孕妇进行

EMG 或 NCS 注射的禁忌，在文献中也没有报道来自这些检测程序的并发症，同样，在怀孕期间进行诱发电位测试会引起的问题也尚未被报道。

患有淋巴水肿的患者或有淋巴水肿风险的患者，应避免在患肢中进行经皮手术，即静脉穿刺，以防止淋巴水肿或蜂窝织炎的发展或恶化。尽管存在潜在风险，但静脉穿刺后发生此类并发症的证据有限，没有关于在淋巴水肿或先前的淋巴结清扫术中进行的与 EMG 相关的蜂窝织炎、感染或其他并发症的报道。但是，鉴于淋巴水肿患者存在蜂窝织炎的风险未知，在淋巴水肿区域进行针检时应谨慎，以免发生并发症。在患有严重水肿和皮肤绷紧的患者中，针电极刺穿皮肤可能导致浆液长期流泪。此类浆液的潜在细菌介质和皮肤完整性的破坏可能增加蜂窝织炎的风险。在进行相关操作之前，医师应权衡进行研究的潜在风险与获得信息的需求。

临床环境中使用的针状 EMG 具有实际应用，如帮助发现疾病。但是，针状 EMG 有局限性，因为它确实涉及肌肉的自动激活，所以对于不愿或无法合作的患者、儿童和婴儿以及瘫痪的人，存在信息收集不足等问题。由于与表面 EMG 相关的固有问题，表面 EMG 的应用可能受到限制。脂肪组织（脂肪）会影响 EMG 记录。研究表明，随着脂肪组织的增加，直接在表面以下的活动肌肉减少。随着脂肪组织的增加，直接在活动肌肉中心上方的表面肌电信号的振幅减小。EMG 信号记录通常对于较低体脂和较柔顺皮肤的人更为准确。当来自一块肌肉的 EMG 信号干扰另一块受测肌肉信号的可靠性时，就会发生肌肉串扰。表面 EMG 由于缺乏深层肌肉的可靠性而受到限制。深部肌肉需要侵入且疼痛的肌内钢丝才能获得 EMG 信号。表面 EMG 只能测量浅表肌肉，即使那样，也很难将信号范围缩小到单个肌肉。

■ 5.3　EEG

5.3.1　EEG 的原理

EEG 是一种监测大脑活动的方法，通常不会对大脑造成伤害。使用时，将多个电极置于头皮上，测量各个位置的电位（图 5-2）。大脑的活动伴随着离子沿着树突或轴突流动。这些离子的位移引起头皮上的电位波动，经过放大之后，就能显示在 EEG 上。因为大脑皮质距离头皮最近，所以 EEG 所观察到的大脑活动主要来自大脑皮质。此外，锥体神经元的树突和轴突比其他类型的神经元长，而且很多与头皮垂直，离子在其中的流动会引起头皮上较大的电位波动，因此脑波大多源自皮质内锥体神经元的活动。

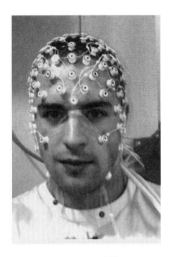

图 5 - 2　EEG 的设置

离子的流动除了会引起电位波动外，也会在周围产生磁场（图 5 - 3）。MEG 系利用这个原理来找出造成大脑异常活动的准确位置。超导量子干涉仪（superconducting quantum interference device，SQUID）可以用来侦测微弱的磁信号（图 5 - 4），不过必须放在磁场防护室中以隔绝外界磁场干扰。

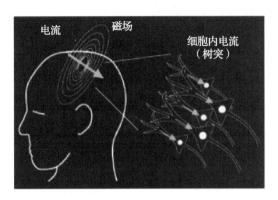

图 5 - 3　神经活动也会产生磁场

需要强调的是，EEG 只能检测到大脑内部分电活动的进行。检测时大脑中出现的既有生理电活动（例如心脏、眼部和其他肌肉活动），又有环境噪声（例如计算机屏幕等电力设备）。需要明确的是，EEG 没有测量动作电位，而是检测突触后电位。动作电位是由于神经元的去极化（使正极性更强），从 −70 mV 静止电位到 −55 mV 而导致的从身体沿轴突的快速电流流动。相比之下，突触后电位是由轴突末梢的神经递质释放后相对较慢的电流产生的。

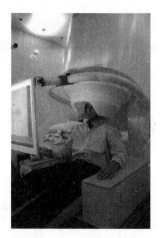

图 5 −4　超导量子干涉仪

在某种程度上，单个锥体神经元的解剖学几何形状（以及它们在大多数皮质结构中的有序柱状排列）通过以下方式促进了 EEG 的测量。顶端树突的兴奋性突触后电位将在细胞内局部产生电流源或阳性（以及细胞外电流吸收或阴性）。在细胞体上，是细胞内电流吸收器和细胞外电流源，这些源 – 宿配置也称为电流偶极子。它们是 EEG 测量的主要潜力来源。为了在头皮表面可测量，神经元群体需要活跃，这样可以对电流求和，然后以各向同性的方式传导电流，遍及整个脑部，然后依次穿过脉管系统、脑脊髓液、硬脑膜、头骨、肌肉、脂肪和皮肤到达 EEG 电极。

记录 EEG 的典型技术涉及由导电材料组成的电极和运算放大器的组合（图 5 −5）。通常，电阻式接触电解凝胶或盐可以改善电极与皮肤之间的接触。另一种更新的方法是所谓的"干式"电极，该电极利用了材料科学和电子学方面的创新，以最大限度地减小准备参与者头皮的必要性，因此缩短了设置时间。这些创新可能与印刷电极技术的进步以及聚合物和可穿戴设备的持续开发并驾齐驱。在此期间，各个年龄段的人（从早产儿到老年人）都可以很好地耐受当代 EEG 电极帽。放大器设计上的创新允许更高的采样速率和更多同时记录通道的数量。标准的商用 EEG 系统（也已批准用于临床）可以轻松地从至少 128 个通道中获取数据，所有通道的采样率均大于 10 kHz，每个放大器的分辨率为 24 位。这种系统的价格通常不到 60 000 美元，使用寿命至少为 10 年。在成本效益方面，一台 3T（特期斯拉）MRI 扫描仪的成本为 200 万 ~ 300 万美元，而标准的

MEG 设备的价格也差不多。EEG 的另一个实际好处是，它可以轻松地与其他脑图和成像方法（MRI、MEG、功能性近红外光谱法、无创性脑刺激等）以及神经药理学、生理学和介入治疗结合。EEG 系统可移植性的改进允许在现实环境中进行记录，包括在床头以及教室和运动场上。此外，现代系统还允许来自多个个人的精确同步的测量记录，这就是所谓的 EEG 超扫描。最后，信号处理的进步允许进行在线分析以及神经反馈，进而可以用于脑机接口以及控制刺激的传递，从而通过等待受试者的"最佳"状态来增强知觉和/或表现。

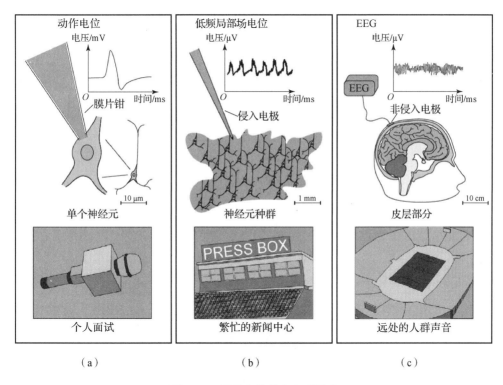

图 5 - 5　记录大脑的电生理活动

（a）膜片钳技术用于记录单个神经元的动作电位；（b）电极微阵列可插入脑组织以记录神经元种群的活动，根据滤波器设置，可以隔离多单元活动（动作电位）或低频局部场电位（LFP），后者的光谱特征类似头皮记录的脑电图；（c）在 EEG 中，置于头皮表面的宏观电极可测量大脑大部分区域的电活动，EEG 振荡根据基础神经元群体的同步或不同步活动而变化。

汉斯·伯杰（Hans Berger）在 20 世纪 20 年代后期被认为是人类 EEG 的发现者，他发明了这项技术，以提供"通往大脑的窗口"（图 5 - 6）。他记录了人闭眼时有节奏地波动的信号，但是当人睁开眼时，其节奏变得不那么有规律，幅度通常较小。科学界最初驳斥了汉斯·伯杰及其 EEG。这可能部分是因为汉斯·伯杰有点孤单，也因为他对心灵感应现象的信念。一些人认为头皮 EEG 是心脏或肌肉伪影。其他人则争辩说，人睁开眼睛时，大脑的活动不应该变得节奏感较弱，幅度通常较小（如今，这种现象被认为是"阿尔法阻滞"）。还有一些人则争辩说，汉斯·伯杰测量的节奏波动太慢而无法反映实际的神经活动，而当时的神经活动被认为仅限于动作电位。直到英国生理学家埃德加·阿德里安（Edgar Adrian）和布莱恩·马修斯（Bryan Matthews）在 1934 年复制汉斯·伯杰的观察结果时，EEG 才被接受为对大脑电场的一种非侵入性测量（还应指出，埃德加·阿德里安和布莱恩·马修斯将这一发现完全归功于汉斯·伯杰）。不幸的是，汉斯·伯杰的研究因德国的纳粹政权而中止，他最终于 1941 年自杀。尽管如此，汉斯·伯杰的遗产仍然是一种技术的引进，该技术不仅在临床应用中迅速站稳了脚跟，在从神经生理学到计算机科学的研究领域中也有十分重要的地位。

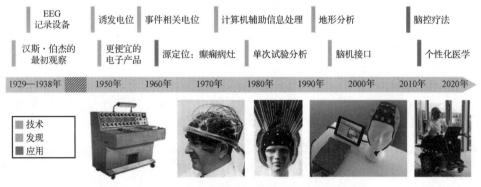

图 5-6　EEG 技术的发展历史及其应用（附彩插）

可以说，就科学界如何使用和查看 EEG 而言，EEG 的多功能性和可及性一直是一把双刃剑。一方面，由于 EEG 是对大脑神经活动的直接实时测量，所以它有可能表征特定神经生理通道的完整性、意识/睡眠状态以及大脑的精确时空动态（dys）功能。此外，当这种精美的时间分辨率与潜在来源的估算结合在一起时，表征脑网络的连通性以及在给定功能过程中可以将特定活动视为串行还是并行的程度也变得可行。另一方面，由于 EEG 是电位的量度——电压描述了在两个位置之间移动电荷而不加速电荷所需的功，所以对于 EEG（以及更广泛的电生理学）用户来说，充分理解活动站点和参考站点之间测量的分析和解释后果绝对至关重要。令这种担忧进一步恶化的是，产生神经活动的 EEG 在整个大脑体积中进行传导，这意味着人们不能假设记录在头皮某一点上的信号的来源正好在其下方。这种情况在很多方面与地理测量相似。一方面，地理测量师必须根据任意定义的比例尺来测量高度：海平面是相对而非绝对的参考；另一方面，地理测量师仅测量最高峰时几乎无法提供有关地形的信息。

在 EEG 的临床和研究应用中，ERP 一直是，并且仍然是主要力量。像任何技术一样，EEG/ERP 可能并且确实会导致滥用和误解。通过更好地了解 EEG 测量的生物物理学，可以弥补其中的一些不足。电压的测量需要一个参考点，但是没有理想的参考点，因为在头皮或身体的任何地方都没有完美的电中性轨迹。因此，当使用其他参考点时，电压时间序列将改变其形状。正是这样，方差和扩展的统计结果也随参考点的变化而变化。选择不同的参考点可获得不同的结果。没有客观的方法来决定应将哪些结果作为基本事实，而且不能简单地复制他人的潜在错误决定。在这一点上，人们可能完全放弃使用 EEG/ERP 以不受此参考问题的困扰。一种更具建设性的策略是恢复 EEG 措施的生物物理学并利用多通道记录，专注于头皮上电场的参考无关性和全局测量。这些过程包括是否通过响应强度（增益）的调节、活动性大脑区域网络中的调节、大脑过程的时机或持续时间的调节或它们的任意组合（以及作为时间的函数）来驱动效果。此外，此类措施还通过提供使数据集均匀化并提取不同实验室和采集参数的相关特征的清晰方法，来应对以"大数据"为代表的当前最新科技趋势。引用无关是空间的概念，而不是时间的概念。就 EEG/ERP 而言，此概念表现为以下事实：头皮上的电场形状（地形）与参考点无关，其方式与上述地理测量师类推中测得的山脉不会改变形状的方式相同（当海平面变化时）。换句话说，虽然参考点将影响给定位置的特定值，但在整个地形上空间梯度是不变的（EEG/ERP）。此外，由于生物物理方法已确定地形的变化指示大脑中潜在来源的构型变化，所以定量测量地形特征使 EEG/ERP 的使用者能够分析大脑中的网络是否以及何时存在变化。因此，从逻辑上讲，增加的空间采样可以更好地表征 EEG/ERP 地形。

EEG/ERP 的先驱包括 Herbert Vaughan Jr.、Derek Fender 和 Dietrich Lehmann 等人，他们早在 20 世纪 60 年代（甚至更早）就已经认识到基于空间特征的 EEG 分析的重要性和价值。他们不仅在 EEG 技术上取得突破，而且在 EEG 信号的解释上也取得了突破。例如，Herbert Vaughan Jr. 和他的同事，包括约瑟夫·阿雷佐（Joseph Arezzo）、丹尼尔·贾维特（Daniel Javitt）和查尔斯·施罗德（Charles Schroeder）等人在很大程度上侧重于了解 EEG/ERP 信号的神经生理基础，特别着重于对非人类的灵长类动物和人类的比较研究。他们通过对头皮记录的数据进行地形和源估计分析，同时对所有皮质层同时测量的多单位活动和局部场电位进行颅内测量，从而实现了这一目标。同时，Dietrich Lehmann 和他的同事（包括 Daniel Brandeis、ThomasKönig、Christoph Michel、Wolfgang Skrandies 和 Werner Strik 等人）描述并量化了 EEG 和 ERP 在空间和时间方面的结构，而不是混乱。莱曼将这些结构称为"功能微状态"，并假定它们构成了单子或"思想原子"。这一主张已在临床和基础研究的各个领域得到证实。20 世纪 60 和 70 年代的许多其他研究都集中于使用 EEG/ERP 来识别知觉和心理结构的相关性。W. Gray Walter、Samuel Sutton、Emanuel Donchin、Steven Hillyard、RistoNäätänen 等人及其同事（在进行中）对该领域的持续贡献值得特别认可。从纯信号处理的角度来看，ERP 组件由两个功能定义：相对于刺激或事件的延迟以及它的地形。但是，ERP 组件通常是由它们在给定头皮位置（相对于预先选择的参考）的潜伏期和幅度（尤其是极性）定义的，并且反过来又被解释为反映给定的感觉，知觉或与上述光谱分解类似，以几乎一对一的方式进行电肌过程。

5.3.2　EEG 的分析技术

EEG 的分析潜力和应用范围尚未得到充分开发（图 5 - 7）。一段时间以来，EEG 是一种独立的无创技术，用于测量脑功能。随着 1968 年 MEG 等技术的出现（PET，1975 年；TMS，1985 年；fMRI，1990 年），EEG 不再是一种垄断技术。通常情况下，一种或多种方法的结合（例如功能本地化或连接组学）变得更加流行。在市场驱动的方式下，各种检测分析方法之间的这种竞争通常引发创新的分析应用潜力，而 EEG 也不例外。

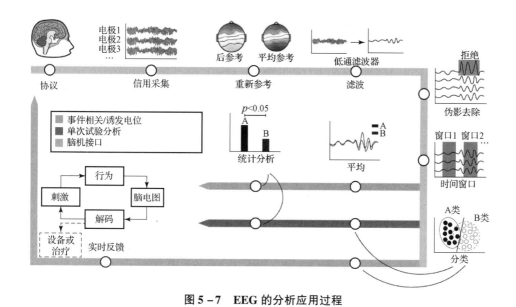

图 5 - 7　EEG 的分析应用过程

随着科学界对脑动力学及其现实应用的新兴趣，EEG 正在经历复兴，并重新获得其作为杰出的神经科学技术的地位。

1. EEG 是神经影像工具

EEG 既是大脑测绘工具，又是大脑成像工具。基于头皮上的表面记录，可以合理地估计颅内源的位点作为时间的函数。这个电磁反问题可以解决，仿真和经验发现都证明了 1 cm 以下的定位误差。但是，电磁反问题的解决方案既不平衡，也不唯一，部分是因为大脑及其覆盖物的行为就像体积导体，这意味着表面上的任何电极都可以检测到大脑远端部分的活动达到一个程度，或者另一个通过结合基于生物物理的约束条件可以改善数学解决方案。例如，只有大脑及其灰质产生 EEG，而 EEG 仅记录欧姆电流。由于 MEG 既不存在上述参考问题，也不存在体积传导问题，所以有人声称 MEG 具有较高的空间分辨率。但是，不应忽视的是，EEG 不仅对径向和切向偶极场都敏感，而且能够检测浅表和深层源的活动。相比之下，MEG 仅从表面来源检测切向场。这些方面使直接比较定位精度具有挑战性。尽管如此，当比较来自相同数量传感器的数据时，EEG 的表现仍优于 MEG（尽管这仍是一个具有争议性的话题，但肯定会产生不断的创新）。

2. 计算神经科学

尽管神经科学的其他分支机构已经从基于计算机的模拟中极大地受益，以提供对神经活动的解释，超出了经典电生理学所能观察到的范围，但是直到最近几年，计算模型才证明了其在 EEG 中的潜力。就像实验心理学中的虚拟现实一样，计算模型允许试验者模拟在现实世界中很难测试和观察的情况和交互。神经科学中的第一个计算模型旨在根据其尖峰活动来描述不同类型的神经元的放电活动。模拟的神经元在单细胞水平上精确地复制了神经活动，提供了与颅内记录兼容的生物学意义的见解。此外，计算模型用于表征神经元网络，而不是单个单元，从而能够识别整个神经元群体的信号。

与这些方法相反，计算模型的其他分支处理行为或感知机制的描述，从而提供现象的宏观和定性分析。这些模型对于调查跨区域的关系以及单个现象或试验任务的因果关系非常有用。计算模型中的最新方法描述了种群动态如何确定由 EEG 记录的电活动的特定特征。特别地，这些方法解决了诸如代表神经系统事故的网络修改如何可以解释所记录的 EEG 信号变化的问题。使用大脑的定性模型，嵌入行为和知觉的特征以及人口网络动态，是 EEG 和神经科学领域最具创新性和最有希望的发展方向和潜力之一。

3. 大脑解码和现实世界的神经科学

人们对理解群体和个人层面数据变异性的兴趣日益浓厚，这是单项试验分析发展的主要推动力，从而在大脑活动和行为之间提供了更直接的联系。在引入这些技术之前，ERP 是通过信号平均从正在进行的 EEG 的"嘈杂"背景中提取的，因此需要在相同条件下重复显示刺激。在实践中，在整个试验过程中将参与者及其周围环境保持在稳定的条件下通常是不可行的，这样可以在所有感兴趣的条件下进行足够数量的试验。如此看来，认为参与者的状态在整个试验中保持不变是不合理的。例如，人们已经意识到刺激前状态对刺激处理和感知的贡献。机器学习技术在生物物理信号处理中的出现使试验人员和临床医生可以确定在每次试验中已诱发或产生了多种可能的应答特征中的哪一种。在无监督方法中，分类是从观察特征的聚类中得出的。在监督方法中，在独立的数据集（或其一部分）上对分类器进行先验训练，然后使用判别函数对未知的"测试"数据集组成员进行分类。因此，可以基于分类器的性能或基于它们的神经生物学意义来识别它们，尽管这两个极端不需要相互排斥。在脑机接口的情况下，这方面可能得到最好的说明。脑机接口是指可以训练以识别与特定任务相关的脑签名并实时解码用户当前脑力任务的那些系统。

脑机接口技术最初是为了为严重受损的患者提供通信和控制通道而通过思想控制远程呈现机器人、拼写器和轮椅的。最近，人们在临床研究中已经测试了脑卒中康复的脑触发疗法。这些研究一致地表明，在首次事故发生数年后，也可以实现运动功能的持久恢复，并且 EEG 运动节奏的调节在恢复过程中起着至关重要的作用。实时解码精神状态并修改对受试者的反馈的能力相应地为神经科学带来了前所未有的机遇。摆脱基于试验的研究的可能性使人们对"日常生活的神经科学"的追求比以往更加现实。

5.3.3 EEG 的应用

1. EEG 在癫痫中的应用

癫痫是一种常见的神经系统疾病，已知在美国影响了大约 300 万人，全球范围内估计影响了 5 000 万人。癫痫的发病率和患病率约占世界人口的 1%～2%，并且在老年人口中急剧增加。据估计，65 岁及以上的成年人受到这种疾病的影响超过 570 000 例。癫痫的特征是皮层神经网络过度同步导致的感知或行为的意外的反复短暂破坏。癫痫患者会不断地反复进行异常的脑部放电。癫痫的标志是反复发作的无端癫痫，称为癫痫发作。根据世界卫生组织（WHO）的报告，癫痫的特征是反复发作，这是对一组脑细胞意外的，通常是短暂的，不受控制的放电的物理反应。根据临床表现，癫痫发作可分为部分性或局灶性、全身性、单侧性和未分类性。局灶性癫痫发作仅涉及大脑半球的一部分，而广义癫痫发作涉及整个大脑。任何年龄段的受试者都可能受到癫痫发作的影响。

从临床上预测和诊断癫痫发作，应通过包含癫痫标志物的 EEG 信号监测大脑活动。癫痫患者的 EEG 信号表现出两种异常活动状态，即发作间或无癫痫发作（介于癫痫发作之间）和发作性发作（处于癫痫发作过程中）。发作间期 EEG 信号是瞬态波形，表现出尖峰、尖锐或尖波。最初的 EEG 信号是带有尖峰和尖波复合体的连续波形。通常，临床医生依赖于识别发作间期（无癫痫发作）的 EEG 信号进行癫痫预测，因为发作期很少获得。因此，需要更长的 EEG 信号持续时间以从视觉上监视和分析，以便定位患者是正常还是发作。训练有素且经验丰富的神经生理学家可以通过传统方法，通过目视检查长时间的 EEG 信号来检测癫痫。这是耗时、乏味且主观的，因此，为了克服这些限制，可以使用计算机辅助检测癫痫性 EEG 信号。

选择最能描述 EEG 信号行为的特征对于自动癫痫发作检测性能很重要。在许多时域、频域、时频分析中，时频平面中的能量分布、小波特征和混沌特征（例如熵）用于癫痫发作检测。在许多研究中，人们使用两个或多个特征和不止一个分类器的组合。在癫痫发作间期和发作期，基于熵的各种测量方法已被用来量化和更好地理解 EEG 的复杂性。研究表明，熵具有使用计算机化技术识别 EEG 信号中存在的复杂性的能力。Acharya 等使用 EEG 的信号诊断癫痫时使用了不同的熵特征（近似熵、样本熵、相位熵、香农熵、仁义熵和 HOS 熵）。Sharma 等使用 Shannon、Renyi 从 EEG 信号中提取的固有模式函数中的近似熵和样本熵对局灶性和非局灶性癫痫 EEG 信号进行了分类，准确度为 87%。

2. EEG 在脊髓损伤中的应用

脊髓损伤是一种丧失能力的疾病，影响身体和心理健康，导致运动和感觉功能丧失、抑郁症的风险增加、持续的疼痛综合征、深刻的生活方式改变、药物依赖性加剧和一般健康状况下降。脊髓损伤可能是由外伤或疾病引起的，并且由于运动和感觉障碍，脊髓损伤的后果可能使患者与正常的日常生活活动区分开，被隔离和受到限制。尽管独立性受到限制，但仍有许多方法可以为脊髓损伤人群提供评估工具，并通过侵入性或非侵入性方法显著提高康复水平，例如干细胞方法、工程方法和脑机接口方法。在这 3 种方法中，脑机接口方法由于其可靠性和可喜的结果而提供了更多适用的选择。这是因为干细胞方法受到财务问题的限制，并且缺乏各种干细胞方法的独立验证结果。除了工程方法外，还需要适度的行为，这需要进一步研究。脑机接口方法应用 EEG 信号与增强和辅助设备进行通信，这些设备可替代因脊髓损伤而具有运动和感觉障碍的人。脑机接口方法涵盖了各种类型的应用，其中之一是从 EEG 信号中得出有关执行运动任务和虚构执行运动任务的信息，改进 EEG 信号处理技术和功能选择。通过实现这一点，可以提高脑机接口设备通信的速度和准确性，并可以缩短使用它的训练时间[7]。

3. EEG 在抑郁监测中的应用

近年来，随着认知科学研究技术和传感器技术的飞速发展，EEG 功能已成功应用于各种精神疾病的脑行为研究。EEG 记录了大脑神经元树突电位内的电活动，这可能暗示了神经元活动。许多研究证明了抑郁与 EEG 之间的关系。人们发现抑郁症早期患者的中央、枕叶、顶叶和后颞叶区域的 EEG 功率增加。Vera 等报道功率谱的顶叶和枕叶区域的凹陷发展明显增加。在许多研究中，多通道 EEG 特征已被考虑用于抑郁症的研究，但是更多通道也意味着更大的复杂性。

EEG 的潜在神经生理机制表明，EEG 信号源于高度非线性的系统。EEG 的非线性复杂度分析有望获得除线性测度之外的更多信息。非线性特征包括相关维数（CD）、Renyi 熵、C0 复杂度和 Lempel–Ziv 复杂度（LZC）。G. Muralidhar Bairy 等在正常 EEG 和抑郁 EEG 的分类中应用了 CD 等几种非线性特征。研究人员估计，LZC 可以检测心理状态的差异并调查 EEG 的动态脑机制。EEG 信号的非线性特征已经显示出与情绪、脑活动强度、注意力缺陷等有关。同时，多通道静息 EEG 的 LZC 可以成功评估包括重度抑郁症在内的各种神经和精神疾病。

4. EEG 在阿尔茨海默病中的应用

阿尔茨海默病是痴呆症的最常见形式，其特征是进行性神经变性、认知障碍和逆行性记忆丧失。它影响 10% 以上 65 岁以上的美国人，以及将近 50% 的 85 岁以上的美国人。人们认为，目前的治疗方法在阿尔茨海默病的早期阶段具有最好的疗效，因此早期诊断对于提高生活质量是必不可少的。然而，考虑到与阿尔茨海默病相关的认知缺陷的复杂性，用 EEG 分析诊断阿尔茨海默病的早期阶段仍然是一个具有挑战性的问题。目前人们已经提出了许多预测性生物标志物，在研究中，EEG 作为阿尔茨海默病的非侵入性标志物的使用也受到了广泛的关注。EEG 记录是无创且安全的，可由临床医生轻松管理。因此，定量 EEG 分析被认为是一种潜在的工具，不仅可以帮助诊断阿尔茨海默病，还可以帮助诊断轻度认知障碍（MCI），轻度认知障碍的严重程度不足以干扰受试者的日常生活，但会增加患病风险。

EEG 信号由多个频率上的瞬态振荡组成。使用基于快速傅里叶变换（FFT）的功率谱方法对 EEG 信号进行分解仍然是一种广泛使用的分析方法，用于提取可能有助于预测阿尔茨海默病的特征。一般发现表明，用 EEG 测量的阿尔茨海

默病患者的低频段 δ（1~4 Hz）和 θ（4~8 Hz）的功率增加，且高频段 α（8~12 Hz）和 β（12~30 Hz）的功率降低。

5. EEG 在帕金森病中的应用

有越来越多的证据表明帕金森病与后皮质功能受损有关。在没有痴呆和视觉幻觉的帕金森病患者中，已发现用 SPECT 测量的在枕叶、顶叶后叶和梭状皮质中的脑灌注不足，而在病情和痴呆时间较长的患者中，这种结构变化变得尤为明显。使用基于体素的形态计量学进行 MRI 扫描时，枕叶的灰质体积减小得更多。同时，人们在帕金森病患者受试者中发现了视觉空间功能的神经心理学的缺陷，并将其归因于后皮质的选择性参与。研究表明，帕金森病患者使用传统的快速傅立叶变换或非线性时间序列方法（如 CD、LZC）会导致帕金森病患者的脑电节律异常。量化 EEG 可能有助于研究帕金森病患者的认知能力下降，但是，尚不清楚哪种测量方法可能有用。此外，研究通常包括帕金森病晚期患者，因此尚不清楚这些定量的 EEG 量度是否可以反映帕金森病患者相对于对照组的早期变化。因此，仍然有必要使用新的分析方法来分析帕金森病早期患者的 EEG 信号。这种新的分析方法和 EEG 可能有助于揭示脑功能障碍的更多重要信息。早期采用定量 EEG 分析的研究发现帕金森病痴呆（PDD）中 θ 和 δ 频段的功率增加，而 α 频段的功率下降。帕金森病患者中经常报告视觉诱发电位的 p100 成分对图案刺激的潜伏期延长并与视觉幻觉有关。研究表面 EEG 的后皮质反应的另一种策略是间歇性光刺激（IPS）。

健康的个体表现出稳态的视觉诱发反应，这种情况是在频闪刺激开始后（约 200 ms）通过频闪灯以固定频率（2~90 Hz）传递的一系列常规刺激在后表面导线中发展的。诱导节律的峰值频率与驱动刺激的峰值频率匹配，但其幅度不是由光强度决定的，而是由刺激频率以非线性方式决定的，通常在 12~15 Hz 附近最大，并且在两侧均降低，曲线的脑电振幅通常在枕部电极处最大，并在更靠前的位置迅速消失。与此相伴的是，仅在纹状体和周质皮层区域中皮质新陈代谢活动增强，这与脑电振幅的增加成比例地增加了局部脑血流量（rCBF）。通过 fMRI，基本谐波发生器可以更精确地定位在初级视觉皮层内。使用 EEG 或 MEG 偶极子定位算法也可以实现同样的效果[11]。

参 考 文 献

［1］ CHOI C,MICERA S,CARPANETO J,et al. ,Development and quantitative performance evaluation of a noninvasive EMG computer interface［J］. IEEE Transactions on Biomedical Engineering,2009,56(1):188 –191.

［2］ KALB R, SOLOMON D. Space exploration, mars, and the nervous system［J］. Archives of Neurology,2007,64(4):485 –490.

［3］WHEELER K R. Device control using gestures sensed from EMG［R］. Proceedings of the 2003 IEEE International Workshop on Soft Computing in Industrial Applications,SMCia/03. 2003.

［4］BIASIUCCI A,FRANCESCHIELLO B,MURRAY M M. Electroencephalography［J］. Curr. Biol. ,2019,29(3):R80 –R85.

［5］SYAHRULL H F, LAKANY H, AHMAD R B, et al. Brain computer interface: Assessment of spinal cord Injury patient towards motor movement through EEG application［C］. MATEC Web of Conferences,2017,140:01027.

［6］SHI Q,LIU A,CHEN R Y,et al. Depression detection using resting state three – channel EEG signal. arxiv. org,2020.

［7］GHORBANIAN P,DEVILBISS D M,HESS T,et al. Exploration of EEG features of Alzheimer's disease using continuous wavelet transform［J］. Medical & Biological Engineering & Computing,2015,53(9):843 –855.

［8］PUGNETTI L, BAGLIO F, FARINA E, et al. EEG evidence of posterior cortical disconnection in PD and related dementias ［J］. International Journal of Neuroscience,2010,120(2):88 –98.

［9］HAN C X,WANG J,YI G S,et al. Investigation of EEG abnormalities in the early stage of Parkinson's disease［J］. Cognitive Neurodynamics,2013,7(4):351 –359.

［10］KIRCHNER,E. ,WOEHRLE H,BERGATT C,et al. Towards operator monitoring via brain reading – an EEG – based approach for space applications. doi. org,2010.

[11] COFFEY E B J, BROUWER A M, WILSCHUT E S, et al. Brain – Machine interfaces in space: Using spontaneous rather than intentionally generated brain signals[J]. Acta Astronautica,2010,67(1):1 – 11.

[12] YANG G H,WANG F F,CUI S G,et al. Multi – Mode Human – Machine interface oriented to space service robot [C]. In The Fourth International Workshop on Advanced Computational Intelligence,Wuhan,China,2011:714 – 719.

[13] BIAN Y,WANG X F,ZHAO L,et al. A new control system for space robot based on Brain – Computer Interfaces[C],2016 IEEE Advanced Information Management, Communicates, Electronic and Automation Control Conference (IMCEC), Xi'an, China,2016:232 – 236.

[14] 邓玉林,李勤. 生物医学工程[M]. 北京:科学出版社,2007.

[15] STELLA A B, AJEVI M, FURLANIS G, et al. Neurophysiological adaptations to spaceflight and simulated microgravity [J]. Clinical Neurophysiology, 2021, 132 (2):498 – 504.

[16] CEBOLLA A M, PETIEAU M, DAN B, et al. Cerebellar contribution to Visuo – Attentional alpha rhythm: Insights from weightlessness [J]. Sci. Rep. , 2016, 6:37824.

[17] SCHNEIDER S,BRÜMMER V,CARNAHAN H,et al. What happens to the brain in weightlessness? A first approach by EEG tomography[J]. Neuroimage,2008, 42:1316 – 1323.

[18] LAZAREV I E,TOMILOVSKAYA E S,KOZLOVSKAYA I B. Resting state brain activity during Long – Term dry immersion[J]. Aerosp. Med. Hum. Perform,2018, 89:642 – 647.

[19] DAVEY N J, RAWLINSON S R, NOWICKY A V, et al. Human corticospinal excitability in microgravity and hypergravity during parabolic flight [J]. Aviat. Space Environ. Med. ,2004,75:359 – 63.

[20] ROBERTS D R,RAMSEY D,JOHNSON K,et al. Cerebral cortex plasticity after 90 days of bed rest:Data from TMS and fMRI[J]. Aviat. Space Environ. Med. ,2010, 81:30 – 40.

［21］ACKET B，AMIROVA L，GERDELAT A，et al. Dry immersion as a model of deafferentation：A neurophysiology study using somatosensory evoked potentials ［J］. PLOS ONE，2018，13：e0201704.

［22］WOLLSEIFFEN P，VOGT T，ABELN V，et al. Neuro‐Cognitive performance is enhanced during short periods of microgravity［J］. Physiol. Behav. ，2016，155：9‐16.

［23］LIU Q，ZHOU R，CHEN S，et al. Effects of Head‐Down bed rest on the executive functions and emotional response［J］. PLOS ONE，2012，7：e52160.

［24］CRANDALL C G，JOHNSON J M，CONVERTINO V A，et al. Altered thermoregulatory responses after 15 days of Head‐Down tilt［J］. J. Appl. Physiol. ，1994，77：1863‐1867.

［25］SPIRONELLI C，ANGRILLI A. Influence of body position on cortical Pain‐Related somatosensory processing：An ERP study［J］. PLOS ONE，2011，6：e24932.

［26］KHINE H W，STEDING‐EHRENBORG K，HASTINGS J L，et al. Effects of prolonged spaceflight on atrial size，atrial electrophysiology，and risk of atrial fibrillation［J］. Circulation Arrhythmia & Electrophysiology，2018，11（5）：e005959.

［27］HESELICH A，FRIE J L，RITTER S，et al. High LET radiation shows no major cellular and functional effects on primary cardiomyocytes in vitro［J］. Life Sciences in Space Research，2018，16（2）：93‐100.

［28］JENNINGS R T，STEPANEK J P，SCOTT L R，et al. Frequent premature ventricular contractions in an orbital spaceflight participant［J］. Aviation Space & Environmental Medicine，2010，81（6）：597‐601.

［29］WANG H，DUAN J，LIAO Y，et al. Objects mental rotation under 7 days simulated weightlessness condition：An ERP study［J］. Frontiers in Human Neuroscience，2017，6（11）：553.

［30］MULAVARA A P，PETERS B T，MILLER C A，et al. Physiological and functional alterations after spaceflight and bed rest［J］. Medicine & Science in Sports & Exercise，2018，50（9）：1961‐1980.

[31] 魏洪鑫,宁钧宇. 尾吊模拟失重对大鼠,小鼠多种器官系统的影响[J]. 实验动物科学,2019,36(6):68 - 72.

[32] FRIGERI A, IACOBAS D A, IACOBAS S, et al. Effect of microgravity on gene expression in mouse brain[J]. Experimental Brain Research,2008,191(3):289 - 300.

[33] WRONSKI T J, MOREY - HOLTON E R. Skeletal response to simulated weightlessness:A comparison of suspension techniques[J]. Aviat. Space Environ. Med. ,1987,58(1):63 - 68.

[34] WANG H, LIU J, Lu Z, et al. Implanted multichannel microelectrode array for simultaneous electrophysiological signal detection of hippocampal CA1 and DG neurons of simulated microgravity rats[J]. Biochemical and Biophysical Research Communications,2020,531(3):357 - 363.

[35] JOHN A,BELLONE,EMIL,et al. A single low dose of proton radiation induces Long - Term behavioral and electrophysiological changes in mice[J]. Radiation Research,2015,184(2):193 - 202.

[36] ZHAI B, FU J, XIANG S, et al. Repetitive transcranial magnetic stimulation ameliorates recognition memory impairment induced by hindlimb unloading in mice associated with BDNF/TrkB signaling[J]. Neuroscience Research, 2019, 153:40 - 47.

空间神经损伤篇

第六章
空间神经损伤生物效应

随着载人航天重大科技工程的不断推进，人类将太空计划转向了行星探索，旨在将航天员送往火星和月球。然而，由于空间环境中微重力、辐射、亚磁场、昼夜节律改变等复杂因素的存在，航天员在轨驻留期间各项生理指标会受到一定程度的影响，从而有可能干扰航天任务的正常进行。研究表明，空间环境中的微重力和辐射是威胁航天员健康，诱发疾病的主要因素，可对机体和各组织器官产生多维影响。航天员在执行飞行任务时出现了一些与医学相关的症状，如恶心、呕吐、感染、疼痛及更严重的心脏疾病和中毒事件等，这对航天员的健康造成了严重威胁。因此，航天员执行任务前的损伤预防、执行任务时的健康防护以及执行任务后的损伤修复，成为空间生命科学关注的重点问题。开展空间生命科学的研究有助于加深关于空间环境对航天员损伤的认识，为空间损伤生物标志预警体系提供理论依据，对我国载人航天重大科技项目具有很好的理论意义和应用前景。

6.1　空间环境概述

空间环境一般指距地球表面 100 km 以外的复杂太空环境。空间环境与地球环境有很大的差异，包括噪声、高真空、微重力、强辐射、超低温、昼夜节律改变等。据报道，空间环境中的辐射和微重力是载人航天探测期间导致航天员疾病的主要危险因素，对人体和人体器官功能产生多维影响。因此，研究者更加关注辐射和微重力对航天员健康的影响。随着航天医学的发展和科研条件的成熟，科学家意识到单独模拟一种太空条件不能充分说明空间环境对人体的影响，因此利用地面模拟技术进行空间辐射和微重力联合效应研究，有助于探究空间环境的生物学效应，为航天医学防护提供理论依据。

6.1.1 空间辐射

空间环境中的射线主要来自宇宙射线，即包括银河宇宙射线（galactic cosmic rays，GCR）、太阳宇宙射线（solar particle events，SPE）和地球辐射带（earth radiation belts，ERB）。在近地球轨道的航天任务［如国际空间站（ISS）］中，辐射主要来源于太阳风暴。在近地球轨道以外的航天任务（如对月球和火星的探索）中，银河宇宙射线（包括重离子）是辐射的主要来源。银河宇宙射线指来自太阳系之外的高能带电粒子，其中质子占 85%，α 粒子占 14%，重离子占 1%，粒子能量为 100~1 014 MeV；太阳宇宙射线指太阳耀斑爆发时释放出的大量高能带电粒子，其中 90% 以上为质子，也包括少量的 α 粒子和重离子，能量为 1 MeV~10 GeV；由于地球磁场的存在，空间中的高能带电粒子被地磁捕获后形成的区域称为地球辐射带，地球辐射带区域内带电粒子的运动状态和空间分布随地球磁场的变化而变化。

研究表明，在短期的太空飞行中，在航天器和航空防护服的保护作用下，空间辐射对航天员的影响是十分微弱的，甚至可以忽略不计。但是，在长期的太空飞行中，微弱的辐射剂量会产生累计效应，进而对航天员的健康构成严重威胁。在 60 d 的太空飞行中，航天员吸收的辐射剂量大约为 100 m Sv；在 180 d 的太空飞行中，航天员吸收的辐射剂量约为 500 m Sv；在 1 年的太空飞行中，航天员吸收的辐射剂量约为 1 200 m Sv。因此，长期的太空飞行将会对人体造成损伤。

空间电离辐射对航天员健康的影响一直是航天医学专家们关注的重要问题。阿波罗计划（Apollo program）中有多名航天员感到不规则的闪光和光线，这是重离子击中航天员头部和穿越视网膜时引起光受体退极化和"着火"的证据。美国国家航空航天局（NASA）在 2018 年举行的人类研究计划研讨会上发布了为期两年的双胞胎试验研究成果，发现航天员 Scot 的反应速度和准确性在飞行后出现了明显下降，提示了神经系统功能受损的可能。辐射引起的急性中枢神经系统效应及迟发性中枢神经系统效应引起了 NASA 的高度重视。为避开人类流行病学和太空辐射导致的中枢神经系统风险试验数据的有限性，NASA 利用三维细胞培养、微阵列、蛋白质组学和脑成像等新技术开展模拟空间辐射对中枢神经系统潜在风险的研究。可见辐射神经损伤效应研究对保障长期太空居留的航天员的健康具有重要性和迫切性。此外，NASA 非常重视对航天员免疫功能的监测，以便在必要时进行免疫干预[6]。太空环境的特殊性诱导了免疫抑制已经成为科学界的普遍认识，但是脑作为生命活动中枢，辐射诱导的脑损伤是否会引发或参与外周免疫系统间接损伤效应，无疑也是深空飞行探测和长期太空居留过程中无可回避的重要问题。

神经胶质瘤是成人中最常见的原发性脑肿瘤，为了最大限度地保护正常组织，分次放疗方案得到了广泛的采用。但是，中枢神经系统肿瘤具有肿瘤学和神经学的双重特点。在美国每年有 200 000 名患者接受部分或全脑辐照后引发记忆、注意力和执行功能下降，同时存在认知障碍的风险。优化辐射治疗方案，规避辐射敏感脑区，减小由此带来的认知风险，对于提高患者健康相关的生活质量具有积极的意义。其中，对于不同脑区辐射敏感性的认识无疑是至关重要的。因此，系统性地研究全脑辐射暴露下神经损伤脑区敏感性差异及神经损伤对外周免疫系统的间接效应有助于确定不同脑区辐射敏感性、损伤的剂量和时间依赖性以及损伤的相关机制，进而为空间辐射神经损伤防护及放疗方案的优化和辐射防护提供相应的理论依据。

6.1.2 微重力

在执行太空任务时，微重力的来源主要有两种。一种是人为微重力环境。航天器在发射、飞行过程中，由于惯性加速度和地球重力加速度平衡，所以处于"失重状态"。另一种是太空环境本身的微重力环境。地球上的重力环境为 $1g$，而太空环境处于真空状态，重力或其他外力综合作用引起的加速度较小，约为 $10^{-4} \sim 10^{-6} g$，即微重力环境。由于航天员长期生活在重力环境为 $1g$ 的地球上，为了适应这种微重力环境，航天员身体内各个系统需要重新调整，这无疑给航天员的身体健康构成了威胁。因此，研究微重力效应及其机制对未来航天事业具有重要意义。

从 20 世纪 40 年代开始，大量天基和地基试验的设备陆续出现，为人类客观评价微重力对生物的影响提供了前提条件。天基试验的主要途径有国际空间站、飞船、抛物线飞行、卫星搭载、生物火箭等。但是，由于天基试验具有费用高、机会难得、实验材料受限等缺点，所以科学家将试验转移为地基试验。地基试验最常用的途径是生物模型和回旋器。生物模型包括人模型和鼠模型。人模型分为卧床法和浸水法两种，其中卧床法是目前最广为接受的方法。鼠模型采用尾吊模型，即将鼠从尾部吊起，使头与地面呈一定夹角，后肢处于悬空状态，这是目前国际公认的模拟微重力效应的方法。在细胞试验中，利用回旋器模拟微重力效应。大量研究表明：在微重力环境中，航天员的骨骼、肌肉、肺、消化道、肾等各个器官或组织会受到损害，还会出现免疫力下降、血液循环受阻、神经功能异常等症状。大多数症状在短期太空飞行结束后可缓解甚至消失，但是人们对其潜在风险及长期太空飞行的症状及机制知之甚少。

6.2　重力环境和神经功能变化

在地球的重力环境中，人和动物的前庭器官、关节、肌肉不断地接受重力刺激并将有关的信号传入神经系统，神经系统根据这些信号调整身体的机能，使之适应环境的各种变化。在太空微重力环境中，持续的重力刺激减弱或消失，必然引起人的感觉和运动机能的改变，影响人的生活和劳动能力。

6.2.1　细胞形态改变与脑认知功能

长期处于微重力环境可使人产生体液头向转移、肌肉萎缩、骨质疏松、免疫力下降及认知/学习记忆衰退等机体受损或功能障碍，而航天员能否准确高效地执行航天任务与其认知或学习记忆功能密切相关。从宏观角度讲，微重力环境会造成人体认知相关脑区灰质、脑区激活强度与范围发生变化，但从认知行为观察其影响并不明显，并且失重会造成人的空间、位置学习记忆能力有所下降。进一步从微观角度总结，微重力会造成不同种类神经细胞形态发生变化，与认知相关脑区的基因、蛋白、神经递质差异性表达。因此，微重力环境会造成人体与认知相关脑区灰质体积减小，认知行为发生改变，但会出现适应性改变。模拟失重使动物的认知行为与相关基因蛋白等发生不同程度的变化，也会使神经元的大小、形状等发生改变。图6-1、图6-2所示就是神经元在模拟微重力条件下的形态变化。人的星形胶质细胞U87-MG（图6-1）经30 min模拟微重力培养后在光学显微镜下观察到的形态差异不大，只看到个别细胞变圆、漂浮；而24h模拟微重力导致死亡的细胞数量明显增多，部分细胞的形状也发生了不规则改变。人神经元 SH-SY5Y（图 6-2）经模拟微重力培养 30 min 与 U87-MG 细胞类似，也观察到个别细胞不再贴壁，以及部分细胞表现出不规则变形，但 24 h 模拟微重力处理似乎并没有加重这一现象。

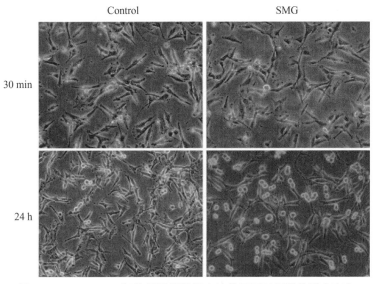

图 6-1　U87-MG 细胞经模拟微重力培养不同时间后的形态变化

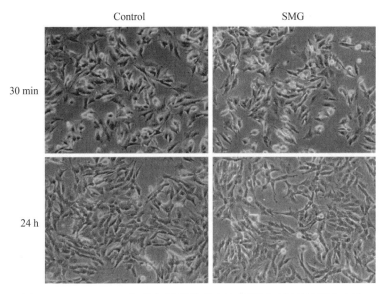

图 6-2　SH-SY5Y 细胞经模拟微重力培养不同时间后的形态变化

1. 微重力环境影响认知功能

载人航天是人类历史上的重大事件。在航天任务中，航天员要面对许多与地面不同的环境因素，如微重力、昼夜节律的变化、宇宙辐射、高低温交变、周围空气中 CO_2 浓度的升高、禁闭的环境、超负荷的心理和工作压力等。这些环境因素对航天员的脑功能和认知功能都会产生不同程度的影响，其中微重力的影响是最主要的，也是多方面的。

认知功能是指感知觉、注意、记忆、语言、思维和推理等心理过程，它依赖于神经系统的完整性和协调性。研究表明，微重力条件会引起前庭系统、视觉系统和感觉－运动系统等方面的许多改变，从而导致相应的感觉运动信息的变化。这种变化会引起与之相关的认知功能的变化，如空间定向障碍、姿势错觉和共济失调等。而且，在失重条件下，由于体液重新分布，脑循环也发生了相应的变化，如颅内压增高等，从而对认知功能会有潜在的短期或长期的影响。

微重力条件下认知功能改变的研究方法主要有两种：①采用信息加工的观点，在失重或地面模拟失重条件下，研究特定认知过程的变化，如空间定向、物体识别、运动协调和学习记忆等；②采用心理测量的方法，在飞行前、飞行中和飞行后等阶段对不同的认知功能进行多次评定，包括注意、学习记忆、推理和计算等，以探讨在航天过程中认知功能的总体变化，又称为操作监控。目前在载人航天领域，许多研究还局限于诸如空间运动病、航天环境对心血管、骨骼和肌肉的影响等方面，而对于航天中人的因素——航天员的认知功能的变化、常见航天疾病的脑机理研究则涉足不深。空间微重力环境对认知功能的影响可概括为以下几个方面。

1）空间定向

人的空间定向建立在4种感觉输入的基础上，即重力和线性加速度的信息、半规管提供的角加速度的信息、视觉信息和本体感受器的压力信息。这些信息相互作用，相互协调，维持重力条件下正常的空间定向。但是在微重力条件下，生物适应地球重力作用的前庭感觉、视觉和本体感觉等的功能及其相互作用均有显著改变，其中前庭神经系统是在微重力条件下变化最大的系统，微重力条件下的眼动障碍、定向障碍、姿势控制和协调运动等都与前庭功能的紊乱有关。研究表明，猫在自由下落的 $1 \sim 2$ s 内小脑和前庭核细胞均出现发放频率的增加，而前庭神经、内侧前庭神经核以及小脑的细胞电活动在飞行的前几天发生明显变化，数日后才恢复到飞行前的水平。研究证实，空间定向障碍是重力变化对已建立的高度自动化的感觉－运动模式的干扰。在地面上，重力是自我方位感的最好的参照，对倾斜的准确感觉，也就是对自我方位的变化的知觉，需要角速度和重力－惯性变化方向的一致性。在微重力条件下，当自我方位有所变化时，虽然重力这一参照不存在，没有来自重力－惯性方面的信息，但是神经系统内仍存在对重力的内部判断，它会提供方位没有变化的信息。而此时，前庭系统觉察到了自我方位的变化，这样就产生了感觉冲突。这种对自我方位变化的冲突信息会导致空间失定向，以及对身体位置和运动的错觉，并加速空间运动病。

对眼动的研究也证实了微重力条件下的空间定向障碍。眼的位置和由颈部肌肉引起的头部运动会相互作用。研究发现，微重力条件下眼动类型和活动与重力条件下相似，但颈部肌肉的活动异常，其抗重力肌的输入反馈减少，从而引起它和与重力无关的肌肉之间的协调运动受损，使空间定向能力减弱[8]。研究表明，感觉通道的信息可以补偿微重力条件下的空间定向障碍。至少在早期，视觉线索、对触觉和本体感觉的注意会克服重力缺失的影响。例如，在视觉指导下，航天员的空间定向能力可以保持正常，但是反应时较长，即为了保证准确性而牺牲了反应时间。触觉对空间定向障碍也有一定的补偿作用。TSAS（tactile situation awareness system）可以传送躯体感觉信息，使航天员在没有视觉帮助时也可以保持正确的空间定向。

2）物体识别

由于陆地生物都受重力作用的影响，所以有学者认为，重力参照系（gravitational reference frame）已内化为认知加工的机制，它在物体识别过程中起着重要作用，即使物体并不是按常规放置的，人们仍能很好地知觉它，但需要花费更多时间。在一项研究中，被试者在微重力条件下学习一些熟悉的二维旋转物体。在测验时，向被试者呈现熟悉物体和不熟悉的物体，要求被试者判断哪些是在学习时见过的。结果表明，无论是熟悉还是不熟悉的物体，即使身体倾斜90°，其识别的正确率都较高。当要求被试者判断不同旋转角度的三维物体是否相同时，他们在飞行前、飞行中和飞行后的测试成绩相似，这提示心理旋转过程并不受身体倾斜的影响。

物体识别还包括对物体空间关系的识别，如自我与物体之间的关系，以及物体之间的空间关系。航天员在微重力条件下可以确定其周围物体的方向，在失重和重力条件下，他们确定物体之间的关系的能力也相当，如他们可以判断在航天飞机中红球相对于白球的位置。

还有研究探讨了在微重力条件下的面孔识别，结果表明与在重力条件下相同，在微重力条件下也存在面孔的倒立效应，即在视网膜上的倒立像影响面孔识别。Cohen 的研究还表明，身体的方位影响面孔表情的识别时间，但当观察者和面孔之间的角度不同时，反应时延长，这与识别旋转图形时的成绩相似。总之，物体识别在微重力条件下受影响的程度并不大。航天员在微重力条件下的物体识别与在重力条件下相似，但也有一些报道认为，航天员识别倾斜物体和面孔的能力增强。物体识别过程的适应性很强，它依赖于注意、刺激的维度和任务类型等。另外，知觉早期的特征检测过程受重力的影响较大。在早期知觉加工过程中，需要来自多个感觉系统的信息，如前庭和躯体感觉方面的线索等，并将它们结合在一起，因此会出现物体识别方面的障碍。

有两种假说可以解释上述微重力条件下的物体识别。一种假说认为失重使心理旋转过程加强，在微重力条件下心理旋转过程及其速度都加快，但试验证据还较少，而且有人认为重力的作用是在微重力和重力条件下的刺激物的不同造成的。另一个假说认为物体的熟悉性会促进从依赖于方位的心理表征到不依赖方位的表征的迁移过程。被试者可能抽取一些与空间关系无关的方位不变的特性。因此，在失重条件下，被试者会在以下情况下将物体识别得较好：熟悉物体、从不同角度看过物体、在注意参与下进行物体识别。

3）运动知觉

静止的视觉稳定性与空间定向有关，而动态的视觉稳定性与运动知觉有关。在微重力条件下，航天员对运动物体的知觉模式有所改变，他们较常采用以自我为中心的参照系，因此造成了运动知觉方面的障碍。在重力条件下，视觉和认知线索共同参与运动知觉。被试者依赖躯体感觉、前庭系统等多种感觉信息来判断物体的运动，外部视觉线索也会影响对物体运动轨迹的判断，因此存在以自我为中心和以他我为中心两种模式。在微重力条件下，神经系统会更依赖以自我为中心的原则，建立内部身体轴向的参照，称为内部向量（idiotropic vector），以使感觉运动任务正常完成。这样，运动就是相对于身体的运动。例如，航天员在回到地球上时，会感到地面接近了身体，而没有通常落地的感觉。

4）协调运动

（1）姿势的控制。前庭系统、躯体感觉和视觉输入等信息的相互作用对于姿势的控制是非常重要的。感觉－运动系统的功能在航天后的数小时到数周间会有明显改变。由于缺乏重力的支持，在太空环境中，姿势的控制也有所不同。

在许多运动任务中，头部是稳定的参照系，重力提供了判断身体运动的参照系。这种以自我为中心的参照系使信息加工变得简单化。头部的稳定是优化动态平衡的策略。如果原有的姿势策略并不能提供有效的输出，则神经系统有可能通过缓慢的学习过程采用新的策略，如水上运动的方式。另外，在重力条件下，人在随意运动之前会对姿势进行预期调整，以减少不平衡状态的产生。目前尚不清楚微重力条件是否会对上述姿势调整产生影响以及运动图式是否保持，尤其在指向目的的全身运动中，因为此时神经系统要同时解决空间轨迹形成和平衡两方面的问题。

（2）协调运动与重力的中心表征。人在航天环境下的精确运动功能受到的影响不大，而粗大的运动活动似乎还得到了无重力的好处。但也有研究显示，在微重力条件下，由于地心引力消失，抗地心引力肌群的活动大为减弱，使肌肉运动和协调功能减弱，运动功能异常，包括运动次数减少、峰速度降低、速度降低、眼－手协调能力减弱等。不同的运动方式与重力的关系是不同的，重力决定了人的运动模式。在全身前倾运动中，躯干的角度位移可达到70°，但在躯干前屈运动中，这一角度不会超过30°。在举手臂的运动中，由于手臂对躯干的垂直方位的影响较小，重力的影响可以忽略不计，所以这类运动在微重力条件下也会与在地面上相似。研究提示，神经系统调节运动是与重力有关的，即重力的中心表征（central representation of gravitational force）。重力的中心表征意味着重力不仅是一种负荷状态，而且是身体所指向的方位的基础。重力可以作为手臂运动的始动和闸门，或代表运动的指令。这有助于在姿势的控制中感觉运动信息的转换。因此，在微重力条件下，被试者会采取新的策略来完成运动任务，但具体机制尚不清楚。另外，重力方向的运动与逆向运动的时间并不相同，它们是否具有不同的机制也需要进一步研究。

5）操作监控

高级认知功能对于航天员是非常重要的。在航天过程中，航天员需要在复杂多变的环境中完成一系列任务，因此对他们的注意、学习记忆和思维等方面的要求很高。许多学者采用模拟失重的方法在这方面进行了深入研究。如魏金河等的研究表明，在头低位倾斜条件下，被试者在视觉选择性反应任务中的正慢电位变化与头高位时有所不同，这提示在模拟失重条件下，与注意相关的脑功能发生了某些变化，如主动抑制功能减弱。吴大蔚等发现，将大鼠尾部悬吊后，与对照组相比，它们在水迷宫和跳台试验中的成绩下降，尤其在急性尾吊时，这表明模拟失重条件对大鼠的学习记忆能力有不同程度的影响。

在航天过程中，可以通过对航天员的认知功能进行评定来研究他们的操作监控能力，包括知觉运动功能（如跟踪任务）、空间加工过程（如心理旋转、空间记忆）、注意功能（如注意转换、双任务操作）、工作记忆（如反应选择时间、记忆搜索）、逻辑推理和计算等。这方面的研究结果较为一致，即微重力条件对航天员的操作监控能力影响较小，但是跟踪任务及其他注意参与的认知任务在飞行过程中会受到影响。Benke 等曾对一名俄国航天员在 6 d 的飞行过程中一些认知功能的改变进行了 3 次评定，即飞行前、飞行中和飞行后。试验任务包括简单反应时、选择反应时、类 Stroop 测验、空间记忆和空间知觉等。结果并未发现这些任务在 3 个测量点上的差别。

Manzey 等采用了相似的方法，对 1 名航天员在 6d 的飞行过程中进行了多点测量，即飞行前 6 次、飞行中 13 次和飞行后 6 次。试验任务包括语法推理、记忆搜索、跟踪任务和双任务作业（同时完成记忆搜索和跟踪任务）。结果表明，语法推理、记忆搜索的速度和准确性在飞行中都不受影响，但是跟踪任务和双任务作业的成绩都在飞行中有所下降，其中跟踪任务是在飞行的前 2 d，以及飞行的最后 4 d 受影响最大，而双任务作业则在整个飞行过程中都受到影响。近期一项对航天员进行的 438 d 的考察也得到了相似的结果。

重力条件的改变，以及航天员的疲劳程度、睡眠障碍和工作负荷加大等都会影响操作监控任务的完成。在这方面存在两种假说的争论，一种是认为重力的影响是主要的，即微重力假说，另一种是多重应激假说。微重力假说认为，在微重力条件下，高级认知活动也会受到前庭系统、视觉系统和感觉－运动系统等功能变化的影响，因此航天员的跟踪等任务成绩会下降，而疲劳、情绪等的影响与认知功能的变化没有必然的联系。

但在一项研究中，6 名被试者完成手指跟踪目标的任务，结果并没有发现跟踪任务和反应时方面的障碍，这与 Manzey 的一系列结果不同。还有研究发现在 13 d 的航天过程中，双任务作业与航天员的疲劳程度之间有明显的相关性，这些结果更倾向于支持多重应激假说。

目前，相对于其他方面的研究，对于在失重条件下认知功能变化的研究还较少。随着国际空间站的建立，人们在太空停留的时间和飞行时间将越来越长，因此微重力对脑功能和认知功能影响的研究也变得越来越重要。尽早加强这方面的工作，将使我国的航天研究更加全面和成熟，从而极大地促进我国航天事业的发展，并对神经科学的发展做出贡献。

由上述内容可见，对特定认知功能和操作监控方面的研究尚存在一些不足之处。在对特定认知功能方面的研究中，需要考虑以下几方面的工作。①飞行开始的前 3 个星期，以及回到地面的 2 个星期是适应微重力条件的关键期。航天员会渐渐适应空间环境，对抗重力信息的缺失。当回到地面时，航天员又需要重新适应。需要加强神经系统的可塑性以及认知功能适应机制方面的研究。②为了更加明确认知功能改变的机制，需要将行为结果与眼动、脑电活动等脑功能方面的研究结合。结合眼动方面的研究可以明确前庭系统和运动系统在微重力条件下的障碍是否与高级认知功能有关，而通过脑电活动则可以进行定位和定性的脑功能分析。医学成像技术，如 MRI、PET 等可用于研究大脑对微重力的适应机制，扩展对于微重力条件下脑功能变化的认识。③研究微重力对脑功能和认知功能的长期影响。

在操作监控方面，以往的研究均为个案研究，样本量较小，虽然采用的是被试者的重复测量，结果较为可信，但结论还是初步的，其一般性还需证实。另一个重要的问题是引起认知功能下降的原因。许多认知功能在航天过程中都正常，但这里可以有 3 种可能，一是它们的确是不受影响的；二是存在代偿功能，使航天员的认知作业成绩正常；三是在微重力条件下航天员采用了不同于重力条件下的认知机制完成认知任务。因此，今后在这方面的研究应包括以下方面：①需要增大样本数，将测量标准化，以得到准确的数据，需要对认知功能进行详细、全面的测定；②对跟踪任务等认知任务进行更多的试验控制，以更加明确微重力对认知功能的影响，如改变跟踪的方向、建立不同的数学模型等；③需要对微重力假说和多重应激假说进行更进一步的研究，包括在长时间飞行过程中的研究；④开展对个体和群体水平的认知技能、问题解决等操作监控机制方面的研究。

2. 微重力影响认知功能的分子机制

研究发现，在太空环境中，相较地面对照组，小鼠神经元的基因中有 16 个发生了表达量的上调，而 38 个发生了表达量的下调。不同的基因可以转录翻译形成不同的蛋白，进而对应不同的生理功能。因此，微重力条件导致大量基因发生表达量的改变必然造成细胞发生多种生理功能的变化，这其中对神经元的功能影响首先表现为神经元形态变化。形态变化包括细胞外观以及细胞体积的改变。有研究表明，微重力条件所导致的细胞骨架结构紊乱疏松以及细胞黏附能力下降，可能是导致细胞形态改变的主要因素。在微重力条件下，细胞骨架的变化包括整体骨架结构有序性降低、微管和微丝解聚、角蛋白网络状结构消失，以及骨架中应力纤维减少等。细胞黏附能力下降则表现为细胞从附着介质上脱落。同时，分子机制研究表明，Rho 家族蛋白以及黏着斑家族蛋白在微重力条件下表达量的改变可能影响了细胞与其附着介质间的黏附作用。

目前，微重力造成细胞形态变化的深层分子机制研究相对匮乏，不过研究发现，细胞形态变化过程中发生改变的细胞骨架与黏附能力，可以同时被 mTOR 相关分子通道调节。在 mTOR 分子通道中，存在两种 mTOR 复合体，即 mTOR 复合体 1（mTOR complex 1）和 mTOR 复合体 2（mTOR complex 2）。mTOR 复合体 2 可以调节细胞骨架相关蛋白以及 Rho 家族蛋白。前文提及，Rho 家族蛋白可以直接对黏附相关蛋白起到调节作用。因此，mTOR 复合体 2 相关蛋白表达量的变化可以对细胞骨架以及黏附能力进行调控，从而影响细胞形态。而 mTOR 复合体 1 则可以影响细胞的生长与转移能力。因此，如果微重力条件可以影响 mTOR 相关分子通道的表达，那么微重力不但对细胞骨架以及黏附能力有所影响，还可能对细胞的生长以及转移能力有调节作用。

众所周知，鼠脑与人脑一样，具有多个脑区，每个脑区具有不同的功能。中枢神经系统的分工与合作是生物体能够生存的前提。有研究者探讨了新生 SD 乳鼠海马、小脑和皮层 3 个脑区对模拟微重力的响应一致性。由于海马、小脑、皮层 3 个脑区各自执行着不同的功能，细胞组成也不尽相同，所以这些差异是否会影响这 3 个脑区对模拟微重力的响应一致性成为人们关注的焦点。国内外的研究显示，微重力或模拟微重力会对中枢神经系统产生影响，如微重力会影响神经元的分化、太空飞行会导致鼠下丘脑基因表达的变化和多巴胺合成的降低等。这些研究多集中于同一个脑区对微重力的响应，或在整体水平上研究微重力对人或鼠的行为学产生的影响。将不同脑区进行比较的研究比较少见，但近年来呈现增多的趋势，所以对于不同脑区对模拟微重力的响应一致性的研究是当下热点。

脑基本由神经元和神经胶质细胞构成。海马与学习记忆相关，学习记忆是大脑重要的高级功能之一。海马的结构较其他脑区简单，它是由分子层、锥体细胞层和多形细胞层构成的层次状结构。小脑由小脑皮质、小脑髓质构成，小脑皮质又由分子层、浦金野氏细胞层和后细胞层构成。小脑的损伤可以引起多种功能失调，主要有空间加工、执行功能、语言等。大脑皮层面积相较于其他脑区大得多，其功能也多种多样，与运动、感觉、语言等都息息相关。大脑皮层分为 6 层：分子层、外颗粒层、外锥体细胞层、内颗粒层、内锥体细胞层和多形细胞层。这 3 个脑区的功能的正常运行对于动物体来说都是维持正常生命活动必不可少的，因此研究模拟微重力效应对这三个脑区产生的影响是在为保证航天员的有效工作和身体健康做初步的探索和准备。在哺乳动物的大脑中，神经胶质细胞占据了脑内一半的空间，其数量远远高于神经元。作为大脑中不可或缺的组成成分，神经胶质细胞扮演着重要的角色。星形胶质细胞附着在血管壁或软脑膜上，起到支撑神经元的作用；包裹在神经元外部的髓鞘是由雪旺细胞和少突胶质细胞构成的，负责绝缘；小胶质细胞可以被认为是脑内的免疫细胞，能在炎症过程中迅速增殖并迁移；神经胶质细胞还有很多其他功能，这些功能都与神经元的正常工作息息相关，密不可分，因此神经胶质细胞在科学家眼中的地位也不断提升。

取 SD（Sprague Dawley）乳鼠海马、小脑、皮层脑区进行组织块培养。培养 7~10 d 后，随机分为模拟微重力组和地面对照组。模拟微重力效应由 SM – 31 双轴驱动式回转器提供。两组组织块培养 1 d、7 d、14 d 后，进行形态观察试验。利用倒置显微镜、相差显微镜、原位扫描电子显微镜观察组织块表面形貌和迁出细胞的变化；利用透射电子显微镜观察组织块内部细胞骨架的变化；利用 HE 染色（hematoxylin – eosin staining，苏木精 – 伊红染色）观察组织块内部细胞分布的情况。另取 SD 乳鼠海马、小脑、皮层脑区的原代细胞进行培养，同样回转

1 d、7 d、14 d 以后，利用流式细胞仪检测细胞凋亡的变化。另外，将鼠脑的试验结果在人脑胶质瘤细胞上进行验证。胶质瘤组织经过无菌的组织块培养后，分别回转 1 d、7 d、14 d。随后利用流式细胞仪对细胞凋亡情况进行检测。试验结果显示 3 个脑区组织块皆出现生长晕面积增大、内部细胞大量迁出的现象；细胞骨架发生暂时性的变化，导致细胞形态发生变化，并且细胞聚集成片状生长。流式细胞仪检测结果显示，1 d、7 d 的回转没有对 3 个脑区的细胞凋亡率产生影响，14 d 的回转降低了 3 个脑区的细胞凋亡率。病人胶质瘤细胞的凋亡率没有被不同时长的回转影响。可见，短期和中期的模拟微重力效应刺激即可引起组织块和细胞发生形态变化，但对细胞凋亡率不会产生影响，随着回转时间的延长，细胞可适应模拟微重力效应。海马、小脑、皮层在形态改变和细胞凋亡率两个方面对模拟微重力的响应是一致的，没有脑区之间的区别。

6.2.2　氧化应激与神经不可逆损伤

在模拟微重力效应下，神经系统发生了明显的氧化应激，表现为 RNS 水平升高、脂质过氧化程度增高和机体总抗氧化损伤能力（total antioxidant capacity，TAC）下降。在模拟微重力效应初期，动物能够通过增强体内抗氧化系统的活性来适应不良刺激，以保护自身免受氧化损伤，而随着时间延长，动物的适应和防御能力失去平衡，从而造成氧化应激损伤，且海马组织的氧化应激高于小脑和大脑皮层组织。不同部位脑组织对氧化应激的反应程度不同，在对不同时程模拟微重力效应的响应过程中，大鼠脑组织呈现了从适应性反应到不可逆损伤的变化历程。

在正常的生理条件下，完整的酶和非酶抗氧化系统可以保护身体免受自由基和氧化中间体的负面影响。然而，在某些刺激因子的影响下，氧化和抗氧化之间的不平衡导致大量 ROS 和 RNS 的产生，诱导分子损伤，导致氧化应激的出现。2013 年，Zhang 等以神经细胞 SH – SY5Y 为研究对象，采用定量蛋白质组学和生化方法，发现模拟微重力条件下细胞微丝紊乱、线粒体膜电位下降、功能蛋白发生改变、ATP 含量下降、线粒体功能发生障碍。2020 年，NASA 使用多组学和系统生物学分析方法，对 59 名航天员的健康数据及数百个空间飞行样本数据进行分析，通过转录组学、蛋白质组学、代谢组学和表观遗传组学分析也发现线粒体功能障碍是驱动太空飞行健康风险的关键因素。2016 年，Wang 等在动物水平模拟了短期和中长期微重力效应，并进行了蛋白质组学研究，发现在模拟微重力7 d组大鼠下丘脑细胞防御蛋白表达上调，信号级联相关蛋白表达上调。2016年，Wang等以海马线粒体为对象，发现在模拟微重力条件下过氧化氢、超氧化物歧化酶、丙二醛的水平在模型组和对照组之间有显著性差异。除此之外，该模型组中线粒体复合物Ⅰ、Ⅲ和Ⅳ，异柠檬酸脱氢酶和苹果酸脱氢酶下调，而具有抗氧化损伤功能的蛋白如DJ-1和过氧化物酶6上调，表明氧化磷酸化过程受损和三羧酸循环（TCA）催化过程受损，从蛋白层面上进一步确证了中长期模拟微重力效应产生氧化应激的损伤并使能量代谢发生紊乱。显然，微重力环境会对脑部产生以氧化应激为基础的生物效应，但这种效应是否导致病理性神经元变性死亡？其分子生物学机制是什么？这些都有待进一步研究。

6.2.3　细胞凋亡与神经损伤

模拟微重力引起神经胶质细胞的凋亡并激活与自噬相关的基因。神经胶质细胞本身不具有传导能力，但对神经元的正常活动与物质代谢都有重要作用，是神经组织中除神经元以外的另一大类细胞，在哺乳类动物体内其数量约为神经元的10倍。模拟微重力试验表明，C6胶质细胞在初期表现出明显的凋亡特征，如染色质凝集、核酸片段化、出现凋亡小体，之后便出现程序性细胞死亡。免疫染色发现细胞质中有Caspase-7信号，TUNEL检测发现细胞核成片段化，但是随着时程延长，凋亡细胞的比例下降，表现出对微重力环境的适应性。

微重力对细胞凋亡的影响同样在多种细胞系中被普遍证明。研究表明，通过微重力模拟器处理C6神经胶质瘤细胞30 min后，细胞发生形态改变，进而引起染色体凝聚、细胞核碎裂、凋亡小体出现等细胞程序性死亡表征。同时，凋亡相关蛋白Caspase 7的表达量显著性上升，说明模拟微重力条件引起了C6神经胶质瘤细胞凋亡水平明显升高。另外，用模拟微重力条件处理人淋巴细胞后发现，在作用2 h后，相较对照组，淋巴细胞中的凋亡小体与DNA碎片升高6倍，而作用8 h后，淋巴细胞的线粒体膜电位差降低为原来的1/5，并伴随细胞色素C的释放，最终造成淋巴细胞凋亡的发生。在模拟微重力处理上皮细胞的试验中同样发现了显著的细胞凋亡水平升高，且研究表明，细胞骨架中F-actin的解聚以及NF-κB表达量的显著升高可能最终导致了细胞凋亡的发生。虽然大量研究表明微重力导致多种细胞凋亡水平的升高，然而其中的分子机制研究相对匮乏。在不多的分子机制研究中发现，脂氧合酶通道以及 NF－κB 分子通道中相关蛋白在模拟微重力条件下发生了表达的显著变化，可能对细胞凋亡水平的改变产生了影响，然而，细胞凋亡水平的调节涉及众多分子通道，因此模拟微重力对细胞凋亡的分子机制研究仍待进一步阐明。

概括来说，细胞的凋亡主要由两条分子通道进行调控，即由 Bcl2 家族蛋白为主进行调节的内源性凋亡通道，以及由含半胱氨酸的天冬氨酸蛋白水解酶（Caspase）家族蛋白为主进行调节的外源性凋亡通道。在内源性凋亡通道中，一部分 Bcl2 家族蛋白可以起到抑制细胞凋亡发生的作用，其中包括 Bcl2、Bcl－x、Bcl－w、Bnip3 等。当这些蛋白高水平表达时可以抑制其下游凋亡执行蛋白的活性，从而抑制细胞凋亡的发生。而另一部分 Bcl2 家族蛋白则可以促进细胞凋亡的发生，其中包括 Bax、Bak、Bad、Bid、Bim 等。当这些蛋白高水平表达时，可以激活其下游凋亡执行蛋白的活性，从而促进细胞凋亡的发生。外源性凋亡通道相关蛋白，即 Caspase 家族蛋白均为促凋亡相关蛋白。这类蛋白可以切割其靶蛋白上的天冬氨酸残基，造成其靶蛋白失活，进而导致细胞凋亡的发生。总体上来说，Caspase 家族蛋白可以分为两大类。一类是包括 Caspase 1、4、5、8、9 等蛋白在内的凋亡起始蛋白，另一类是包括 Caspase 3、6、7 在内的凋亡执行蛋白。在细胞程序凋亡发生过程中，Caspase 起始蛋白首先被激活，继而将信号传递给其下游的 Caspase 执行蛋白。Caspase 执行蛋白对其靶蛋白进行切割，最终造成细胞凋亡的发生。

6.2.4　微重力影响细胞周期

在微重力条件下，细胞周期的改变，尤其是细胞周期抑制的发生也在多种细胞系中被检测到，其中发生周期改变的包括成骨细胞、T 细胞以及肌肉细胞等。ATM/ATR 通道即 DNA 损伤检测通道（DNA damage check－point pathway），是调节细胞周期的主要分子通道。当 DNA 发生损伤后，需要 DNA 修复通道进行损伤修复。而在 DNA 修复前，需要有分子通道对 DNA 损伤进行检测。此通道即 ATM/ATR 通道。细胞在有丝分裂过程中分为 G0、G1、G2、S、M 等不同时期，在每两个时期的过渡期间，ATM/ATR 通道会活化启动，检测 DNA 是否发生损伤，以避免错误的 DNA 发生复制，导致细胞凋亡的发生。当 DNA 没有发生损伤时，ATM/ATR 通道会激活其下游的细胞周期调控蛋白，使有丝分裂进入下一时期。而当 DNA 存在损伤时，ATM/ATR 通道则会激活细胞周期阻滞蛋白，使细胞周期停滞，从而为 DNA 修复通道提供充足的 DNA 修复时间。因此，微重力可能通过影响 ATM/ATR 通道相关蛋白的表达造成细胞周期的改变。除调节细胞周期外，ATM/ATR 通道还可以对 DNA 修复功能起到调节作用。当 ATM/ATR 通道发现 DNA 损伤时，细胞将发生周期阻滞，同时激活细胞修复相关通道，进行 DNA 损伤修复。在一些极端条件下，细胞中的 DNA 可能出现碱基或核苷酸的增减、碱基错配、DNA 链断裂等现象，进而导致细胞凋亡的发生。而针对以上问题，细胞自身拥有一套完善的 DNA 损伤修复机制。根据不同的 DNA 损伤类型，DNA 修复可以分为 4 条通道，分别对以上提及的 DNA 损伤类型进行修复，避免细胞凋亡的发生。其中包括碱基切除修复通道，核苷酸切除修复通道，碱基错配修复通道以及 DNA 链断裂修复通道。当 DNA 修复通道的活化受到抑制时，DNA 损伤无法被及时修复。因此，如果微重力所导致的细胞周期阻滞是通过 ATM/ATR 通道进行调节的，那么微重力条件还会影响细胞的 DNA 损伤修复能力。

此外，微重力除了对细胞造成不良的生理功能影响外，一些研究也证明了空间微重力可以在某些方面对细胞造成有利的影响。例如，空间微重力提供了有利于干细胞定向诱导的空间三维环境，促使干细胞向组织进行分化。另外，在微重力条件下培养的软骨组织细胞相较地面对照组可以更好地修复软骨缺损，这说明微重力条件对于培养软骨组织块有良好的效果。然而，无论是空间微重力对细胞的不良影响还是有利因素，目前的研究主要停留在现象观察层面，而缺少相关分子机制的进一步研究，因此需要相关课题对微重力条件下多种细胞生理功能改变的分子机制进行深层次的探索。

6.2.5 微重力影响细胞基因表达

1. 微重力改变细胞基因表达

航天员经历长期太空飞行后，MRI 显示灰质密度和体积改变、大脑向上移位和功能连接减少。NASA 双胞胎试验指出飞行期间航天员出现认知下降，太空飞行 30 d 的小鼠返回地面后 7 d，学习障碍持续存在，模拟微重力研究中的小鼠大脑基因谱显示，包括学习记忆在内的多个功能途径相关转录组学发生改变。大鼠海马区记忆相关基因 Igf－iea 和 Mgf 在模拟微重力环境下的表达变化和大鼠尾吊处理的时长有关，在 14 d 时上调显著。Mgf 具有保护神经元的作用，可以调节具有防止氧化应激作用的 Sod 的表达，该研究中 Sod1、Sod2 在转录水平上与 Mgf 变化的确具有一致性。此外，与太空飞行结果相符，一项研究发现尾吊模型小鼠海马中的凋亡抑制因子 Bcl－xl 表达上调，这可能说明海马参与适应模拟微重力环境，弥补大脑中液体转移的不利影响。

谷氨酸能系统对调节脑内功能正常运作十分关键，Vglut1 在谷氨酸传递过程中起关键作用，大鼠后肢卸载 3 d 后，海马谷氨酸能细胞 Vglut1 表达下调显著，说明模拟微重力环境下大脑功能发生改变可能与其诱导的谷氨酸能系统耗竭有关。多巴胺在神经可塑性中发挥重要作用，尾吊小鼠中脑多巴胺分解代谢酶 Maob 下调，与真实太空飞行数据一致，但在地面航天舱内的小鼠也观察到同样的变化，研究者称这可能是一种与环境压力有关的机制。俄罗斯卫星 BION－M1 研究揭示了微重力对 NFT 基因 Gdnf 与 Cdnf 表达的影响，黑质中这两种基因的下调可能是太空飞行对多巴胺系统产生有害影响的原因之一。此外，吊尾 14 d 大鼠神经元 NOS 表达显著上调，并伴有 NOS 活性增强及 NO 生成增多，这可能与模拟微重力导致的颅内压升高有关。

同时，现已证明微重力可以诱导干细胞增殖、分化和生长方面的很多变化。用模拟微重力促进人类胚胎干细胞向造血干/祖细胞分化，表明模拟微重力影响造血发育。其差异表达基因数以千计，上调基因与细胞周期、PI3K－Akt 通道和肿瘤发生有关，下调基因主要富集在细胞黏附和轴突导向等。有研究报道了在外源性神经营养素 Nt3 的存在下，神经干细胞在模拟微重力环境下培养后表现出了比传统培养方法更好的神经元分化和迁移能力，神经营养受体酪氨酸激酶 3 编码基因 Ntrk3 表达显著上调，为细胞治疗提供了基础。

2. 微重力影响转录调控的可能机制

无论真实重力环境还是模拟微重力环境，都会诱导不同组织细胞中基因表达水平发生变化，从而使这些基因相关的功能发生不同程度的改变，威胁机体健康。因此，需要了解微重力影响转录调控的机制，以便通过确保基因正确的激活和抑制为航天员生物医学防护提供帮助。

细胞骨架被认为是重力变化响应的传感器。多项研究发现，模拟微重力会引起多种细胞中细胞骨架相关基因表达改变，诱导细胞骨架组织、细胞骨架重排和肌动蛋白总量减少。细胞骨架蛋白参与细胞生理过程，能够传递和放大膜受体传递的信号，随后改变细胞因子的合成和分泌，进而将信号传递到细胞核，最终调节基因表达。有研究指出，外部机械刺激产生的力通过核骨架和细胞骨架连接子（Linker of nucleoskeleton and cytoskeleton，LINC）复合体直接传递到核表面，外核膜上的 LINC 复合体 Nesprin 连接到不同的细胞质细胞骨架元件和其他几个产生力的马达蛋白。这些 Nesprin 家族蛋白有一个位于核周空间的 KASH 结构域，同时与内部核膜的 SUN（Sad1 和 UNC–84）蛋白相连，而 SUN 蛋白又通过层黏连蛋白与染色质连接，这就使传递到核表面的外部刺激信号又传递到核内部。Neelam 等人证实，LINC 复合体介导了乳腺上皮 MCF 10A 细胞的细胞核形状的变化以及部分基因对模拟微重力环境的反应，如细胞骨架元素角蛋白 Krt85、趋化因子反应标记物 Cxcl3 等。图 6–3 所示为通过 LINC 复合体传递微重力信号到染色质示意。

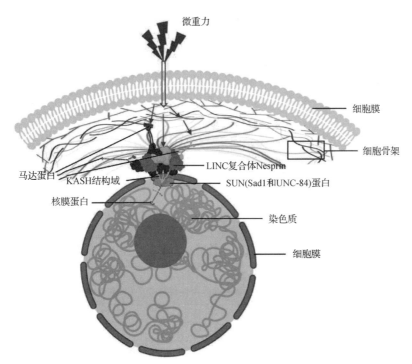

图 6–3　通过 LINC 复合体传递微重力信号到染色质示意

还有研究者提出了细胞对重力响应的通用模型（图6-4）。作用于细胞膜上的引力通过细胞骨架快速机械地传递到细胞核，正常重力下细胞核在垂直方向缩短，而在水平方向略有延伸，但微重力下这些力不再存在，使细胞核呈现出更圆的形状。由于细胞核的形状发生了改变，所以染色体区域的构象也跟着发生调整。细胞核不同区域的基因有不同的表现力，外部区域相对受抑制，而内部区域

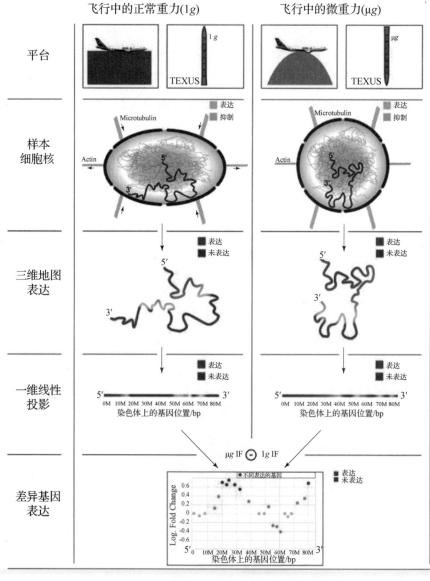

图6-4　重力改变对基因表达的影响假说（附彩插）

具有很强的转录活性。随着染色质构象的改变，部分基因移动到了更容易表达或被抑制表达的环境中，与先前所处位置的状态不同，这就导致了区域特异性差异表达。

另外，表观遗传调控也是微重力改变基因表达的重要因素。

（1）DNA 甲基化。Furukawa 等人证实，微重力通过 DNA 甲基化调控 *Myog* 和 *Myod*1 的表达下调。Chowdhury 等人讨论了模拟微重力环境下培养的 TK6 细胞 DNA 甲基化、羟甲基化和基因表达的联系，指出了 DNA 甲基化与基因表达之间关系的复杂性。还有一项多组学系统性分析的研究也指出，趾长伸肌和肝脏在低甲基化和基因转录增加之间存在关联。

（2）长链非编码 RNA（long non-coding RNA，lncRNA）。已经有人报道微重力下 lncRNA 表达谱的变化，而 lncRNA 能够通过多种机制在基因组近距离（顺式作用）或靶向远程转录激活剂或抑制剂（反式作用）调节基因表达。因此，lncRNA 可能介导了微重力环境下的转录调控。研究发现，微重力环境下 LINC00837 显著降低，这种 lncRNA 可能促进逆转座子 LINE-1 的活性，而 LINE-1 发挥着重要的基因调控功能。不过 lncRNA 在微重力环境下调控基因转录还需要进一步的探索。

（3）染色质可及性。转录因子等调控元件是否能与基因组结合决定了基因能否被转录，在一定程度上，真核生物中染色质环境对调控元件能否与基因组结合具有控制作用。染色质结构从致密变松散进而使调控元件能够接近基因组的特性，称为染色质可及性。确有研究表明，染色质可及性介导了社会环境改变对基因表达调控，微重力是否影响染色质可及性目前还没有已经发表的文献提及，但值得注意的是，有研究指出太空飞行相关 miRNAs 表达的增加不是由染色质可及性变化驱动的，因此微重力是否通过染色质可及性介导转录调控还有待研究。

6.2.6　微重力细胞变化的自适应

在长期的太空飞行中，认知缺陷、感觉-运动改变、睡眠-觉醒调节的改变以及植物性疾病也可能发生，从而影响人类的表现。暴露在微重力下的生物体会经历生理、细胞和代谢的变化。例如，细胞的运动性、形态、细胞骨架、增殖、凋亡以及其他生理系统在暴露于修改后的重力场后都会发生改变。当航天员和/

或动物暴露在微重力下时，可能出现并持续一定数量的神经障碍，如空间适应综合征（SAS）、空间运动病（SMS）、姿势错觉、视力障碍、恶心和头痛、神经肌肉疲劳和虚弱以及姿势失衡和共济失调，直到返回地球。这些病变会同时影响运动和感觉功能，而且影响可能持续很长时间。此外，有人认为这些变化可能是神经可塑性活跃过程的迹象。

如前所述，环境变化可以通过改变海马、皮层和大脑其他部分现有神经元之间的联系来改变认知和行为。在真实和模拟微重力条件下，人们对细胞形态和运动性进行了多次试验。在这些试验中，报告了细胞黏附丧失、细胞表面减小、丝状足细胞数量减少和运动性降低。这些功能主要受细胞骨架活动的调节，观察到的变化特别涉及微管、微丝和黏附蛋白结构的分布和组织。在模拟微重力条件下，神经元突起已经证实了微管和微丝组织的改变。据报道，神经胶质细胞在模拟微重力 30 min 后就已经出现形态改变，20 ~ 32 h 后，细胞死亡率升高。此外，在培养前暴露于模拟微重力的神经元，在地面条件下培养 24 h 后，显示出细胞聚集和异常形状。模拟微重力中神经元连接的试验也表明突触的形成对重力矢量很敏感。细胞凋亡或程序性细胞死亡发生在所有多细胞生物体中，其启动是由各种刺激诱导的，如细胞内稳态的改变、特定配体与细胞表面受体的结合、辐射和环境应激因素。在大脑中，已知细胞凋亡的部分原因是海马细胞中细胞骨架的破坏。几个与中枢神经系统相关的试验也描述了体内和体外微重力诱导的细胞凋亡。微重力可以直接影响中枢神经系统的几个部分，导致神经元连接的重新组织，以便对来自感觉系统的新输入进行编码。

少数关于真实或模拟太空条件对中枢神经系统可塑性影响的活体研究结果表明，无论是在微重力期间还是在返回地球后，暴露在重力变化中都会导致成熟神经系统的变化。在宇宙 1514 号飞行期间，使大鼠幼鼠在子宫内暴露在太空条件下，然后对大脑进行形态学和组织化学检查。超微结构研究显示，神经母细胞分化以及下丘脑视上核中无髓纤维和轴突、树突的生长锥体的细胞骨架改变延迟了。此外，在太空飞行科学 1 和 2 期间，在大鼠身上进行的试验报告了带状突触可塑性的变化。特别地，研究表明重力传感器毛细胞具有改变突触的数量、类型和分布的非凡能力。最近，一个名为老鼠抽屉系统（MDS）的啮齿动物有效载荷被建造起来，用来在国际空间站上安置老鼠，以研究它们对空间条件的长期适应。据报道，与地面对照组相比，太空动物大脑皮质和海马等脑区神经生长因子（NGF）和 BDNF 的表达减少。同一项研究显示，在暴露于国际空间站环境 91 d 的小鼠的整个大脑中，参与长期增强、轴突引导、神经元生长、锥体塌陷、细胞迁移、树突分支和树突 – 棘突形态的基因表达上调。人们利用随机定位机（RPM）研究了模拟微重力对小鼠原代神经元体外致密成熟神经元网络的影响，重点研究了模拟微重力短期、中期和长期暴露对神经元网络形态和细胞死亡的影响，以及先前暴露在模拟微重力下的神经元网络在地面条件下的恢复情况。结果强调了与模拟微重力暴露时间相关的两种不同的反应。首先，短期（1 h）暴露于模拟微重力会引起神经元应激。经 RPM 处理 1h 的神经元，轴突网络密度降低，神经元体积变小，b – 微管蛋白异型 3 分布改变，细胞凋亡率升高。在短期暴露于模拟微重力后的恢复过程中，轴突网络和神经元都出现了几乎达到地面形态的快速恢复。此外，短期暴露在重力降低后观察到的反应可能影响刺激神经元的连通性，通过产生新的突触来建立新的连接，从而随着时间的推移增加网络。相反，在长期暴露中观察到第二种类型的反应中，单个神经元对模拟微重力条件达到高度适应，而轴突网络部分适应，这很可能是由于细胞凋亡增加。此外，长期接触 RPM 后，单个神经元恢复较慢，而神经元网络已部分恢复。神经网络在微重力条件下似乎获得了一种不同的生理状态，在地面条件下的恢复过程中需要很长的重新适应期。这一反应清楚地表明，高度适应模拟微重力（RPM 暴露 10 d）的神经元表现出与正常地面控制条件下不同的生理细胞状态。大多数空间运动病和空间适应综合征症状都与神经系统有关，神经系统被迫开发新的策略来解释来自环境传感器的相反输入。这种适应可能部分基于神经可塑性活动。根据所获得的结果，体外神经元网络似乎部分适应了长期暴露期间的减重条件。然而，为了证实这些生理变化，还需要对代谢途径、神经元连通性和神经元网络活动进行补充研究。对暴露在微重力和辐射两种条件下的成熟神经元网络的研究，对于破译长时间和深空旅行背景下中枢神经系统的相关健康风险是必要的。

研究表明，重复经颅磁刺激（RTMS）作为一种新的非侵入性技术，可以缓解认知功能障碍，促进突触可塑性。由于航天飞行的种种限制，通常采用后肢卸载（HU）模型来模拟微重力条件。它是在 20 世纪 80 年代开发出来的，用于复制头侧血液和液体的移动，其效果与心血管、免疫和神经系统等各种器官系统的微重力效果相同。RTMS 可基于法拉第电磁感应定律在特定区域（如海马区）产生长期效应的非侵入性脑刺激。用一条磁脉冲重复刺激会产生一个规则的磁场，以产生离子运动和神经元去极化，然后调节大脑功能。高频 RTMS 通过增加正常大鼠海马神经元 NAMD 受体和突触相关蛋白（SAPS）水平，显著增强海马神经元突触可塑性和空间学习能力。低频 RTMS 被认为是改善阿尔茨海默病小鼠认知功能和突触可塑性的有效途径。

此外，RTMS 与人类记忆功能障碍的改善有关。这提示 RTMS 可能是预防 HU 对学习记忆不良影响的有效途径。研究者使用 HU 小鼠模型来模拟微重力条件，研究了 RTMS 是否起到神经保护作用。行为试验包括开场试验和新奇物体识别试验。结果表明，HU 可降低小鼠的自发活动和再认记忆，而 RTMS 对其有明显的保护作用。电生理记录检测突触可塑性，包括双脉冲易化（PPF）和长时程增强。用高尔基－考克斯染色法测定海马 DG 和 CA1 区树突棘密度的结果表明，RTMS 能有效地抑制 HU 所导致的双脉冲易化和长时程增强的损伤以及脊柱密度的降低。Western blot 结果显示 RTMS 可抑制 HU 小鼠 CREB/BDNF 信号网络相关蛋白的下调。BDNF 需要与 BDNF 的细胞表面受体 TrkB 结合才能发挥作用，而 TrkB 的激活可以增加 NMDA 受体的开放概率。BDNF/TrkB 信号可以促进 PSD95 的招募，PSD95 的功能包括维持 PSD 的大小，为突触强度和 NMDA 受体等膜蛋白提供机械支持，并促进长时程增强。CREB 是一种关键的转录因子，可以激活多种突触功能相关蛋白的启动子，如 BDNF 和 SYP，进而提高它们的表达水平。BDNF 是脑神经营养因子家族中最重要的成员之一，在多种脑区均有表达。BDNF 与海马长时程增强相关，可以增加脊椎密度。综上，现有研究提示 RTMS 对突触可塑性的保护机制可能与 CREB 信号通道有关，RTMS 预处理对微重力刺激引起的认知功能障碍和突触可塑性缺陷具有神经保护作用。

■ 6.3　空间辐射和神经损伤

航天员在执行航天任务的过程中面临着空间电离辐射所带来的潜在危害。航天服头面部的防护相对薄弱，增加了航天员出仓作业头部受到辐射的风险，而辐射会引起航天员产生疲劳、记忆力减退和情绪改变等神经系统功能性的变化，具体分子机理尚不明晰。此外，临床上对全脑辐照后不同脑区间的辐射敏感度缺乏剂量和时间上的系统认识，这为脑肿瘤患者的医疗计划制定带来了困难。因此，提高对不同脑区辐射敏感度差异的认识，有助于在脑肿瘤的放疗过程中规避重要的脑区，减小放疗副作用。同时，对神经损伤变化规律及由神经损伤诱导的免疫系统间接效应的研究有助于推动载人航天中对航天员健康保障技术的发展，对我国载人空间站和载人探月工程的建设具有积极的意义。

对于细胞而言，有丝分裂活性较高和已建立功能（分化）水平较低的细胞辐射敏感度高。首先，生殖细胞、造血细胞、淋巴细胞和胃肠黏膜细胞等属于对辐射高度敏感的细胞；其次，脑内的大部分神经元属于中度敏感细胞；最后，骨骼肌细胞和一些结缔组织细胞等则属于不敏感细胞。虽然相较于生殖系统和造血系统，脑对辐射的表现相对不敏感，但脑对机体具有重要作用，这使其研究变得具有重要意义。

由于神经系统对于人体的重要性，辐射对神经系统的影响是空间生命科学领域的重点研究对象。据统计，在一次两年的空间任务中，23%的中枢神经元会被重离子射线穿过，而将近5%的细胞发生死亡。当重离子射线穿过中枢神经系统时，造成细胞死亡的原因分为两大类。第一类是辐射直接对神经元造成物理损伤，导致细胞死亡。当射线直接经过细胞时，有很大概率直接击中细胞核，从而对里面的 DNA 造成物理损伤，这种物理损伤一般会直接造成 DNA 链断裂，使 DNA 损伤无法得到修复，进而造成细胞的死亡或遗传信息的突变。另一类是辐射对神经元造成间接的生物损伤，损伤的生物应答可以活化细胞内凋亡相关的分子通道，造成细胞死亡。神经系统被包裹在脑脊液中，在神经元外围形成液体环境。当射线通过液体环境时会造成水分子的解离，产生大量的自由基、带电离子以及电子，而这些粒子会最终活化凋亡相关蛋白，启动凋亡相关信号通道，导致神经元的凋亡，造成神经系统的损伤。其中，自由基可以造成 DNA 碱基结构的改变，破坏脱氧核糖核酸结构中的磷酸二酯键，进而激活凋亡相关的蛋白通道，造成细胞的凋亡。过多氢离子的产生则可以造成线粒体膜电位的丢失，使线粒体膜发生透化，从而释放细胞色素 C（Cytochrome C），引起细胞凋亡的发生。同时，辐射所产生的过量自由基和电子还可引发细胞内的未折叠蛋白反应，造成内质网应激的发生。内质网应激则可以激活凋亡相关的分子通道，造成细胞凋亡。

另有报道表明，在一个为期 3 年的火星计划任务中，有 46% 的海马神经元至少会被 1 个重离子击中。而当大脑海马区受到辐射后，其中的神经发生功能会受到抑制，从而影响生物体的认知与记忆功能。

除此之外，辐射还可能通过影响神经元的分裂，造成生物体的老龄化；通过影响神经元的代谢水平造成恶性肿瘤的发生。另外，血脑屏障损伤、神经胶质细胞损伤与增殖抑制，以及神经元髓磷脂鞘的变性也在辐射后的中枢神经系统中被发现。然而，以上发现多数是基于辐射对神经系统损伤的短期效应研究得出的，而辐射对神经系统的长期生物学效应（晚期效应）研究仍然十分匮乏。

空间辐射对神经系统生物学效应的研究主要可分为两类，即急性效应的研究以及晚期效应的研究。急性效应是在短期内，神经系统遭到大剂量射线照射后所产生的瞬时效应，即辐射的短期生物学效应。辐射对神经系统的短期生物学效应研究已经具有了一定成果，使人们对空间辐射造成的早期神经系统损伤及生物功能改变有了一定了解。然而，随着载人航天经验的累积，人们发现了小剂量辐射累计的后效应，即晚期效应会对神经系统造成更大的危害，尤其在辐射后的长期效应过程中，原始损伤的细胞会进一步影响其周围细胞或组织的功能，造成辐射的旁效应，从而造成神经系统中更大面积以及更深层次的生物体损伤。另外，虽然已经有大量研究结果阐释了空间辐射的急性效应可对神经系统造成不同程度以及不同位置的损伤，但是辐射急性损伤的长期效应并不明确，在辐射后的一段时间内，神经系统的急性损伤是趋于严重还是发生修复也亟待得到明确的认知。再者，虽然辐射后神经系统中的损伤或代谢变化现象已经被观察到，但是相关机制仍然不明。因此，辐射对神经系统影响的长期效应研究同样对载人航天任务有着重大意义，但相对匮乏的研究现状需要引起人们更多的关注。

6.3.1　影像学在辐射脑损伤中的应用

MRI 技术是 NASA 航天技术转为民用的产物，并在医学上获得了广泛的应用。MRI 技术可以检测到放射性脑损伤引起的脑水肿、脑白质、脑梗死和脑血管系统改变。库玛尔（Kumar）等人通过 MRI 技术对 148 例切除恶性脑瘤的放化疗患者进行组织病理学评估后发现患者均检测到脑部异常。其中，20 例患者表现出单纯放射坏死；16 例患者出现复发性或残留肿瘤（少于切除组织的 20%）；

2 例患者的颅神经表现出放射坏死；52 例患者表现出放射诱导的白质增强；9 例患者表现出放射诱导的皮层增强。Yang 等人利用 X 射线（能量 6 MV，剂量率 200 MU/min）对 SD 大鼠进行剂量为 10 Gy、20 Gy、30 Gy 和 40 Gy 的全脑辐照，通过动态对比增强 MRI（contrast enhanced MRI，DCE－MRI）可以发现急性放射诱发的脑损伤与辐射剂量正相关。通过 MRI 技术，研究者们还发现长途飞行后（平均飞行时间为 164.8 d），18 名航天员中有 17 名发生了中央沟狭窄的现象；短途飞行后（平均飞行时间为 13.6 d），16 名航天员中有 3 名发生了中央沟狭窄的现象；此外，还存在大脑向上移动及顶点处脑脊液空间变窄的现象。

当今 PET 技术通常应用于肿瘤的诊断，尤其是区分辐射坏死区域和复发性颅内恶性肿瘤。早在 1996 年就有人提出了将单光子发射计算机断层扫描（single photon emission computed tomography，SPECT）和 PET 用于研究太空飞行中存在的晕动症、低氧状态、减压状态和空间环境适应性，以评估人类中枢神经系统所发生的功能和形态变化。由于葡萄糖对维持中枢神经系统的正常功能具有重要作用，所以通过^{18}氟标记的脱氧葡萄糖，可以研究辐射对脑内葡萄糖代谢的影响。早在 2011 年就有人报道了短期手机辐射对大脑葡萄糖代谢的影响。13 名接受简单视觉警戒任务的男子在接受了 902.4 MHz 的全球移动通信系统信号 33 min 后，利用^{18}氟标记的脱氧葡萄糖小型正电子发射断层扫描仪（^{18}F－FDG micro PET）对受试者进行扫描，发现与暴露相同的颞半顶交界处和右半球前颞叶的葡萄糖代谢速率显著降低。利用^{18}F－FDG micro PET 对使用$^{56}Fe^{26+}$（3.469 Gy）对全脑辐照的 SD 大鼠进行脑内葡萄糖代谢检测，发现重离子造成的脑损伤会引起脑内葡萄糖长时程的代谢紊乱。伴有皮层下梗死和白质脑病的常染色体显性遗传性脑动脉病患者会出现大脑结构的变化并表现出复发性中风和认知障碍。利用^{18}F－FDG micro PET 发现患者的右小脑后叶、左小脑前叶、双侧丘脑和左边缘叶的代谢显著降低；左中央前和中央后回中代谢显著亢进；同时左边缘叶的葡萄糖代谢与迷你精神状态检查的认知评分正相关。这表明认知障碍等脑功能的变化与脑内葡萄糖代谢的情况密切相关。

6.3.2 辐射对神经元的影响

神经元可以通过接受、整合、传导和输出信息达到信息交换的目的。增殖活跃细胞的 DNA 更易发生辐射暴露，从而导致 DNA 损伤。海马齿状回和侧脑室下区是成年个体脑中新生神经元的发生区域。Sweet 等人利用剂量为 0 ~ 200 cGy 的质子（1 GeV/n）对 C57BL/6J 小鼠进行全身辐照。他们发现，在剂量低至 10 cGy 时就可以检测到海马齿状回中细胞分裂急剧减少，而且时间能持续至 1 个月。同时，辐射剂量升高到 50 cGy 后，细胞分裂减少的趋势可以持续至 3 个月。研究表明，辐射会使脑内发育成熟的神经元出现类似凋亡的现象，同时伴随着神经元数量的减少。神经元对辐射的敏感程度同样与大脑的发育程度密切相关，对于出生 1 ~ 30 d 的小鼠进行总剂量为 0 ~ 16 Gy 的 X 射线辐照，发现仅在出生后 1 d 小鼠皮层中 DNA 断裂显著升高，而在 7 ~ 30 d 则没有显著差别；出生后 1 d 小鼠皮层中神经元数量显著减少，而随着动物的生长，神经元对辐射的敏感度下降。此外，辐射还可以使 Syn 表达减少，树突棘的数量减少和密度下降，影响神经递质的传递。

星形胶质细胞起着支撑神经元、维持神经元生长发育和调节脑内 K^+ 平衡的重要作用。研究表明，神经胶质细胞会传递功能性线粒体给局灶性脑缺血形成的受损神经元，并促进神经的保护和恢复。在通常情况下，人们认为神经胶质细胞的数量是神经元的 10 ~ 50 倍。但是，目前越来越多的研究表明神经胶质细胞数量在一般情况下虽多于神经元的数量（小脑除外），但两者之间的差别并未如此显著，实际上人脑中神经胶质细胞和神经元的比例总体上接近 1。例如，在对恒河猴的研究中，学者们发现海马 CA1 - 3 中的比例大概为 1.72；在对人的研究中，学者们发现小脑中的比例大概为 0.23，灰质的比例大概为 1.48，灰质和白质的比例大概为 3.76。此外，性别也会对神经胶质细胞和神经元的比例造成影响，成年女性的神经胶质细胞和神经元的比例为 1.32，男性为 1.49。星形胶质细胞是兴奋性递质谷氨酸（glutamate，Glu）和抑制性递质 γ - GABA 代谢的关键场所，突触间隙内多余的 Glu 被星形胶质细胞摄取后通过谷氨酰胺合成酶加氨基形成谷氨酰胺（glutamine，Gln）。此外，GABA 被星形胶质细胞摄取后通过 GABA 转氨酶脱氨基给 α - 酮戊二酸后生成 Glu。虽然星形胶质细胞和神经元都能利用葡萄糖并将其转化为二氧化碳和水，但是经由 Glu 代谢途径的葡萄糖利用则占了主要部分。由于 Glu 不能穿过血脑屏障，所以需要中枢神经系统利用自身的葡萄糖经过糖酵解和三羧酸循环从头合成。丙酮酸羧化酶不存在于神经元中，而广泛存在于星形胶质细胞内，这也决定了神经元和神经胶质细胞的密切关系。近期人们利用质谱技术发现低能和高能电离辐射可以使谷氨酰胺分子发生断裂或使其结构发生不可逆的变化。星形胶质细胞具有 A1 和 A2 两个亚型。其中，A1型星形胶质细胞具有神经毒性，能够削弱突触、破坏突触信号并导致神经元和产生髓磷脂的少突胶质细胞死亡（在阿尔茨海默病、亨廷顿舞蹈病和多发性硬化症等神经退行性疾病中可以观察到），A2 型星形胶质细胞则在小胶质细胞的支持下具有神经保护的作用。星形胶质细胞经过辐射后易引发细胞的衰老，而不易引发细胞的凋亡，同时较低的辐射剂量也不易引起该细胞的增殖。但是，Yang 等人利用较高辐射剂量的 X（$10 \sim 40$ Gy，6 MV，200 MU/min）射线对 SD 大鼠进行全脑辐照后发现星形胶质细胞在 10 Gy、20 Gy 和 30 Gy 的辐射剂量下增殖显著，且有显著的剂量效应。Chiang 等人发现了类似的现象，他们在辐照后 $120 \sim 180$ d的小鼠脑中观察到星形胶质细胞增加。

小胶质细胞来自周围的髓样细胞，约占星形胶质细胞的 $5\% \sim 20\%$，是中枢神经系统中的固有免疫细胞。小胶质细胞密度在不同的脑区有不同的分布，在成年人类和成年小鼠的脑中它们主要分布在灰质中，在海马、嗅觉末梢、基底神经节和黑质中含量最高。小胶质细胞在脑内起着支持、营养、保护和修复的作用，对于大脑功能的正常运转不可或缺。小胶质细胞在静息态下细胞体较小，突起较长呈分枝状，受到炎症等信号刺激时被激活为细胞体变大、突起缩短的阿米巴状。阿米巴状的小胶质细胞能清除体内的细胞碎片，起到免疫细胞的作用，其可以分为 M1 型和 M2 型。M1 型小胶质细胞起到促炎作用，可产生 ROS 和环氧合酶 2（cyclooxygenase 2，COX – 2）、白介素（interleukin）1β（IL – 1β）、IL – 18、肿瘤坏死因子 α（tumor necrosis factor α，TNF α）和干扰素 γ（interferon γ，IFN – γ）等多种炎症因子；M2 型小胶质细胞起到神经保护的作用，可分泌转化生长因子 β（transforming growth factor β，TGF – β）、多种营养因子和血小板衍生生长因子来促进炎症反应的消退。不受控制或过度激活的小胶质细胞会诱发神经毒性。大量的体内临床成像和神经病理学研究表明，活化的小胶质细胞在帕金森病、多发性硬化和阿茨兹海默病等神经退行性疾病的发病机理中起着重要的作用。能量较低的移动电话射频场在短时间或长时间内不会使小胶质细胞增殖，但是高能量的射线会增加放疗病人或辐射受试动物小胶质细胞的表达，且活化的小胶质细胞主要表现为 M1 型。

少突胶质细胞是胞突短而少，细胞核小而致密，体积小于星形胶质细胞的一类细胞。少突胶质细胞由前体细胞发育而成，前体细胞在分化和包裹轴突之前会在整个脊髓和大脑中迁移。少突胶质细胞首先出现在胚胎脊髓的受限腹侧部分，并从那里向侧面和背面迁移。其主要作用是维持神经元的正常功能，包绕轴突后在神经元外形成髓鞘结构，协助电信号跳跃高效地传递。髓磷脂是一种多层的绝缘膜，神经元和少突胶质细胞之间相互的信号交流对于髓磷脂的产生至关重要。神经元不但能调节少突胶质细胞的增殖、分化和存活，还能控制髓鞘膜生长的开始和时间，而从少突胶质细胞到神经元的信号可以引导神经元将特定的结构组装到郎飞结。通过 ^{13}C 标记的葡萄糖可以发现成熟大鼠的少突胶质细胞具有高代谢活性并能从葡萄糖中衍生出丙酮酸转移至邻近细胞，这对少突胶质细胞数量很多的白质来说至关重要。但是，少突胶质细胞异常则与神经退行性疾病密切相关。在慢性多发性硬化症患者中，少突胶质祖细胞的分化阻滞是病灶中髓鞘再生失败的主要决定因素。少突胶质细胞异常还会引发脑肿瘤的风险，5%~20% 的脑肿瘤患者为少突胶质细胞系，其余多为星形胶质细胞系。辐射可以诱导成年大鼠大脑少突胶质细胞凋亡。相关研究表明，少突胶质细胞的前体细胞或胚胎干细胞来源祖细胞对于改善辐射所引起的功能障碍具有积极的意义。此外，电离辐射存在诱发小胶质细胞 M1 极化的风险，而这种小胶质细胞不但能促进神经元凋亡，还可以抑制少突胶质祖细胞分化为成熟的少突胶质细胞，这也提示电离辐射对少突胶质细胞存在的潜在风险。

6.3.3   辐射对血脑屏障的影响

血液和中枢神经系统之间存在血脑屏障、血脑脊液屏障和蛛网膜屏障，其中血脑屏障是血液和中枢神经系统交换的主要部位。血脑屏障由毛细血管壁的内皮细胞和胶质细胞突起的末端膨大部分构成，血脑屏障的交换界面根据解剖区域的不同，其表面积为 150~200 cm^2/g，成年人大脑的总交换面积可达 12~18 m^2。作为中枢神经系统的屏障，血脑屏障可以为神经系统提供稳定的内环境，其功能包括：结合特定的离子通道和转运蛋白，使离子组成保持最佳的突触信号传导功能；保持中枢神经系统和周围神经系统的传输池分开，防止血液中相关神经递质

的干扰；阻止许多大分子进入大脑；保护中枢神经系统免受血液中循环的神经毒
性物质的侵害；对神经组织所需的水溶性营养物质和代谢物具有较低的被动渗透
性。人们较早观察到了辐射能引起血管通透性的增加。其原因有可能是内皮细胞
的损伤进而引起血脑屏障的破坏。内皮细胞密度与辐射剂量具有依赖性，辐射会
促进其凋亡。对小鼠进行单次 50 Gy 剂量的辐照，与对照组相比，在 24 h 时内皮
细胞密度降低了 47.7%，而在酸性鞘磷脂酶敲除的小鼠上则未观察到内皮细胞密
度的降低。这提示酸性鞘磷脂酶途径有可能介导了血脑屏障的破坏。

6.3.4 辐射引起的神经炎症和氧化应激

在正常情况下，氧化与抗氧化作用的平衡是机体维持健康运转的关键。但
是，当机体的酶抗氧化系统［超氧化物歧化酶（superoxide dismutase，SOD）、过
氧化氢酶（catalase，CAT）和谷胱甘肽过氧化物酶（Glutathione peroxidas，GSH –
Px）］或非酶抗氧化系统（麦角硫因、维生素 C、维生素 E、谷胱甘肽和微量元
素等）被破坏之后会产生 ROS 和 RNS，导致机体出现氧化应激现象。电离辐射
能够提高自由基和 ROS 的水平，导致 DNA 损伤，以及 DNA、蛋白质和脂质的持
续修饰。大脑中富含脂质、多巴胺和不饱和脂肪酸等易被氧化的物质，增加了其
辐射损伤的可能。线粒体内膜富含磷脂酰胆碱、磷脂酰乙醇胺和心磷脂，它们对
线粒体电子传递链的多种酶起着重要的作用。辐射导致水分子电离产生羟基自由
基，易引发脂质过氧化并使电子传递链组分酶中电子泄漏引起超氧阴离子，从而
诱导线粒体氧化损伤。线粒体是细胞中 ROS 的主要贡献者，ATP 耗竭后最终导
致细胞死亡[92,93]。Yoshida 等的研究结果表明还原型辅酶Ⅰ（nicotinamide adenine
dinucleotide，NADH）脱氢酶（复合体Ⅰ）活性下降导致了线粒体功能障碍，
NADH 脱氢酶是调节 ROS 从线粒体电子传递链释放的最重要的酶[94]。丙二醛
（malondialdehyde，MDA）是多不饱和脂肪酸与自由基之间反应的结果，它通过
引起脂质、蛋白质和核酸之间的交叉连接来改变细胞膜的性质，可以作为细胞膜
损伤的标志物。研究显示，即使辐射剂量低至 1 Gy 的重离子也会引起 NSC 和前
体细胞发生急性和持续的氧化应激。而针对线粒体抗氧化剂的应用，则减少了由
辐射诱导的线粒体 DNA 损伤、细胞 c 的释放和半胱氨酸天冬氨酸特异性蛋白酶 3
（cysteinyl aspartate specific proteinase 3，Caspase – 3）的活性，这对降低辐射诱导

的脑损伤具有积极的意义。

电离辐射引发的神经元损伤可以刺激脑内的小胶质细胞和星形胶质细胞增殖，并产生一系列的促炎因子和趋化因子，造成神经炎症反应。炎症和氧化应激具有密切的关系，氧化平衡被打破后会导致细胞和组织的损伤，并因氧化应激水平的升高促进炎症反应并引起炎症级联反应；而炎症的发生同样会刺激氧化应激水平的升高，并由此形成一个恶性循环，使机体损伤加剧。有研究表明，可以通过减弱小胶质细胞的炎症反应和氧化应激水平来减少辐射引起的脑损伤。Hu 等人对非肥胖糖尿病/重症联合免疫缺陷小鼠进行总剂量为 4.4 Gy 的 γ 射线辐照并用硫氧还蛋白 1 过表达的人脐带间充质干细胞干预急性放射损伤。结果表明，硫氧还蛋白良好的抗氧化性和在调节细胞生长等方面的能力，可以保护受到急性放射损伤小鼠的骨髓造血干细胞，促进了红细胞和血红蛋白的形成，减轻骨髓、肺、肝和肠的损伤，同时延长小鼠的存活时间。

成熟的 T 细胞定居于外周免疫器官中，并经由淋巴管、组织液和血液循环系统发挥其免疫应答的功能。健康脑中的淋巴细胞主要由大多数的 CD4$^+$T 细胞和少量的 CD8$^+$T 细胞组成。CD4$^+$T 细胞（Th0）被激活后开始克隆扩增，并分化为促炎因子生成细胞 Th1（表达 IL - 2、IFN - γ 和 TNF - α）和 Th17（表达 IL - 17 和 IL - 22），间接增强小胶质细胞介导的作用，进而通过上调小胶质细胞中 ROS 和 NO 的释放而产生神经毒性。抗炎因子生成细胞 Th2（表达 IL - 4、IL - 5 和 IL - 13），可以上调小胶质细胞胰岛素样生长因子 - 1（insulin like growth factor 1，IGF - 1）的释放并增强小胶质细胞介导的神经保护作用。有研究表明，患有神经退行性疾病的病人中 CD4$^+$T 细胞介导参与了大部分神经毒性过程。此外，Huang 等人还总结了调节性 T 细胞（Tregs）可以通过上调 BDNF 和神经胶质细胞源性神经营养因子（glial cellline derived neurotrophic factor，GDNF）的水平，降低促炎性细胞因子和 ROS 的产生以及促进 α - synuclein 聚集小胶质细胞的凋亡来减轻神经炎症，促进神经保护。Herisson 等人的研究结果显示在缺血和化学诱导的急性脑炎症模型中，颅骨骨髓的中性粒细胞明显比胫骨骨髓多，而且髓样细胞可以通过微观通道向发炎的大脑迁移。Moravan 等人发现中枢神经系统受到辐照后 T 细胞和树突状细胞增加的情况，揭示了外周免疫系统对中枢神经系统损伤存在响应性变化。

6.3.5　辐射与神经退行性疾病

目前已证明多种脑疾病与氧化应激有关，这其中包括帕金森病和阿尔茨海默病等神经退行性疾病。辐射对人类大脑发育和认知的影响首先在出生前受到辐射暴露的儿童中得到报道，辐射会导致儿童严重智力低下及在学校成绩的变化。美国和芬兰的研究数据显示，经常接触电磁场的工人（无线电操作员、工业设备工人、数据处理设备技工、电话线工人、发电厂以及变电站的工作人员）患阿尔茨海默病的比例是非职业工人的 3～4 倍。目前，辐射与阿尔茨海默病的关系得到了广泛报道。Lowe 等人发现，低剂量辐射后数小时内，小鼠大脑内涉及与认知功能障碍相关的神经通道的分子反应下调，而在衰老的人群和阿尔茨海默病患者中该通道的分子反应也下调。Cherry 等人研究了 ^{56}Fe（1 GeV/μ）辐照对阿尔茨海默病 APP/PS1 模型小鼠的影响，并得出重离子可以改变血脑屏障转运 β‑淀粉样蛋白（amyloid β‑protein，Aβ）的能力，增加脑内 Aβ 斑块的结论。暴露于 10 cGy 和 100 cGy 的辐射剂量下 6 个月后，通过情境恐惧条件和新颖的物体识别测试可以观察到 APP/PS1 小鼠表现出认知能力下降，并排除了淀粉样蛋白前体蛋白（amyloid precursor protein，APP）或 APP 的 βC 末端片段增加导致淀粉样蛋白斑块增加的可能。Liu 等利用 γ 射线对雄性大鼠进行全脑辐照，他们发现 10 Gy 的辐射剂量未能引起认知功能障碍，20 Gy 的辐射剂量可以使认知功能短暂受损，40 Gy 的辐射剂量可以导致认知功能持续受损并伴有脑水肿和血脑屏障受损。Acharya 等将人类 NSC 移植到接受颅脑辐照的裸鼠海马位置，发现其表达出神经元的标记并且很好地逆转了颅骨辐照后所引起的认知障碍。

6.3.6　辐射神经损伤的免疫间接效应

中枢神经系统和免疫系统间有一套正负反馈调节机制，用于保证主要激素之间的平衡和机体的正常运转。兴奋性刺激会通过神经递质传递到下丘脑，引起下丘脑‑垂体‑肾上腺轴（hypothalamo‑pituitary‑adrenal gland axis，HPA 轴）兴奋并分泌肾上腺激素抑制免疫系统，或刺激脑干蓝斑和交感神经系统分泌去甲肾上腺激素抑制免疫系统。同时，IL‑1 和 IL‑6 等炎症因子也可兴奋 HPA 轴、交感神经系统、下丘脑‑垂体‑性腺轴（hypothalamo‑pituitary‑gonad axis，HPG

轴)、下丘脑－垂体－甲状腺轴(hypothalamo－pituitary－thyroid gland axis，HPT
轴)。长期的太空飞行可以扰乱包括生长激素、促甲状腺激素、催乳激素、皮层
激素和儿茶酚胺等在内的激素的正常分泌，并影响参与肝脏氨基酸代谢和脂肪组
织代谢的酶活，此外从模拟太空飞行的大鼠也观察到了下丘脑中去甲肾上腺激素
水平的降低。越来越多的证据表明，辐射可以引起下丘脑－垂体神经内分泌系统
发生复杂的变化，并对免疫器官的细胞周期造成影响。因此，研究辐射神经损伤
诱导的免疫间接效应对于开展辐射损伤的生物防护具有现实意义。

6.3.7　辐射脑损伤的防护策略

尽管人们对于辐射引起包括认知障碍在内的脑损伤的具体机制仍不清楚，但
还是发展了一些潜在的保护措施来试图减缓电离辐射对脑组织造成损伤，例如对
放疗病人使用 ROS 清除剂、抗炎症药物、NSC 移植等方法。事实上，人们对于
ROS 清除剂的关注度最小，因为这种清除剂可能对正常脑细胞发挥保护作用的同
时，也会保护肿瘤细胞。因此，最近关于辐射脑损伤防护策略的研究主要集中于
抗炎症药物以及 NSC 移植。

最近，已有文献报道，在动物试验中使用根据抗炎症原理设计的 PPAR 基因
激活剂能够有效缓解电离辐射引起的认知损伤。此外，临床上已有报道使用该激
活剂能够有效对其他疾病产生疗效。PPARα，δ，和 γ 都属于配体激活转录因子
细胞核荷尔蒙受体超家族的成员，它们能够与维甲酸 X 受体形成异二聚体进而调
控其他基因的表达。越来越多的证据显示 PPAR 家族能够通过调控抗炎症信号通道
而对多种神经系统疾病产生保护作用。研究表明，使用 PPARγ 激活剂 pioglitazone
对成年小鼠在辐照前进行预处理甚至能够在分组照射结束后减缓辐射引起的认知
障碍，然而在照射完成后再用该药物处理小鼠则无法看到任何保护作用。基于这
些数据，目前该药物已经展开了一期、二期临床试验，并有一些初步的数据表明
该药物能够安全地被脑肿瘤患者使用且在一定程度上有效地缓解认知障碍。

一直以来，人们认为肾激素－血管紧张激素系统是一种复杂的荷尔蒙系统，
然而最近的一些研究表明，包括脑在内的一些其他器官内部也存在这种肾激素－
血管紧张激素系统。在大脑中，这种肾激素－血管紧张激素系统主要涉及对血脑
屏障、应激反应、记忆及认知的调控。基于这些研究，人们发现血管紧张激素转

移酶抑制剂以及血管紧张激素 1 型受体阻滞剂也能够有效缓解试验中辐射引起的脑损伤表型。此外，一些根据以上类似机制开发的药物也在试验阶段。

除了基于药品的治疗方法，最近越来越流行的 NSC 治疗方法也得到了越来越多的关注，这种 NSC 也能够有效恢复辐照后神经元的再生能力，从而缓解认知障碍。在机制上，这些研究都是基于电离辐射导致海马体神经元再生能力大幅下降从而导致认知功能障碍的原理开展的。动物试验的结果显示，增强自主性运动能够增强单次全身辐照后小鼠海马神经元的再生能力，从而相应提高其学习记忆能力。一些临床前研究表明对小鼠使用 lithium 或其他 Akt/糖原合成酶激酶抑制剂也能够对接受了 7 Gy 全身照射 1 周龄小鼠的海马体形成有效的保护，提高其学习及空间记忆能力，而在试验中人们发现这些药物能够有效阻止海马 DG 亚颗粒层细胞的凋亡。此外，还有研究表明对接受了全身照射小鼠的大脑原位注射 NSC 也能够在一定程度上恢复海马神经元的再生能力及其学习认知能力。有趣的是，这些 NSC 并没有在进入小鼠大脑内分化成为其他神经元，其原理可能是因为其他诸如少突胶质细胞、星形胶质细胞以及内皮细胞具有改变海马体内微环境的能力。

近年来系统治疗以及放疗设备技术的提升使接受了放疗的病人的生存期越来越长，而与之相伴的是，包括认知障碍在内的辐射脑损伤晚期效应有了足够的时间得以显露。实际上随着病人治疗后生存期的延长，这些包括认知损伤在内的晚期副作用已经极大地影响了病人治疗后的生活质量。尽管现代放疗设备与技术手段使人们有能力避免那些发生在脑辐射损伤急性与亚急性期的副作用（例如脱髓鞘与白质坏死）。然而，对于辐射脑损伤的晚期效应防护办法仍需要更深入的研究。目前来看，很明显，大脑内复杂且动态的多细胞协同效应与那些辐照引起的晚期效应或认知障碍有重要关联。虽然临床前的研究表明，一些抗炎药物可能对于预防或缓解辐射引起的认知障碍有一定的功效，但在这些临床研究中，其给药时间主要集中在照射前、照射中以及照射后立即给药，事实上数据表明有 50%的脑瘤患者在接受放疗后 6 个月内死亡，而那些生存期超过 6 个月的患者中又会有 50%~90%出现认知障碍，因此对于发展非侵入生物标志物来鉴别哪些人会产生认知障碍势在必行。这样就可以最终将治疗或预防范围缩减到那些在放疗后一定会出现认知障碍的人群，从而开发出真正有效的药物并造福于他们。尽管一些早期的临床试验数据表明一些药物已经能够在某种程度上对辐射引起的认知障碍起到一定的缓解作用，但更深入的研究仍需要继续。随着时间的推移，人们对于电离辐射引起认知障碍的机制的认识会越来越深，对于非侵入性检查以及对相关药物的开发投入也会越来越大，因此未来对于辐射引起认知障碍的预防及治疗仍然是充满希望的。

1. Nrf2 信号通道

在生物体内，ROS 自由基的产生有两种来源，既可以由机体自身代谢产生，也可以由外在的电离辐射诱导产生。在正常细胞中，ROS 具有一定的生理作用，但其产量却被细胞严格把控。实际上在这些细胞中，当其处于一定生理状态时会产生 ROS，而这些 ROS 往往作为信号分子发挥着调节细胞分裂、炎症、免疫、自噬、应激反应的作用。ROS 的水平失衡会导致氧化应激反应发生，从而影响细胞功能、增加其发展为肿瘤以及慢性疾病的风险。在生物界，不论原核细胞还是哺乳动物，细胞内的活性氧化物似乎都发挥着调控生理及病理的双重功能。Nrf2 是细胞中一个重要的转录因子，其功能主要与介导细胞产生抗氧化防御有关。在进化中，Nrf2 的功能十分保守。在研究中人们发现 Nrf2 敲除小鼠对于与氧化病理学相关的多种化学药品的毒性以及疾病更为敏感。如果用药物增加 Nrf2 的活性则可以保护动物使其免受氧化损伤。基因组大规模测序筛查发现，Nrf2 蛋白的靶基因是一些具有 ARE 结构的基因，这些基因除了在药物代谢过程中发挥着重要作用外，还具有抗氧化的能力。通过对 Nrf2 信号通道进行分析，人们发现了一种去抑制的调控机制，即在生理环境中，Nrf2 蛋白会因 Keap1 介导的泛素化程序被降解。然而，在受到刺激时，氧化产物及和亲电子基团可以对 Keap1 上的 Cys 残基进行修饰，从而打破 Keap1 对 Nrf2 的抑制。在肿瘤细胞中，Nrf2 促存活的属性使它能够为肿瘤细胞创造出一个促存活的微环境，从而有利于肿瘤细胞的增殖并赋予其抗药性。此外，Nrf2 还具有调控蛋白降解、细胞增殖、代谢重编程以及调控药物代谢和转运的能力。

最初，Nrf2 蛋白调控药物代谢、药物转运的功能可能与其对内源氧化产物的解毒有关，但随着时间的流逝，该通道逐渐进化成了一种应对环境中有毒物质的防御性机制。在生理和应激状态下，Nrf2 通过调控药物代谢酶及其他转运蛋白的表达而具有了调控代谢的能力。此外，Nrf2 调控的药物代谢酶还发挥着催化一系列不同的酶促反应的作用，例如 CYP2A5、ALDH3A1 和 ADH7 具有氧化活性，而

NQO1 和 AKR 则具有还原活性等。

另外，Nrf2 还能够通过多种机制调控细胞的抗氧化防御系统，从而可以直接影响细胞中 ROS 的内稳态。其途径有以下几种：①增加 SOD、PRX 和 GPx 等酶的活性从而增加过氧化和超氧化物的分解代谢；②促进被氧化的蛋白及辅助因子再生，例如 GSSG 被还原为 GSR，Trxox 被还原为 Trx R，以及 Prx－SO2 被还原为 Srx；③促进还原因子的产生，例如通过 GCLC 和 GCLM 产生 GSH 以及通过 G6PDH 和 6PGD 产生 NADPH；④促进抗氧化蛋白 Trx 的表达以及抑制 Trx 抑制蛋白 TXNIP 的表达；⑤增加氧化还原相关分子的运输，例如增加胱氨酸和谷氨酸的运输；⑥诱导应激响应蛋白的表达，例如 HO1；⑦促进金属离子螯合，例如 MT1、MT2 以及 ferratin。此外，受 Nrf2 调控的很多抗氧化蛋白还可以定位在细胞中的特定位置来调控其周围环境的氧化还原信号。Nrf2 还可以通过调控氧化信号蛋白的表达对细胞功能的重编程产生影响。

近年来，越来越多的证据显示 ROS 是线粒体功能失调、细胞凋亡的主要原因之一。此外，还有研究显示 ROS 导致的细胞凋亡与辐射诱导的认知损伤关系密切。由于线粒体是细胞中氧化应激的主要来源以及损伤靶标，所以相比其他细胞器，线粒体对于外界环境的反应更加敏感，也更加脆弱。氧化还原的内稳态对于保证细胞能够对不同刺激做出正确响应十分重要。事实上，细胞和线粒体中存在着一个由自由基清除剂以及多种酶构成的抗氧化系统来维持氧化还原水平的稳态。然而，尽管细胞中存在这种防御系统，但过多 ROS 的产生会使这种防御系统达到饱和进而导致细胞器功能、细胞内氧化还原内稳态失调，进而发生活性氧导致的细胞死亡。因此，通过对 PINK1 和 Parkin 信号通道的研究，找到维持细胞内氧化还原稳态的方法在预防和缓解辐射引起的副作用方面具有重要意义。

2. 铁离子通过氧化应激途径诱导认知损伤

研究表明，存在于宇宙环境中的高能离子能够导致大脑神经系统的损伤，从而对生物体的执行力、空间学习能力、记忆力造成影响。据文献记载，大部分的研究都集中在调查高能离子诱导的急性损伤。由于随着科技的发展，载人航天飞行持续的时间越来越长，所以如何保护，甚至提升航天员在宇宙空间中的反应能力、认知记忆和学习能力变得越来越重要。因此，应该发展更多有关梯度剂量或辐射诱导的长期效应的研究。某些研究的目标是探究辐射引起认知障碍的长期效应，人们在试验中使用铁离子束流作为放射源，采用 0.5~2 Gy 的梯度剂量，并使用了一系列行为学、生化学、组织病理学等手段对辐射诱导的小鼠脑组织损伤进行了评估。总的来说，结果显示高能离子辐射引起的行为学异常可能与辐射引起的组织生理及细胞水平上的变化有关。

水迷宫是评估动物学习及空间记忆能力最经典的行为学试验设备之一，有文献表明该试验设备的数据主要反应大脑海马体的健康程度。水迷宫试验的结果显示，所有的分组小鼠的逃逸潜伏期都有明显缩短。人们发现，在游泳速度这一参数上，对照组与试验组并没有明显的差别，这说明铁离子辐照并没有导致小鼠运动能力的下降，而这也使逃逸潜伏期可作为评估小鼠学习记忆能力的参数。在最终测试中照射组小鼠的逃逸潜伏期明显长于对照组。尤其通过水迷宫第二天的训练数据更可以明显看出，对照组小鼠逃逸潜伏期大幅缩短，而照射组仅有少许缩短，这些数据证明铁离子辐射引起了小鼠学习能力的下降。此外，从对照组小鼠与照射组小鼠在平台象限耗费时间的百分比这一参数上也可以看出，照射组小鼠在平台象限花费的时间要明显少于对照组小鼠，这说明照射组小鼠的空间记忆能力受到了影响。通过小鼠寻找平台的路径图则可以更明显地看出照射组小鼠，尤其是接受了 2 Gy 照射的小鼠寻找平台的路径异常复杂。综上所述，这些数据说明铁离子辐射对小鼠空间记忆及学习能力造成了明显影响，而这种影响在一定程度上与剂量相关。

此外，研究者还观察到一些照射组小鼠，尤其是 2 Gy 照射组小鼠会出现在水中漂浮不动的情况。一般来说，小鼠天生厌水的特性会使其不停地游泳以寻找陆地，因此这种漂浮不动的表型在某种程度上仍是行为学异常的表型。文献报道这种表型主要与小鼠的抑郁情绪相关，而这种现象在临床上作为脑肿瘤放疗的副作用也有所记载。

■ 6.4　空间复合环境神经适应

6.4.1　空间飞行对生物体的影响

随着航天技术的不断发展，人类深空探测已经成为现实。在太空飞行过程中，航天员会受到诸多压力因素的影响：微重力、银河宇宙辐射、禁闭、振动、噪声和光－暗循环的丧失。大约60%~80%的航天员在太空中的最初几天会感到不适——食欲不振、恶心、疲劳、呕吐和眩晕，这称为"航天运动病"。已有报道显示，长期暴露在太空环境中会影响航天员的健康，导致免疫系统功能障碍、心血管失调、神经系统损伤、骨骼肌肉系统流失、皮肤状态改变、眼部变化等多个方面的生理变化，但目前这些变化的机制尚不明晰。

NASA开设的人类研究计划（human research program，HRP）总结了一些航天飞行和地面模拟试验的结果，旨在调查和评估人类太空探索所面临的健康和行为风险，并为降低这些风险提供必要的对策和技术。HRP出具的一系列证据报告显示，各种生理适应相关的体内免疫改变在飞行期间持续存在（图6-5），长时间太空飞行会改变免疫细胞的分布及功能，影响细胞因子、氧化还原及炎症平衡，诱发潜在病毒重新激活，进而导致免疫失调，增加健康风险。有报道称，自阿波罗任务以来，50%以上参与过任务的航天员的免疫系统受损，提高了着陆过程中及着陆后一周时间内细菌、病毒的感染率。从最初的水星计划和双子座计划，到阿波罗计划和天空实验室计划，再到航天飞机计划、NASA-Mir计划和国际空间站计划，航天员的生理指标及状态都为太空飞行引起肌肉体积减小、耐力强度下降提供了证据，且不同部位（背部、大腿、小腿等）受到的影响程度有所差异，与其承担的功能相关，也与航天员个体的身体素质相关。同样，太空飞行对骨骼的影响也具有针对性，总体而言，在太空飞行期间，地球上正常负重的骨骼部位（如髋部、腰椎、下肢）的骨密度平均每月下降1%~1.5%，而承受较大机械负荷缺陷的区域的骨量减少幅度较大，科学家还通过综合医学模型预测出腕部、髋部以及腰椎处的骨折风险高于其他骨质区域。在微重力环境下，水化状态（相对脱水）、尿液生化变化（过饱和）和骨代谢（钙排泄增加）会增加肾结石形成的风险，进而增加了肾结石引发的血尿、感染、肾积水和败血症等并发症的风险，严重威胁航天员的身体健康。有大量证据表明，太空环境中的微生物基因表达和表型（包括毒力）正在发生改变，增加了太空飞行期间航天员的健康隐患。此外，舱外活动（extravehicular activity，EVA）是载人太空探索中的重要环节，航天员需要面临低压缺氧环境，减少所有身体器官和系统的氧气输送对所有生理功能都有影响。视力损害/颅内压综合征（visual impairment/intracranial pressure，VIIP）被认为是国际空间站项目中首要的系统风险，专家认为，在低压缺氧和微重力、空间辐射等条件的协同作用下，VIIP 将更加严重，并可能对脑血流和认知能力产生负面影响，产生一些高原病症状。同时，低压缺氧环境可能加剧感觉运动障碍、心血管失调以及氧化应激和损伤等多种不良影响。还有报告显示，约有40%的航天员出现名为太空飞行相关神经视觉综合征（spaceflight – associated neuro – ocular syndrome，SANS）的健康问题，如视神经乳头水肿、脉络膜皱褶等。

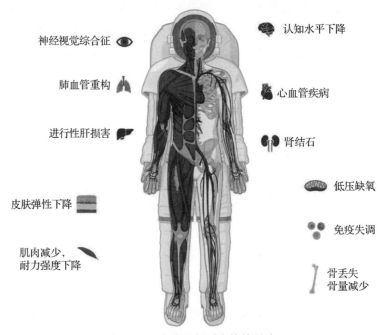

神经视觉综合征

肺血管重构

进行性肝损害

皮肤弹性下降

肌肉减少，耐力强度下降

认知水平下降

心血管疾病

肾结石

低压缺氧

免疫失调

骨丢失骨量减少

图6－5　太空飞行对人体的影响

在太空极端环境中，微重力作为太空与地球环境重要的差异因素，存在影响人类身心健康的潜在风险。2019 年，*Science* 发表了 NASA 双胞胎试验的研究结果，其通过对多组学、分子、生理和行为数据集的分析，为未来人类应对太空飞行的假定健康风险提供了新的参考。研究中引人注目的一部分是观察基因表达如何在太空任务期间发生变化。由于国际空间站在近地轨道飞行，所以分析认为主要是微重力影响了表观遗传修饰。研究表明，在飞行期的后 6 个月，差异表达基因的数量达到前 6 个月的 6 倍，整体基因调控可能受飞行时长的影响。飞行试验组在太空期间端粒延长，而返回地面后迅速缩短，并在短期内回至基线水平，但极短端粒数量增加。基因表达结果也支持太空飞行中端粒长度动态的特异性变化。端粒与衰老、心血管或癌症等年龄相关疾病关联，因此研究者将端粒变化列为太空飞行的中级或未知的长期风险之一。基因组不稳定性被归入高级风险，因为它将增加患上癌症的可能性。研究观察到飞行期间飞行试验组染色体易位和倒位频率增加，转录组中的变化也显示 DNA 修复正在发生。此外，研究人员还评估了表观遗传学变化，对 CD4 和 CD8 细胞进行整体甲基化水平分析，发现飞行试验组中甲基化的变化在可预见的范围内，但基因 GO 分析却呈现表观遗传上的紊乱。总之，这项研究指出，在适应太空飞行环境引发的多种变化时，人体具有坚韧且回复性强的适应能力，但值得注意的是，返回地面 6 个月后，约 7% 的差异表达基因依然未恢复至基线水平，这提示太空飞行带来的影响不容小觑。

6.4.2　空间飞行环境的神经响应性变化

随着我国载人空间站工程的实施，航天员长期暴露于辐射、微重力等空间特殊环境下，其造成的损伤或健康问题必须被高度关注和深入评估。NASA 将其空间环境引起的主要健康问题概括为致癌、中枢神经系统影响、退行性病变、辐射综合征等 4 种影响类型，其中急性中枢神经系统效应和迟发性中枢神经系统效应研究位次非常靠前。已有报道长期载人飞行可以导致航天员认知准确性下降，进而引起航天员工作效率下降，安全风险增加。尽管这可能与空间环境的多种因素（如微重力、狭小空间、辐射等）都相关，但因为一个重粒子就足以引起神经元损伤，所以空间辐射效应的累积可能对脑部神经元造成重要的功能损伤。同时，利用空间特殊环境进行航天医学研究的结果表明机体对微重力会产生较好的适应性，但是也有研究表明微重力对空间辐射诱发的损伤会产生协同效应。因此，利用空间特殊环境进行神经功能变化的航天医学研究不仅有助于了解近地轨道航天员对于微重力 & 辐射复合应激可能产生的神经响应新知识，预测和评估航天员的神经认知障碍风险，而且对后期执行深空探测任务的航天员健康损伤的早期预判也至关重要。

与神经认知功能有关的脑内神经元按脑区的不同主要包括皮质神经元、海马神经元、丘脑神经元等。不同的脑功能区因物质组成、代谢能力等的不同对空间复合环境的响应必将存在不同；同时，神经作为高级活动中枢，可在神经、体液调节机制下在外周形成响应性变化。然而，由于缺乏人群研究数据，航天员神经组织样本更是极度限制因素，目前人们对空间环境导致的神经认知功能性变化的机制知之甚少，特殊核团或功能区的神经功能变化与外周的响应一致性更鲜有报道，因此，依据地基模拟试验动物模型获得可靠的试验数据是有效且必需的途径。

近年来以 microRNA（miRNA）作为疾病生物标志物的研究备受关注，现有研究发现 miRNA 参与辐射或微重力相关基因的表达调控，而且脑中形成的 miRNA 可以直接或在外泌体的协同下进入外周，成为外周血液中循环 miRNA 的有效组分。这些 miRNA 在循环系统中具有很高的稳定性和再现性，因此通过筛选血液中的循环 miRNA，开发基于血液的无创神经功能响应标志物，对于获得空间神经功能变化的动态预警标志物、有效监测航天飞行时航天员的身体健康、开展损伤的早期防控意义重大。

1. 空间环境条件下神经功能变化研究现状

人类和脊椎动物对太空环境表现出一系列独特的生物反应，包括骨骼和肌肉萎缩、免疫功能障碍、神经行为变化、视力损害和心血管损伤。随着中国航天"三步走"战略进入重要阶段，对航天员进入空间极端环境的防护研究更突显重要性。利用空间飞行或地基模拟失重或/和辐射条件开展空间飞行环境中生物各系统适应性反应研究是提升防护策略的基础。

电离辐射和微重力是近地轨道环境中的主要生物应激源。目前几乎所有载人航天任务都在近地轨道，即地球磁场包围的区域范围内执行。深空辐射环境主要由银河宇宙射线组成。地球磁场的保护大大减弱了航天员暴露在辐射环境中的健康风险，但是面对即将到来的月球和火星任务中的风险，银河宇宙射线仍是非常关键的健康风险因素[7]。根据重粒子生物作用的特点，一个重粒子就足以引起神经元损伤，部分神经元损伤尚不足以导致脑功能的严重破坏，但是，对一些神经元数目较少的、功能上高度分化的脑内小神经核来说，银河宇宙射线中重粒子的损伤作用是不能忽视的。此外，地球生物都生存和活动于地球表面环境中，特别是在重力场的作用下，对重力作用产生积极反应是生物体的一个显著特征。生物为了生存和活动，每时每刻都需要克服地球重力。在空间环境中，特别是在失重条件下，与对抗重力有关的机能系统受到显著影响，出现失调现象，引起神经功能变化，表现出——①感觉、运动和定向的变化：前庭感觉、视觉、本体感觉等功能及其相互作用显著改变，肌肉运动和协调功能也显著改变，感觉异常和运动功能显著失调，造成空间定向能力下降；②一般性神经行为变化：航天员的操作记忆能力有所下降，情绪应激、睡眠节律变化，在不同程度上影响航天员的工作效率；③神经化学变化：核酸蛋白水平、离子分布、内分泌等生化改变广泛发生在中枢神经系统不同的功能核团中。同时，利用空间特殊环境进行航天医学研究的结果表明，机体对微重力会产生较好的适应性，但是也有研究表明微重力对空间辐射诱发的损伤会产生协同效应。这些神经功能变化一方面可能是在空间环境条件下运动协调功能适应失重环境的一种反应，另一方面也可能是失重和/或辐射对神经细胞的直接效应。

太空飞行中大脑变化的具体机制在很大程度上是未知的，两种看似相互矛盾的大脑变化模式——功能障碍和适应性/可塑性——使理解机制变得更加复杂。也就是说，一些大脑变化似乎是功能失调的，例如白质微结构下降，其中与飞行后平衡较差相关的前庭过程所涉及的脑白质下降幅度更大。其他大脑变化似乎是适应性的，例如飞行后腿部躯体感觉皮层 GMv 的增加。长时间的太空飞行可能导致神经可塑性变化，例如轴突发芽、树突分支以及神经胶质细胞数量和形态的变化，这可能导致人类感觉运动大脑区域的可测量结构变化。因此，评价空间环境神经功能变化要运用 MRI 神经影像技术与分子细胞鉴定相结合，才能更好地理解神经认知相关重要功能脑区的差异变化。

NASA 双胞胎研究对一对单卵双胞胎进行了独特的多组学分析，为航天员身体中发生的细胞和遗传变化绘制了广泛的分子图谱，其中包括 DNA、RNA、蛋白质、脂质、代谢物和微生物组的变化。在双胞胎试验中，有几个关键发现均提示长期太空飞行对航天员健康的损伤，其不仅证实了前期的长期太空飞行导致认知障碍的研究成果外，还有一些神经系统方面的新发现。例如，人们首次发现在太空飞行的早期，认知速度增加，而在太空飞行的 6 个月后，认知功能下降显著。有研究表明，情绪应激压力和空间辐射可能降低大脑内的突触密度，而放射性核苷酸可能越过血脑屏障并在神经高级功能衰退中发挥作用。NASA 双胞胎研究也深入探究了长期暴露于空间环境中的生物学效应的时间依赖性，尤其是认知功能障碍程度与暴露于空间环境中的持续时间密切相关。在太空飞行前 6 个月与太空飞行后 3 个月，基因的差异表达谱存在显著区别。至第 6 个月，转录水平的变化显示出最大的差异。在太空飞行的最后 6 个月，差异表达和调控的基因数量与太空飞行前相比增加了 7 倍。尽管这其中很多变化在返回地面后恢复正常水平，但值得注意的是，一部分基因的差异表达可持续到太空飞行后的 6 个月，这些来自航天员的直接数据提示太空飞行可能永久改变某些基因的表达，并且对神经的影响可能在返回后很长时间内才能有所体现，因此在地面模拟试验动物模型也需要考虑应激条件撤除后的神经适应性变化的恢复情况。2021 年，Min 等人应用复合模型箱模拟了空间站微重力、噪声、狭小空间、昼夜节律变化环境，在大鼠经过 21 d 模拟应激后对其进行强迫游泳等行为学测试，发现长期模拟空间环境模型大鼠产生了抑郁样行为。他们基于蛋白质组学对前额叶皮质区全蛋白和膜蛋白进行了深入分析，发现一组涉及神经递质谷氨酸循环的蛋白水平显著降低，谷氨酸在间隙积累并导致神经兴奋性毒性，突触传递发生变化，还发现线粒体呼吸链蛋白水平下调，这表明线粒体功能受损，说明神经元突触可塑性发生变化，并在一定程度上解释了大鼠认知功能障碍及抑郁样行为的产生。

2. 空间环境条件下循环 miRNA 研究现状

miRNA 是非编码 RNA 的短序列（约 22 个核苷酸长），可以在转录和翻译水平上调节基因表达，也可直接作用于蛋白。miRNA 存在于包括哺乳动物、无脊椎动物、微生物、病毒、植物在内的每一种生物体中，并且在物种之间高度保守。此外，miRNA 在几乎所有体液中都是稳定的且具有功能性。据报道，在体液中发现的 10% 的 miRNA 被包装在外泌体中，其余 90% 的 miRNA 与其他蛋白质一起自由"漂浮"在体液中。miRNA 被认为是几种疾病的预测因子和调节因子，包括癌症、神经退行性疾病和自身免疫性疾病。一般来说，在航天生物学中对循环 miRNA 的研究有限，但越来越多的证据表明它们的主要调节作用，它们被发现参与机体对微重力和辐射的生物反应。因此，识别空间环境相关 miRNA 及其调控网络变化规律，在人类和生物模型中共享对航天应激源的反应，对开发空间环境外周体液生物标志物、指示健康风险发生具有重要意义。

目前，依据 NASA 基因实验室数据库，人们已经对太空飞行中调节基因转录反应的 miRNA 做出了无偏预测，确定了一组 13 个与太空飞行相关的 miRNA，并建议将转化生长因子 TGF – β1 作为它们下游的主要调节因子。TGF – β1 是一种主要的调节细胞因子，介导细胞凋亡、肿瘤发生、自身免疫和神经炎症。然而，这个与太空飞行相关的 miRNA 信号基于转录组学分析，而非试验测量（图 6-6）。后来，科学家通过微重力和辐射的地基模拟试验验证了预测的与太空飞行相关的 miRNA 信号，进一步得出体外辐射人体免疫细胞释放的 miRNA 及 miRNA 表达变化，将最初的 13 个候选 miRNA 扩大到 15 个靶向 miRNA，即增加了 let-7a、let-7c 和 miR-92a。

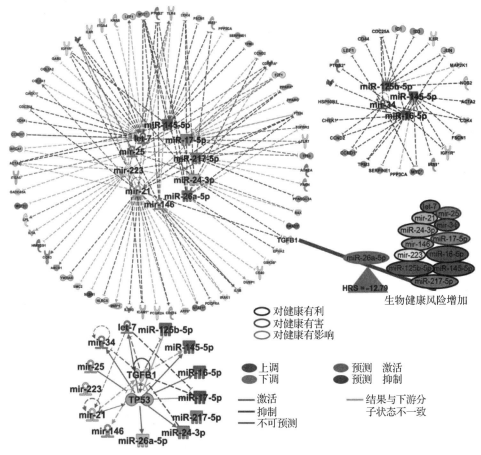

图 6-6　空间环境相关 miRNA 分析

3. 循环 miRNA 与空间环境神经功能障碍相关性研究现状

人们已经报道长期载人飞行可出现中枢神经系统的功能性变化，包括疲劳、注意力分散、记忆力减退、情绪低落等，航天员也出现认知障碍、运动障碍以及神经退行性疾病增加风险，同时航天员的迷走神经在太空飞行中处于抑制状态，从而使机体的基本维持系统（循环、呼吸和消化等）的活动处于抑制状态。在重离子辐射长期效应研究中，大鼠经过 1 Gy 剂量的碳离子辐照后，中枢神经系统不同脑区的单胺水平发生改变，其中，前额叶皮质最为明显，伏隔核其次，海马最为微弱，这表明大鼠中枢神经系统不同脑区的重离子辐照敏感度有所不同。本课题前期地基试验通过对脑局部辐照大鼠模型和模拟空间复合环境细胞模型的研究发现，空间复合环境可导致神经功能变化，其主要生物效应表现为脑内存在持续的炎症反应，而神经作为高级活动中枢可将该种炎症信号通过激素调节或信号控制传递到外周，进而引发外周体液中的生理生化指标的变化。这些中枢和周围神经系统相呼应的生物学指标就包括 miRNA 分子，例如课题组在前期利用细胞模型验证得到神经元致炎性反应相关 miRNA（miR - 146a - 5p、miR - 21 - 3p、miR - 124、miR - 675 - 3p、miR - 588、miR - 21 - 5p、miR - 7704 和 miR - 24 - 1 - 5p 等）可参与调控细胞焦亡、神经胶质细胞活化及相关通道（图 6 - 7）。这些由受到辐照或微重力应激刺激的神经细胞释放到胞外的 miRNA 分子是否是外周循环 miRNA 的有效组份，是否可作为空间环境神经功能变化的对应候选 miRNA 亟待研究。

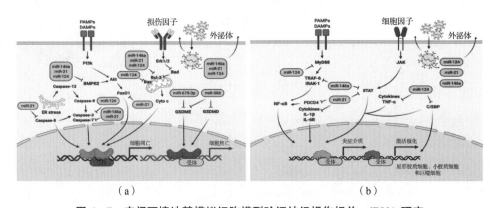

图 6 - 7　空间环境地基模拟细胞模型验证神经损伤相关 miRNA 研究

同时，与神经对应的循环 miRNA 还有一个重要来源是脑源外泌体。外泌体是体液中通过长距离循环进行细胞间通信的一种手段，它的内含物可以是 DNA、RNA，也可以是蛋白质。其双层膜的膜泡结构保护了其中的 miRNA 不被降解。神经胶质细胞作为支持细胞广泛分布于中枢和周围神经系统，由其释放的外泌体可通过血脑屏障，在中枢及周围神经系统的信息传递和物质交流方面起重要作用。外泌体的含量取决于供体细胞的状态，并受空间辐射和微重力等环境压力因素的调节。太空飞行试验显示外泌体的释放量增加和外泌体介导的 miRNA 转移增强。具体来说，电离辐射会触发增加外泌体释放和细胞摄取。来自辐照细胞的外泌体通过 miRNA 以及蛋白质的协同作用参与辐射旁观者效应。

6.4.3　宇宙空间暴露与神经可塑性

如前所述，宇宙辐射是具有大范围电荷和能量的电离辐射［质子、α 粒子和高电荷高能粒子（HZE）］的异质池，主要由银河宇宙射线和太阳粒子事件产生。事实上，暴露在太空中的这些复杂的辐射场已经被确定为宇航员健康的主要风险，因为他们在从地球的保护性磁层到火星等遥远世界的途中冒险。随着 NASA准备必要的后勤和开发深空旅行所需的技术，最近出现的数据突显了对辐射暴露对大脑的不利影响的某些重大担忧，尤其是用于预防大脑恶性进展的颅骨放射治疗可以对认知造成渐进性和衰弱的影响，包括学习、记忆、处理速度、注意力、认知灵活性和执行功能。这样的治疗还会导致其他行为障碍，对焦虑、情绪和抑郁产生不利影响。深空辐射暴露引起的神经认知并发症很可能危及航天员的安全、任务成功和任务后的生活质量。显而易见，辐射质量的差异使估计空间辐射风险的努力复杂化，因为空间中发现的带电粒子与更常见的地面形式的辐射存在不同的能量沉积模式。深空旅行使航天员暴露在一个非常低但稳定的银河宇宙辐射背景中，这些粒子由从较轻的质子和氦离子到较重的离子（如硅、钛和铁）组成的高能带电粒子组成，这些粒子与行星表面的身体组织之间的相互作用，使航天员暴露在潜在的大而罕见的太阳粒子事件中。带电粒子的穿越还与粒子轨迹发出的大量增量射线有关，其相互作用的距离远远超过平均细胞的大小。

因此，更深入地了解太空大脑响应变化的潜在机制，为设计创新战略以克服与深空旅行相关的这些迫在眉睫的复杂问题提供了最合乎逻辑的路线。有证据表明，暴露后长期存在的多种病理导致神经传递受损。因为行为减退可以预测结构的改变，所以人们试图确定认知任务询问的大脑区域是否显示出损伤或改变的迹象。这些研究现已显示，海马和皮质神经元的树突复杂性、树突棘密度和未成熟的棘细胞形态显著降低。更多的数据显示，内嗅觉皮质中的神经元表现出与其他大脑区域（即海马和前额叶皮质）相同类型的树突棘密度降低。接受低剂量（5cGy）钛离子或氧离子（400 MeV/n）照射的小鼠，在暴露 6 周后测量，树突棘的数量减少了近50%。这些数据证实了过去的发现，并表明大脑中几乎任何神经元都容易受到类似宇宙辐射诱导的结构可塑性的影响。

颅脑放疗是控制原发性和继发性脑肿瘤生长的常规方法，但往往会导致严重的认知功能障碍。部分有益的剂量深度分布可以避免正常组织损伤，使用质子治疗中枢神经系统和其他类型肿瘤的方法正在迅速普及。暴露在空间辐射环境中的低剂量质子的航天员也有患上不利的中枢神经系统并发症的风险。为了探讨质子全身照射对小鼠的影响，小鼠接受了 0.1 Gy 和 1 Gy 的照射，并在照射后 10 d 和 30 d 分析了海马神经元的形态计量学变化。对暴露后 30 d 的树突长度、分支和面积进行分析，发现树突复杂性显著降低（33%），且呈剂量依赖性。在相同的剂量和时间下，沿着齿状回海马神经元的树突棘的数量（30%）和密度（50%～75%）也明显减少和降低。树突棘是学习和记忆的结构关联体，它通过连接的动态变化来调节突触的可塑性，这些动态变化与树突分枝的变化密切相关。未成熟的脊椎（如长的丝足）对辐射的敏感度最高（1.5～3 倍），而较成熟的脊椎（如蘑菇）对辐射后 1 个月的变化更具抵抗力。最近的证据表明，细小的脊椎更具可塑性，可参与学习，而成熟的脊椎在记忆中发挥着更大的作用。辐射后齿状回各亚区颗粒细胞 Syn 表达明显降低，PSD-95 表达显著增加，且呈剂量效应关系。PSD-95 参与树突棘的发育、生长、分支和成熟，并在调节突触信号方面发挥作用。在健康的大脑中，PSD-95 水平的升高促进了突触的形成，并促进了更大突触的形成。然而，PSD-95 的过度表达也与衰老、神经炎症和认知功能受损有关。这些发现证实了过去使用光子照射的工作，并首次证明了低剂量全身质子照射后树突复杂性、棘密度、形态和突触蛋白水平的剂量响应变化。

虽然辐射损伤与认知功能障碍之间的联系机制尚不清楚，但越来越多的证据表明，次级 ROS、RNS 和炎性物质的持续升高在加速认知功能障碍的发生和/或严重程度方面做出了贡献。氧化和炎症过程在许多神经退行性疾病中加剧，例如阿尔茨海默病、帕金森病和肌萎缩侧索硬化症，并且可以促进辐射后海马神经发生的持续抑制。尽管神经发生对认知有影响，但它对功能性整合到突触回路中的神经元的贡献相对较小，这表明其他因素可能对辐射引起的认知功能障碍也很重要。

为了实现上述目标，在缺乏关于辐射对成熟神经元结构影响的定量信息的基础上，人们开展了分析辐射后神经元形态计量学特性的急性和长期变化的研究。重要证据已将受损的树突和脊椎形态与一系列神经退行性疾病联系起来。树突状异常在癫痫等疾病中很常见，复发性抑郁症、阿尔茨海默病和亨廷顿舞蹈病与唐氏综合征、Rett 综合征和脆性 X 综合征中发现的智力残疾有关。

鉴于结构功能关系在中枢神经系统中的重要性，中枢神经系统的最佳连通性取决于树突和棘突的生长、分支、修剪和重塑，从而将依赖活动的突触发生与中枢神经系统的动态需求联系起来，这一点并不出人意料。过去的研究结果显示，辐射诱导的树突棘突密度降低且形态减少，类似的研究结果表明，导致脊椎密度降低或形态紊乱的制剂或条件容易使个人发展为认知障碍。上述情况表明，神经元超微结构特征的改变是学习和记忆的关键决定因素，当这些错综复杂的结构元素发生破坏时，认知功能开始恶化。辐射能够引起突触可塑性的长期变化，这种变化类似许多神经退行性疾病，这表明这种变化可能是许多由此产生的认知缺陷的基础。鉴于高能质子对神经元结构的影响，以及关于此类治疗对神经元结构影响的信息匮乏，研究者尝试确定暴露在高能质子下是否/如何引起神经元解剖结构的急性和慢性改变。为了便于对辐射效应的神经生物学研究，研究人员选择了一种转基因小鼠模型，该模型在修饰的 Thy1 启动子的控制下表达增强型绿色荧光蛋白（EGFP），该启动子将表达限制在特定的神经元亚群。这个模型详细描述了质子辐照对神经元微观形态参数的影响，包括树突解剖、棘突形态和突触密度。此外，Zhang 等人发现辐射损害了海马 – PFC 通道上的神经可塑性，其影响因年龄而异，对幼年和成年大鼠的海马 PFC 长时程增强均有抑制作用，但这种抑制作用仅在幼年照射的动物中持续存在。美金刚是一种非竞争性的 NMDAR 拮抗剂，已经显示出预防辐射诱导的认知缺陷的希望。在幼年和成年大鼠中，美金刚都能阻止辐射诱导的长时程增强缺陷，但前提是必须在辐射前给予。辐射对非神经源性大脑区域的突触可塑性有急性和早期的延迟影响。脑照射与海马突触强度的变化、即刻早期基因活性调节的细胞骨架相关蛋白（Arc）的表达和 NMDAR 亚单位的表达有关。除了海马，PFC 还参与许多认知功能，包括决策、学习、工作记忆和目标导向行为，所有这些都可能受到空间辐射的负面影响。

■ 6.5 空间环境对机体感知觉的影响

感觉系统是人体神经系统中处理外界环境信息或刺激的一个重要组成部分。人体基本的感觉系统包括视觉、味觉、嗅觉、听觉、触觉以及前庭等系统。人的机体通过这些基本感觉系统的交互作用，促成身体的深感觉成熟，形成完整的本体觉和动觉。因此，机体感觉系统功能的维持与人们的日常生活和工作息息相关。近年来，随着载人航天技术的不断发展、航天员在轨驻留时间的不断延长，空间环境对航天员机体健康的影响越来越受到人们的关注。无论是早期研究，还是近年来的最新研究成果，均表明在空间环境条件下，航天员的感觉系统功能会受到显著的影响，一方面可能导致相关病理表型的出现，如航天飞行相关神经眼科综合征、空间眩晕病以及听力受损等；另一方面，如味觉和嗅觉的变化也会对航天员在空间站的日常生活带来负面影响。空间环境下感觉系统功能的变化不但会影响航天员自身机体的健康，而且会直接影响空间飞行任务的实施，值得引起人们的高度关注。本书以空间环境对机体感觉系统的影响及其作用机制为出发点，从视觉、前庭觉、嗅觉、听觉、味觉等多个方面阐述了机体感觉系统在空间环境条件下发生的功能变化及其作用机制。本节将为未来航天员健康保障体系的建立提供理论依据。

6.5.1 空间环境对机体视觉系统的影响

尽管自人类太空飞行开始以来，对脑功能方面已经有很多研究，但作为脑功能的延伸，视功能也随之发生一系列的变化。在 1977—1991 年，NASA 航天员计划的申请者中有 23% 的人被取消了医学资格，其中 9.4% 的人是因为视力不足。一旦被选中，航天员在太空飞行前和太空飞行后都要接受眼科检查，包括视力和眼底检查。眼睛与多个流体系统相互作用，这些系统可能导致观察到的视力损害，包括循环系统、脑脊液（CSF）系统和房水调节系统。这些系统分别通过静脉压、颅内压和眼内压对眼睛施加作用力。在太空飞行过程中，眼内压、颅内压和静脉压的联合变化可能导致眼睛几何形状的变化，从而导致视力的变化。此外，微重力中流体静力梯度的丧失可能导致流体移动，从而进一步改变作用在眼睛上的力。为了补偿压力变化，对眼睛几何形状的长期修改可能导致组织的不可逆变形，从而导致临床观察到的现象，例如脉络膜皱褶。

以往航天对眼睛结构和一般眼健康影响的基础研究很少，而且仅限于在航天动物模型上进行基础组织病理学研究。视觉系统对能量的要求很高，需要丰富的氧气和营养物质，这使其对氧化应激敏感。过量的自由基引发线粒体功能障碍，导致视网膜代谢紊乱和神经变性。损伤因素，如高眼压、NTF 缺乏、兴奋性氨基酸毒性、血管痉挛、灌流不足、组织贫血和低氧均可导致视网膜神经节细胞（RGC）死亡。因此，视网膜是太空环境影响的主要靶点之一，也是最为脆弱的组织之一。李向前等人发现 SD 鼠尾吊处理 4 周后，其视网膜功能和结构并没有发生明显变化，而尾吊处理 8 周后，大鼠视网膜功能及形态发生明显改变，可以很好地模拟长期微重力环境暴露导致的眼部损伤，可作为该现象发病机制研究中较好的疾病动物模型。在 STS – 72 航天飞机上飞行的大鼠出现明显的视网膜退化，主要体现为视网膜细胞肿胀和视网膜破裂。宫玉波等人研究发现模拟 2 周微重力环境下大鼠眼底血流速度降低，脉络膜厚度增加，但视网膜厚度未发生明显变化。Theriot 等人研究发现在 STS – 135 航天飞机上飞行的小鼠的眼睛与地面对照小鼠相比，视网膜中的基因表达发生了显著变化，受影响的基因主要涉及内质网应激、炎症、神经元和神经胶质细胞丢失、轴突变性和疱疹病毒激活等途径和过程，可能导致视网膜损伤、退化和重塑。另外，Mao 等人研究显示太空飞行后小鼠参与氧化应激，线粒体和内皮细胞生物学的基因和蛋白质的表达显著改变，导致视网膜细胞凋亡增加。作为国际空间站上视网膜损伤的对策，航天机构启动了一个名为辅酶 Q10（CoQ10）的项目。Lulli 等人通过测量凋亡率、端粒 DNA 损伤、细胞骨架改变以及外显子组和转录组，研究了太空环境对 ARPE – 19 细胞的影响以及辅酶 Q10 可能的保护作用。

空间环境对视力的影响有很长的历史，可以追溯到水星计划。尽管在双子座五号和双子座七号任务期间进行的视力测试显示，航天员的视力几乎没有变化，但在阿波罗计划期间进行的类似调查结果表明眼内压有所上升。Mader[8] 等人在 2011 年首次公布了 7 名航天员在太空飞行 6 个月前后的完整眼科检查结果，包括 5 名出现视盘水肿和眼球扁平，3 名有棉花斑点，5 名近视，5 名有脉络膜皱褶。

进一步检查发现了一系列症状，包括视神经扭曲、暗点、屈光不正、视盘突出和颅内压升高。这些变化可能是长时间太空飞行过程中头颅液体移动引起的颅内压升高所致，NASA 已将这种情况称为视力损害和颅内压综合征。长时间太空飞行后航天员的症状包括视盘水肿、眼球扁平和其他部分类似地面特发性颅内高压（IIH）的症状，但航天员没有出现特发性颅内高压的典型症状，如头痛、嗅神经结构变化或搏动性耳鸣。因此，随着时间的推移，颅内压升高作为解释这些症状发生的唯一机制的作用受到了质疑。

在太空环境中进行视觉空间任务的过程中，航天员识别非典型、可能具有威胁性的事件的能力会较弱。作为微重力的直接影响，特发性颅内高压是一种表现出与太空飞行相关神经眼科综合征（SANS）相同的神经眼科症状（慢性颅内压升高和视盘肿胀）的综合征，与认知症状有关，因此 SANS 很可能与认知能力的下降有关。Lee 等人注意到航天员视觉和视觉加工相关区域的白质（WM）变化，包括在视觉空间加工、视觉注意和视觉运动控制中起重要作用的上纵束。Riascos 等人最近报道了太空飞行后白质改变发生在丘脑后辐射，后者包含视神经辐射，并帮助在丘脑和枕叶皮层之间传递视觉信息。有趣的是，研究人员还注意到丘脑和枕叶皮层的脑灰质变化，作者假设这是继发于视觉通道中的液体积聚或视神经本身变化的下游影响。

近年来的相关研究通过比较太空飞行前和太空飞行后的眼眶 MRI、眼轴长度测量和光学相干断层扫描，提出了永久性眼部变化的潜在风险。为了更好地反映发病机制的不确定性和可能的多因素病因，NASA 将太空飞行后发生的眼部变化描述从 VIIP 改为 SANS，其受到淋巴静脉系统循环障碍、颅内压升高、神经系统改变等因素的影响。SANS 也被认为与炎症性改变有关。在一个的小鼠模型中，Shen 等人发现视网膜中的 RGC 的细胞体丢失，以及 RGC 电功能和对比敏感度损害，升高的颅内压也增加了神经节细胞层低氧诱导因子 -1α 的表达。此外，个体遗传变量以及更多的二氧化碳和辐射导致了 SANS 的发生。这些眼部症状的发生率和严重程度各不相同，一些近视和远视在返回地球后的几周或几个月内恢复正常，而另一些则可能多年保持视力受损，导致太空飞行后的永久性无变化。SANS 目前被认为是航天最大的健康风险之一，对人类深空探索构成挑战。因此，解开 SANS 发生的详细分子机制，对于开发新的眼部治疗对策，确保航天员的健康和工作效率至关重要。

1. 微重力对视觉系统的影响

在过去 50 年的人类太空飞行中，人们对适应失重所伴随的生理和解剖学变化有了一定的理解。最常见的表现包括体液向头移位、血容量减少和体液调节改变、肌肉萎缩和骨质丢失。然而，最近人们认识到，视觉系统的变化实际上在航天员中相当常见，包括颅内压升高、视盘水肿、眼球变平、视神经鞘增厚、远视移位和视网膜改变。许多航天员从长时间的太空任务中返回，经历了不同程度的短期或持续性视力异常。此外，视力损害可能是对微重力的一种剂量依赖性反应，因为据报道，在经历更长时间的太空任务的航天员中，视觉变化的频率更高。微重力会影响视网膜神经元电反应的传导速度，视功能的自我调节机制可能与大脑前额和枕叶区域的功能重组有关。另外可能的原因是视网膜功能或视觉传导通道受损，大脑特定部位神经元的凋亡导致视觉空间信息加工能力下降，眼屈光状态发生改变，眼轴变短引起远视漂移和近视力的下降。

失重环境可以对中枢神经系统的神经元形态、基因表达、蛋白分泌及神经网络结构等多方面造成影响，脑功能也受到相应的抑制或代偿性增强。短期的模拟失重生理效应可以导致能引起对视觉空间信息起主要加工作用的两个脑区——外侧膝状体和后顶叶皮质区域神经元凋亡增多。载人航天中，微重力环境对航天员认知能力的改变是巨大的，重力变化对已建立的高度自动化的感觉 – 运动模式的干扰，会使航天员产生倒置错觉和视觉再定向错觉，进而影响人在航天活动中的工作绩效。许多研究表明，在太空飞行过程中，航天员在多种视觉空间任务中表现为视觉空间能力、视觉追踪能力等下降，这说明失重生理效应可能对中枢神经系统视觉空间信息加工能力有影响。于洪强等人发现在模拟微重力效应下，眼内压立即显著升高后缓慢下降，同时伴有近视倾向，空间频率为 0.2c/d 的彩色对比敏感度分辨能力下降，以及视觉追踪能力下降。

长期暴露在微重力环境中的眼睛变化与眼眶和脑室脑脊液体积的大幅增加显著相关，但与脑组织体积无关。Alperin 等人通过自动量化 VIIP 中观察到的眼结构变化，即眼球扁平和视神经突出，以及自动分割视神经周围的眼眶脑脊液间隙，证明与 VIIP 相关的眼部变化仅发生在长时间的太空飞行中，并且眼部变化的程度与眼眶脑脊液容量的增加显著相关。在特发性颅内高压中，脑脊液形成和吸收的不平衡以及椎管顺应性降低，导致颅内脑脊液容量增加，引发眼球变形。对于太空中的航天员来说，脑脊液容量增加还有一个额外的潜在来源，即脑脊液从头盖骨到椎管的尾部缺乏移位。

越来越多的证据表明，微重力下脑脊液系统血流动力学的改变可能影响视神经相关结构，从而导致眼部疾病。在地面环境中，脑脊液主要产生于脉络丛，并排入压力较低的颈部静脉血管，脑脊液、淋巴管和血管的引流受到重力的帮助。在微重力环境下，静脉横截面积的增加和血流速度的变化提示静脉充血的可能性。静脉充血可能损害大脑和眼静脉的流出，包括涡旋静脉的流出，大部分眼部血液通过涡旋静脉流出眼睛。静脉流出减少可能随后导致脑脊液流出减少，增加颅内压。微重力环境引起脑脊液分布不均，对视神经产生代谢毒性，使视网膜前小动脉关闭，形成棉絮斑。视网膜色素上皮（RPE）细胞在维持血–视网膜屏障、参与视觉循环代谢中起着关键作用。以往的研究已经观察到，在微重力条件下，RPE 细胞的结构、形态、黏附、迁移和血管生成发生了显著的变化，细胞活力下降，细胞周期停滞于 S 期。进一步的研究结果表明，在微重力条件下，ROS 升高会引起氧化应激，导致 Nrf2 – HO – 1 途径的激活。同时，细胞受到氧化损伤后，通过调控凋亡相关基因的表达而导致细胞凋亡。

目前，拮抗微重力对机体视觉系统的影响主要通过药物摄入（生化手段）以及可穿戴设备（物理手段）进行干预。眼球低眼压是一种易患 SANS 的情况，那么使用加压护目镜增加眼压可能是抵消指向筛板后部的脑脊液压力的一种方法。反过来，可以给航天员使用乙酰唑胺来降低颅内压，但应该考虑到由于脱水而增加的肾结石风险以及对眼压的降低作用。NASA 为 40 岁以上的航天员提供了"太空预期眼镜"，这种镜片可以解决航天员执行任务期间因 SANS 相关的远视改变而出现的视觉问题。

微重力引起的液体移位显著增大颈静脉和门静脉，增加脑静脉血流速度。这些发现显示在颈部和内脏水平有明显的血流充血，并可能提示脑静脉被空间中的脑组织压迫。通过给航天员配备下肢负压裤或给太空飞船安装短臂离心机等方法使用人工重力补偿航天员进入太空后失去的部分重力，另外在训练或者太空飞行过程中进行适当的有氧运动。下体负压（LBNP）是一种可以逆转失重引起的颅液移位的方法，因为它诱导血液从上半身（在髂骨上方）转移到下半身，导致血液在身体的下部聚集，减少静脉回流到心脏，它被认为是对抗微重力暴露的生理适应的一种对策。LBNP（25 mm 汞柱，持续 30 min）使这些变化恢复到太空飞行前的水平，从而减少相关的血流和组织干扰。俄罗斯的 Chibis 套装是一条站立时穿的坚硬的 LBNP 裤子，利用外部真空产生负压。之前和目前正在研究的另一种装置是传统的静态 LBNP 舱，它可能在夜间睡眠期间使用。它由一个坚硬的腔室组成，在仰卧位时，它被密封在使用者下半身周围的髂骨水平，并连接到产生负压的外部真空软管。Chibis 套装和传统的静态 LBNP 舱分别用于站立和仰卧姿势，但地球上最常见的日常姿态是坐姿。坐姿几乎不会在太空中发生，因此有必要对坐姿 LBNP 设备进行研究，以模拟太空飞行中常见的类似地球的姿态条件。该装置由一个坚固的腔体组成，该腔体密封在坐着的使用者的腰部，并连接到外部真空以产生负压。坐式下体负压模拟臀部、足部和全身的负荷，以维持肌肉骨骼负荷和眼睛健康。电力和电量在太空中是有限的资源，当前正在研究的不需要这两种资源的设备是自生成（自）LBNP 设备。Petersen 等人开发、制造并测试了一种可穿戴、可移动和有弹性的 LBNP 设备（重力套装），其中包括带内置鞋以承受地面反作用力（GRF）的增压裤，以及可在整个身体轴向范围内分配载荷的胸背心。它由一个可折叠的腔室组成，密封在使用者的下半身周围，位于髂骨水平，并附在背心上。使用者通过腿部收缩和腿部伸展的连续的、蹲式的动态运动产生负压，在伸展阶段由于装置内的大气压力降低而产生负压。此外，负压增加了腿部伸展的阻力，而背心抵消了腿部产生的力。因此，自体 LBNP 装置在上半身和下半身都承受肌肉骨骼负荷，从而抵消立位耐力。缩窄股静脉袖带（VTC）是另一种对策，它对股静脉施加压力，使静脉血液滞留在腿部，作为将液体排出上半身的一种手段。俄罗斯航天员已经使用 VTC 来对抗太空适应综合征，并减少"头部充血"的症状。虽然它本身可能不像 LBNP 那样成功地运送大量液体，但它确实允许机组人员在航天器上自由移动，同时在很长一段时间内完成其他活动，而且不需要持续的心血管监测，这使它在操作上更可取。

2. 辐射对视觉系统的影响

空间辐射环境的一个独特特征是银河宇宙射线环境中 HZE 的存在和富质子太阳粒子事件（SPE）的存在。眼睛是一个独特的器官，因为它相对没有保护，经常暴露在辐射中，这些银河宇宙射线离子和质子对太空飞行人员在其活动过程中构成重大危险。来源于宇宙辐射（HZE 和质子）与玻璃体液和眼睛晶状体相互作用。由于切伦科夫效应，这种相互作用确实产生了光子。此外，HZE 对水的电离作用产生的羟基自由基决定了光感受器圆盘中多不饱和脂肪酸的过氧化。在该反应中，两个羟基自由基的湮灭产生一个光子，该光子激活视紫红质分子，最终诱导磷烯。在 NASA 对航天员白内障的研究中，暴露在太空中的航天员皮质性白内障的发病率明显更高。银河宇宙射线暴露和后部皮质下浑浊之间存在剂量依赖关系，高 LET 银河宇宙射线是导致白内障的主要辐射。银河宇宙射线，特别是铁离子，会引起 DNA 突变，从而影响参与细胞周期调节的基因的表达。Mao 等人的研究揭示了暴露在低剂量电离辐射下会导致视网膜的氧化损伤和细胞凋亡，当剂量低至 0.1 Gy 时，视网膜内皮细胞就会发生显著变化。不同辐射类型对内皮细胞的反应有显著差异，电离辐射，特别是重离子电荷粒子，可能激活内皮型一氧化氮合酶（eNOS），促进视网膜内皮细胞的凋亡，并导致内皮功能障碍。有人提出，暴露在地球大气层以外的太阳粒子和银河宇宙射线辐射可能破坏血脑屏障的完整性。Sanzari 等人发现，在猪的模型中，暴露在与航天员在 SPE 中经历的剂量类似的电离辐射中，导致了明显的长期颅内压升高。

为了降低太空飞行过程中辐射对视觉系统的负面影响，主要采用抗氧化剂干预手段。为了降低太空飞行过程中暴露在银河宇宙射线中的风险，人们建议除了使用铝外，还要使用高含氢量的护盾。此外，给航天员使用抗氧化剂可以中和银河宇宙射线和 SPE 产生的 ROS。

综上，虽然与微重力相比，辐射对机体视觉系统影响的相关研究较少，但从目前已有的研究中可以看出辐射对航天员的视觉系统有着深远的影响。随着载人航天任务时长的不断增加，航天员在空间站的停留时间也会进一步延长，辐射引发航天员视力损伤的概率也会不可避免地增大，因此，对辐射引发机体视觉损伤的机制以及防护措施的研究对航天员健康保障有着非常重要的意义，值得进一步关注和探究。

6.5.2　空间环境对机体前庭系统的影响

人耳中的前庭系统是负责人体自身平衡感和空间感的感知系统，也是保证人在复杂运动中维持协调与平衡能力的重要结构基础。前庭系统可形成人与重力以及人与物质世界的基本关系，人体会根据基本的前庭平衡觉信息来处理其他感觉。前庭系统锁在骨头里，是内耳中主管头部平衡运动的一组装置，不断向大脑传递信息。前庭系统主要由椭圆囊、球囊和3个半规管组成。上半规管与后半规管形成直角，两者又与水平半规管互成直角，因此能够轻易觉察任一方向的旋转运动。两个耳石传感器、胞囊和耳囊、能够感知线性加速度[26]。这两个互补的信号对于大脑理解人体经历的一系列物理情况是必要的，而其最基本的功能则是判断重力方向。前庭系统的功能关乎整个神经系统的运作效率，前庭系统若无法维持正确的运作，则其他感觉就无法持续表现出来，神经系统就难以"启动"。前庭系统所传递的信息不会停止，也无法关闭，这些器官没有明显的、容易辨认的、可以定位及有意识的感觉。基于前庭系统的功能特点，本节着重阐述太空飞行过程中微重力对机体前庭系统的影响。

1. 微重力对前庭系统的影响

前期研究表明，太空飞行后多个神经结构域发生了变化，包括感觉、运动、协调和认知的变化。特别是感觉运动功能障碍被认为是太空飞行期间机体性能下降的主要原因。太空飞行期间产生的运动感觉缺陷包括凝视控制受损、精细运动控制减少、空间迷失方向、协调障碍、姿势共济失调和运动传出丧失。值得注意的是，虽然这些感觉运动变化的程度在引力转换后立即上调到最大，但其中一些变化的程度和持续时间与任务长度的增加有关。例如，航天员着陆精度较差与任务持续时间延长和前庭功能障碍有关。

前庭系统促进了一系列的大脑功能，包括高水平的人类意识到最基础自动的非条件反射。前庭系统对自我和非自我运动的感知、空间定向、导航、自主运动、动眼运动控制、自主控制等大脑功能具有非常重要的作用。前庭器官检测加速变化并将其转换为神经信号，这些神经信号被发送到中枢神经系统，以反射性地调节生理功能，包括身体稳定性（前庭脊柱反射）、眼球运动（前庭－眼反射）、交感神经活动（前庭交感神经反射）、动脉压（前庭－心血管反射）、食物摄入量和体温。众所周知，前庭系统具有高度可塑性，即当暴露在不同的引力环境中时，其灵敏度可能发生变化。鉴于上述前庭功能，前庭系统的整形改变可能涉及与航天相关的（特别是与微重力相关的）医疗问题，包括重力病、平衡障碍、直立性低血压、肌肉萎缩和骨质流失。了解这些医疗问题的潜在机制并制定有效的应对措施，对于在微重力环境下进行更长距离和时间段的空间探索是十分必要的。

空间晕眩病又称为"空间适应综合征"，通常由微重力刺激引起。像晕车一样的不愉快症状通常在进入微重力环境后不久出现，特别是在进行头部运动时，也有报道称会出现虚幻的感觉。据观察，头部按俯仰方向移动最有可能引起疾病症状，而且头部移动加速会使人更加不适。在太空飞行过程中，航天员通常会受到几种加速度力，其中许多在地球表面不会遇到。这些力以不同方向和振幅产生，引起一些生理反应，从而影响机体性能。当机体暴露在超重力环境中时，血液集中在身体的下部，这会导致脑血流突然减少，从而可能导致隧道视力（外周视力丧失）、灰化（周围视力丧失向中心发展，伴有颜色变暗）、短暂昏厥（完全视力丧失），最终导致 G - LOC（重力诱导的意识丧失）。当机体暴露在微重力环境中时，血液集中在身体的上部，这会导致头部压力增加和血管充血，从而可能导致眼睑水肿、结膜下出血、红视（视力减退）、精神混乱并最终失去知觉。除了这些循环变化外，重力改变还具有其他系统性影响，如呼吸衰变和肌肉骨骼危害。

在地球上，人们无时无刻受到重力的影响，在人们的自然行为中，重力产生的不平衡力矩必须被人们的运动系统抵消，以此来保持人体的平衡并防止摔倒。长期以来，理论和行为试验研究的结果提出了一种假设：大脑构建了人们自身行为预期感官后果的内部模型。在自我运动期间，需要这种内部模型来保持姿势、准确的空间方向和产生精确的自愿运动，具体为通过将来自不同模式的信息（即前庭信号与来自本体感受、躯体感觉和视觉系统的信息）传入感官并与内部模型预测的信息进行比较，大脑预测并验证重力的结果。然而，在空间探索任务中，重力变得微乎其微。这种重力的变化导致近70%的航天员在太空飞行的前3~4 d内，以及返回地球后会经历平衡能力受损，运动、凝视控制、动态视觉灵敏度、眼－头－手协调能力下降及晕车等症状。这些症状的出现是因为重力的变化改变了前庭系统的感觉输入，这反过来又会在主动运动时产生预期和实际前庭感觉输入之间持久的不匹配。然而，经过1~5 d的太空飞行和着陆约1周后，这些症状在很大程度上消失，这意味着大脑已经适应了新的重力环境。由于不再需要克服重力，所以在太空飞行中很难保持地球重力下的直立姿势。人体在微重力下会自然地会采取更中性的姿势，其特点是半蹲着躯干，手臂和腿弯曲，颈部和头部前倾。虽然大脑的内部姿势控制模型在短期内在结构上似乎是稳定的，但目前还不清楚稳定的 $1g$ 直立姿势的神经机制是否在太空的长期任务中继续运行。除了姿势不稳定外，航天员在太空飞行后的运动中经常出现振动幻视，这表明头部和躯干的协调能力受损。具体来说，在太空飞行后，头部和竖直躯体运动之间的相干性会降低，这类似于周围前庭损失导致前庭信息输入改变的患者或应用电流对前庭进行刺激造成的后果。有趣的是，在经验更丰富的航天员重返大气层后，头部和躯干的协调更好。研究表明，经验是否丰富会提升前庭系统内部模型的快速适应能力，以控制姿势和运动。

前庭系统在提供平衡和定位方面同样发挥着重要作用。来自线性和角加速度力的引力和运动输入被前庭系统转换为方向信息。虽然在保持空间方向方面的作用不如视觉系统大，但前庭系统功能明显占主导地位，特别是在视觉障碍的情况下，如在云中飞行或夜间飞行时。前庭系统还构成一些主要的反射通道，可以在头部和身体运动期间凝视和保持视网膜图像稳定。前庭系统对加速度力非常敏感，因此这些力很少能引起相当大的改变。半规管和耳石器官受到这些力的不同影响，这些力随着航天器速度变化（加速或减速）和各种机动（滚动、俯仰、倾斜、旋转等）而发生。在发射和着陆阶段，会发生线性速度变化，其主要影响耳石器官。在旋转、俯仰或协调转弯时，会发生角加速，其主要影响半规管。在空间中，微重力会损害耳石的灵敏度，但对半圆形管没有显著影响。

另外，在太空飞行期间，航天员还存在着空间方向迷失和不稳定的感觉。在地面上，机体环境的许多方面，包括机体本身，都处于"引力极化"的情况下。大脑使用前庭和其他感官信息不断计算相对于重力的头部和身体方向，然而太空飞行违反了在地面上方向的许多规律。例如，由于缺乏通常指示头部相对于重力方向的耳石输入，当航天员闭上眼睛时，可能失去对周围环境的所有空间锚定感[48]。当睁开眼睛时，航天员可以在智力上分辨他们自身相对于周围环境的立场（这也是航天器地面与天花板粉刷颜色不同的目的），但他们对环境仍然没有正常的定位感。因此，航天员将产生反转、倾斜的感觉，以及身体方向和自我定位的几乎每一种组合，但是随着太空飞行时间的延长及航天员适应新环境，这种错觉往往会逐渐减弱。

同时，利用地面和空间离心法对重力改变的感知适应的研究表明，在过渡到微重力环境后不久，受试者在离心过程中会经历滚动倾斜错觉，这与地面试验中观察到的相似（~45°）。然而，在长时间暴露（即微重力下16 d）期间，倾斜的错觉增加了，受试者主观感觉自身好像侧卧着（~90°）。这些结果表明，大脑最初继续使用其早期太空飞行中重力感知的地面模型，然后对其进行调整以适应新的微重力环境。同样，与太空飞行前的倾斜错觉值相比，重返大气层时倾斜错觉值更大，这证明了感知适应性。需要注意的是，重力转换期间感知受损会损害航天员控制航天器的能力。例如，未能安全着陆的航天员在操作过程中发生了空间方向迷失的事件。航天员表现出前庭系统功能障碍，这将直接影响他们在着陆过程中控制航天器的能力。

最后，有研究结果表明在太空飞行期间，对自愿运动的准确控制也发生了相应变化。当被指示向上或向下伸展时，人类受试者表现出不对称的手臂运动学，这表明大脑还使用内部重力模型来预测并利用其力学特性来优化工作。有趣的是，这种不对称性在微重力下消失。此外，在没有重力的情况下，指向精度会大幅降低。虽然最初有人提出，这是由于手臂所受重力在微重力下减小而发生的，随后的一项EEG研究报告称，在视觉眼肌运动任务期间，前庭网络内的活动有所增加。此外，在地面模型中，当前庭输入被迷路切除术切除时，也有类似的影响。因此，太空飞行期间前庭输入的变化可能不仅造成观察到的姿势和感知性能受损，还会导致运动学和自愿运动准确性的变化。

2. 微重力条件下前庭系统功能变化的机制

迄今为止，许多研究人员已经通过多种动物模型研究了前庭系统如何应对和适应从重力到微重力的过渡。重力的缺失会导致耳石空载，使它们不再受到头部空间方向变化的刺激。前庭系统在控制姿势过渡时的血压（前庭－心血管反射，VCR）方面起着重要作用。然而，在不同的引力环境下，前庭系统的灵敏度可能改变。因此，由于长期暴露于微重力下可能引起直立不耐受，VCR在太空飞行后可能变得不那么敏感。大鼠和青蛙的早期试验表明，在短期（即7 d）暴露于微重力下时，这种空载会导致耳石质量增大（即碳酸钙的小晶体，这些晶体结合了机械力激活胞囊和囊内感觉毛细胞）。而模型系统中的试验表明，相反的现象似乎发生在高重力中（鲷鱼、海洋软体动物幼虫以及大鼠）。最近，有研究者使用电子显微镜研究了小鼠耳孔的结构重塑，有趣的是，这些研究者发现了在长时间但并非短暂的太空飞行（或后肢悬吊）以及离心后内壳变薄和耳石空化大量增加的证据。据报道，在长时间的后肢悬吊后，耳石也发生了结构变化（90 d 和 160 d）。同时，耳石器官的作用为感应头部倾斜，并向大脑发送有关空间取向的信息。在微重力下，耳石器官的信息输入可能很小，这迫使耳石器官在微重力条件下适应并实现空间取向。当航天员重新进入地球引力场时，耳石介导的反射可能改变。有研究调查了 6 个月的微重力对一些航天员耳石介导的眼部反应的影响，发现在返回 2~5 d 后，视反转反应有所下降，但在返回后 9 d 恢复到太空飞行前的水平，这表明外周耳石系统可以在 9 d 内完全恢复。然而，在该研究中，VCR 在返回后 11~15 d 内没有恢复。这种差异的一个可能解释是存在关于视反转反应的补偿机制。由于前庭介导的眼球运动是通过体感输入或适当的训练来增强的，所以返回后的恢复过程可能加快了对地球引力场的重新适应。因此，这些发现表明，耳锥体质量可以适应重力刺激的波动，以便在太空飞行期间对航天员的平衡斑保持一致的力。未来的工作需要充分了解这些变化的详细时间过程。

众所周知，前庭系统具有高度的塑性，其功能在不同的重力环境下发生变化。有研究表明，在重力过大环境中饲养的大鼠 VCR 的敏感度下降。这种下降不是由于过度重力，相反，它被认为是使用依赖的可塑性在超重力环境下抑制日常活动，减少对前庭系统的日常输入。在 $1g$ 环境中，大鼠每天大约直立 400~500 次，然而，在超重力环境中，老鼠每天只直立几次。此外，它们的头部运动（表明对前庭系统的输入）是 $1g$ 环境下的 10%~20%。此外，在狭窄的笼子里行为受限饲养的大鼠对 VCR 的抑制与重力和过重力环境中的抑制相似。在人类研究中也有类似的发现。在日常体育活动减少的老年人中，无论是否存在前庭电流刺激，在抬头倾斜 60°时，动脉压都会下降约 20 mm 汞柱。这表明老年人几乎缺乏调节 VCR 的能力；此外，前庭系统功能的减弱也与老年人常见的直立性低血压有关。同时，有研究表明，前庭电流刺激可以防止 VCR 的高重力诱导的塑性改变。这可能是由于前庭电流刺激补充了超重力诱导的前庭相性输入的减少。如果在微重力条件下也发生这种情况，那么将前庭电流刺激与国际空间站的训练相结合可能是防止前庭系统恶化的新对策。

重力变化诱导的前庭系统的塑性改变，可以将运动和交感神经系统联系起来，而运动和交感神经系统是关键的肌肉和骨骼调节剂。有几项研究报告称，迷宫切除术或前庭系统病变可以减少骨量，同时有部分啮齿动物的交感神经系统参与，这表明前庭系统能够调节骨代谢。关于前庭系统在骨骼肌中的作用，迷宫切除术能够诱导雪貂肌纤维形态和功能的变化。此外，前庭系统还能够调节大鼠的肌纤维大小和转录因子表达。临床研究报告称，骨质疏松症患者良性阵发性位置性眩晕与前庭系统功能障碍和骨质疏松症、高转化性骨病和维生素 D 缺乏症之间具有相关性。总而言之，这些发现表明，前庭系统能够调节骨骼肌和骨骼。

重力变化是由包括耳石器官在内的外周前庭器官检测到的应激因素。短期重力变化（包括微重力和高重力）或前庭电流刺激可激活啮齿动物和人类的交感神经系统[76]。因此，外周前庭器官检测到的应激因素可能导致体温过高，其反应与其他压力源相似，包括空气喷射、约束、社交失败、新型笼子、笼子开关和触摸。然而，据报道，重力变化，特别是长期高重力负荷，会导致体温过低，而不是体温过高。前庭系统可能参与重力病诱导的体温过低，据报道，使用全基因敲除小鼠（NADPH 氧化酶 3 突变）的耳锥缺失可抑制超重诱导的低体温。在人类中，受试者在接受热耳刺激时感到恶心，表现出手指皮肤电导率增加、前额出汗率增加。

所有哺乳动物末端器官（包括耳石）的前庭受体细胞称为毛细胞，分为两种亚型，称为 I 型和 II 型毛细胞，它们以几乎相同的比例出现。I 型毛细胞被存在于萼的传入神经支配，而相比之下，II 型毛细胞在离散的突触结传入末端上分布。有趣的是，长期暴露在微重力下（ > 7 d）似乎也主要影响 II 型毛细胞的结构。例如，超微结构分析表明，在 9 d 的太空飞行后，小鼠 II 型毛细胞突触的数量在统计学上显著增加。同时有报道在微重力下 2 周后，突触前突起终止于 I 型细胞的萼平均数量增加 40%。最近的一项有趣的研究报告称，在暴露于微重力 15 d 后，小鼠毛细胞的突触密度会降低而不是升高。这些研究的结果表明，前庭毛细胞，至少在啮齿动物中，可以显示对重力变化的适应性变化。这些外围适应性变化，加上前庭系统处理后续阶段发生的变化，可能导致航天员从太空飞行返回后立即发生的囊状功能性变化。

此外，研究人员还通过量化早期基因 c – Fos 的表达，研究了微重力对前庭核活动的影响。c－Fos 是神经活动标志物。例如，在地面模型中，电流刺激和向心加速导致前庭核中 Fos 免疫反应性增加。同样地，在太空进行试验的大鼠前庭核（特别是内侧和下行前庭核）的 Fos 表达增加。从为期 17 d 的任务返回后，Fos 的表达也有所增加。相比之下，Fos 表达水平与发射后 13 d 和着陆后 13 d 的控制水平相当，这与随着时间的推移因重力变化而发生的适应一致。有趣的是，虽然 Fos 在发射后晕动病相关的区域（即后脑区和孤束核）的表达没有变化，但在着陆后 24 h，Fos 在这些区域的表达显著增加。总而言之，中枢通道的天基试验结果表明，微重力下耳石负荷的丧失（或重新负载后）会导致前庭通道的灵敏度升高，而后随着时间的推移而适应。

综上，进一步了解太空飞行变重力条件下前庭系统功能的改变及其背后的作用机制，将有助于应对航天员在太空探索任务之前和之后的环境挑战，从而保障航天飞行任务顺利实施。此外，除了前庭输入的变化外，还有多个因素（例如血浆体积、心率、最大肌肉力量的变化等）可能影响机组人员在太空飞行中的表现。因此，了解前庭输入变化与这些额外压力源之间的相互作用及其对航天员性能的影响将是未来研究的重要方向。

6.5.3 空间环境对机体嗅觉系统的影响

哺乳动物的嗅觉系统由嗅上皮、嗅球、嗅皮层 3 个部分构成。其中，位于鼻腔上鼻道内的嗅上皮由支持细胞、嗅细胞和基细胞组成。嗅觉感受器的嗅细胞所处的位置不是呼吸气体流通的通道，而是由鼻甲的隆起掩护着，带有气味的空气只能以回旋式的气流接触嗅觉感受器。嗅细胞的轴突形成嗅感觉神经元，每个嗅感觉神经元只拥有一种类型的气味受体，每一种气味受体能探测到有限数量的气味物质。尽管气味受体只有约 1 000 种，但它们可以产生大量组合，从而形成大量的气味识别模式，这也是人类和动物能够辨别和记忆不同气味的基础。外界气味分子接触到气味受体，会引起气味受体的激活和动作电位的传导，之后信息会传递到嗅球。嗅球是传递和处理嗅觉信号的初级中枢，一个嗅球中有多个嗅小球，嗅小球在嗅球中的排列位置固定，携带同种气味受体的嗅感觉神经元聚集其神经纤维进入相同的嗅小球，换言之，如果将嗅感觉神经元比作一个捕获气体的容器，那么每个容器只装一种气体，而这一种气体只能被投放在固定的一个或两个嗅小球中。嗅小球与嗅球中的其他多种类型的神经元形成突触连接，嗅球中的僧帽细胞是主要的神经元，接收嗅感觉神经元的输入，每种僧帽细胞只能由一个嗅小球激活，形成气味信息流的特异性。气味信号由嗅球加工后，从僧帽细胞传输到嗅皮层各区域，由嗅皮层进行解码，使机体可以自由地感受到被识别的气味。

在微重力环境中，航天员会出现明显的面部浮肿和鼻塞等现象，这些明显的体液再分配现象通常会在几天后消失。即使鼻腔通道的微小变化也会影响气味的感知，尤其是嗅觉感受器所在的区域，但是尚不清楚的是，航天员的鼻塞是只会在适应环境的头几天影响气味敏感度，还是会产生长期影响。有观点认为太空环境带来的鼻腔变化会在更长的时间内影响气味感知，支持这一观点的数据可以在一些使用倾斜床架模拟微重力的地面卧床试验中找到。在这些研究中，受试者被放置在一个头朝下倾斜的位置数天，以模拟微重力环境带来的一些改变。然而，在一些由航天员完成的太空飞行过程中，气味敏感度变化的试验得出了与之矛盾的结果。一项对 14 名航天员的研究显示，在太空飞行前后使用呼吸气量测定器对航天员的鼻阻力进行测量，鼻阻力数据并没有显著差异。加拿大研究人员在 41 - G 空间飞行任务期间做了一个类似的试验，对 2 名航天员太空飞行前后的气味阈值进行了测量，而这项试验显示微重力对航天员的嗅觉阈值没有影响。

直观上人们可能认为气味浓度或气流量和气味感知强度之间应该有明显的相关性，但一些研究结果表明可能并非如此，其中可能的原因或许涉及"知觉恒常性（指在一定范围内改变知觉条件的情况下，人们对物体或品质的知觉却保持恒定的一种心理倾向）"、神经科学相关机制等。无论这其中的机制是什么，由鼻塞引起的气味感知变化规律可能比最初提出的猜想还要复杂。来自地面的一些研究数据表明，身体姿势可以影响鼻腔气流，从而影响气味感知。Mester 等的地面研究发现，矢状面内身体倾斜减弱了受试者识别气味的能力；Lundstrom 等认为起卧位置的不同会改变机体的气味阈值。然而，真实的空间环境缺乏重力，航天员没有了上下的概念，因此这些地面研究结果很难应用于太空中——航天员在宇宙飞船中以不同的姿势漂浮，不能确定他们是站着还是坐着。但是，一些可能导致气味感知产生变化的潜在生物机制的地面研究可能仍然对空间环境中的相关研究具有借鉴意义。例如，许多长时间工作的航天员会出现颅内压升高的症状，而颅内压升高可能伴随鼻塞和主观嗅觉障碍；还可能出现嗅探行为的改变、吸气/

呼气气流的变化等。

　　早期关于太空气味敏感性和气味识别是在太空飞行期间利用纵向试验（航天飞行前、飞行中和飞行后）进行测试的，但是未得出确定的结论。早期的太空试验涉及的样本数量很少（通常为 2~3 例），并且缺乏科学的气味测试方法，因此很难得出任何确定的结论。早期研究者还会利用地面卧床条件模拟空间微重力环境，地基试验允许更多的受试者参与（在一项研究中多达 53 人），在 7 项模拟微重力化学感觉试验中有 5 项显示味觉或气味敏感度下降。早期关于太空飞行中的气味敏感度的数据大部分是在 20 世纪 90 年代获得的，但是随着研究者对嗅觉感官方式了解的增加和越来越多的易于使用的气味样本的获取，进一步的相关研究得以继续开展。

　　气味测试可以细分为以下领域：气味阈值测试（odor threshold test，OTT）、气味辨别能力测试（odor discrimination test，ODT）、气味识别能力测试（odor identification test，OIT）和气味记忆力测试（odor memory test，OMT）。临床应用最多的是 OTT 和 ODT。气味阈值是指受试者刚能察觉到某气味的最低浓度；气味识别能力是指能确切指出所闻到的某种气味名称的能力。OTT 被认为更多地反映了嗅觉边缘的功能，而超阈值测试（如辨别和识别）与认知功能更相关。长期以来，嗅觉功能较多地应用嗅觉心理物理测试方法进行检测。心理物理测试对受试者进行气味刺激，通过受试者的反馈来评估其嗅觉功能。其中，"Sniffin' Sticks" 嗅棒测试使用能反复利用的气味 "笔" 完整地对 OTT、ODT、OIT 3 部分内容进行考察，是国际上广泛使用的一种主观嗅觉功能检测方法。宾夕法尼亚大学嗅觉识别测试（UPSIT）是一种微囊型的快速定量嗅觉识别测试，这个评估方法将 40 种嗅素分别放在 10~50 μm 的气味胶囊内，再将气味胶囊分别放在按不同气味编排的 4 本小册子中，每本小册子有 10 页，每页有 1 个气味胶囊，受试者用铅笔划破气味胶囊，嗅闻后从 4 个供选答案中对气味进行选择，最后根据受试者的得分对嗅觉功能进行评价。上述测试方法用到的材料质量小，可以适用于太空飞行期间的试验，且这些方法的重测信度通常为 0.7~0.9，可以提供可靠的评估结果。在未来的空间嗅觉功能测试中，考虑到每一项航空任务的试验材料体积和质量限制且航天员样本有限，使用像嗅棒这样易于使用的气味样本进行纵向试验似乎是未来试验的最佳方法[104]。

6.5.4　空间环境对机体其他感知系统的影响

1. 味觉系统

味觉是指物质在人的口腔内刺激味觉感受器所产生的一种感觉。味觉感受器是味蕾，味蕾在舌表面、舌缘、口腔和咽部黏膜的表面均有分布，由味觉细胞组成，表达味觉受体，可以检测和辨别各种味道。当人们品尝食物时，呈味物质刺激口腔内的味觉受体，然后通过一个收集和传递信息的神经感觉系统传导到大脑的味觉中枢，最后通过大脑的中枢神经系统的分析而产生味觉。不同物质能与味觉细胞表面的不同味觉受体结合而呈现不同的味道。但是，人们通常所说的食物的味道感受不仅限于上述所说的化合物与位于口腔味蕾中的味觉感受器发生反应时产生的感觉（酸、甜、苦、辣、咸、鲜等）。味觉感知可以说是人类最复杂的行为之一。事实上，人们在食物摄入的过程中会运用到多种感官来进行味道的感知，主要包括鼻后嗅觉、味觉和三叉神经感觉，尤其是嗅觉。在食用食物时，气味是感知到的食物味道的关键组成部分，约占感知到的整体味道的 75%～95%。在进食的过程中，气味不但会通过正鼻通道到达鼻腔顶部嗅裂处的嗅觉感受器，还会通过喉咙向后传递并激活嗅上皮的嗅觉受体，然后通过鼻孔排出（鼻后路线）。在一项科学小试验中，受试者需要捏住鼻子来辨别不同口味（芒果、草莓、香蕉等口味）的糖豆，观察结果显示，当受试者闻不到正在吃的糖豆气味时，只能尝到糖豆的甜味，而不足以判断所咀嚼的是哪种口味的糖豆。这也表明了在品尝食物时人们对嗅觉的依赖程度。这也是感冒时好像一切食物都变得寡淡无味的原因：鼻塞时鼻腔空气流动不畅，实现嗅觉感知的正鼻通道和鼻后路线都无法发挥其生理功能。

在早期的太空飞行中，为了判断太空飞行前后是否存在味觉变化，科学家使用带有电极的电味觉测量器来测量味觉阈值，他们在舌头上施加强度越来越高的直流电，当感觉到轻微的挤压或微酸的味道时，则对味觉阈值进行界定，试验结果显示太空飞行前后味觉阈值发生显著变化。在 Skylab-4 试验中，研究员通过品尝不同口味、不同浓度的物质来测量味觉阈值，结果显示太空飞行前后存在味觉阈值差异，但不同航天员之间的试验结果显示出高度个性化；41-G 空间飞行任务期间的味觉试验显示微重力对航天员的味觉阈值没有影响。这些空间味觉感应的研究或多或少都有其局限性，例如：不确定使用电极味觉测量器到底是在测量味觉阈值/味觉受体敏感度变化，还是在测量舌头的三叉神经反应；受试者数量少（这一直是空间研究的一个限制）；没有用于味觉识别阈值的统一确定的方法；在空间微重力条件下难以提供精确浓度的味道来测量味觉受体的敏感度等。味觉感受的诸多影响因素和测量试验的诸多局限性导致了不同航天员在不同航天任务中进行的味觉研究显示出相互矛盾的结果。进食过程中的味觉感知变化是由味觉、鼻后气味和可能的三叉神经刺激等不同感官组合而产生的感觉。

　　除了口腔味觉感受器的敏感度变化外，还有许多的因素可能影响空间环境中的味觉感知。气味可以影响（增强/抑制）味觉感知。如前所述，在长时间的微重力条件下，人体中流向头部的血液增加，这也意味着在过渡到空间环境的前几天航天员的鼻腔通道可能出现气流减少。气味是感知到的食物味道的关键组成部分，约占感知到的整体味道的 $75\% \sim 95\%$，气流减少也就意味着参与味觉感知的气味减少，味觉感知被削弱。味觉感知在二氧化碳的存在下会受到影响。以国际空间站上的环境为例，国际空间站上的气压和氧气含量与地球上相同。然而，地球上的二氧化碳水平为 0.04%，而国际空间站上的二氧化碳水平为 0.4%，高出 10 倍，可以激活酸味感受器（如碳酸饮料激活酸味感受器那样）或一些三叉神经感受器。噪声会影响味觉感知。国际空间站中的噪声水平约为 70 dB，峰值为 92 dB。目前似乎还没有专门在太空中进行关于声音对味觉感知影响的研究报道，相关的研究结果主要来自地基试验。大量的地基研究表明，背景噪声会对味觉感知产生有害影响。Woods 等人调查了听觉背景噪声对食物特性（糖水平、盐水平）味觉感知的影响。研究发现，与在安静的声音条件（$45 \sim 55$ dB）下相比，当耳机里放着嘈杂的背景白噪声（$75 \sim 85$ dB）时，志愿者感受到的食物甜味和咸味强度降低。Yan 等人的研究结果表明，在 85 dB 的飞机噪声下，感受到的鲜味强度等级显著提高，而甜味强度等级显著下降。这些地基试验可以为空间味觉感知变化提供借鉴，未来还可以继续评估长期暴露于背景噪声下（在更长时间的空间任务中）味觉是否会受到影响。

　　随着载人航天技术的发展，航天员单次航天任务的在轨驻留时间不断延长，改善航天员在太空中的食物味觉感知体验愈发重要。味觉感知涉及多种感官的整合，未来相关的地基试验可以尝试和复制空间环境影响因素的特定组合，而不是一次只研究一个影响因素。

2. 听觉系统

在国际空间站中，航天员会持续暴露在微重力、辐射、噪声、振动等复杂环境中，长期处于这种异常的环境中对航天员的听觉功能是不利的。航天员在长期的太空飞行后可能出现短暂的或永久性的听力损伤。在和平号空间站上进行的一项试验表明，采取保障性措施对于主要发生在高频区的航天性听力损伤有一定防护效果。Roller 等人对 NASA 提供的 386 名航天员的 6 484 例测听数据库进行了回顾性分析，研究发现，2 000 Hz 以下的低频段听力损伤表现得较为明显（通过对比起飞前和着陆后 3 d 的数据）；该研究团队还通过测听数据推断，若航天员能够在 3 d 左右的时间内将着陆时存在的听阈阈移部分恢复至正常或接近正常水平，则听力下降只是暂时性的，否则听力损伤很可能是永久性的。陈娜等探究了微重力环境（通过持续尾吊法模拟）和噪声环境（通过持续 14 d 的 72 dB 左右的稳态噪声和 3 次脉冲噪声来模拟空间舱内的复合噪声环境）对大鼠耳蜗毛细胞的影响，结果表明，大鼠耳蜗形态学结构在微重力 + 噪声环境中暴露 14 d 后发生显著变化，其推断复合噪声中的高频脉冲是引起听觉损伤的主要因素，而毛细胞在微重力 + 噪声的复合环境中受到的影响更大，听觉损伤在一定程度上由噪声和微重力协同作用引起。陈娜等在另一试验中探究了中长期（最长 8 周）微重力 + 噪声环境对大鼠听觉系统功能和内耳细胞凋亡的影响，观察到了大鼠的听觉功能出现明显损伤，并与大鼠内耳细胞凋亡有相同的趋势，其推断微重力 + 噪声环境中的听觉功能损伤可能与内耳细胞凋亡有关。Reschke 等观察到航天员的听力和听觉功能显示出了男性和女性之间的预期听力阈值差异，其中女性航天员表现出更好的听力阈值。

太空飞行导致的听力损伤有多方面的影响因素，其中最主要的是微重力环境和噪声，除此之外可能还包括振动、环境污染、心理因素等其他影响因素。国际空间站上的噪声水平，即使在睡眠期间，平均也可以超过 70 dB。太空飞行中几个方面的声音源会对听力产生影响：①生命保障设备持续运行（产生的噪声从空调设备的 64 dB 到一些排气泄压阀的 100 dB），噪声在空间舱结构中回荡；②航天员长时间待在办公区域，始终靠近噪声源；③没有隐私，与其他航天员经常互动。因此，如地面环境这样的安静时间是不存在的。在国际空间站的长期载人飞行中，噪声会危害航天员的身心健康。长时间持续、过度的噪声环境会导致航天员的工作效率下降、睡眠质量变差并易产生疲劳，还会造成航天员之间的交流障碍从而影响日常操作，更为严重的是可能造成航天员的听力损伤。长期处于国际空间站嘈杂的微重力环境中，会暂时或永久地影响航天员的听觉功能。但是，对大量暴露在不同程度噪声中的工业劳动者进行的职业健康研究表明，国际空间站上实际测量的噪声水平（70 dB 左右）几乎不能导致任何重大的听力损失。对听力的不利影响可能由微重力或微重力与国际空间站上的噪声协同作用产生。暴露于微重力环境中后，由于地球重力影响而存在的静水压力梯度被破坏，机体血流动力学改变，出现体液的头向转移，头部的流体压力增加。微重力还可能欺骗保护听力免受噪声影响的自我平衡过程，如镫骨反射和内侧橄榄耳蜗调节机制，耳蜗内的压力异常可能导致耳蜗结构的损伤。在执行任务前后，航天员会接受全面的听力检查，包括纯音听力测定、听性脑干反应、调谐和时间分辨率测量、阻抗测量和耳声发射测试（早期检测轻度听力损失特别敏感的工具）。监测微重力和噪声环境随着在轨驻留时间延长而产生的影响，对于发现和量化太空飞行后可能出现的短暂或永久性的听力损伤具有重要意义，在未来的航天事业发展中还需要进一步探究听力损伤相关机制和防治对策。

3. 本体感觉

本体感觉是重要的机体感觉之一，是机体自身动作产生的一系列感觉，它主要包括身体和四肢的位置感和运动感，在维持肌肉、肌腱、韧带及关节等功能的稳定性方面尤为重要。本体感觉障碍者存在运动控制缺陷，如无法通过调整姿势做出精确的反应等。超重力或微重力环境会极大地改变位置感和运动感，特别是在重力环境改变初期，这对于每天都需要执行复杂任务的航天员来说是一种不利影响。在失重环境中进行的研究报告称，与通常在地球上观察到的情况相比，在没有视觉反馈的情况下进行的目标导向的手臂运动的准确性有所下降。例如，Young 等在太空中对任务成员进行的观察显示，受试者被要求蒙上眼睛后指出预先设定的目标，并描述他们四肢的位置，与他们进行太空飞行前的表现相比，受试者在肌肉放松时肢体位置估计的变异性增加。Lackner 等在一篇关于失重条件下定向和运动控制的综述中描述了航天员在太空中的本体感觉，"航天员在黑暗中醒来（在太空飞行中），他们可能感觉不到自己的手臂在哪里，或者如果他们看到一个发光的手表表盘，他们可能不会立即意识到它在自己的手腕上"。在

Spacelab – 1 中，航天员在为期 10 d 的太空任务前后记录了站立稳定性，在任务结束后回到地面的那天，航天员不得不依赖视觉来防止自己跌倒。一名航天员描述了着陆当晚发生的事情，"关掉了墙上卧室灯的开关，却意识到自己无法在黑暗中上床睡觉"，这一现象有力地表明返回地面的航天员已经失去了产生空间记忆的能力。失重状态下的本体感觉障碍不仅包括位置感觉降低，还包括运动感觉表现不佳，包括瞄准动作变慢、跟踪动作和握力控制任务执行精度降低等。这些损伤在适应失重状态的最初阶段表现得最为明显。

研究者采用各种各样的技术研究了在失重状态下的位置感觉和运动感觉。Roll 等研究了太空飞行中的航天员在失重状态下人体本体感觉功能在运动感觉和认知水平上的适应性变化，其重点关注两种反应：全身姿势反射和全身运动感知。这些运动感觉和运动反应是通过肌腱振动法诱导的，已知这种方法可以选择性地激活本体感觉的肌肉感觉通道，并引发运动反应或运动错觉。受试者被蒙住眼睛，站直，在脚踝上绑上振动器，对踝背屈肌群进行振动（70 Hz）时从 EMG 和测角仪记录中分析受试者的全身姿势反应和运动错觉，受试者用操纵杆模仿感知到的振动诱发的运动感觉。结果表明，失重条件下，姿势反应和运动错觉均减弱；使用双侧轴向载荷，在受试者的外套和脚踏板之间使用垂直的弹性带，可以恢复运动姿势错觉。弹性带同样被运用在 Bringoux 等的研究中，在试验中，闭眼的受试者需用一只手臂完成向预定角度进行手臂伸展的动作；在微重力环境中（由抛物线飞行产生），受试者指向低于目标的方向，当受试者在手臂上绑上橡皮筋时，这种橡皮筋会在肩关节处产生类似重力的扭矩，它可以让受试者的触达动作像在正常重力下一样精确，可以推测，失重条件下前臂本体感觉性能的降低是由于关节力矩的缺失。在这些研究中一项一致的发现是，在失重条件下发生的运动错觉和姿势反射的减少，可以通过弹性带提高相关关节的扭矩来恢复，使受试者在微重力下感知肢体位置的精度与在正常重力下相似。肌梭是主要的运动学传感器，研究表明，在失重状态下，本体感觉扭曲与肌梭活动改变相关。在失重环境中，手臂的运动由短暂微弱的收缩引起。由于没有重力，在大部分的运动中，手臂肌肉将保持不收缩状态。当肢体在不收缩肌肉的情况下运动时，由于触变性，肌纤维和肌梭会出现松弛。此外，如果减少或缺失手臂肌肉的强直性运动，则肌梭出现的松弛无法通过肌梭运动神经兴奋消除。因此，肌梭感受器在拉伸开始时的传入反应迟缓，且维持的活动水平很低，这会导致位置感知精度的降低。肢体位置感还涉及视觉系统、身体模型和空间记忆的建立，从而在个人空间外产生位置感。本节前面提到，在太空飞行过程中航天员失去了对自己手臂的意识，返回地球后，他们失去了形成空间记忆的能力。自我意识的丧失很可能是由于肌梭传入反应缓慢且微弱，不能形成空间记忆可能是由于正常的视觉信息处理与本体感觉结合形成空间记忆的过程被破坏。目前还不清楚前庭系统和前庭脊髓束是如何参与这一切的。因此，虽然肌梭反应性下降可能与失重状态下位置感减弱有关，但仍难以确定其原因。在未来，可以寻找前庭系统参与了肌梭的运动神经兴奋和感觉运动控制的更直接证据。

6.5.5　总结与展望

随着载人航天技术的不断发展，航天员在国际空间站的停留时间逐渐延长，因此空间环境刺激（如辐射、微重力、密闭空间、噪声等）对航天员机体健康的影响越来越受到人们的关注。目前空间环境对机体的影响主要研究方向集中在骨骼、肌肉、神经系统以及心脑血管系统上，但是近年来很多研究发现空间环境会影响航天员机体感觉系统，如视觉系统、味觉系统、嗅觉系统、本体感觉等。虽然一些感觉系统功能的变化会随着空间环境驻留时间的延长而得到一定程度的缓解，但是不能忽略的是空间环境对机体感觉系统也会产生深远的影响，它一方面会对航天员的机体健康产生潜在的危害，另一方面会对空间飞行任务的顺利实施形成负面影响。相信随着航天科学技术的不断发展、天基和地基试验的不断完善，人们将更加清晰地认识空间环境中机体感觉系统功能的改变及其背后深层次的分子机制。

■ 6.6　空间神经影像变化

6.6.1　空间环境中大脑的影像变化

人类从地球向太空中探索的延伸不可避免地伴随着风险，由于长期处于微重力、真空等不同于地球的太空环境中，航天员可能面临各种问题，其身体也会逐渐发生变化。肌肉萎缩、骨质疏松、心血管疾病、太空运动病等都是航天员返回地球后经常出现的疾病。严重的话，他们还有可能面临一些心理功能障碍，如焦虑、抑郁、厌烦、对工作失去兴趣等。最近的研究显示，在太空中停留时间过长会导致航天员大脑结构的显著变化。这些变化可能是造成航天员返回地球后出现反常症状的重要原因。

在 NASA 开展的一项研究中，研究人员扫描并记录了在太空中度过一段时间前后的 34 名航天员的大脑。其中，18 名航天员参加了国际空间站的长期任务（平均时长约为 6 个月），16 名航天员参加了航天飞机飞行的短期任务（平均时长约为两周）。脑部 MRI 检查显示，大多数参与长时间太空飞行任务的航天员在从太空返回后，大脑结构发生了显著变化：他们的大脑在颅骨中向上移动，大脑顶部的脑脊液（在中枢神经系统中起着淋巴液的作用，它为脑细胞供应一定的营养，运走脑组织的代谢产物，调节中枢神经系统的酸碱平衡，并缓冲脑和脊髓的压力，对脑和脊髓具有保护和支持作用）空间变窄。然而，在执行短期任务的航天员中，没有航天员表现出这些大脑变化。此外，扫描结果显示，在长期执行任务的航天员中，94% 的航天员的大脑中央沟（中央沟位于大脑顶部附近，分隔额叶和顶叶）有所缩小。在参与短时间太空飞行的航天员中，只有 19% 的航天员的大脑中央沟变窄（图 6 - 8）。

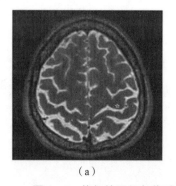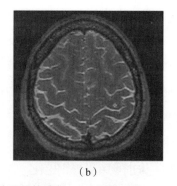

（a）　　　　　　　　　　　　（b）

图 6 - 8　执行航天任务前后航天员的脑部 MRI 图像对比

（a）执行航天任务前航天员的脑部 MRI 图像；（b）执行航天任务后航天员的脑部 MRI 图像

研究人员推测，向上移动的大脑，加上大脑顶部的"拥挤"组织，可能导致脑脊液流动受阻，进而增加颅骨的压力，导致视神经肿胀。这些发现可能有助于研究人员更好地理解一些航天员回到地面时出现的异常反应情况，例如 VIIP

综合征。患有这种疾病的航天员在太空飞行后视力较差，同时伴有视盘肿胀和颅腔内压力增加。目前还不清楚是什么导致了 VIIP 综合征。在这项研究中，3 名航天员在返回地球时出现了 VIIP 综合征的症状，这 3 人的大脑中央沟都出现了变窄的现象。其中一名航天员的大脑成像明显显示出大脑位置上升。

此外，研究人员还发现在返回地面的一部分航天员中大脑白质的体积显著增加，大脑白质是重要的中枢神经纤维组织，大脑白质最显著的变化就是人体精神状态的变化，例如注意力不集中、健忘痴呆、昏迷等症状。这可能为航天员出现的心理障碍提供新的治疗思路。

2018 年，在对 10 名俄罗斯男性航天员（平均年龄为 44 岁，平均太空飞行时间为 189 d）的研究中，研究人员在航天员长期太空飞行后 9 d 和长期太空飞行后 209 d 对他们的大脑进行 MRI 检查，并计算了灰质、大脑白质和脑脊液的体积。结果显示与太空飞行前相比，太空飞行后航天员眶额皮质和颞皮质的灰质体积普遍减小。右侧颞中回最大下降幅度为 3.3%。在长期太空飞行后 209 d 的回访中，10 名航天员的大多数减少的灰质已恢复到太空飞行前的水平，例如右侧颞回相比太空飞行前减少 1.2%；与太空飞行前相比，太空飞行后的大脑白质体积沿左颞叶纵向束减小，但是与太空飞行后 9 d 相比，太空飞行后 209 d 回访中大脑白质的总体积减小；太空飞行后大脑半球和脑室腹侧脑脊液容积较太空飞行前增加（最大增幅为 12.9%，第三脑室），而太空飞行后脑脊液总容积较太空飞行前减小。在太空飞行后 209 d 回访中，脑室的脑脊液容量已经恢复到太空飞行前的数值，奇特的是，大脑蛛网膜下腔的脑脊液容量普遍增加。

总而言之，返回地球后的研究结果显示太空飞行后立即检测发现的灰质体积的大部分损失已经恢复到太空飞行前的水平，而蛛网膜下腔室的脑脊液体积继续增加。飞行后脑脊液空间的扩张使灰质体积减小，太空飞行后 209 d 回访时大脑白质体积减小，这表明即使在返回地球后好几个月，脑脊液循环仍存在持续的紊乱。这些脑容量的变化可能与长期太空飞行后的眼部和视觉异常等临床症状有关，但目前还需要进一步的研究。

图 6-9 所示为航天员灰质和脑脊液空间体积变化的拓扑结构。数据来自太空飞行前（10 位航天员），短期太空飞行后（平均 9 d）和长期太空飞行后随访（平均 209 d）的 MRI 扫描数据。图 6-9（a）显示与太空飞行前相比，太空飞

行后眶额区和颞极区灰质体积（深蓝色）减小。相同的比较在顶点（浅蓝）下体积减小，脑脊液体积在脑室和基底池（黄红）增大。图6-9（b）显示了太空飞行后209 d回访与太空飞行前相比的体积变化。腹侧皮质区（深蓝色）的灰质体积持续减小，但比太空飞行后立即检测显示的灰质体积减小得少。图6-9（c）显示，与短期太空飞行后相比，在太空飞行后209 d回访，这些区域的灰质体积（粉红色）增加。脑室的脑脊液容量几乎恢复到太空飞行前的水平，但在大脑周围仍有蛛网膜下腔（黄红）的体积增大。体积增大发生在返回地球之后。L和R表示左和右，A和P表示前和后。

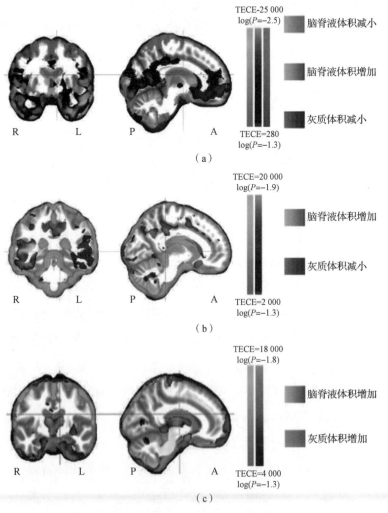

图6-9 航天员灰质和脑脊液空间体积变化的拓扑结构（附彩插）

最近，D. R. Roberts 等的研究显示航天员大脑结构的改变是随着任务时间渐进的，而且与太空飞行后运动和认知能力的变化相关。与上述试验结果相似，研究人员对航天员的脑部 MRI 扫描结果显示长时间的太空飞行会引起大脑结构的整体和局部变化。随着心室扩大，脑脊液会重新分布，同时大脑整体向上移位，造成沿颅骨内表的顶点处的脑脊液空间变窄。局部的重大变化为额叶和顶叶的内侧部分以及沿侧脑室和第三脑室边缘的脑实质的移位。

如图 6-10 所示，太空飞行导致脑组织在顶点处聚集。红色表示沿大脑表面的区域，在太空飞行前到太空飞行后，由于向上移动的大脑组织的拥挤，大脑薄壁组织增加。蓝色显示太空飞行后大脑室扩张导致的侧脑室和第三脑室边缘脑组织移位。

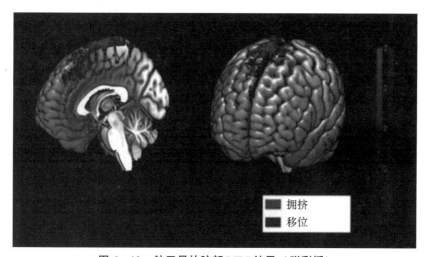

图 6-10　航天员的脑部 MRI 结果（附彩插）

有趣的是，研究人员发现航天员执行任务后的体态姿势与大脑中尾状核的结构变化有关，太空飞行后控制姿态的改变与左侧尾核的局部结构改变有显著的相关性，而左侧尾核又是姿态和运动控制的重要结构。研究人员推测这是由于执行任务后航天员的左心室相对于右心室体积的较大增加（分别为 17.1% 和 15.2%）导致左尾状核的体积有较大变化，进而造成体态姿势的变化。

为了进一步研究航天员回到地球后的体位和运动感觉机制的变化，NASA 对11 名结束任务的航天员进行足部刺激来研究他们大脑功能的改变。在涉及感觉运动、视觉、本体感受和前庭神经网络的一系列区域内，研究人员发现了特定任务功能性区域的连接。在太空飞行后的航天员最显著的改变（图 6 – 11）包括：右侧后海马上回与大脑其余部分的刺激特异性连接增加（ICC 测量结果显示）；左、右胰岛之间的连接增加，小脑与视皮层和右下顶叶皮层的耦合减少；双侧额叶、前庭核、右下顶叶皮层和小脑与其他与运动、视觉、前庭和本体感觉功能相关的区域的连接发生改变。此外，研究人员还观察到空间运动病症状的严重程度与右后丘脑上回和左小脑区的连通性存在相关性。

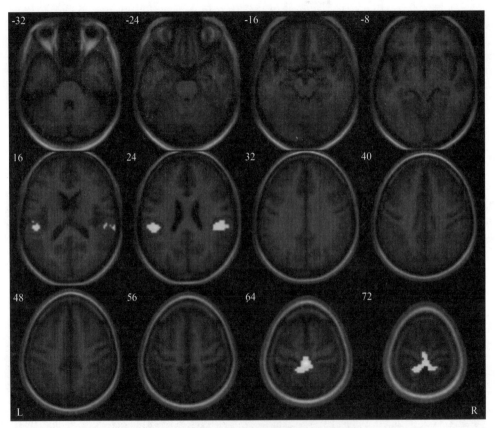

图 6 – 11　航天员和健康对照组足底刺激激活的组图（附彩插）

（黄色区域表示在可信的统计阈值处的大脑区域激活）

这项研究的结果清楚地说明了人体适应和重新适应过程混合产生的推理问题。足底刺激引起的 fMRI 激活模式的改变反映了与支持负荷的反应相关的"核心"神经系统的保留，这也有可能是该系统在太空飞行后的最初几天内快速恢复。这需要进一步研究。同样，研究人员观察到的运动系统（前庭、本体感受、视觉）利用的不同感觉输入之间的连接的改变，可能不仅反映了前庭剥夺和与微重力相关的生物力学因素所造成的默认运动控制连接的损伤，还反映了在太空飞行中人体采用的运动控制策略的退化。这些研究有利于航天员回到地面运动的神经恢复。但是，这项研究对在微重力下运动的感觉系统的权重未解释清楚，这将是未来空间环境中生物健康维持的重要研究方向。

对长期暴露在太空环境中大脑连通性的研究并未停止。NASA 对 17 名男性志愿者采用头朝下倾斜 6°（HDT）的地面试验方法来模拟太空环境，70 d 后用静息态功能性的磁共振成像（rs – fMRI）对志愿者的脑部进行检测，来评估静息状态下人体感觉运动网络的功能连接性。

研究人员通过比较多个时间点的数据，不仅测量了试验开始前到试验结束后功能连接性的变化，还测量了在试验过程中功能连接性的变化。此外，研究人员使用特定的对比方法检测试验过程中连接性的变化，降低了试验结果是由简单对比产生的误差造成的可能性。

研究结果表明，70 d 的 HDT 卧床试验导致前庭、躯体感觉和运动网络的功能连接发生显著变化。这些连接分别与空间定向与空间认知，感觉运动与体感控制，以及自主运动的规划、协调与执行等有关。具体地说，大脑运动皮层和躯体感觉区之间的连通性在 HDT 卧床试验期间增加，而在 HDT 卧床试验后恢复期间则明显下降。相反，颞顶叶区域之间的连通性明显下降。此外，试验数据相关分析显示运动 – 躯体感觉网络连接与站立平衡性能变化存在显著关系；连通性增加最多的志愿者在 HDT 卧床试验时姿势平衡能力的恶化程度最小。

运动体感连接性的增加和站立平衡能力的变化之间的显著关联，意味着在太空飞行过程中身体负载减小通过未知机制对平衡和运动控制产生不利影响。运动皮层和躯体感觉皮层连接性增强最大的参与者，在 HDT 卧床试验后站立平衡能力的损害最小。研究结果表明，身体方向的改变和负载减小可能导致补偿性神经过程。这一结果与先前的证据一致，即卧床休息时运动皮层兴奋性的增加与功能性活动障碍减少相关。

图 6 – 12 显示右侧后前额叶皮层（上排）在 HDT 卧床试验期间与左侧颞/枕叶梭状回皮层的连接性显著下降，随后在 HDT 卧床试验后恢复期间出现逆转。右小脑小叶 VIII（中间行）在 HDT 卧床试验期间与右中央后回的连通性显著降

低，而在 HDT 卧床试验后恢复期间这些变化发生逆转。右小脑后上裂（下排）在 HDT 卧床试验期间与右小脑小腿外侧连接性明显下降，随后在 HDT 卧床试验后恢复期间这些变化发生逆转。

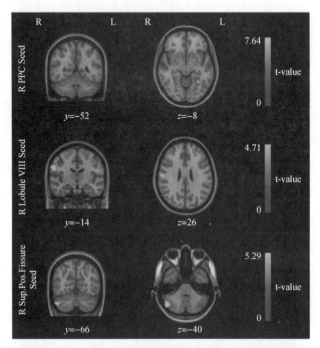

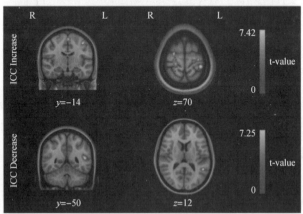

图 6 – 12 HDT 卧床试验中航天员脑扫描结果（1）（附彩插）

如图 6 – 13 所示，左侧中央前回、左侧补充区和右侧中央后回的 3 个区域在 HDT 卧床试验期间内在连通性对比明显增强，而在 HDT 卧床试验后恢复期间这些变化发生逆转。左侧颅上回（下排）的单个区域表现出对侧的连接性随时间变化。

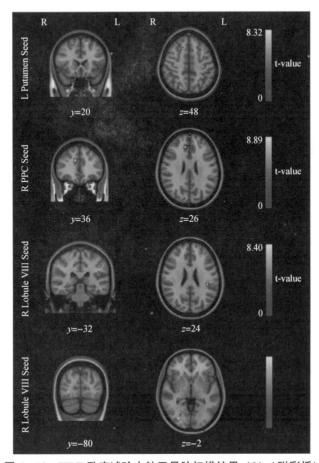

图 6-13　HDT 卧床试验中航天员脑扫描结果（2）（附彩插）

由以上结果可见，随着 HDT 卧床试验的进行，大脑的几个区域都显示出连通性的变化，这与同一时期的行为变化相关。左侧壳核和右侧额上回连接性的增加与从 HDT 卧床试验 8 d 到 HDT 卧床试验 70 d 的立方体旋转测试反应时间的增加显著相关（第一行）。右侧 PPC 区和右扣带回之间连通性的增加与从 HDT 卧床试验 8 d 到 HDT 卧床试验 70 d 的立方体旋转试验反应时间的减少显著相关（第二行）。小脑右小叶 VIII 和左顶叶皮质之间的连通性增加与从 HDT 卧床试验 8 d 到 HDT 卧床试验 70 d 的立方体旋转试验反应时间的减少显著相关（第三行）。右小叶 VIII 种子与左侧枕外侧皮质连通性的增加与从 HDT 卧床试验 8 d 到 HDT 卧床试验 70 d 的立方体旋转试验反应时间的增加显著相关（第四行）。

6.6.2　空间环境中的高级神经功能活动

在空间复合环境下，人类主要受到辐射和微重力的影响。海马体作为人类主要的学习记忆的部分，它的变化势必引起学习记忆的变化。

在辐射方面，相关科研人员探讨了电离辐射对小鼠认知功能及其海马proBDNF 信号通道的影响。将 40 只成年昆明小鼠随机分为对照组和辐射组，辐射组小鼠给予单次 4 Gy 全身 137Cs – γ 射线照射，构建放射性认知功能障碍模型。辐射后 5 周采用新旧位置识别试验及 Y 迷宫试验检测各组小鼠的认知功能；采用 RT – PCR 法检测各组小鼠海马 BDNF、p75NTR、Sortilin、Sorcs2 和 FSTL4 mRNA 的表达；采用免疫组织化学法检测各组小鼠海马齿状回新生神经元标记物 DCX 的表达；采用 Western blot 法检测各组小鼠海马 BDNF、proBDNF、MMP – 9、tPA、p75NTR、Sortilin、Sorcs2、FSTL4、Syn – 1、Synaptophysin、NeuN、Bcl2、PARP 和 Caspase – 3 的表达。从试验数据分析，与对照组小鼠相比，有以下结果：①辐射组小鼠在新旧位置识别试验中新位置的辨别指数显著降低（$P < 0.05$），且在 Y 迷宫试验中的自发交替率明显降低（$P < 0.05$）；②辐射组小鼠海马 BDNF mRNA 的表达无统计学差异（$P > 0.05$）；③辐射组小鼠海马 BDNF 蛋白表达水平明显下调（$P < 0.05$），pro BDNF 蛋白表达水平显著上调（$P < 0.05$），且辐射组小鼠海马 BDNF/pro BDNF 比值明显减小（$P < 0.05$）；④辐射组小鼠海马 MMP – 9 蛋白表达水平显著下调（$P < 0.05$），而 tPA 蛋白表达无统计学差异（$P > 0.05$）；⑤辐射组小鼠海马 pro BDNF 受体 p75NTR mRNA 及蛋白表达水平均无统计学差异（$P > 0.05$），而 Sortilin 和 Sorcs2 mRNA 及蛋白表达水平均明显下调（$P < 0.05$）；⑥辐射组小鼠海马 proBDNF 受体 FSTL4 mRNA 及蛋白表达水平均明显上调（$P < 0.05$）；⑦辐射组小鼠海马齿状回新生神经元标记物 DCX 阳性细胞数目明显减少（$P < 0.05$）；⑧辐射组小鼠海马突触相关蛋白 Syn – 1 和 Synaptophysin 的表达水平均显著下调（$P < 0.05$）；⑨辐射组小鼠海马成熟神经元标记物 NeuN 蛋白表达水平明显下调（$P < 0.05$），抗凋亡蛋白 Bcl2 的表达水平明显下调（$P < 0.05$），同时促凋亡相关蛋白 PARP 和 Caspase – 3 的表达水平均显著上调（$P < 0.05$）。最终的结论是电离辐射可能是通过激活海马 pro BDNF/FSTL4，进而抑制海马神经发生、突触可塑性以及促进神经元凋亡，从而诱导小鼠认知功能障碍。

在微重力方面，较长期处于微重力环境中可使人产生体液头向转移、肌肉萎缩、骨质疏松、免疫力下降及认知学习记忆衰退等机体损伤或功能障碍，而航天员能否准确高效地执行航天任务与其认知或学习记忆功能密切相关。从宏观角度讲，微重力环境会造成人体认知相关脑区灰质、脑区激活强度与范围发生变化，但从认知行为观察，影响并不明显，并且失重会造成动物的空间、位置学习记忆能力有所下降。进一步从微观角度总结，微重力会造成不同种类神经元形态发生变化，与认知相关脑区的基因、蛋白、神经递质差异性表达。最后可以知道微重力环境会造成人体与认知相关脑区灰质体积减小，认知行为发生改变，但会出现适应性改变。模拟失重使动物认知行为与相关基因蛋白等发生不同程度的变化，也会造成神经元的大小、形状等发生改变，氧化应激增加。

在辐射和微重力条件下，目前科技很难运用神经影像学技术实时、长期、定点观测生物体大脑的改变。但是，在单一的空间环境中可以明显地看到高级神经活动的改变和影响。那么在复合环境下，有理由怀疑此类变化会加剧，进而产生更严重的影响。

■ 6.7　空间神经电生理变化

6.7.1　不同空间环境对神经电生理的影响

太空飞行和模拟太空飞行后生理功能的变化涉及多种机制，微重力就是其中之一，可以通过模型进行部分模拟，例如低头床休息（head-down bed rest，HDBR）、干浸（dry immersion，DI）等。尽管人们对于在太空飞行或模拟微重力期间心血管、代谢和肌肉骨骼反应已经进行了大量的研究，但使用电生理学的传统和试验方法对中枢和周围神经系统改变的研究仍较为缺乏，特别是对皮质脊髓兴奋性和周围神经功能的研究。这些系统与其他生理组件的整合在一些基本功能中发挥着关键作用，如与感觉运动系统相关的姿势控制、运动和手动控制。尽管航天员在执行太空任务时可以获得一些数据，但大多数关于空间生理学的科学知识来自微重力模拟。HDBR 是使用得最多的空间模拟（尽管重力和前庭输入仍然存在），它要求受试者在短时间或长时间内在倾斜的床上保持头向下的姿势来模拟空间诱导的流体位移、固定和隔离。暴露于微重力环境后的生理功能改变主要是由于周围神经系统被剥夺。为了研究大脑皮层电活动，EEG 已经在太空飞行和微重力等一系列条件下使用。EEG 是研究极端条件下中枢神经生理适应的有效工具，具有较好的时间分辨率和较差的空间分辨率。

人类大脑在失重状态下的适应需要对新环境中获得的神经信息进行动态整合。A. M. Cebolla 等通过 EEG 动力学对此进行了研究，在视觉–运动对接任务前的视觉–注意状态中测量了振荡调制。如图 6–14 所示，在太空飞行之前和之后，航天员在微重力状态下在国际空间站上自由漂浮进行试验。观察到从枕顶（alpha ERD）到中心区域（mu ERD）的约 10 Hz 振荡功率下降（~ERD：事件相关去同步化）更强。更强的 αERD 的反源模型显示，在失重状态下，从地球上的后扣带皮层（BA31，从默认模式网络）向中央前皮层（BA4，初级运动皮层）转移，还观察到，前庭神经网络（BA40，BA32 和 BA39）和小脑（小叶 V，VI）的显著作用（图 6–15）。作者认为，由于在自由漂浮中对适当身体姿势的持续调整要求很高，这种视觉–注意状态需要更多的运动皮层的贡献。小脑和前庭神经网络参与失重可能支持姿势稳定所必需的校正信号处理，以及对整合不一致前庭信息的需求增加。

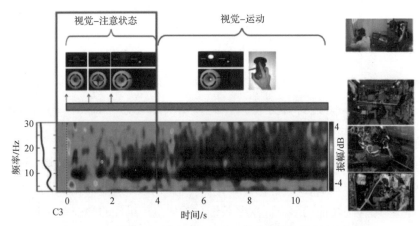

图 6–14　地面和空间环境中视觉–注意状态 EEG 试验设置

关于失重环境对中枢神经系统的损害是由主要生理影响还是次要心理影响引起的，一直存在争论，2008 年 Stefan Schneider 等评估了重力条件变化对大脑皮层活动的生理影响。如图 6–16 所示在第一个试验中，在抛物线飞行期间，在正

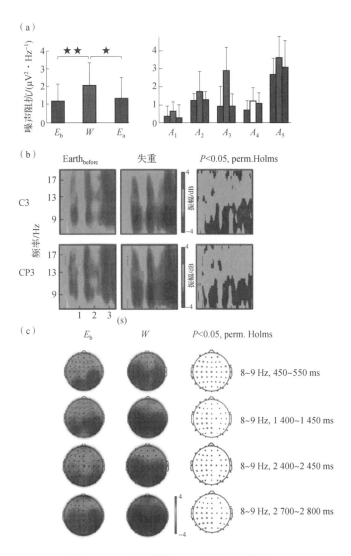

图 6 - 15　中心区域 EDR 在失重时增加

常、增加和零重力下记录 7 名受试者的 EEG 活动。此外，记录正常重力条件下的飞行前 EEG。在第二个试验中，24 名受试者在记录 EEG 的同时暴露于仰卧、坐姿和 9°头向下倾斜位置，使用低分辨率脑电磁断层扫描（LORETA）分析数据（图 6 - 17）。β - 2 EEG 活动（18~35 Hz）被发现在正常重力条件下太空飞行时在右侧额上回增加。通过暴露于失重状态下，相同区域内这种活动明显被抑制。由于倾斜试验显示左侧颞下回在仰卧和倾斜位置的变化，所以可得出结论，在失重状态下观察到的变化不能用血流动力学变化来解释，而是反映了与失重体验相关的情绪过程。这些发现表明失重对皮层电活动有重大影响，并可能影响中枢神经系统和适应过程。

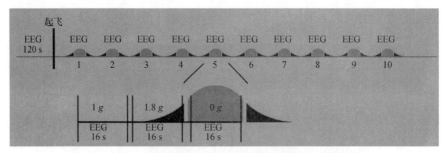

图 6 - 16　起飞前约 30 min 与飞行中 1gEEG 活动比较

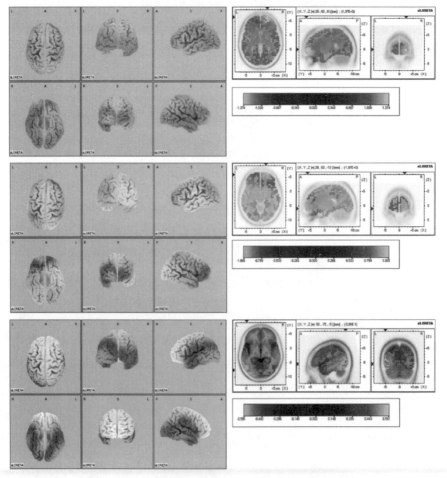

图 6 - 17　不同重力和体位 EEG 活动数据的比较示意

2018 年，Ivan E. Lazarev 等为了研究在模拟微重力条件下（即干浸）的大脑节律活动，将 9 名受试者（健康男性，年龄为 20～29 岁）持续 5 d 分别放入装有水（温度保持恒定在 33 ℃左右）的浴缸（2.2 m×1.1 m×0.85 m）中干浸以模拟重力效应。受试者在仰卧水平位置没有身体支撑的情况下漂浮在浴缸中，但被防水材料与水隔离。在干浸的第 4 或第 5 d 记录静止状态的 EEG。控制组受试者以仰卧姿势躺在沙发上时记录静止状态的 EEG。结果与对照组相比，干浸法的 EEG 功率在 α 频带范围内（8～13 Hz）更大。这种效果分布在整个头皮上。而对于 β，δ 或 θ 频带未发现干浸的影响。该研究结果与真实太空飞行中获得的结果相似，表明失去支撑是失重时大脑活动改变的重要因素。

TMS 在抛物线飞行中显示微重力可能改变皮质脊髓兴奋性，从而促进 MEP 反应。2004 年，Nick J. Davey 等发现大鼠和比目鱼肌的自发 EMG 活动随抛物线飞行中引力的变化而变化，这大概是因为它们通过适当的方式来抵抗负荷。随后他们研究了重力的减小和增加影响人的背部和手臂肌肉的 EEG，以及运动皮层对可见调节作用的程度。在试验中令 3 名健康受试者站立在 10 个抛物线中，包括 1.8g、0g（持续时间为 20～25 s）。从右三角肌，左、右竖脊肌（ES）和经颅进行了 EMG 记录，将 TMS 应用于运动皮层，以在目标肌肉中产生 MEP。结果表明在 0g 时，左 ES 和右 ES 中的 EMG 水平和 MEP 面积增加，但在手臂被捆绑时不明显。在 1.8g 的时间段内，EMG 水平或 MEP 区域未见明显变化。来自 3 名受试者的汇总数据显示出相似的结果，表明在 0g 的时间段内，左、右 ES 的 MEP 反应均得到促进。ES 中的 MEP 区域在 0g 期间增加，这表明当地球上存在的垂直压缩力消除后，"开启"背部肌肉的活动以稳定轴向骨骼。进一步的分析表明，微重力通过增加皮质脊髓兴奋性而产生了 ES 的激活。在 1.8g 的时间段内，EMG 水平或 MEP 区域未见明显变化。

2010 年，Donna R. Roberts 等探索了卧床模型中的皮质脊髓可塑性。在一项 90 d 卧床休息的研究中，对一小部分健康受试者使用 TMS 收集招募曲线（RC）的右手和腿。招募曲线是通过测量靶肌在 TMS 强度范围内的 MEP 振幅来创建的。随着 TMS 输出的增加，MEP 也增加，直至达到一个高原水平。招募曲线斜率变化的分析已经被认为反映了皮质脊髓兴奋性的变化，这在几个临床模型中得到了验证，尽管手部没有发现变化，但这符合卧床休息时上肢的正常使用，也符合上肢固定后的先前研究。卧床休息后，腿部的招募曲线明显改变，表明在卧床休息后约 2 周的时间内腿部兴奋性下降，这种反应的时间过程表明，在固定 10 d 后已经发生了早期的改变，正如一项对腿进行铸型的初步研究所显示的那样。与 fMRI 所观察到的类似，皮质脊髓兴奋性也与功能表现密切相关：事实上，皮质脊髓兴奋性增强的受试者在功能活动测试中表现出更大的改善。

　　SEPs 是一种神经生理学评估工具，由一系列波组成，通过电刺激周围神经并记录头皮、脊柱和刺激部位近端周围神经，反映沿着躯体感觉路径的神经结构的顺序激活。2018 年，Blandine Acket 等通过干浸模型进行模拟失重影响的地面试验，如图 6 – 18 所示。该研究旨在调查 3 d 干浸对感觉阈值和 lemniscal 通道功能的影响，并通过 SEPs 进行了评估。12 名健康男性志愿者（32 ± 4.8 岁）参加了该研究。在干浸之前（D – 1）和第 3 d（D3）记录双肢的胫骨神经的感觉阈值和 SEP。结果显示，D3 的感觉阈值显著降低 [（ – 20.75 ± 21.7）%，$z = -2.54$，$p = 0.010\ 9$（在右侧）；（ – 22.18 ± 17.28）%，$z = -3.059$，$p = 0.002$（在左侧）]。在 D – 1 和 D3 之间，P40 响应的幅度没有差异。在 D3，所有中枢反应的潜伏期直到 P30 均缩短（N21 右：$-0.57 ± 0.31$，$z = -3.06$，$p = 0.002$；N21 左：$-0.83 ± 0.53$，$z = -2.94$，$p = 0.003$；P30 右：$-1.26 ± 1.42$，$z = -3.059$，$p = 0.002$；P30 左：$-1.11 ± 1.55$，$z = -2.27$，$p = 0.02$）。干浸 3 d 可诱导 lemimscal 通道过度兴奋。这可以通过急性脱除咖啡因引起的膜通道表达的改变和/或髓样可塑性和/或周围感觉受体的超敏反应来解释。这需要进一步研究以进一步阐明机制。

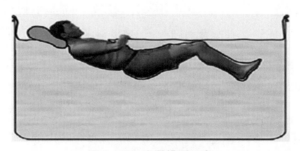

图 6 – 18　干浸模型示意

　　视觉反应也受到失重 HDBR 模型的影响。2019 年，Petra Wollseiffen 等在抛物线飞行的正常重力和微重力阶段分别让受试者完成 4 个级别的心理算术任务，旨在确定微重力对心理算术任务（执行功能）过程中神经生理过程的影响。如图 6 - 19 所示，使用主动 EEG 确定视觉诱发电位 N1 和 P2，并使用源定位算法进行分析。结果表明，随着任务难度的增加，反应时间延长。在最复杂的水平下，微重力作用时反应时间显著缩短。该观察结果与先前的抛物线飞行经验以及抗晕动药的使用无关。在微重力作用下，P2 振幅减小与额上回和额中回相关。结论是皮层过程在微重力作用下得到了增强。

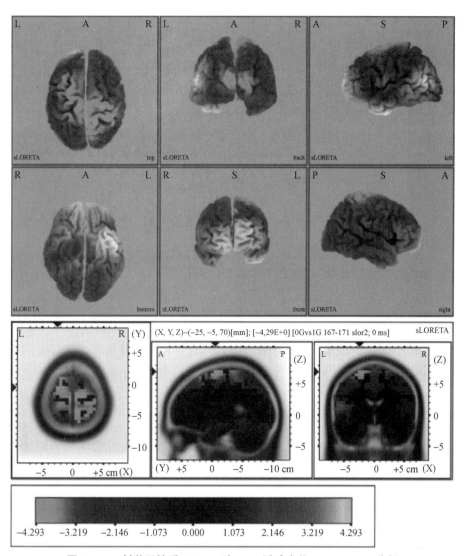

图 6 - 19 刺激开始后 238 ms 时 EEG 活动定位 - sLORETA 分析

长期卧床可能引起与认知和情绪有关的自主神经系统的变化，有几种方法可用于评估交感神经活动，如心率变异性（HRV）或皮肤电导，也称为皮肤反射或电反射。皮肤电导是测量交感神经输出到皮肤上的汗腺，它与运动不适感有关。2013 年，Qing Liu 等通过测量静息皮肤电导反应的适应性，研究了 45 d HDBR 对执行功能和情绪反应的影响，研究结果表明皮肤电导在开始卧床休息后第 11 d 显著下降，并在第 40 d 上升到与基线相似的水平。最近，可穿戴式无线传感器已被用于研究抛物线飞行过程中的几种自主反应，包括皮肤电导。1994 年，C. G. Crandall 等为了确定长时间暴露于微重力条件下是否会改变皮肤血流的温度调节反射控制，将 6 名成年男性（平均年龄为 40 ± 2 岁）暴露于 15 d 的 6°HDT 模型。在 HDT 刺激前的非卧床对照日和 HDT 第 15 d，通过用水灌注服的全身加热使每个受试者的体温升高 $0.5 \sim 1.0$ ℃。在整个方案中测量平均皮肤温度、口腔温度（Tor）、平均动脉压和前臂血流量。根据前臂血流量与平均动脉压的比值计算前臂血管电导（FVC）。在 HDT 刺激后，反射热诱导 FVC 开始增加的 Tor 阈值升高（$36.87 \pm 0.06 \sim 37.00 \pm 0.09$ ℃，$P = 0.043$），而此阈值后的 Tor – FVC 关系曲线的斜率减小了（$13.7 \pm 2.3 \sim 9.5 \pm 1.1$ ℃，$P = 0.038$）。此外，在 HDT 刺激之前和之后，常温 FVC 和高温 FVC 在最高共同 Tor 时降低了〔常温：$(4.2 \pm 0.5) \sim (3.0 \pm 0.4) \mathrm{mL} \cdot (100 \ \mathrm{mL})^{-1} \cdot \min^{-1} \cdot (100 \ \mathrm{mmHg})^{-1}$，$P = 0.04$；高温：$12.4 \pm 1.0 \sim 7.8 \pm 0.7 \ \mathrm{mL} \cdot (100 \ \mathrm{mL})^{-1} \cdot \min^{-1} \cdot (100 \ \mathrm{mmHg})^{-1}$，$P < 0.001$〕。这些数据表明，HDT 暴露会降低对热应激的温度调节反应。2011 年，Chiara Spironelli 等为证实头向下卧床休息与疼痛敏感度下降和原发体感皮层外疼痛网络改变有关，研究了 2 h 低头卧床休息对电、疼痛相关的体感刺激引起的主观和皮层反应的影响。他们将 20 名男性受试者随机分为两组，头朝下卧床休息（BR）组和坐姿对照组（图 6 – 20），从各个电阈值开始，通过对左手腕随机施加电刺激来诱发 SEP，并分为 4 种情况：无痛控制状态、电痛阈值、高于疼痛阈值 30%、低于疼痛阈值 30%。与对照组相比，在 EEG 收集的主观疼痛等级显示 BR 组疼痛知觉明显降低。对 4 个电极簇的统计分析和 sLORETA 来源分析显示，在坐位对照中，右侧体感皮层中有一个 P1 成分（$40 \sim 50$ ms），而在 BR 组中则是双侧的且位置不同。对照组的 N1（$80 \sim 90$ ms）具有广泛的右半球激活，还涉及前扣带回，而 BR 组显示主要为体感皮层激活。与 BR 组相比，对照组左中位

置的 P2（190~220 ms）更大。

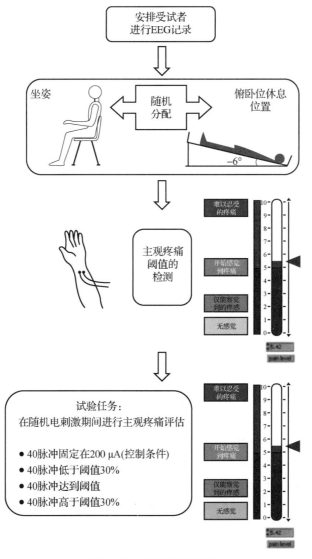

图 6 – 20　试验设计流程

航天员的心脏房颤（AF）患病率与一般人群的相似度约为 5%，但年龄提前。房颤的危险因素包括左心房增大、房性早搏的数量增加，以及信号平均心电图上的某些参数（例如 P 波持续时间、信号平均 P 波末端 20 ms 的均方根电压，以及 P 波振幅）。2018 年，Htet W. Khine 等的研究旨在评估心房结构、室上搏动和心房电生理的变化，以确定太空飞行是否会增加发生房颤的风险。如图 6 – 21

所示，13 名航天员接受了心脏 MRI 以评估在太空飞行 6 个月之前和之后的心房结构与功能，并分别在飞行前、飞行中、着陆后进行多组 48 h 监测。结果六个月后（12 ± 18 mL，$P = 0.03$），左心房容积在不改变心房功能的情况下短暂增加。右心房容积保持不变。没有发现室上搏动的变化。一名航天员的室上异位搏动有大量增加，但均未发生房颤。滤波后的 P 波持续时间未随时间变化，但在除着陆日外的所有飞行日，P 波末端 20 ms 的均方根电压均下降。除了导线 V1（着陆日），在导线 V2 中没有看到 P 波振幅的变化。结论为 6 个月的太空飞行可能足以引起左心房结构和心房电生理的短暂变化，从而增加发生房颤的风险。但是，没有明确的证据表明室上性心律失常增加，也没有确定的房颤发作。

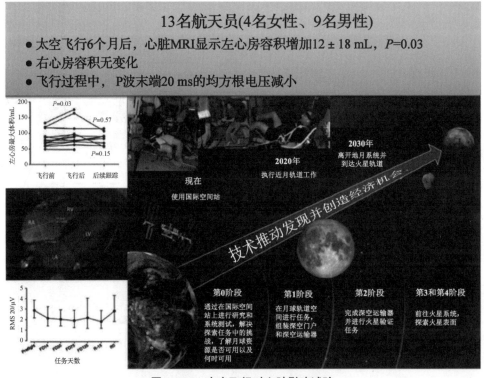

图 6 – 21 太空飞行对心脏影响试验

众所周知，太空中的电离辐射会对各种哺乳动物组织产生不利影响。但是，关于重离子辐射对心脏的生物学影响的信息很少。为了填补这一空白，2018 年 Anja Heselich 等系统地研究了用载人航天相关的重离子（例如钛和铁）和碳离子照射的禽心肌细胞培养物中的 DNA 损伤诱导和修复以及增殖和凋亡，用于放射治疗。此外，他们首次使用无创微电极阵列（MEA）技术分析了重离子辐射对源自鸡胚的原代心肌细胞电生理的影响，如图 6 – 22 所示，包括电生理端点搏动率和场动作电位持续时间。这些培养物即使在 7 Gy 的剂量下也能在 24 h 内几乎完全修复 DNA 损伤，并几乎从辐射引起的增殖行为变化中完全恢复。有趣的是，未检测到对细胞凋亡的显著影响，尤其是原代心脏细胞的功能，即使在剂量高达 7 Gy 时，也表现出令人惊讶的高抗强离子辐射能力。可以观察到的唯一变化是钛辐照后场动作电位持续时间增加了多达 30%，且在接下来的 3 d 内逐渐缩短。

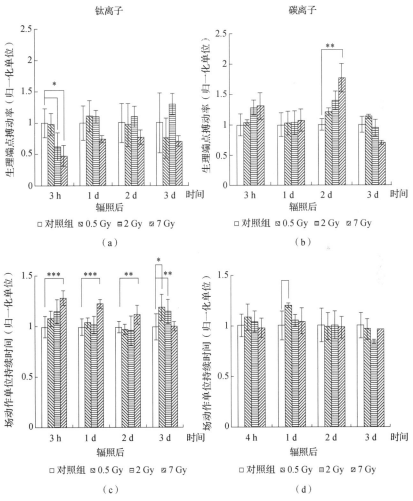

图 6 – 22 1 GeV 钛离子［图（a），（b）］和碳离子［图（c），（d）］照射后的生理端点搏动率和场动作电位持续时间

2010 年, Richard T. Jennings 等研究了商业太空飞行的参与者, 他们通常比职业航天员年龄大, 并且通常尚未在高重力或微重力下进行过医学研究。一位 56 岁的参与者的病例报告显示该参与者患有严重的震颤和频繁的室性早搏 (PVC), 每天的发生率高达 7 000。在太空飞行训练之前, 他完成了包括均信号 ECG、经胸应力超声心动图、运动耐量测试、电生理研究、心脏 MRI、电子束 CT、动态心电图监测和通宵血氧饱和度测定的临床研究, 以证明心脏结构正常且没有心脏疾病。虽然没有发现心脏病理疾病, 但俄罗斯医疗队要求在训练和太空飞行之前对 PVC 进行治疗。对于最初的太空飞行, 使用选择性的 β - 1 受体 β 受体阻滞剂, 第二次使用钙通道阻滞剂与非选择性的 β 受体阻滞剂联合用于震颤控制。模拟环境测试确保了这种药物组合是兼容的。试验结果显示低剂量选择性 β - 1 受体阻滞剂可不完全抑制太空飞行参与者的 PVC, 而钙通道阻滞剂可很好地抑制太空飞行参与者的 PVC。前述参与者被允许在太空飞行中定期使用非选择性 β 受体阻滞剂和钙通道阻滞剂。太空飞行中的心电图和血压监测结果正常, 并且中途心电图获得成功, 着陆日显示成功抑制了 PVC。

在失重状态下的太空飞行中, 随着血液和体液向头部的分布, 人的大脑功能可能受到生理效应变化的影响。这种大脑功能的变化会影响航天员的表现, 从而可能对太空飞行安全造成危害。2017 年, Hui Wang 等采用 20 名男性受试者在 7 d - 6°HDT 卧床休息模型中模拟失重条件下的生理效应, 并使用行为、电生理技术来比较短期模拟失重状态前后心理旋转 (MR) 能力的变化。行为结果表明刺激的旋转角度与反应时间之间存在显著的线性关系, 这意味着在模拟失重状态下的任务期间确实会发生心理旋转过程。在前 3 d, 由对象心理旋转引起的 P300 分量遵循 "向下 - 向上 - 向下" 模式。在接下来的 4 d 里, 它随机变化。在 HDT D2 上, P300 的幅度平均值最小, 而在 HDT D3 上缓慢增加。HDT 3 d 后观察到 P300 振幅没有明显变化。模拟失重不会改变心理旋转的基本过程。模拟失重的效果是神经的自适应机制。HDT 测试后心理旋转能力没有恢复到原来的水平。在接下来的 4 d 里, 它随机变化。

暴露于微重力环境中会导致多种生理系统发生变化, 从而可能影响航天员执行关键任务的能力。2021 年, Ajitkumar P. Mulavara 等研究了太空飞行和卧床休息后的生理和功能改变, 这项研究的目的是确定太空飞行对功能性任务绩效的影响，并确定造成其缺陷的关键生理因素。该试验通过 7 个功能测试和 15 个生理指标组成来研究感觉运动、心血管和神经肌肉对太空飞行的适应性。航天员在 6 个月的太空飞行前后进行了测试，并对进行了 70 d 的 6°俯卧式卧床休息模拟航天环境测试，以检查轴向物体卸载对太空飞行结果的作用。结果航天受试者表现出最大的体能下降，而功能性任务要求对姿势平衡进行动态控制，与此同时，感觉运动测试中对姿势和动态步态控制进行评估的类似下降也与此平行。其他变化包括下肢肌肉性能下降和 HR 维持血压升高。卧床休息期间进行的运动可防止神经肌肉和心血管功能发生不利变化；然而，两个卧床休息组都经历了类似航天受试者的功能和平衡缺陷。卧床休息数据表明，太空飞行中经历的身体支撑卸载会导致太空飞行后姿势控制功能障碍。此外，卧床休息在受试者运动组中得到证实，太空飞行期间进行的阻力和有氧运动可以在维持神经肌肉和心血管功能中起不可或缺的作用，从而有助于减少功能性表现的下降。

受条件限制，研究者们常常在地面构建失重模型，从而针对太空失重环境对机体各器官系统的影响进行研究。除猕猴头低位卧床及小规模经过伦理学审查且无创性的人体试验以外，操作简单且经济实用的啮齿类动物（大鼠、小鼠）尾吊模型是国际公认的地面模拟失重的试验模型。啮齿类动物的尾吊模型构建主要采用 NASA 认可的 Wronski 和 Morey – Holton 报道的方法，即用胶布缠绕模型动物尾部的中上端，借助细绳等工具将其悬挂在尾吊笼中，使后肢离开笼底 1 cm，前肢可以触地，尾吊状态下动物仍然可以自由饮水、进食。利用尾吊的方法，构建模拟失重的试验是近年来的研究热点。

微重力会导致体液积聚在大脑中，从而导致大脑受损，其确切机制尚不清楚。2020 年，Hao Wang 等在研究中建立了一种 16 通道微电极阵列，用于体内多通道电生理记录，以研究微重力对海马神经元的影响。试验中将微电极阵列插入正常的 28 d 尾吊模型，并在调节大鼠后 3 d 恢复以记录海马 CA1 区和 DG 区的电生理信号（图 6 – 23），通过分析电生理信号，获得了以下结果：①模型大鼠的峰值信号偶发地显示了短暂的悬浮期，涉及大多数记录的神经元，这对应于局部场电势的缓慢且平滑的峰值。对于模型大鼠，射击频率降低，频谱功率集中在慢频段（0~1 Hz）。②在将检测到的海马细胞分为锥体细胞和中间神经元后，锥体细胞的突波持续时间显示出显著的潜伏期，并且其平均发射率与中间神经元相比有更显著的下降。这些结果表明，海马神经元的尺寸受到调节后受损，并且锥体细胞比中间神经元更易感。对于模型大鼠，射击频率降低，频谱功率集中在慢频段（0~1 Hz）。

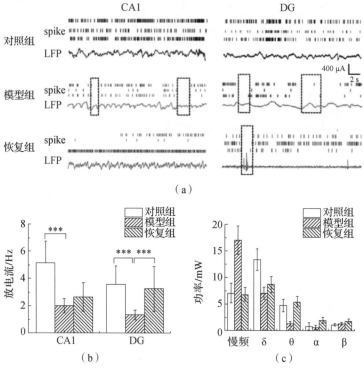

图 6-23　海马神经信号的峰值、LFP、放电率和功率分析

　　航天员在地球磁层外旅行时有可能暴露于带电粒子辐射中，这可能导致神经生理变化和行为缺陷。尽管质子颗粒占空间辐射环境的很大一部分，但关于低剂量质子辐射对中枢神经系统功能的影响的报道很少。2015 年，John A. Bellone 等在研究中用 0.5 Gy 150 MeV 质子照射了雄性小鼠，并评估了其对行为和海马神经生理学的影响。在辐射前以及辐射后 3 个月和 6 个月重复使用水迷宫和 Barnes 迷宫评估空间学习能力，这是海马损伤的敏感行为标志。它会诱发田间兴奋性突触后电位（fEPSP）和种群高峰。在体外照射后 9 个月，在海马切片制剂中评估了与无 Mg（2+）介质（反映间质癫痫样活性）孵育引发的长时程增强和自发振荡（SO）。如图 6-24 所示，与对照组相比，辐照后 6 个月的小鼠在水迷宫中的逆转学习能力受损。质子辐射不影响长时程增强，但显著增加了 fEPSP 斜率并

降低了辐射后 9 个月 SO 的发生率。这些发现表明，单次暴露于低剂量质子辐射可以增加突触兴奋性并抑制癫痫样活动的倾向。

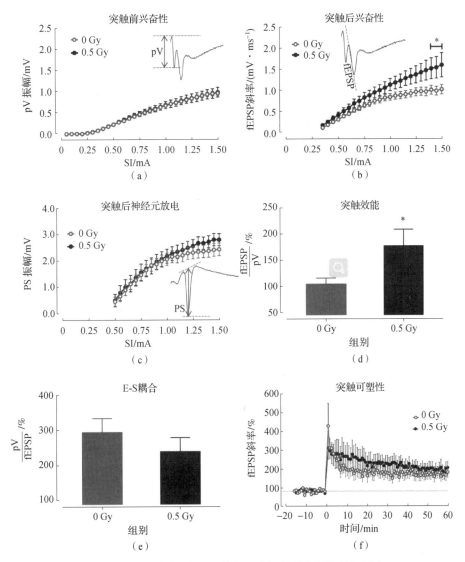

图 6 - 24 质子辐射对 CA1 神经元突触传导和可塑性的影响

RTMS 可以改善学习记忆，它作为一种治疗方法广泛用于精神病学和神经病学。很少有研究报告关于航天员在太空飞行期间认知能力下降的有效对策。2020年，Baohui Zhai 等检查了 RTMS 是否能够显著减轻由后肢卸载（hindlimbun loading，HU）引起的学习记忆缺陷。HU 是一种被普遍接受的模拟微重力的啮齿动物模型（在小鼠中）。雄性 C57BL/6 J 小鼠随机分为 4 组（Sham、RTMS、HU 和 HU + RTMS）进行 14 d 的 HU 造模。新的物体识别测试表明，与 Sham 组相比，HU 组的识别记忆明显受损，但 RTMS 显著减轻了记忆的受损。如图 6 – 25 所示，通过电生理测试，可发现 RTMS 显著改善了 HU 诱导的长时程增强损伤，

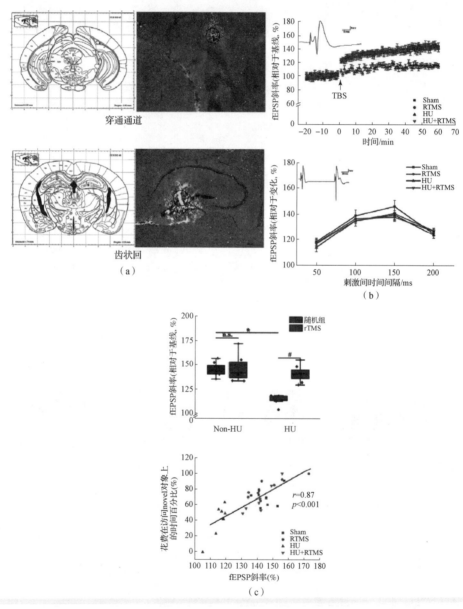

图 6 – 25　两周 HU + RTMS 治疗对小鼠突触功能可塑性的影响（附彩插）

并增加了海马齿状回区域的脊柱密度。此外，RTMS 增强了突触后功能相关蛋白
NMDAR（NR2B 和 NR2A）和 PSD 95 的表达，在 HU + RTMS 组中 BDNF/TrkB 信
号上调并增加了蛋白激酶 B（Akt）的磷酸化。总之，数据表明高频 RTMS 可能
是对抗由模拟微重力引起的学习记忆缺陷的有效对策。

6. 7. 2　EMG 在空间环境中的应用

1. 空间环境对神经 – 肌肉系统的影响

运动功能是行星外探险者与环境进行有目的交互所必需的。运动功能的下降
会严重干扰人机之间的互动，从而削弱任务活动甚至阻止任务的成功。载人火星
往返任务包括一系列影响机体运行的事件，可分为以下几类：在首次暴露于微重
力环境后的几天和几周内发生的变化；在到达火星所需的大约 6 个月内发生的变
化；在再次暴露于行星重力场时发生的变化；在第二次暴露期间发生的变化（在
从火星返回地球的行程中约 6 个月的微重力环境中发生）以及在 $1g$ 条件下发生
的变化。神经组织功能的某些改变是暂时的，有些是持久的。某些更改在行为上
对新的环境需求是有用的适应，有些会降低机体性能。研究表明，暴露于微重力
环境会导致肌肉萎缩，增加肌肉疲劳并减小峰值力量。首先在微重力存在 3 ~ 5 d
内就可以检测到肌肉功能的下降，并在整个任务过程中逐渐发展。一些证据表
明，大约 3 个月左右可达到稳定状态，尽管这一想法由于多种因素而变得复杂，
其中包括目前研究的个体数量较少以及缺乏规定的锻炼计划，个体之间也存在很
大的差异。在认识到这种肌肉病问题后不久，美国和俄罗斯的太空计划都制定了
飞行中的锻炼计划作为对策。但是，实际上，所有在微重力下生存数周或数月的
个体都会遭受肌肉体积和力量的损失，目前尚未有最佳的锻炼计划。

人们对地球重力的认识通常与虚弱和迟发性肌肉酸痛有关，这些症状可能表
明肌肉受损。各种研究证实，在微重力作用下没有明显的肌肉损伤，并且在着陆
后的几天内还没有发展，但太空飞行会诱发脆弱的肌纤维损伤，这是太空飞行后
的压力导致的，着陆后几天可观察到肌肉的病理学（包括广泛的纤维坏死、活化
的巨噬细胞和间质性水肿）。从啮齿类动物的试验结果推断，人类在微重力作用
下经过 6 个月后，在火星上着陆会造成严重的肌肉损伤。目前虽然仍无法预测在
经过 6 个月的返航并重新引入 $1g$ 后机体会发生多少运动功能障碍，但可以排除

极大的残疾。

此外，航天员在太空飞行中的高度大约增加 2 ~ 3 in（5.08 ~ 7.62 cm），主要发生在飞行的前 10 d。尽管尚未直接测量，但大部分变化可能发生在胸腔，这可能导致神经根受牵拉。胸部伸长的另一个潜在结果是反重力轴向棘突旁肌的长度 – 张力关系发生改变。

2. EMG 在航天员健康训练中的应用

航天员的微重力暴露会对骨骼肌的形态和功能产生负面影响，目前的对策之一是频繁运动。尽管这对地球上的人类来说似乎很简单，但对于需要在国际空间站上忙碌工作的航天员来说，这是一个严峻的挑战。因此，建议使用有效/个性化的锻炼计划，以确保有效地将微重力的影响降至最低。经典的运动包括针对心血管系统的运动（例如，系留的跑步机和自行车测速仪）与阻力运动（例如，旧的 iRED 和新的 aRED）相结合。锻炼规程类似在地球上执行的规程，二者的主要区别在于缺少重力。对使用飞轮技术与液压系统结合的设备进行阻力练习，阻力锻炼程序的主要重点是保护下肢和背部的肌肉免受微重力的影响，因此通常进行下蹲、硬拉和抬高小腿。当前的太空训练体制是根据太空飞行前在地球上的表现为航天员量身定制的，但是目前尚没有训练监测来评估这种训练在太空飞行中的有效性以及修改训练程序以适应个人情况的锻炼方案。在太空飞行中评估骨骼肌功能的可能性有限，因此能够评估太空锻炼时下肢肌肉表现的可穿戴解决方案有益于改善训练处方的质量，使运动常规更加有效，从而有助于增进人们对微重力影响的理解和制定更加有效的运动策略。

黏附在衣服中的近红外光谱（NIRS）和表面 EMG 技术可用于监测航天员在运动和休息时的肌肉活动，从而有可能客观评估肌肉活动的质量和数量。作为微重力作用下骨骼肌功能进展的监测，EMG 传感器可检测肌肉的激活，而 NIRS 可检测选定肌肉群中的非侵入性肌肉氧合（肌肉血氧饱和度）。目前人们已经开发出了 4 个集成了 EMG 和 NIRS 的设备原型。丹麦的 Ohmatex ApS 公司专门从事智能纺织设备的开发，已获得欧洲航天局（ESA）的资助，设计并整合了 NIRS 和表面 EMG 技术（在贴身衣物中），旨在监控航天员休息时的肌肉活动和锻炼。一些研究者目前正致力于开发监测航天员通常进行的锻炼活动的可穿戴一体式 NIRS/EMG 系统（wiNIREM），如图 6 – 26 所示。

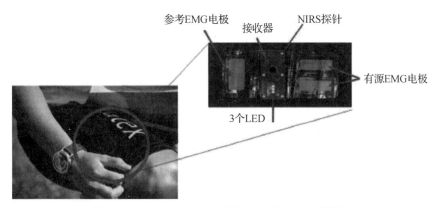

图 6 – 26　wiNIREM（包括 EMG 和 NIRS 探针）

该服装的设计耐磨损、耐汗水（防水）。此外，组装结构可将装置和电极均匀放置并避免运动伪像。嵌入式 EMG 电极是基于纺织品的，而 NIRS 探针是专门为 ESA 项目开发的。该系统的安全性已由丹麦航空航天公司评估和批准，该公司是一家在开发和适应商业医疗设备方面具有专业知识的独立公司，可以满足太空应用的极其严格的要求。将有源 EMG 电极（尺寸为 6 cm×2 cm）放置在相互平行的套管中，它们之间的距离为 2 cm（图 6 – 26）。将参考 EMG 电极（6 cm×3 cm）放置在远离内侧腓骨的活动记录部位的位置。纺织肌电电极由市售的镀银织物制成，该织物被设计用于医疗用途（Shieldex Technik Tex P130，Statex，德国不来梅），并经过皮肤相容性/安全性测试（DIN EN ISO 10993 – 5）。织物附着在套管的内侧并嵌入其中，以确保电极在运动过程中保持在原位，并防止电极上的水分/汗液蒸发或被套管吸收。

3. EMG 在航天员人机接口中的应用

研究人员已经研发出使用神经 – 电交互的方法控制虚拟设备的接口，用手势而不是操纵杆和键盘之类的机械设备与计算机交互。从肌肉中无创地探测到肌电信号并用于到执行这些手势，然后将这些肌电信号解释并转换为有用的计算机命令。目前，更高级的计算机界面将不涉及与操纵杆和键盘相关的运动，而使用固有的自然运动来表达，这种应用将涉及多种形式，例如将语音与手势结合，并且这些手势将不断发展以适应所需求的应用。

这种生物 – 电交互有许多应用，包括使用 EMG 来控制机械臂或机器人外骨骼。在这种情况下，可以将机械设备控制为人体的自然延伸，而无须经过特殊培训即可操作多自由度操纵杆。基于空间的应用程序可以包括在受到宇航服限制的情况下输入计算机的功能。如果在长期太空任务中发生降压事故，并且航天员需要使用机载计算机，则可以使用宇航服内的 EMG 电极来控制远程飞行器，例如移动搜索和救援机器人以及无人机（UAV）。对于无人机，研究人员设想"可穿戴的驾驶舱"，这个概念涉及飞行员佩戴计算机显示器的护目镜，其将显示驾驶舱仪表，然后飞行员可以通过执行所需的手势与虚拟开关、拨盘和操纵杆进行交互。这将使任务仪器的配置更加容易，从而使飞行员能够在执行任务期间更改仪器，并允许每个飞行员在仪器中反映自己的喜好。

大多数手势识别系统包括两种形式：一种是手势是通过需要复杂图像处理和受控照明的外部摄像机识别的；另一种是将感应手套放在参与者的手上即可识别手势。基于空间的极端环境，研究人员希望在极端环境下（实验室外）、在恶劣的光照条件下进行识别，并且研究人员已经通过前臂上的 EMG 表面电极将人直接连接到计算机来实现此目的。整个过程包括对 EMG 信号进行采样、数字化，然后将所得的时间序列通过基于隐马尔可夫模型（HMM）的模式识别系统处理，最后将识别出的模式作为计算机命令发送。例如将 4 对电极连接到一个前臂，然后将得到的 EMG 信号解释为操纵杆命令，这些命令随后被用于为 757 架运输机驾驶现实的飞行模拟器，代理飞行员将手伸向空中，抓住一个假想的操纵杆，然后假装操纵该操纵杆以实现飞机模拟的左右倾斜和上下俯仰。研究人员进一步通过在桌子上（或膝上）打字，将产生的 EMG 信号转换为击键以获取 EMG 数据，识别并用这些信号控制的试验任务。

与计算机自然交互的能力使人类可以操纵任何电控机械系统。除了可穿戴计算应用程序外，与机器人交互还可以用于城市救援的移动机器人、无人机、机器人外骨骼以及太空服接口。在长时间太空飞行中使用 EMG 信号进行控制还有其他好处。长期在零重力环境中生活的副作用之一是肌肉萎缩。通过模拟完成给定任务所需的运动，有可能使航天员在长途太空飞行中飞向遥远的星球。可以对这些产生的 EEG 信号进行分析，如果发现重大变化，则可以向航天员发出预警，以更改其训练程序，确保任务成功。

6.7.3　EEG 在空间环境中的应用

1. EEG 在人机界面中的空间应用

在当今的太空飞行中，航天员必须执行各种任务。一个智能的车载监控系统可以确保对航天员的不间断和及时的监控。用于 EEG 的单次试验分析能够深入了解操作员的认知状态，这种被动监控称为大脑阅读（BR）。

当今的人机界面已广泛应用于生活的各个领域。大多数人机界面支持人与 PC、机器人或假肢之类的机器进行交互。这些人机界面可以使机器更深入地了解人类，即更好地了解人类的意图。在某些情况下，这是必须通过人工与机器进行主动通信的方式完成的。这种以语音、手势、模仿表达或使用特殊输入设备的形式进行的主动交流尤其需要用户的认知资源。由于认知能力有限，所以寻找人机界面的新方法非常有意义，这些新方法使机器可以更好地洞察人类的认知状态并在某些情况下了解人类的需求而无须付出额外的认知努力。人机界面的一种特殊形式是脑机接口，它使人类可以通过大脑活动直接控制 PC 或机器。脑机接口使有动力的需要但无法使用任何电动机系统的个人（例如锁定患者）进行交流。几十年来，科学家们一直在努力改善脑机接口的速度和准确性。在脑机接口应用中，患者确实会主动产生某些大脑活动，这被用作一种控制信号。在大多数脑机接口应用中，这种大脑活动的产生并不直接与机器的启动作用有关。例如，由左右手运动的想象引起的脑电活动可以用作打开或关闭手部假体的控制信号或在拼写设备应用程序中选择某个字母。

对于在人机界面中使用的大脑活动，其最基本的功能是可以区分与某些受试者大脑活动相关的模式。这些模式常常被更强的大脑活动覆盖，而大脑活动与所搜索对象的精神或认知状态不相关。此外，针对特定状态的大脑活动本身对于不同的对象也有所不同，并且取决于诸如受试者的训练状态或给定情况下的压力水平等因素。即使将机器学习方法与某些确实能提高适应性的策略结合使用，也无法获得 100% 正确的分类结果，因此无法始终正确地解释大脑活动。将大脑活动直接链接到 PC 或机器动作的经典脑机接口在空间应用中的适用性有限，若对大脑活动的误解直接导致不需要的动作，则有可能导致无法控制的情况发生。但是，可以以其他方式使用 EEG 数据，人们可以以一种能够洞察对象当前的心理和认知状态的方式来分析 EEG 数据，从而代替使用大脑活动直接控制机器。例如，对于基于 EEG 的测谎仪，大脑活动可以用来证明犯罪侦查中主体陈述的正确性。在这里，受试者不会因为人工产生控制信号而产生大脑活动。相反，大脑活动与受试者的情况依赖的认知状态直接相关。但是，在此示例中，分类错误是当今单试验 EEG 分析所无法避免的，仍然可能导致严重的错误决策。为了避免这种情况，必须为每个应用程序定义一组精心选择的规则，并将其实施到上下文相关的控制系统中。

2. EEG 在脑机接口中的空间应用

人们目前尚未达成对脑机接口定义的共识，但一些研究人员倾向于仅包含那些允许用户向设备发送有意识命令的接口，而其他人则使用更包容的定义，即大脑与外部设备之间的任何直接交流途径。以命令为导向的定义可能反映了研究领域的起源，直到最近，研究领域一直专注于为严重瘫痪的患者提供一种交流和控制手段。使用更宽泛的定义有两个原因：经常使用相同的设备、技能和技术，从而产生了单一的研究领域。而在某些应用中，很难将有意的命令与可用于控制设备的其他大脑信号清楚地分开，例如在用户有意发出高级命令但设备仍需大脑的情况下神经过程发出的信号，或设备在没有高级命令的情况下使用这些相同的神经过程时发出的信号。

尽管具体细节根据应用和实现而异，但脑机接口中的通用常规步骤是记录大脑生成的信号，对获取的信号进行滤波和预处理以去除已知的伪像并提高质量，以及提取大脑的各个方面与应用相关的信号，然后将结果用作控制设备的输入。从设备直接到大脑的反向通信非常困难，并且只能在侵入性试验中达到一定程度。

从大规模测量大脑区域到单个神经元放电，医学和研究领域中用于监视大脑活动的大多数方法都可以用来为脑机接口提供输入信号。由于可获得高质量和高维信号，并且可能有一些直接反馈，所以通过植入周围或大脑组织中的电极对小神经元组进行的侵入式测量产生了最令人印象深刻的脑机接口性能。即使健康的使用者自愿接受开颅手术的风险，植入物的长期稳定性和安全性程度也仍不足以用于临床。太空操作会在人体上施加负载和振动，这很可能增加在测量探针和大脑组织之间接触点受到伤害和形成疤痕的风险，从而导致健康风险和信号损失。安全植入物最终可能被开发出来，但对于短期太空应用而言却遥不可及。

对于脑机接口的使用，目前已经有许多单个方法以及几种组合。EEG 由于其便携性、相对便宜以及医学和基础研究的广泛历史，是脑机接口最常用的方法。NIRS 的使用正在增加，但相关的研究相对较少。由于尺寸、用户移动的限制和费用，其他方法当前不适用于大多数健康用户的应用。

脑机接口也可以根据产生脑机接口信号的精神活动的类型进行分类。Zander 等建议在"主动""被动"和"反应"脑机接口之间进行粗略区分。主动脑机接口（aBCI）是基于用户有意产生的信号，例如由与用户执行的运动图像任务相对应的信号操纵的轮椅直接控制设备的控件。相反，被动脑机接口（pBCI）用于支持系统，而不是直接控制设备。它们不是基于故意的思想，而是基于用户认知的自发生成状态，这些状态不需要用户的直接注意，也不会干扰正在进行的心理或运动活动。例如，EEG 频带功率的变化可用于预测驾驶员何时即将入睡。在某些情况下，主动与被动的区分不太清楚，但是分类是讨论的起点。除了信号记录技术和"主动""被动"或"反应"区别外，脑机接口可以根据大脑与机器之间的通信是否可以在任何时间进行或仅在特定时间（异步与同步）进行来分类。

3. 适用于太空的大脑监控方法

在太空飞行中使用的脑机接口的首选特征，包括具有无创性和用户舒适度高；质量小、体积小；与替代产品相比，可靠性、效率、坚固性和灵敏度高；与可能产生电磁信号的潜在干扰设备兼容。尽管特定脑机接口设计的性能特征有所不同，但是 EEG 和 NIRS 设备都满足太空应用的一般可用性要求。目前，许多实验室正在研究一种联合方法，由于 EEG 和 NIRS 的工作原理和时间尺度不同，并且容易受到不同噪声源的影响，所以可能进一步改善大脑活动的检测。

航天环境包括可能影响 EEG 和基于 NIRS 的脑机接口的使用和功能的因素。其中一些因素，例如对微重力的感觉和运动适应、心理压力、睡眠不足和前庭紊乱，可能直接改变脑机接口所基于的用户的大脑活动。在太空中，尽管存在电气上的"嘈杂"环境，但自 1965 年双子座 7 号任务以来，EEG 已成功用于研究睡眠和醒觉空间中的大脑功能。与系统中不同心理过程有关的 EEG 信号的变化尚未得到系统的研究，尽管有证据表明在微重力下大脑的节律性 EEG 活动存在差异。一些研究者指出，闪光可能干扰基于 EEG 的脑机接口功能，这可能是由于高能带电粒子穿过视网膜引起的。对于脑机接口来说，这不太可能是主要问题，因为通常仅在机舱处于黑暗中并且航天员的视线已适应黑暗时才报告闪烁，这可能导致在此期间大脑的低强度瞬态响应。尽管人们已经提出了前景，但 NIRS 尚未用于太空中以测量大脑活动，一些实验室正在开发合适的技术。发生在微重力中的液体向头部转移可能改变血液动力学脑信号的外观，并可能掩盖或改变信号，这些信号是地面上认知现象的可靠指标。尽管用户的脑机接口相关大脑信号在太空中的活动过程可能有所不同，尤其是这与感觉运动系统和前庭系统有关，但航天员能够在太空中进行许多活动而正常工作。这表明，尽管需要努力确定如何适应差异，但地面上大多数可用于基于 EEG 的脑机接口的大脑信号也会存在于太空中。

基于 EEG 的脑机接口技术的最新进展以及神经人体工程学的基础研究使系统的开发相对简单，可以使用自发生成的信号来促进太空操作的安全性和有效性，这可以通过实时自适应自动化以及离线分析和开发更好的人机界面来实现。这些应用程序所使用的技术也可以用于同时记录基础和与空间相关的神经科学研究的数据。这种监测方式的主要优势是，在不损害航天员现有能力的情况下，可以提供有价值的附加信息，因为脑机接口可以从自然发生的大脑信号中获取信息，而无须对用户的身心资源提出要求。

6.7.4 空间环境中基于 EMG 和 EEG 的人机交互

空间环境复杂，在低气压环境中充满了各种电磁辐射。航天员必须与舱外的机器人通信并实现对机器人的精确控制，而空间服务机器人的控制信号源始终是该领域的研究重点。经过数百万年的发展，"生物传感器系统"逐渐发展起来，生物传感器在信号解释和处理方法、能耗、体积和灵敏度方面均优于其他人工传感器。通过生物信号控制机器人是一种很好的应用于太空环境的理想的人机技术。

脑机接口是一种人机交互的新方法，它可以进行信息交换而无须任何运动，只需通过大脑即可。近年来，由于人们对神经系统的了解不断深入，计算机科学的发展以及信号处理技术飞速发展，脑机接口吸引了越来越多的研究人员的关注并取得了飞速发展。脑神经科学、行为科学、心理学、信息融合处理、模式识别和神经网络等脑机接口相关理论和技术的发展促进了脑机界面的兴起。这项技术提高了人们与外界的交流和控制能力，经常用于帮助残疾人。近年来，人们开始探索使用脑机接口在某些极端条件下（例如在太空中控制太空机器人）帮助航天员。这些智能机器人能够在复杂的外部环境中执行各种任务，通常由航天员或地面站进行远程控制。ROTEX 是太空中的第一个机器人，可以成功地关闭和打开连接器插头，就像从单个零件组装结构一样，并且可以通过遥控操作捕获宇宙飞船上的自由漂浮物体。此外，作为 NASA 人类探索 Telerobotics 2 项目的一部分，NASA 自 2014 年以来一直在开发 Astrobee 自由机器人。Astrobee 自由机器人可以由太空中的航天员或地面上的任务控制器进行远程控制。它可以执行许多车内活动，例如国际空间站内的操作或充当微重力机器人研究的平台。总之，越来越多的国家关注空间机器人的研究，尤其是机器人控制技术。

脑机接口研究中最具代表性的研究是 G. Pfurtscheller 等基于脑机接口系统与事件相关的潜力的系列研究，它实现了两个具有代表性的脑机接口系统，分别为 Graz Ⅰ 和 Graz Ⅱ。从皮肤表面采样的肌电信号是一种生物信号，可以直接反映人体的运动意图，非常适合作为空间机器人的控制源，它是人机交互系统的有效接口。EMG 的研究在这一领域非常意义，人类通过 EMG 方便灵活地以自己的意图控制机器人。随着信号采集和处理技术趋于完善，肌电信号的识别获得了很高的肯定率。例如，单个动作的识别率达到 95% 以上。人们对基于 EMG 的控制领域进行了很多研究，上海交通大学和复旦大学合作开展"神经运动的控制与控制源信息的研究"课题，研究目的是通过利用神经信息控制电子驱动的假体来提取神经信息。研究人员目前已经结合了 EEG、EMG 和语音等多种生物信号，接收和发送太空机器人的任务控制命令。在该系统中，生物干电极传感器和微处理器模块用于收集或分析这些生物信号。研究人员模拟了太空试验，结果表明了太空机器人控制系统的可靠性、安全性和低功耗。针对太空机器人控制的目的，基于 EEG 和 EMG 的脑机接口的开发和应用是航天员与太空机器人在外太空相处的新途径。

2011 年，研究人员开发了基于 EEG 和 EMG 相结合的脑机接口控制的太空机器人以及太空机器人控制系统。这套系统基于多种模式的人机界面结合了 EEG 和 EMG，且 EEG 和 EMG 之间的控制目标有所不同。稳态视觉诱发电位（SSVEP）是 EEG 使用的刺激范例，并且基于 EMG 识别的简单编码被应用于控制系统。两组信号调节电路用于从人的皮肤表面采集 EEG 和 EMG 信号。数字信号处理器用于通过嵌入式快速傅里叶变换算法和能量分配（ED）算法处理采样数据。快速傅里叶变换描述了 EEG 的频谱，并基于 SSVEP 提取了特征信号；ED 通过信号能量提取肌肉 EMG 的特征信号，形成差分控制指令以控制太空机器人的运动和操作。这套面向太空机器人的多模式人机界面主要包括已开发的信息采集和信号处理装置、稳态视觉刺激器、无线数据传输模块、太空机器人及其控制系统、摄像头和视频传输设备，其系统结构如图 6 - 27 所示。

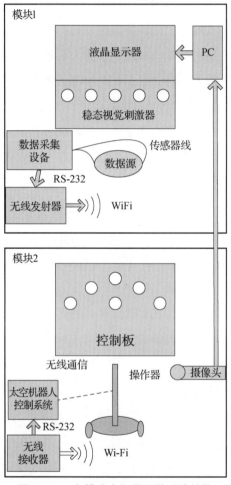

图 6 - 27　多模式人机界面的系统结构

正常人的 EMG 信号采集位置因身体状况和身体的不同部位而异。在这套系统中，EMG 信号取自前臂，当手腕采取不同的动作时，通过按压前臂肌肉会产生不同的 EMG，幅度范围为 20 ~ 200 mV，频率范围为 30 ~ 400 Hz。EMG 放大器的设计与 EEG 放大器电路相似。图 6 - 28 所示为 EEG 和 EMG 电极的粘贴位置。

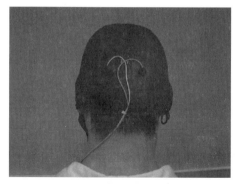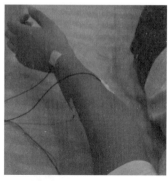

图 6 – 28　EEG 和 EMG 电极的粘贴位置

该系统选择了 Mobile Robots 的 Pioneer3 – DX 机器人作为测试机器人，如图 6 – 29 所示。选择 Cyton Alpha 7D 1G 用作操纵器，如图 6 – 30 所示，该操纵器具有 7 个自由度和一个操纵器固定装置。

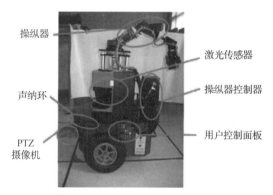

操纵器

激光传感器

声纳环

操纵器控制器

PTZ
摄像机

用户控制面板

图 6 – 29　Pioneer3 – DX 机器人

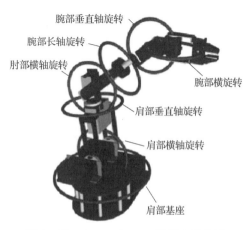

腕部垂直轴旋转

腕部长轴旋转

肘部横轴旋转

腕部横旋转

肩部垂直轴旋转

肩部横轴旋转

肩部基座

图 6 – 30　Pioneer3 – DX 机器人操纵器

受试者参与试验时，对象位于测试平台上，倾斜角度为 -6°，用于空间模拟测试（图 6 - 31）。试验过程中（图 6 - 32），受试者通过 EEC 和 EMC 控制机械臂推动或释放面板上的按键。

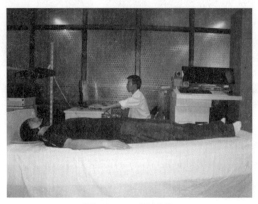

图 6 - 31　受试者

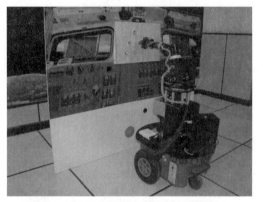

图 6 - 32　试验过程中的太空机器人

基于多种模式的人机界面实现了以下目的：太空机器人移至按钮和操纵杆面板的前面，根据特定指令，太空机器人会向上、向下、向右或向左按下按钮。为了标记太空机器人在上述动作中的控制处理，即标记每个指令的开始或结束并形成整个控制指令，研究人员在设备中添加了基于固定中文词汇的语音识别功能。

2016 年，研究人员开发了一种基于脑机接口控制的新型太空机器人控制系统。在该系统中相应地提取了 EEG、EMG 信号和语音信号向太空机器人发送任务命令。该系统具有便携、可靠和低功耗的特点，仿真空间试验表明了太空机器人控制系统的良好性能。此外，该系统集成了视觉反馈系统以创建动作 - 感知循环，更能够确保安全操作。太空机器人（图6-33）包含具有7个自由度的机械臂和一个末端执行器。在该系统中，太空机器人接收到脑机接口的交互式命令，然后移至控制面板，按下选择按钮或相应地从其房间的任何位置拉动操纵杆。

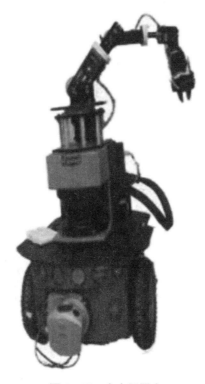

图6-33 太空机器人

图6-34所示为该系统的架构。受试者和太空机器人位于两个房间。通过准确、快速地分析对象的 EEG、EMG 和语音的生物信号来发送任务命令，使太空机器人执行一系列任务。为了模拟失重，受试者躺在一张 -6°角的特殊床上。在受试者头部上方，稳态视觉刺激器上有 3 个 LED 闪烁单元，分别代表按钮、操作杆或摄像头的任务。EMG 信号用于确定特定按钮或拉动操纵杆。语音信号旨在指导系统控制程序的开始、完成和继续。在整个试验过程中，太空机器人室内的摄像头跟随太空机器人的轨迹。微处理器模块利用基于脑机接口的无线通信。此外，该系统中有 3 个 LCD 监视器，用于观察太空机器人手臂的同步模拟场景（A监视器）、成功完成任务时的任务完成场景（B 监视器）和太空机器人的操作（C 监视器）。该系统具有微型化和低功耗的特点，使用了微处理器模块为核心设

备。这个模块重叠两个电路板，上层负责捕获、放大和分析生物信号，下层主要负责语音识别，数据开关和刺激器驱动。

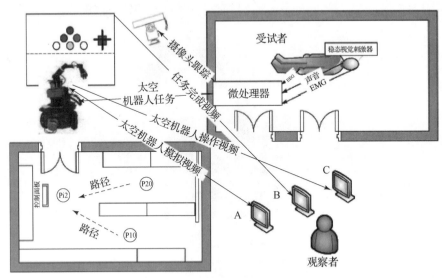

图 6-34　太空机器人控制系统的架构

太空机器人与对象之间的信息流由脑机接口传输。多个生物信号由微处理器模块收集。在获取 EEG 信号的第一阶段，根据国际 10/20 标准系统，在 01 和 02 通道上配备两个 Ag/AgCl 电极，而在两只耳朵上都设置了参考电极，稳态视觉刺激器的轻拂频率总是设置为 7～25 Hz。周期性的 LED 指示灯可以唤起稳态视觉电位，这是脑机接口系统中使用的典型 EEG 信号的一种，3 个 LED 指示灯分别代表按钮、操纵杆或摄像头的任务。在 EMG 试验的第一阶段，使用 6 个表面电极收集手腕弯曲信号。信号电极磨损在肌腱通风口上，而肌腱尾部则带有参考电极，戴在手腕上。EMG 信号主要用于按下特定按钮或将操纵杆拉至所选方向。语音分析是在凌阳单片机上进行的，这是集成在无线微处理器模块中的关键部分。

研究人员在试验过程中令受试者和太空机器人位于两个房间，受试者躺在 -6°角的特殊床上，以模拟失重。受试者的头顶上方有一个稳态视觉刺激器。试验在受试者开始说话后开始，然后微处理器通过 AR 模型方法分析对象的 EEG 信号。随后，微处理器通过无线通信将任务类型"按钮""操纵杆"或"摄像头"发送给太空机器人。结果可以通过屏幕反馈，如果结果正确，则受试者应继续释放开始的声音。接下来，微处理器通过 AR 模型方法分析对象的 EMG 信号，以分配特定任务：按下特定按钮或将操纵杆拉到选定的方向。准确完成任务后，受试者发出确认声音，否则，受试者在持续的声音后重复此过程。年龄为 22～25 岁的 10 名受试者（半男）参与了这项试验。图 6-35 所示为刺激空间实验场景，图 6-36 所示为成功按下按钮时的太空机器人，图 6-37 所示为工作中的 3 个 LCD 监视器。

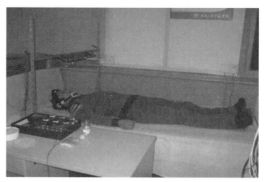

图 6-35　刺激空间试验场景

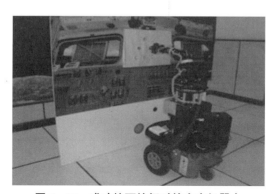

图 6-36　成功按下按钮时的太空机器人

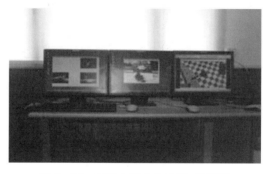

图 6-37　工作中的 3 个 LCD 监视器

尽管每个受试者的生物信号分析结果各不相同，但研究人员开发的这套系统模拟空间试验的结果还是令人满意的。由于 EMG 和语音信号的分类准确率通常高于 EEG 信号，所以系统的准确率主要取决于 EEG 信号的分析结果。在试验期间，系统控制的平均准确率可达到 90% 以上。这套系统为航天员与外太空中的太空机器人相处提供了一种新途径。此外，智能机器人的脑机交互控制技术不仅可以在太空中使用，而且可以应用于其他极端条件，例如灾难响应场景。

由于辐射和外层空间的其他危险，智能机器人的关键点之一是在如此复杂的环境中如何可靠、可行地控制太空机器人。由于生物传感系统在灵活性、灵敏性、安全性和低功耗方面比人造系统优越，所以使用脑机接口来控制太空机器人是明智的，目前国外的一些研究人员试图通过这种独特的方式来控制太空机器人。但是在大多数情况下，太空机器人控制系统中仅使用一种生物信号，例如 EMG 信号、肢体手势信号或大脑生物信号。为了更好地控制太空机器人，开发基于多种生物信号组合（例如 EEG 信号和 EMG 信号等组合）的脑机接口控制系统是未来的研发方向。

参 考 文 献

[1]张晨晨,李佳,牛灵芝,等.微重力环境引起宇航员眼部改变及其机制的研究进展[J].中华眼视光学与视觉科学杂志,2020,1:72－77.

[2]李向前,任泽,严伟明,等.长期微重力暴露所致眼损伤疾病动物模型的构建[J].实验动物科学,2018,35(3):52－58.

[3]宫玉波,赵宏伟,宋飞龙,等.微重力环境下大鼠眼底血流动力学及视网膜、脉络膜厚度的变化[J].解放军医学杂志,2021,46(1):7－10.

[4]THERIOT C A, ZANELLO S B. Molecular effects of spaceflight in the mouse eye after space shuttle mission STS－135[J]. Gravitational and Space Research,2014,2(1):3－24.

[5]MAO W, PECAUT M J, STODIECK L S, et al. Spaceflight environment induces mitochondrial oxidative damage in ocular tissue[J]. Radiat. Res.,2013,180(4):340－350.

[6]LULLI M,CIALDAI F,et al. The Coenzyme Q10(CoQ10) as Countermeasure for Retinal Damage Onboard the International Space Station:The CORM Project[J]. Microgravity Science and Technology,2018,30(6):925 – 931.

[7]Nicogossian A E,苏先模. 太空中的视觉功能[J]. 空军医学杂志,1985,3:69 – 70.

[8]MADER T H,GIBSON C R,PASS A F,et al. Optic disc edema,globe flattening, choroidal folds,and hyperopic shifts observed in astronauts after long – duration space flight[J]. Ophthalmology,2011,118(10):2058 – 2069.

[9]WOJCIK P,KINI A,AL OTHMAN B,et al. Spaceflight associated neuro – ocular syndrome[J]. Curr. Opin. Neurol. ,2020,33(1):62 – 67.

[10]TAKACS E,BARKASZI I,CZIGLER I,et al. Persistent deterioration of visuospatial performance in spaceflight[J]. Sci. Rep. ,2021,11(1):9590.

[11]LEE J K,KOPPELMANS V,RIASCOS R F,et al. Spaceflight – Associated brain white matter microstructural changes and intracranial fluid redistribution [J]. JAMA Neurol. ,2019,76(4):412 – 419.

[12]ROY – O'REILLY M,MULAVARA A,WILLIAMS T. A review of alterations to the brain during spaceflight and the potential relevance to crew in long – duration space exploration[J]. NPJ Microgravity,2021,7(1):5.

[13]SHEN G,LINK S,KUMAR S,et al. Characterization of retinal ganglion cell and optic nerve phenotypes caused by sustained intracranial pressure elevation in mice[J]. Sci. Rep. ,2018,8(1):2856.

[14]黄微. 模拟失重对视觉空间信息加工相关脑区的影响及其机制研究[D]. 西安:第四军医大学,2016.

[15]宋健,刘旭峰,苗丹民. 航天失重环境对空间定向的影响[J]. 航天医学与医学工程,2006,19(5):3.

[16]于洪强,蒋婷,王春慧. 体位改变30min 对眼内压和视觉能力影响研究[J]. 航天医学与医学工程,2016,29(3):195 – 200.

[17]ALPERIN N,BAGCI A M,OLIU C J,et al. Role of cerebrospinal fluid in spaceflight – induced ocular changes and visual impairment in astronaut [J].

Radiology，2017，285（3）：1063.

［18］YANG J W，SONG Q Y，ZHANG MX，et al. Spaceflight – associated neuro – ocular syndrome：A review of potential pathogenesis and intervention［J］. Int. J. Ophthalmol. ，2022，15（2）：336 – 341.

［19］HUYAN T，LI M，CHEN W，et al. Simulated microgravity promotes oxidative stress – induced apoptosis in ARPE – 19 cells associated with Nrf2 signaling pathway［J］. Acta. Astronautica. ，2022，198：161 – 169.

［20］ALECI C. From international ophthalmology to space ophthalmology：The threats to vision on the way to Moon and Mars colonization［J］. Int. Ophthalmol. ，2020，40（3）：775 – 786.

［21］PETERSEN L G，HARGENS A，BIRD E M，et al. Mobile lower body negative pressure suit as an integrative countermeasure for spaceflight［J］. Aerosp. Med. Hum. Perform，2019，90（12）：993 – 999.

［22］HUANG A S，STENGER M B，MACIAS BR. Gravitational influence on intraocular pressure：Implications for spaceflight and disease［J］. J. Glaucoma. ，2019，28（8）：756 – 764.

［23］MAO W，BOERMA M，RODRIGUEZ D，et al. Acute effect of Low – Dose space radiation on mouse retina and retinal endothelial cells［J］. Radiat. Res. ，2018，190（1）：45 – 52.

［24］SANZARI J，MUEHLMATT A，SAVAGE A，et al. Increased intracranial pressure in mini – pigs exposed to simulated solar particle event radiation［J］. Acta. Astronaut. ，2014，94（2）：807 – 812.

［25］DAY B L，FITZPATRICK R C. The vestibular system［J］. Curr. Biol. ，2005，15（15）：R583 – 6.

［26］MOORE S T，DILDA V，MORRIS T R，et al. Long – duration spaceflight adversely affects post – landing operator proficiency［J］. Sci. Rep. ，2019，9（1）：2677.

［27］MANZEY D，LORENZ B，SCHIEWE A，et al. Dual – task performance in space：Results from a single – case study during a short – term space mission［J］. Hum. Factors，1995，37（4）：667 – 681.

［28］CLEMENT G,RESCHKE M,WOOD S. Neurovestibular and sensorimotor studies in space and earth benefits［J］. Curr. Pharm. Biotechnol. ,2005,6(4):267 – 283.

［29］RESCHKE M F,BLOOMBERG J J,HARM D L,et al. Posture,locomotion,spatial orientation,and motion sickness as a function of space flight［J］. Brain Res. Rev. , 1998,28(1 – 2):102 – 117.

［30］HALLGREN E,KORNILOVA L,FRANSEN E,et al. Decreased otolith – mediated vestibular response in 25 astronauts induced by long – duration spaceflight［J］. J. Neurophysiol. ,2016,115(6):3045 – 3051.

［31］MORITA H,ABE C,TANAKA K. Long – term exposure to microgravity impairs vestibulo – cardiovascular reflex［J］. Sci. Rep. ,2016,6:33405.

［32］ABE C,TANAKA K,IWATA C,et al. Vestibular – mediated increase in central serotonin plays an important role in hypergravity – induced hypophagia in rats［J］. J. Appl. Physiol. (1985),2010,109(6):1635 – 1643.

［33］MATSNEV E I,YAKOVLEVA I Y,TARASOV I K,et al. Space motion sickness: Phenomenology,countermeasures, and mechanisms ［ J ］. Aviat. Space Environ. Med. ,1983,54(4):312 – 317.

［34］WOLPERT D M,GHAHRAMANI Z. Computational principles of movement neuroscience［J］. Nat. Neurosci. ,2000,3(Suppl):1212 – 1217.

［35］CULLEN K E. Vestibular processing during natural self – motion:implications for perception and action［J］. Nat. Rev. Neurosci. ,2019,20(6):346 – 363.

［36］ZUPAN L H,MERFELD D M,DARLOT C. Using sensory weighting to model the influence of canal,otolith and visual cues on spatial orientation and eye movements ［J］. Biol. Cybern. ,2002,86(3):209 – 230.

［37］SOUVESTRE P A,LANDROCK C K,BLABER A P. Reducing incapacitating symptoms during space flight:Is postural deficiency syndrome an applicable model? ［J］. Hippokratia,2008,12(Suppl 1):41 – 48.

［38］OMAN C M,CULLEN K E. Brainstem processing of vestibular sensory exafference: Implications for motion sickness etiology［J］. Exp. Brain Res. ,2014,232(8):2483 – 2492.

[39] MULAVARA A P, RUTTLEY T, COHEN H S, et al. Vestibular – somatosensory convergence in head movement control during locomotion after long – duration space flight[J]. J. Vestib. Res. ,2012,22(2):153 – 166.

[40] MOORE S T, MACDOUGALL H G, PETERS B T, et al. Modeling locomotor dysfunction following spaceflight with Galvanic vestibular stimulation[J]. Exp. Brain Res. ,2006,174(4):647 – 659.

[41] MATTHIS J S, MULLER K S, BONNEN K L, et al. Retinal optic flow during natural locomotion[J]. PLOS. Comput. Biol. ,2022,18(2):e1009575.

[42] LACKNER J R, DIZIO P. Human orientation and movement control in weightless and artificial gravity environments[J]. Exp. Brain Res. ,2000,130(1):2 – 26.

[43] LACKNER J R, GRAYBIEL A. Parabolic flight:Loss of sense of orientation[J]. Science,1979,206(4422):1105 – 1108.

[44] CLEMENT G. Perception of time in microgravity and hypergravity during parabolic flight[J]. Neuroreport,2018,29(4):247 – 251.

[45] DEMONTIS G C, GERMANI M M, CAIANI E G, et al. Human pathophysiological adaptations to the space environment[J]. Front Physiol,2017,8:547.

[46] GAVEAU J, BERRET B, ANGELAKI DE, et al. Direction – dependent arm kinematics reveal optimal integration of gravity cues[J]. Elife,2016,5.

[47] WHITE O, GAVEAU J, BRINGOUX L, et al. The gravitational imprint on sensorimotor planning and control[J]. J. Neurophysiol. ,2020,124(1):4 – 19.

[48] CREVECOEUR F, THONNARD J L, LEFEVRE P. Sensorimotor mapping for anticipatory grip force modulation[J]. J. Neurophysiol. ,2010,104(3):1401 – 1408.

[49] CARRIOT J, BRINGOUX L, CHARLES C, et al. Perceived body orientation in microgravity:Effects of prior experience and pressure under the feet[J]. Aviat. Space Environ. Med. ,2004,75(9):795 – 799.

[50] BRINGOUX L, BLOUIN J, COYLE T, et al. Effect of gravity – like torque on goal – directed arm movements in microgravity[J]. J. Neurophysiol. ,2012,107(9):2541 – 2548.

［51］CEBOLLA A M，PETIEAU M，DAN B，et al. Cerebellar contribution to visuo – attentional alpha rhythm：Insights from weightlessness［J］. Sci. Rep.，2016，6：37824.

［52］ROSS H E，SCHWARTZ E，EMMERSON P. The nature of sensorimotor adaptation to altered G – levels：Evidence from mass discrimination［J］. Aviat. Space Environ. Med.，1987，58（9 Pt 2）：A148 – 152.

［53］LYCHAKOV D V，PASHCHININ A N，BOIADZHIEVA – MIKHAILOVA A，et al. Study of the structure of receptor organs of the vestibular apparatus of rats after space flight on "Kosmos – 1667"［J］. Kosm. Biol. Aviakosm. Med.，1989，23（5）：17 – 26.

［54］MIN R，CHEN Z，WANG Y，et al. Quantitative proteomic analysis of cortex in the depressive – like behavior of rats induced by the simulated complex space environment［J］. J. Proteomics.，2021，15（237）：104144.

［55］ANKEN R H，KAPPEL T，RAHMANN H. Morphometry of fish inner ear otoliths after development at 3g hypergravity［J］. Acta. Otolaryngol.，1998，118（4）：534 – 539.

［56］KRASNOV I B. The otolith apparatus and cerebellar nodulus in rats developed under 2 – G gravity［J］. Physiologist，1991，34（1 Suppl）：S206 – 207.

［57］BOYLE R，VARELAS J. Otoconia structure after short – and long – duration exposure to altered gravity［J］. J Assoc. Res. Otolaryngol.，2021，22（5）：509 – 525.

［58］ZHANG J，PENG Z，YANG M，et al. Observation of the morphology and calcium content of vestibular otoconia in rats after simulated weightlessness［J］. Acta. Otolaryngol.，2005，125（10）：1039 – 1042.

［59］SUGITA – KITAJIMA A，KOIZUKA I. Somatosensory input influences the vestibulo – ocular reflex［J］. Neurosci. Lett.，2009，463（3）：207 – 209.

［60］ABE C，SHIBATA A，IWATA C，et al. Restriction of rear – up – behavior – induced attenuation of vestibulo – cardiovascular reflex in rats［J］. Neurosci. Lett.，2010，484（1）：1 – 5.

[61] TANAKA K, ABE C, AWAZU C, et al. Vestibular system plays a significant role in arterial pressure control during head – up tilt in young subjects [J]. Auton. Neurosci. ,2009,148(1 – 2):90 – 96.

[62] VIGNAUX G, NDONG J D, PERRIEN D S, et al. Inner ear vestibular signals regulate bone remodeling via the sympathetic nervous system[J]. J. Bone. Miner. Res. ,2015,30(6):1103 – 1111.

[63] LUXA N, SALANOVA M, SCHIFFL G, et al. Increased myofiber remodelling and NFATc1 – myonuclear translocation in rat postural skeletal muscle after experimental vestibular deafferentation[J]. J. Vestib. Res. ,2013,23(4 – 5):187 – 193.

[64] BIGELOW R T, SEMENOV Y R, ANSON E, et al. Impaired vestibular function and low bone mineral density:Data from the baltimore longitudinal study of aging[J]. J Assoc. Res. Otolaryngol. ,2016,17(5):433 – 440.

[65] JEONG S H, CHOI S H, KIM J Y, et al. Osteopenia and osteoporosis in idiopathic benign positional vertigo[J]. Neurology,2009,72(12):1069 – 1076.

[66] LEE S B, LEE C H, KIM Y J, et al. Biochemical markers of bone turnover in benign paroxysmal positional vertigo[J]. PLOS. One,2017,12(5):e0176011.

[67] HAMMAM E, DAWOOD T, MACEFIELD V G. Low – frequency galvanic vestibular stimulation evokes two peaks of modulation in skin sympathetic nerve activity[J]. Exp. Brain Res. ,2012,219(4):441 – 446.

[68] VINKERS C H, GROENINK L, VAN BOGAERT M J, et al. Stress – induced hyperthermia and infection – induced fever:Two of a kind? [J]. Physiol. Behav. , 2009,98(1 – 2):37 – 43.

[69] FULLER P M, JONES T A, JONES S M, et al. Neurovestibular modulation of circadian and homeostatic regulation:vestibulohypothalamic connection? [J]. Proc. Natl. Acad. Sci. USA,2002,99(24):15723 – 15728.

[70] ROSS M D. Changes in ribbon synapses and rough endoplasmic reticulum of rat utricular macular hair cells in weightlessness[J]. Acta. Otolaryngol. ,2000,120(4):490 – 499.

[71] ROSS M D. A spaceflight study of synaptic plasticity in adult rat vestibular maculas

［J］. Acta. Otolaryngol. Suppl. ,1994,516:1 – 14.

［72］ROSS M D,TOMKO D L. Effect of gravity on vestibular neural development［J］. Brain. Res. Rev. ,1998,28(1 – 2):44 – 51.

［73］SULTEMEIER D R,CHOY K R,SCHWEIZER F E,et al. Spaceflight – induced synaptic modifications within hair cells of the mammalian utricle［J］. J. Neurophysiol. ,2017,117(6):2163 – 2178.

［74］RESCHKE M F,WOOD S J,CLEMENT G. Ocular counter rolling in astronauts after short – and long – duration spaceflight［J］. Sci. Rep. ,2018,8(1):7747.

［75］KAUFMAN G D,PERACHIO A A. Translabyrinth electrical stimulation for the induction of immediate – early genes in the gerbil brainstem［J］. Brain Res. , 1994,646(2):345 – 350.

［76］POMPEIANO O, D'ASCANIO P, CENTINI C, et al. Gene expression in rat vestibular and reticular structures during and after space flight［J］. Neuroscience, 2002,114(1):135 – 155.

［77］POMPEIANO O,D'ASCANIO P,BALABAN E,et al. Gene expression in autonomic areas of the medulla and the central nucleus of the amygdala in rats during and after space flight［J］. Neuroscience,2004,124(1):53 – 69.

［78］MOMBAERTS P,WANG F,DULAC C,et al. Visualizing an olfactory sensory map［J］. Cell,1996,87(4):675 – 686.

［79］ZHANG Y,WANG H,LAI C,et al. Comparative proteomic analysis of human SH – SY5Y neuroblastoma cells under simulated microgravity［J］. Astrobiology,2013,13 (2):143 – 150.

［80］LEHMKUHLE M J,NORMANN R A,MAYNARD E M. High – resolution analysis of the spatio – temporal activity patterns in rat olfactory bulb evoked by enantiomer odors［J］. Chem. Senses. ,2003,28(6):499 – 508.

［81］LLEDO P M,GHEUSI G,VINCENT J D. Information processing in the mammalian olfactory system［J］. Physiol. Rev. ,2005,85(1):281 – 317.

［82］TROTIER D,BENSIMON J L,HERMAN P,et al. Inflammatory obstruction of the olfactory clefts and olfactory loss in humans:A new syndrome? ［J］. Chem.

Senses. ,2007,32(3):285 – 292.

[83]OLABI A A,LAWLESS H T,HUNTER J B,et al. The effect of microgravity and space flight on the chemical senses[J]. J Food Sci. ,2002,67(2):468 – 478.

[84]HU Z,ZHAO G,XIAO Z,et al. Different responses of cerebral vessels to – 30 degrees head – down tilt in humans[J]. Aviat. Space Environ. Med. ,1999,70 (7):674 – 680.

[85]Investigation of the vascular reaction of the nasal mucosa in cosmonauts. https://ntrs. nasa. gov/citations/19830008782.

[86]WATT D G,MONEY K E,BONDAR R L,et al. Canadian medical experiments on Shuttle flight 41 – G[J]. Can. Aeronaut. Space J. ,1985,31(3):215 – 226.

[87]MAINLAND J D,LUNDSTROM J N,REISERT J,et al. From molecule to mind:An integrative perspective on odor intensity[J]. Trends. Neurosci. ,2014,37(8):443 – 454.

[88]SHUSTERMAN R,SIROTIN Y B,SMEAR M C,et al. Sniff invariant odor coding [J]. eNeuro. ,2018,5(6):ENEURO. 0149 – 18.

[89]LUNDSTROM J N,BOYLE J A,JONES – GOTMAN M. Sit up and smell the roses better:Olfactory sensitivity to phenyl ethyl alcohol is dependent on body position [J]. Chem. Senses. ,2006,31(3):249 – 252.

[90]BERSHAD E M,URFY M Z,CALVILLO E,et al. Marked olfactory impairment in idiopathic intracranial hypertension[J]. J. Neurol. Neurosurg. Psychiatry,2014,85 (9):959 – 964.

[91]HEDNER M,LARSSON M,ARNOLD N,et al. Cognitive factors in odor detection, odor discrimination,and odor identification tasks[J]. J. Clin. Exp. Neuropsychol. , 2010,32(10):1062 – 1067.

[92] LOTSCH J, REICHMANN H, HUMMEL T. Different odor tests contribute differently to the evaluation of olfactory loss[J]. Chem. Senses. ,2008,33(1): 17 – 21.

[93] WHITCROFT K L, CUEVAS M, HAEHNER A, et al. Patterns of olfactory impairment reflect underlying disease etiology[J]. Laryngoscope,2017,127(2):

291 – 295.

[94] HUMMEL T,SEKINGER B,WOLF S R,et al. Sniffin sticks:Olfactory performance assessed by the combined testing of odor identification,odor discrimination and olfactory threshold[J]. Chem. Senses. ,1997,22(1):39 – 52.

[95] OLESZKIEWICZ A,SCHRIEVER V A,CROY I,et al. Updated Sniffin´Sticks normative data based on an extended sample of 9139 subjects[J]. Eur. Arch. Otorhinolaryngol. ,2019,276(3):719 – 728.

[96] DOTY R L,SHAMAN P,KIMMELMAN C P,et al. University of Pennsylvania smell identification test:A rapid quantitative olfactory function test for the clinic [J]. Laryngoscope,1984,94(2 Pt 1):176 – 178.

[97] MIZOGUCHI N,KOBAYASHI M,MURAMOTO K. Integration of olfactory and gustatory chemosignals in the insular cortex[J]. Journal of Oral Biosciences,2016, 58:81 – 84.

[98] HAGGARD P, DE BOER L. Oral somatosensory awareness [J]. Neurosci. Biobehav. Rev. ,2014,47:469 – 484.

[99] BOESVELDT S,DE GRAAF K. The differential role of smell and taste for eating behavior[J]. Perception,2017,46(3 – 4):307 – 319.

[100] BOJANOWSKI V, HUMMEL T. Retronasal perception of odors [J]. Physiol. Behav. ,2012,107(4):484 – 487.

[101] Savory science:The jelly bean taste test. https://www. scientificamerican. com/ article/bring – science – home – jelly – bean – taste – smell/.

[102] BARANSKI S, KUBICZKOWA J, PIORKO A, et al. Electrogustometric investigations during manned space flight[J]. Aviat. Space Environ. Med. ,1983, 54(1):1 – 5.

[103] Carbon dioxide management on the International Space Station. https://ntrs. nasa. gov/citations/20160005878.

[104] Reference guide to the International Space Station. https://www. nasa. gov/sites/ default/files/atoms/files/np – 2015 – 05 – 022 – jsc – iss – guide – 2015 – update – 111015 – 508c. pdf.

[105] MALLIS M M, DEROSHIA C W. Circadian rhythms, sleep, and performance in space[J]. Aviat. Space Environ. Med. ,2005,76(6 Suppl):B94 – 107.

[106] YAN K S, DANDO R. A crossmodal role for audition in taste perception[J]. J Exp. Psychol. Hum. Percept Perform,2015,41(3):590 – 596.

[107] WANG Y, QIN P, HONG J, et al. Deep membrane proteome profiling of rat hippocampus in simulated complex space environment by SWATH[J]. Space: Science&Tchnology,2021,01:208 – 219.

[108] WOODS A T, POLIAKOFF E, LLOYD D M, et al. Effect of background noise on food perception[J]. Food Quality and Preference,2011,22:42 – 47.

[109] ROLLER C A, Clark J B. Short – duration space flight and hearing loss[J]. Otolaryngol. Head Neck Surg. ,2003,129(1):98 – 106.

[110] BUCKEY J C, Jr. MUSIEK F E, KLINE – SCHODER R, et al. Hearing loss in space[J]. Aviat. Space Environ. Med. ,2001,72(12):1121 – 1124.

[111] 陈娜,吴玮,丁瑞英,等. 模拟载人飞船内微重力和噪声环境下大鼠耳蜗毛细胞的形态学变化[J]. 北京大学学报(医学版),2017,49(3):501 – 505.

[112] 陈娜,吴玮,韩浩伦,等. 模拟中长期微重力和噪声环境对大鼠听功能及内耳毛细胞凋亡的影响[J]. 听力学及言语疾病杂志,2016,24(1):39 – 44.

[113] RESCHKE M F, COHEN H S, CERISANO J M, et al. Effects of sex and gender on adaptation to space: Neurosensory systems[J]. J. Womens Health (Larchmt), 2014,23(11):959 – 962.

[114] LI Y H, QU L N, CHEN H L. Space stress injury and related protective measures[J]. Sheng Li Ke Xue Jin Zhan,2013,44(5):354 – 358.

[115] KELLY A D, KANAS N. Crewmember communication in space: A survey of astronauts and cosmonauts[J]. Aviat. Space Environ. Med. ,1992,63(8):721 – 726.

[116] ABEL S M, CRABTREE B, BARANSKI J V, et al. Hearing and performance during a 70 – h exposure to noise simulating the space station environment[J]. Aviat. Space Environ. Med. ,2004,75(9):764 – 770.

[117] DU J, CUI J, YANG J, et al. Alterations in cerebral hemodynamics during

microgravity:A literature review[J]. Med. Sci. Monit. ,2021,27:e928108.

[118]MADSEN C S,HERSHEY J C,HAUTMANN M B,et al. Expression of the smooth muscle myosin heavy chain gene is regulated by a negative – acting GC – rich element located between two positive – acting serum response factor – binding elements[J]. J Biol. Chem. ,1997,272(10):6332 – 6340.

[119]WATT D G. Pointing at memorized targets during prolonged microgravity[J]. Aviat. Space Environ. Med. ,1997,68(2):99 – 103.

[120]BOCK O,HOWARD I P,MONEY K E,et al. Accuracy of aimed arm movements in changed gravity[J]. Aviat. Space Environ. Med. ,1992,63(11):994 – 998.

[121]YOUNG L R,OMAN C M,WATT D G,et al. Spatial orientation in weightlessness and readaptation to earth's gravity[J]. Science,1984,225(4658):205 – 208.

[122] HERMSDORFER J, MARQUARDT C, PHILIPP J, et al. Moving weightless objects:Grip force control during microgravity[J]. Exp. Brain Res. ,2000,132 (1):52 – 64.

[123]ROLL J P,POPOV K,GURFINKEL V,et al. Sensorimotor and perceptual function of muscle proprioception in microgravity[J]. J. Vestib. Res. ,1993,3(3):259 – 273.

[124] SARADJIAN A H, TREMBLAY L, PERRIER J, et al. Cortical facilitation of proprioceptive inputs related to gravitational balance constraints during step preparation[J]. J. Neurophysiol. ,2013,110(2):397 – 407.

[125]ROLL R,GILHODES J C,ROLL J P,et al. Proprioceptive information processing in weightlessness[J]. Exp. Brain Res. ,1998,122(4):393 – 402.

[126] BURKHART K, ALLAIRE B, BOUXSEIN M L. Negative Effects of Long – duration spaceflight on paraspinal muscle morphology. [J]Spine,2019,44:879 – 886.

[127] GERBAIX M, GNYUBKIN V, FARLAY D, et al. One – month spaceflight compromises the bone microstructure, tissue – level mechanical properties, osteocyte survival and lacunae volume in mature mice skeletons[J]. Sci. Rep. , 2017,7(1):2659.

[128]RONCA A E,MOYER E L,TALYANSKY Y,et al. Behavior of mice aboard the International Space Station[J]. Sci. Rep. ,2019,9(1):4717.

[129] ELGART S R, LITTLE M P, CHAPPELL L J, et al. Radiation exposure and mortality from cardiovascular disease and cancer in early NASA astronauts[J]. Sci. Rep. ,2018,8(1):8480.

[130]KATHLEEN E H,HEATHER R M,JESSICA K L,et al. The impact of 6 and 12 months in space on human brain structure and intracranial fluid shifts[J]. Cereb Cortex Commun. ,2020,1(1):tgaa023.

[131]KOPPELMANS V,BLOOMBERG J J,MULAVARA A P,et al. Brain structural plasticity with spaceflight[J]. NPJ Microgravity. 2016,2:2.

[132]ZATORRE R J,FIELDS R D,JOHANSEN – BERG H,et al. Plasticity in gray and white neuroimaging changes in brain structure during learning[J]. Nat. Neurosci. 2012,15(4):528 –36.

[133] AFSHINNEKOO E,SCOTT R T,MACKAY M J,et al. (2020) Fundamental biological features of spaceflight:Advancing the field to enable deep space exploration[J]. Cell,2020,183(5):1162 –1184.

[134] SILVA A M, ALMEIDA M I, TEIXEIRA J H, et al. Profiling the circulating miRnome reveals a temporal regulation of the bone injury response [J]. Theranostics. ,2019,8(14):3902 –3917.

[135]KONOVALOVA J,GERASYMCHUK D,PARKKINEN I,et al. Interplay between MicroRNAs and oxidative stress in neurodegenerative diseases[J]. Int. J. Mol. Sci. ,2019,20(23):6055.

[136]SIMONE N L,SOULE B P,LY D,et al. Ionizing radiation – induced oxidative stress alters miRNA expression[J]. PLOS ONE,2009,4(7):e6377.

[137]BEHESHTI A,RAY S,FOGLE H,et al. A microRNA signature and TGF – β1 response were identified as the key master regulators for spaceflight response[J]. PLOS ONE,2018,13(7):e0199621.

[138]MARIE J C,LIGGITT D,RUDENSKY A Y. Cellular mechanisms of fatal early – onset autoimmunity in mice with the T cell – specific targeting of transforming

growth factor – beta receptor[J]. Immunity. 2006,25(3):441 – 454.

[139] CEKANAVICIUTE E, FATHALI N, DOYLE KP, et al. Astrocytic transforming growth factor – beta signaling reduces subacute neuroinflammation after stroke in mice[J]. Glia,2014,62(8):1227 – 1240.

[140] MARÍA YÁÑEZ – MÓ, PIA R – M SILJANDER, ZORAIDA ANDREU, et al. Biological properties of extracellular vesicles and their physiological functions[J]. J. Extracell Vesicles. 2015,4:27066.

[141] LI N,WANG C,SUN S,et al. Microgravity – induced alterations of inflammation – related mechanotransduction in endothelial cells on board SJ – 10 satellite[J]. Frontiers in Physiology,2018,9:1025.

[142] ABRAMOWICZ A,ŁABAJ W,MIKA J,et al. MicroRNA profile of exosomes and parental cells is differently affected by ionizing radiation[J]. Radiat Res. ,2020, 194(2):133 – 142.

[143] GOPALAKRISHNAN R,GENC K O,RICE A J,et al. Muscle volume,strength, endurance,and exercise loads during 6 – month missions in space[J]. Aviation Space and Environmental Medicine,2010,81(2):91 – 102.

[144] PORSEVA V V, SHILKIN V V, STRELKOV A A, et al. , Changes in the neurochemical composition of motor neurons of the spinal cord in mice under conditions of space flight[J]. Bulletin of Experimental Biology and Medicine, 2017,162(3):336 – 339.

[145] CRUCIAN B E,STOWE R P,MEHTA S K,et al. , Immune status,latent viral reactivation, and stress during long – duration head – down bed rest [J]. Aviation,Space,and Environmental Medicine,2009,80(5):A37 – A44.

[146] HUGHES – FULFORD M,CHANG T T,MARTINEZ E M et al. Spaceflight alters expression of microRNA during T – cell activation[J]. Faseb Journal,2015,29 (12):4893 – 4900.

[147] SZUMIEL I. Ionizing radiation – induced oxidative stress,epigenetic changes and genomic instability:The pivotal role of mitochondria[J]. International Journal of Radiation Biology,2015,91(1):1 – 12.

[148] GAN L, WANG Z H, ZHANG H et al. Protective effects of shikonin on brain injury induced by carbon ion beam irradiation in mice [J]. Biomedical and Environmental Sciences, 2015, 28(2):148 – 151.

[149] GAO H, WANG D ZHANG S et al., Roles of ROS mediated oxidative stress and DNA damage in 3 – methyl – 2 – quinoxalin benzenevinylketo – 1, 4 – dioxide – induced immunotoxicity of Sprague – Dawley rats[J]. Regulatory Toxicology and Pharmacology, 2015, 73(2):587 – 594.

[150] DARWISH R S, AMIRIDZE N S. Detectable levels of cytochrome c and activated caspase – 9 in cerebrospinal fluid after human traumatic brain injury [J]. Neurocritical Care, 2010, 12(3):337 – 341.

[151] GRIGOR'EV A E, KRASAVIN M. Ostrovskii, assessment of the risk of the biological actions of galactic heavy ions to interplanetary flight[J]. Neuroscience and Behavioral Physiology, 2015, 45(1):91 – 95.

[152] MISHIMA N, TAMIYA T, MATSUMOTO K et al. Radiation damage to the normal monkey brain: Experimental study induced by interstitial irradiation [J]. Acta Medica Okayama, 2003, 57(3):123 – 131.

[153] PRICE R E, LANGFORD L A, JACKSON E F, et al. Radiation – induced morphologic changes in the rhesus monkey(Macaca mulatta) brain[J]. Journal of Medical Primatology, 2001, 30(2):81 – 87.

[154] ALLEN A R, RABER J, CHAKRABORTI A, et al. Fe – 56 irradiation alters spine density and dendritic complexity in the mouse hippocampus [J]. Radiation Research, 2015, 184(6):586 – 594.

[155] YAMAGUCHI N, YAMASHIMA T, YAMASHITA J A. Histological and flow cytometric study of dog brain endothelial – cell injuries in delayed radiation necrosis[J]. Journal of Neurosurgery, 1991, 74(4):625 – 632.

[156] PARIHAR V K., PASHA JM TRAN K K, et al. Persistent changes in neuronal structure and synaptic plasticity caused by proton irradiation[J]. Brain Structure & Function, 2015, 220(2):1161 – 1171.

[157] NELSON G. Responses of the central nervous system to high linear energy transfer

radiation:NSCOR project highlights[J]. Journal of Radiation Research,2014,55 (suppl_1):i22 - i23.

[158] TSENG B P, GIEDZINSKI E, LZADI A, et al. Functional consequences of radiation - induced oxidative stress in cultured neural stem cells and the brain exposed to charged particle irradiation [J]. Antioxidants & Redox Signaling, 2014,20(9):1410 - 1422.

[159] FRASER P J,ARAUJO R,ALFEREZ D,et al. Effects of gravity,hypergravity and microgravity on vestibular neurones of the crab[J]. J. Gravit. Physiol. ,2004,11 (2):1 - 4.

[160] CHENG B,CHEN Z R. Fabricating autologous tissue to engineer artificial nerve[J]. Microsurgery,2002,22(4):133 - 137.

[161] QU L,CHEN H,LIU X,et al. Protective effects of flavonoids against oxidative stress induced by simulated microgravity in SH - SY5Y Cells[J]. Neurochemical Research,2010,35(9):1445 - 1454.

[162] SIES H. Oxidative stress:A concept in redox biology and medicine[J]. Redox. Biol. ,2015,4:180 - 183.

[163] CHIURCHIU V,ORLACCHIO A,MACCARRONE M,Is modulation of oxidative stress an answer? The state of the art of redox therapeutic actions in neurodegenerative diseases[J]. Oxid. Med. Cell Longev. ,2016,2016:1 - 11.

[164] CROTTY G F,ASCHERIO A,SCHWARZSCHILD M A. Targeting urate to reduce oxidative stress in Parkinson disease[J]. Exp. Neurol. ,2017,298:210 - 224.

[165] FINKEL T,HOLBROOK N J. Oxidants,oxidative stress and the biology of ageing[J]. Nature,2000,408:239 - 247.

[166] NAOI M,MARUYAMA W,NAGY G M. Dopamine - derived salsolinol derivatives as endogenous monoamine oxidase inhibitors:Occurrence, metabolism and function in human brains[J]. Neurotoxicology,2004,25:193 - 204.

[167] ZHANG Y, MA H, XIE B, et al. Alpha - synuclein overexpression induced mitochondrial damage by the generation of endogenous neurotoxins in PC12 cells[J]. Neurosci. Lett. ,2013,547:65 - 69.

[168] CHEN X C, ZHENG X, ALI S, et al. Isolation and sequencing of salsolinol synthase, an enzyme catalyzing salsolinol biosynthesis [J]. ACS Chemical Neuroscience, 2018, 9(6) : 1388 – 1398.

[169] ZHENG X, CHEN X, GUO M, et al. Changes in salsolinol production and salsolinol synthase activity in Parkinson's disease model [J]. Neurosci. Lett. , 2018, 673 : 39 – 43.

[170] DENG Y, ZHANG Y, LI Y, et al. Occurrence and distribution of salsolinol – like compound, 1 – acetyl – 6, 7 – dihydroxy – 1, 2, 3, 4 – tetrahydroisoquinoline (ADTIQ) in Parkinsonian brains [J]. J. Neural Transm. , 2012. 119 : 435 – 441.

[171] SONG D W, XIN N, XIE B J, et al. Formation of a salsolinol – like compound, the neurotoxin, 1 – acetyl – 6, 7 – dihydroxy – 1, 2, 3, 4 – tetrahydroisoquinoline, in a cellular model of hyperglycemia and a rat model of diabetes [J]. International Journal of Molecular Medicine, 2014, 33(3) : 736 – 742.

[172] SU Y, DUAN J, YING Z, et al. Increased vulnerability of parkin knock down PC12 cells to hydrogen peroxide toxicity : The role of salsolinol and NM – salsolinol [J]. Neuroscience, 2013, 233 : 72 – 85.

[173] MAO J, MA H, XU Y, et al. Increased levels of monoamine – derived potential neurotoxins in fetal rat brain exposed to ethanol [J]. Neurochemical Research, 2013, 38(2) : 356 – 363.

[174] DENG Y L, LUAN Y, QING H, et al. The formation of catechol isoquinolines in PC12 cells exposed to manganese [J]. Neuroscience Letters, 2008, 444(2) : 122 – 126.

[175] WANG R, QING H, Liu XQ, et al. Iron contributes to the formation of catechol isoquinolines and oxidative toxicity induced by overdose dopamine in dopaminergic SH – SY5Y cells [J]. Neurosci Bull, 2008, 24(3) : 125 – 132.

[176] DENG Y L, ZHANG Y, DUAN J, et al. An overview of endogenous catechol – isoquinolines and their related enzymes, possible biomarkers for Parkinson's disease [J]. Current Translational Geriatrics and Experimental Gerontology Reports, 2012, 1 : 59 – 67.

［177］LOUVEAU A,SMIRNOV I,KEYES T J,et al. Structural and functional features of central nervous system lymphatic vessels［J］. Nature,2015. 523:337 – 341.

［178］APPEL S H, BEERS D R, HENKEL J S. T cell – microglial dialogue in Parkinson's disease and amyotrophic lateral sclerosis:Are we listening? ［J］ Trends. Immunol. ,2010,31:7 – 17.

［179］HANISCH U K,KETTENMANN H. Microglia:active sensor and versatile effector cells in the normal and pathologic brain［J］. Nat. Neurosci. ,2007. 10:1387 – 1394.

［180］VOLTERRA A, MELDOLESI J. Astrocytes,from brain glue to communication elements:The revolution continues［J］. Nat. Rev. Neurosci. ,2005,6:626 – 640.

［181］MARAGAKIS N J, ROTHSTEIN J D. Mechanisms of disease:Astrocytes in neurodegenerative disease［J］. Nat. Clin. Pract. Neurol. ,2006,2:679 – 689.

［182］SOFRONIEW M V,VINTERS H V. Astrocytes:Biology and pathology［J］. Acta. Neuropathol. ,2010,119:7 – 35.

［183］LIDDELOW S,BARRES B. SnapShot:Astrocytes in health and disease［J］. Cell, 2015,162:1170 – 1171.

［184］ZHANG Q,ITAGAKI K,HAUSER C J. Mitochondrial DNA is released by shock and activates neutrophils via p38 map kinase［J］. Shock,2010,34:55 – 59.

［185］MARTINON F,BURNS K,TSCHOPP J. The inflammasome:A molecular platform triggering activation of inflammatory caspases and processing of proIL – beta［J］. Mol. Cell,2002,10:417 – 426.

［186］YERRAMOTHU P,VIJAY A K,WILLCOX M D P. Inflammasomes,the eye and anti – inflammasome therapy［J］. Eye(Lond),2018,32:491 – 505.

［187］MEIER B,RADEKE H H,SELLE S,et al. Human fibroblasts release reactive oxygen species in response to interleukin – 1 or tumour necrosis factor – alpha ［J］. Biochem. J. ,1989,263:539 – 545.

［188］WINTERBOURN C C. Reconciling the chemistry and biology of reactive oxygen species［J］. Nat. Chem. Biol. ,2008,4:278 – 286.

［189］BLASER H, DOSTERT C, MARK T W, et al. , TNF and ROS crosstalk in inflammation[J]. Trends. Cell Biol. ,2016,26:249 – 261.

[190]PACHER P,BECKMAN J S,LIAUDET L. Nitric oxide and peroxynitrite in health and disease[J]. Physiol. Rev. ,2007,87:315 – 424.

[191]LIU Y,WANG E. Transcriptional analysis of normal human fibroblast responses to microgravity stress[J]. Genomics Proteomics Bioinformatics,2008,6:29 – 41.

[192]CHOWDHURY P,SOULSBY M. Lipid peroxidation in rat brain is increased by simulated weightlessness and decreased by a soyprotein diet[J]. Ann. Clin. Lab Sci. ,2002,32:188 – 192.

[193]SOULSBY M E,PHILLIPS B,CHOWDHURY P. Brief communication:Effects of soy – protein diet on elevated brain lipid peroxide levels induced by simulated weightlessness[J]. Ann. Clin. Lab Sci. ,2004,34:103 – 106.

[194]QU L,CHEN H,LIU X,et al. Protective effects of flavonoids against oxidative stress induced by simulated microgravity in SH – SY5Y cells[J]. Neurochem. Res. ,2010,35(9):1445 – 1454.

[195]CUCINOTTA F A. Review of NASA approach to space radiation risk assessments for Mars exploration[J]. Health Phys. ,2015,108:131 – 42.

[196]BADHWAR G D,DUDKIN V,DOKE T,et al. Radiation measurements on the flight of IML – 2[J]. Adv. Space Res. ,1998,22:485 – 94.

[197]NIKJOO H,O'NEILL P,TERRISSOL M,et al. Modelling of radiation – induced DNA damage:The early physical and chemical event[J]. International Journal of Radiation Biology,1994,66:453 – 7.

[198]TAWAR U,BANSAL S,SHRIMAL S,et al. Nuclear condensation and free radical scavenging:A dual mechanism of bisbenzimidazoles to modulate radiation damage to DNA[J]. Mol. Cell Biochem. ,2007,305:221 – 33.

[199]MORETTI L,CHA Y I,NIERMANN K J. et al. Switch between apoptosis and autophagy:Radiation – induced endoplasmic reticulum stress? [J] Cell Cycle,2007,6:793 – 798.

[200]WILSON G D,THIBODEAU B J,FORTIER L E,et al. Glucose metabolism gene expression patterns and tumor uptake of (1)(8)F – fluorodeoxyglucose after

radiation treatment[J]. Int. J. Radiat. Oncol. Biol. Phys. ,2014,90:620 – 627.

[201] WILLIAMS D,KUIPERS A,MUKAI C,et al. Acclimation during space flight: Effects on human physiology[J]. CMAJ. ,2009,180:1317 – 1323.

[202] NAJAFI M,FARDID R,HADADI G,et al. The mechanisms of radiation – induced bystander effect[J]. J. Biomed. Phys. Eng. ,2014,4:163 – 172.

[203] JALAL N,HAQ S,ANWAR N,et al. Radiation induced bystander effect and DNA damage[J]. J. Cancer Res. Ther. ,2014,10:819 – 833.

[204] HEER M, PALOSKI W H. Space motion sickness: Incidence, etiology, and countermeasures[J]. Auton. Neurosci. ,2006,129(1 – 2):77 – 79.

[205] LACKNER J R,DIZIO P. Space motion sickness[J]. Exp. Brain Res. ,2006,175 (3):377 – 99.

[206] JANDIAL R, HOSHIDE R, WATERS J D, et al. Space – brain: The negative effects of space exposure on the central nervous system[J]. Surg. Neurol. Int. , 2018,9:9.

[207] LEE A G,MADER T H,GIBSON C R,et al. Spaceflight associated neuro – ocular syndrome(SANS) and the neuro – ophthalmologic effects of microgravity: A review and an update[J]. NPJ Microgravity,2020,6:7.

[208] GARRETT – BAKELMAN F E,DARSHI M,GREEN S J,et al. The NASA twins study:A multidimensional analysis of a year – long human spaceflight [J]. Science,2019,364(6436):eaau8650.

[209] CAO Z,ZHANG Y,WEI S,et al. Comprehensive circRNA expression profile and function network in osteoblast – like cells under simulated microgravity [J]. Gene,2021,764:145106.

[210] VAN OMBERGEN A, LAUREYS S, SUNAERT S, et al. Spaceflight – induced neuroplasticity in humans as measured by MRI:what do we know so far? [J]. NPJ Microgravity,2017,3:2.

[211] ROBERTS D R,ALBRECHT M H,COLLINS H R,et al. Effects of spaceflight on astronaut brain structure as indicated on MRI[J]. N. Engl. J. Med. ,2017,377 (18):1746 – 1753.

[212] DEMERTZI A, VAN OMBERGEN A, TOMILOVSKAYA E, et al. Cortical reorganization in an astronaut's brain after long – duration spaceflight[J]. Brain Struct. Funct. ,2016,221(5):2873 – 2876.

[213] ANDREEV – ANDRIEVSKIY A, DOLGOV O, ALBERTS J, et al. Mice display learning and behavioral deficits after a 30 – day spaceflight on Bion – M1 satellite[J]. Behav. Brain. Res. ,2022,419:113682.

[214] CHEN H, LV K, DAI Z, et al. Intramuscular injection of mechano growth factor E domain peptide regulated expression of memory – related sod, miR – 134 and miR – 125b – 3p in rat hippocampus under simulated weightlessness [J]. Biotechnol. Lett. ,2016,38(12):2071 – 2080.

[215] NAUMENKO V S, KULIKOV A V, KONDAUROVA E M, et al. Effect of actual long – term spaceflight on BDNF, TrkB, p75, BAX and BCL – XL genes expression in mouse brain regions[J]. Neuroscience,2015,284:730 – 736.

[216] KULIKOVA E A, KULIKOV V A, SINYAKOVA N A, et al. The effect of long – term hindlimb unloading on the expression of risk neurogenes encoding elements of serotonin – , dopaminergic systems and apoptosis; comparison with the effect of actual spaceflight on mouse brain[J]. Neurosci. Lett. ,2017,640:88 – 92.

[217] BEREZOVSKAYA A S, TYGANOV S A, NIKOLAEVA S D, et al. Dynamic foot stimulations during short – term hindlimb unloading prevent dysregulation of the neurotransmission in the hippocampus of rats[J]. Cell Mol. Neurobiol. ,2021,41(7):1549 – 1561.

[218] POPOVA N K, KULIKOV A V, KONDAUROVA E M, et al. Risk neurogenes for long – term spaceflight: Dopamine and serotonin brain system [J]. Mol. Neurobiol. ,2015,51(3):1443 – 1451.

[219] TSYBKO A S, ILCHIBAEVA T V, KULIKOV A V, et al. Effect of microgravity on glial cell line – derived neurotrophic factor and cerebral dopamine neurotrophic factor gene expression in the mouse brain[J]. J. Neurosci. Res. ,2015,93(9):1399 – 1404.

[220] NARA YOON K N a H – S K. Simulated weightlessness affects the expression and

activity of neuronal nitric oxide synthase in the rat brain[J]. Oncotarget,2017,8 (19):30692 – 30699.

[221] GAMBARA G,SALANOVA M,CICILIOT S,et al. Gene expression profiling in slow – type calf soleus muscle of 30 days space – flown mice[J]. PLOS ONE, 2017,12(1):e0169314.

[222] YUZAWA R,KOIKE H,MANABE I,et al. VDR regulates simulated microgravity – induced atrophy in C2C12 myotubes[J]. Sci. Rep. ,2022,12(1):1377.

[223] BAEK M O, AHN C B,CHO H J,et al. Simulated microgravity inhibits C2C12 myogenesis via phospholipase D2 – induced Akt/FOXO1 regulation[J]. Sci. Rep. ,2019,9(1):14910.

[224] FURUKAWA T, TANIMOTO K, FUKAZAWA T, et al. Simulated microgravity attenuates myogenic differentiation via epigenetic regulations [J]. NPJ Microgravity,2018,4:11.

[225] GROSSE J, WEHLAND M, PIETSCH J, et al. Short – term weightlessness produced by parabolic flight maneuvers altered gene expression patterns in human endothelial cells[J]. FASEB J. ,2012,26(2):639 – 655.

[226] ZHAO H,SHI Y,QIU C,et al. Effects of simulated microgravity on ultrastructure and apoptosis of choroidal vascular endothelial cells[J]. Front. Physiol. ,2020, 11:577325.

[227] TANG N P, HUI T T,MA J,et al. Effects of miR – 503 – 5p on apoptosis of human pulmonary microvascular endothelial cells in simulated microgravity[J]. J. Cell Biochem. ,2019,120(1):727 – 737.

[228] CAZZANIGA A,LOCATELLI L,CASTIGLIONI S,et al. The dynamic adaptation of primary human endothelial cells to simulated microgravity [J]. FASEB J. , 2019,33(5):5957 – 5966.

[229] BACCI S,BANI D. The epidermis in microgravity and unloading conditions and their effects on wound healing[J]. Front. Bioeng. Biotechnol. ,2022,10:666434.

[230] RANIERI D, PROIETTI S, DINICOLA S, et al. Simulated microgravity triggers epithelial mesenchymal transition in human keratinocytes[J]. Sci. Rep. ,2017,7

(1):538.

[231] LEI X, CAO Y, ZHANG Y, et al. Effect of microgravity on proliferation and differentiation of embryonic stem cells in an automated culturing system during the TZ - 1 space mission[J]. Cell Prolif. ,2018,51(5):e12466.

[232] GRIMM D, WEHLAND M, CORYDON T J, et al. The effects of microgravity on differentiation and cell growth in stem cells and cancer stem cells[J]. Stem Cells Transl. Med. ,2020,9(8):882 - 894.

[233] MA C, XIONG Y, HAN P, et al. Simulated microgravity potentiates hematopoietic differentiation of human pluripotent stem cells and supports formation of 3D hematopoietic cluster[J]. Front. Cell Dev. Biol. ,2021,9:797060.

[234] ZHANG W, SHEN J, ZHANG S, et al. Silencing integrin alpha6 enhances the pluripotency - differentiation transition in human dental pulp stem cells[J]. Oral Dis. ,2022,28(3):711 - 722.

[235] CUI Y, YIN Y, ZOU Y, et al. The rotary cell culture system increases NTRK3 expression and promotes neuronal differentiation and migratory ability of neural stem cells cultured on collagen sponge [J]. Stem Cell Res. Ther. , 2021, 12 (1):298.

[236] ZHIVODERNIKOV I, RATUSHNYY A, BURAVKOVA L. Simulated microgravity remodels extracellular Matrix of osteocommitted mesenchymal stromal cells[J]. Int. J. Mol. Sci. ,2021,22(11):5428.

[237] LING S, LI Y, ZHONG G, et al. Myocardial CKIP - 1 overexpression protects from simulated microgravity - induced cardiac remodeling[J]. Front. Physiol. ,2018, 9:40.

[238] CHEN Y, XU J, YANG C, et al. Upregulation of miR - 223 in the rat liver inhibits proliferation of hepatocytes under simulated microgravity[J]. Exp. Mol. Med. , 2017,49(6):e348.

[239] CAVEY T, PIERRE N, NAY K, et al. Simulated microgravity decreases circulating iron in rats: Role of inflammation - induced hepcidin upregulation[J]. Exp. Physiol. ,2017,102(3):291 - 298.

[240] TERADA M, SEKI M, TAKAHASHI R, et al. Effects of a closed space environment on gene expression in hair follicles of astronauts in the International Space Station[J]. PLOS ONE,2016,11(3):e0150801.

[241] GRIMM D I M, WESTPHAL K, et al. A delayed type of three – dimensional growth of human endothelia cell under simulated weightlessness[J]. Tissue Engineering Part A,2005,15(8):2267 – 2275.

[242] ROSS T D, COON B G, YUN S, et al. Integrins in mechanotransduction[J]. Curr. Opin. Cell Biol.,2013,25(5):613 – 618.

[243] NEELAM S, CHANCELLOR T J, LI Y, et al. Direct force probe reveals the mechanics of nuclear homeostasis in the mammalian cell[J]. Proc. Natl. Acad. Sci. USA,2015,112(18):5720 – 5725.

[244] ARSENOVIC P T, RAMACHANDRAN I, BATHULA K, et al. Nesprin – 2G, a component of the nuclear LINC complex, is subject to myosin – dependent tension [J]. Biophys. J.,2016,110(1):34 – 43.

[245] ALAM S G, ZHANG Q, PRASAD N, et al. The mammalian LINC complex regulates genome transcriptional responses to substrate rigidity[J]. Sci. Rep.,2016,6:38063.

[246] VAHLENSIECK C, THIEL C S, ZHANG Y, et al. Gravitational force – induced 3D chromosomal conformational changes are associated with rapid transcriptional response in human T cells[J]. Int. J. Mol. Sci.,2021,22(17):9426.

[247] DA SILVEIRA W A, FAZELINIA H, ROSENTHAL S B, et al. Comprehensive multi – omics analysis reveals mitochondrial stress as a central biological hub for spaceflight impact[J]. Cell,2020,183(5):1185 – 1201.

[248] PONTING C P, OLIVER P L, REIK W. Evolution and functions of long noncoding RNAs[J]. Cell,2009,136(4):629 – 641.

[249] CARTER B, ZHAO K. The epigenetic basis of cellular heterogeneity[J]. Nat. Rev. Genet.,2020:235 – 250.

[250] SNYDER – MACKLER N, SANZ J, KOHN J N, et al. Social status alters chromatin accessibility and the gene regulatory response to glucocorticoid

stimulation in rhesus macaques[J]. Proc. Natl. Acad. Sci. USA,2019,116(4):
1219 – 1228.

[251] MALKANI S, CHIN C R, CEKANAVICIUTE E, et al. Circulating miRNA spaceflight signature reveals targets for countermeasure development[J]. Cell Rep. ,2020,33(10):108448.

[252] MIKHEEVA I, MIKHAILOVA G, SHTANCHAEV R, et al. Influence of a 30 – day spaceflight on the structure of motoneurons of the trochlear nerve nucleus in mice [J]. Brain Res. ,2021,1758:147331.

[253] SHI J H, SUN S C. Tumor necrosis factor receptor – associated factor regulation of nuclear factor kappaB and mitogen – activated protein kinase pathways[J]. Front. Immunol. ,2018,9:1849.

[254] WALLIS A M, WALLACE E C, HOSTAGER B S, et al. TRAF3 enhances TCR signaling by regulating the inhibitors Csk and PTPN22[J]. Sci. Rep. ,2017,7 (1):2081.

[255] ZHOU Y, TAO T, LIU G, et al. TRAF3 mediates neuronal apoptosis in early brain injury following subarachnoid hemorrhage via targeting TAK1 – dependent MAPKs and NF – kappaB pathways[J]. Cell Death Dis. ,2021,12(1):10.

[256] WU Y, ZHENG M, WANG S, et al. Spatiotemporal pattern of TRAF3 expression after rat spinal cord injury[J]. J. Mol. Histol. ,2014,45(5):541 – 553.

[257] BUI T M, WIESOLEK H L, SUMAGIN R. ICAM – 1:A master regulator of cellular responses in inflammation, injury resolution, and tumorigenesis[J]. J. Leukoc. Biol. ,2020,108(3):787 – 799.

[258] ALI N, MAJID M, DAVOOD B, et al. Blockade of nuclear factor – Kb(NF – Kb) pathway using bay 11 – 7082 enhances arsenic trioxide – induced antiproliferative activity in U87 glioblastoma cells[J]. Rep. Biochem. Mol. Biol. ,2022,10(4): 602 – 613.

[259] MIGUEL – HIDALGO J J, NITHUAIRISG S, STOCKMEIER C, et al. Distribution of ICAM – 1 immunoreactivity during aging in the human orbitofrontal cortex[J]. Brain Behav. Immun. ,2007,21(1):100 – 111.

［260］JIANG M, WANG H, LIU Z, et al. Endoplasmic reticulum stress – dependent activation of iNOS/NO – NF – kappaB signaling and NLRP3 inflammasome contributes to endothelial inflammation and apoptosis associated with microgravity ［J］. FASEB J. ,2020,34(8):10835 – 10849.

［261］MARZIA O, GABRIELLA P, DANILO M, et al. CHL1 gene acts as a tumor suppressor in human neuroblastoma［J］. Oncotarget,2018,9(40):25903 – 921.

［262］PRASAD B, GRIMM D, STRAUCH S M, et al. Influence of microgravity on apoptosis in cells,tissues,and other systems in vivo and in vitro［J］. Int. J. Mol. Sci. ,2020,21(24):9373.

［263］NEWBERG AB. Changes in the central nervous system and their clinical correlates during long – term spaceflight［J］. Aviat. Space Environ. Med. ,1994, 65(6):562 – 572.

［264］ZHANG X,CHU X,CHEN L,et al. Simulated weightlessness procedure,head – down bed rest impairs adult neurogenesis in the hippocampus of rhesus macaque ［J］. Mol. Brain,2019,12(1):46.

［265］BECHARA R, MCGEACHY M J, GAFFEN S L. The metabolism – modulating activity of IL – 17 signaling in health and disease［J］. J. Exp. Med. ,2021,218 (5):e20202191.

［266］LIO C J,HUANG S C. Circles of Life:Linking metabolic and epigenetic cycles to immunity［J］. Immunology,2020,161(3):165 – 174.

［267］MEYER C A, LIUX S. Identifying and mitigating bias in next – generation sequencing methods for chromatin biology［J］. Nature Reviews Genetics,2014,15 (11):709 – 721.

［268］HO L,CRABTREE G R. Chromatin remodelling during development［J］. Nature, 2010,463(7280):474 – 484.

［269］TAKAKU M, GRIMM S A, SHIMBO T, et al. GATA3 – dependent cellular reprogramming requires activation – domain dependent recruitment of a chromatin remodeler［J］. Genome. Biol. ,2016,17:36.

［270］MZOUGHI S, ZHANG J, HEQUET D, et al. PRDM15 safeguards naive pluripotency by transcriptionally regulating WNT and MAPK – ERK signaling [J]. Nat. Genet. ,2017,49(9):1354 – 1363.

[271]ZHU X,LAN B,YI X,et al. HRP2 – DPF3a – BAF complex coordinates histone modification and chromatin remodeling to regulate myogenic gene transcription [J]. Nucleic. Acids. Res. ,2020,48(12):6563 – 6582.

未来篇

第七章
人机交互与人工智能

■ 7.1 人机交互：未来人与计算机之间的交流方式

随着科技的不断发展，人与计算机之间的交互方式也在不断改变和演进。从最开始的键盘、鼠标，到触摸屏、语音识别、虚拟现实技术等，交互方式的多样化使人们与计算机之间的交流变得更加自然和便捷。

未来，人与计算机之间的交互方式将更加丰富多彩。这不仅是因为技术的进步和发展，更是因为人们与计算机交流的需求正在不断增加。因此，未来的人机交互方式将更加注重用户的个性化、情感化以及人机合作的性质。

7.1.1 个性化交互是未来的趋势

未来的人机交互系统将更加注重用户的个性化需求。这一趋势在当前的人工智能技术中已经有所体现。例如，智能音箱可以通过用户的语音指令提供个性化的服务，在用户家庭成员之间识别并响应不同的人，甚至可以为每个人提供独特的语音交互体验。

在未来，人机交互系统将不仅实现简单的指令交互，还能够根据用户的个性化需求，提供更智能化、更定制化的服务。例如，智能家居系统可以自动调节温度、音量、光线等，以满足不同用户的需求。未来，人们甚至可以通过人机交互系统来记录用户的偏好和兴趣，从而更好地为用户提供个性化的服务。

7.1.2　情感化交互让人机交互更加自然

未来的人机交互系统将更加注重情感化交互，让人机交互更加自然、更有人情味。现在，人工智能技术可以通过感知人的情感变化和情绪状态来提供更有针对性的服务。例如，语音助手可以通过声音和语气判断用户的情绪状态，如果用户情绪低落，则语音助手可以通过安慰话语和愉快的语调来提供支持和帮助。这种情感化交互有助于提升用户的体验，让用户更加愉悦地与计算机交互。

未来，随着技术的不断发展，情感化交互将更加普遍和自然。人机交互系统将可以感知和理解用户的情感和情绪，以更加人性化的方式与用户交互。

7.1.3　人机协作是未来的趋势

未来的人机交互将更加注重人机协作。这不仅是因为人机交互系统的目标是完成任务，更是因为人机协作可以将任务完成得更高效和更智能。例如，未来医疗领域的人机协作将能够在医生和计算机之间建立更密切的联系。医生可以通过人机交互系统分析和诊断疾病，计算机则可以提供更为智能化和精准的诊疗方案，从而为患者提供更为高效和优质的医疗服务。

未来，人机协作的应用会更加广泛。例如在生产领域，人机交互系统可以通过和工人的协作，提高工人的生产效率和生产质量。

总之，未来的人机交互系统将注重用户的个性化需求、情感化交互和人机协作，打造更为智能、自然和高效的交互方式。这将为人们提供更加便捷、舒适和高效的服务，同时也将成为科技的新发展方向和新商业机会。

■ 7.2　人工智能的空间应用

在长时间的太空飞行中，人体会经历肌肉骨骼、视觉和行为等许多方面的变化。人工智能在医学领域的应用进展迅速，在维护和监测航天员在轨飞行期间的健康方面有许多应用前景。然而，太空飞行的特殊性和严峻环境对航天员的训练、健康保障以及在轨任务表现等诸多方面提出挑战。

空间医学特有的挑战和危险包括长时间暴露在变化的引力场、辐射、禁闭和恶劣的环境中。肌肉骨骼系统在微重力条件下缺乏机械负荷，导致骨量减少和骨骼肌萎缩。微重力环境还会引起 SANS。暴露于电离辐射和高能粒子中会诱导基因表达变化加剧，增加各种恶性肿瘤的患病风险。心理健康风险包括与相同的人长期处于同一个狭窄的环境中导致行为不健康。太空飞行也会因为提高溶血水平而引起贫血，从而导致航天员疲劳与其他健康风险。

人工智能已经彻底改变了专家医疗系统进行鉴别诊断的方式。深度卷积神经网络及生成对抗网络（GAN）在医学图像分类、分割和图像间翻译领域都取得了优越的成果。与地面医学的人工智能相比，空间医学的人工智能面临着更多的挑战。

（1）用于训练和验证的航天员数据有限。

为了创建一个强大的数据集来训练空间人工智能算法，需要多年历时、多种任务的合并数据。而航天员本身属于非常小的特殊群体，且其中大多数为中年男性和白人。用这些数据训练的空间人工智能算法不适用于不符合该类统计数据的人，亟待建立满足中国航天员特征的数据集。

对于人工智能在空间医学中的这一巨大挑战，可利用已有的机器学习解决方案来处理地球上的小数据集。迁移学习是一种深度学习神经网络学习技术，它将神经网络从一个已建立的卷积神经网络迁移到一个新的框架，该技术已被用于有限数据的地面机器学习。通过利用与空间具有相似特征的大量地面数据集建立预训练模型，这一方法使迁移学习可以解决空间医学中数据有限的问题。

另一个解决方案是利用地球上的地面类似物来生成数据。可以利用地面模拟研究诱发太空飞行中发生的许多生理变化，例如头低位卧床试验，即躺在头朝下 6°的倾斜床上模拟微重力环境下发生的头部液体转移。同时，需要针对太空中的具体情况训练模型，修改现有的航天员群体框架以提高模型的普遍性。此外，生成对抗网络可以有效地放大航天员数据集，对少量的空间数据进行训练，以推断和生成新的合成数据。生成对抗网络可以训练系统从模态 A 中学习模态 B 的条件结构化信息，并基于此进行图像间翻译架构的创建（图 7-1）。

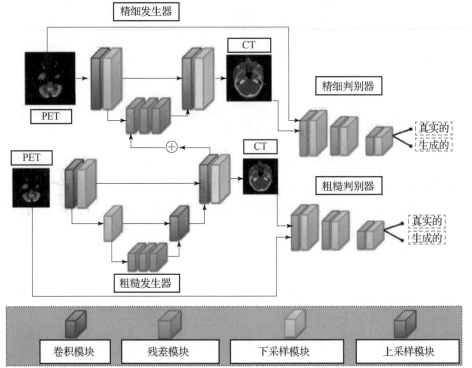

精细发生器

CT

精细判别器

真实的
生成的

PET

PET

CT

粗糙判别器

真实的
生成的

粗糙发生器

| 卷积模块 | 残差模块 | 下采样模块 | 上采样模块 |

此为生成对抗网络图像到图像翻译架构的示意图。该架构利用卷积、残差、下采样和上采样模块从PET图像生成合成CT扫描图像。

图7-1　生成对抗网络的工作原理

（2）空间人工智能的前瞻性研究有限。

要充分了解人工智能在太空中的诊断和治疗功能，必须在现有航天员身上进行前瞻性研究，同时采用标准化方法。随机对照试验通常是确定新人工智能系统有效性的最佳方法，而由于航天员的样本量有限（每年大约6人），所以目前这是极具挑战性的。此外，空间医学还涉及道德与法律问题，如航天员和医监医保人员的关系问题、航天员的知情权利问题、时间滞后及正面反馈问题。

随着机器学习技术的不断发展，更小的数据集可以实现高水平的通用可扩展性和鲁棒性。随着内存资源和处理能力的增加，更强大的人工智能形式将成为可能。然而，即使有足够的计算能力，目前人工智能航天员也过度依赖特定环境的训练，这很难应用于不同的环境，如太空飞行等。为了克服这一问题，还需要对迁移学习进行进一步的研究。因为医学中的临床决策是一个透明的过程，所以进一步理解人工智能的"黑箱"决策过程也至关重要。

尽管面临诸多挑战，但人工智能在空间医学领域的未来发展仍然充满前景。人工智能系统将继续改进，变得更加智能，提高空间医学的数据驱动性、个性化和预防性，以保证航天员的健康。

▪ 7.3 关于宇宙生命的思考

7.3.1 宇宙的形成与尺度

宇宙的形成是一个复杂而令人着迷的问题，科学家们目前还在对其进行充分的研究和探索。根据目前的宇宙学理论和观测数据，人们将宇宙大爆炸（Big Bang）理论作为宇宙起源最广为接受的解释。有几个证据对宇宙大爆炸理论给予着支撑，分别为埃德温·哈勃发现宇宙至今仍在膨胀，科学家检测到宇宙背景微波辐射、宇宙红移及原初核合成等。根据此理论，宇宙起源于约 138 亿年前的一次巨大爆炸，在爆炸的时刻，整个宇宙被认为是一个无限小且极度热和密集的点，称为"奇点"。随着宇宙的扩张，物质和能量开始冷却和稀释，在最初的几分钟内，基本粒子（如夸克和轻子）开始形成，宇宙中的能量逐渐转化为物质；随后原子核开始形成，最初的氢和氦原子核开始凝聚。随着时间的推移，宇宙继续膨胀和冷却，允许原子核和电子结合形成原子。这个时期称为宇宙微波背景辐射的释放时期，宇宙微波背景辐射是目前可以观测到的最早的宇宙辐射。引力使物质聚集在一起形成更大的结构，如星系和其他天体等。

宇宙是人类所知最大的尺度，它的广度和复杂性远超人类的想象。从人类的视角来看，对宇宙的可观测程度大致可以分为 5 个阶段：地球、太阳系、银河系、可观测宇宙和不可观测宇宙。地球毫无以问是人类生活的家园，也是太阳系中的第三颗行星。人们对于地球上的生命的了解相比于宇宙来说是颇有成效的，如达尔文对物种起源的进化论、沃森和克里克所发现的 DNA 双螺旋结构等。相比于对地球生命科学的了解，人类对地球外的生命科学可谓"雾里看花，水中望月"。太阳系是由太阳和围绕太阳运行的行星、小行星、彗星等组成的一个行星系统，人类已经尽自己最大的能力来对太阳系进行生命的探索，但是受制于航天器及对地外生命科学的了解，这种探索是十分缓慢的，更何况太阳系并非宇宙的终点，太阳系外还有银河系。银河系作为一个巨大的星系，包含大约 1 000 亿颗恒星以及大量的行星、气体和尘埃，而太阳系位于银河系的一个旋臂上，距离银河系中心大约 2.6 万光年。如果人类能侥幸地"跃出"银河系，那么等待人类的将是可观测的终点——可观测宇宙，即人类目前能够通过现代科技手段而观测到的宇宙范围，包括银河系和其他星系。可观测宇宙的半径约为 465 亿光年，其中包含大约 2 000 亿个星系。关于可观测宇宙之外的内容，科学家们也无法直接观测。然而，宇宙学家普遍认为宇宙比人类目前所能观测到的范围大得多，原因是宇宙在大爆炸后不断膨胀，而光需要时间在宇宙中传播。因此，人类目前观测到的宇宙边界实际上是光在宇宙历史中所能传播到的最远距离，而并非宇宙真正的尺度。目前关于可观测宇宙之外的理论有很多，其中之一是多元宇宙（Multiverse）理论。该理论认为，人类所处的宇宙可能只是一个更大的宇宙结构中的许多宇宙之一。在这个假设下，可能存在无数个宇宙，每个宇宙都有其独特的物理定律和属性。然而，这种理论目前仍处于猜想阶段，尚无直接证据支持。总之，地球、太阳系、银河系和可观测宇宙是从小到大的宇宙结构层次，而可观测宇宙之外的事物可以统称为不可观测宇宙。

7.3.2　人类对宇宙生命的探索

人类是充满好奇心的。在如此之大的宇宙尺度下，是否有新文明出现成为人们津津乐道的话题，也成为从古至今人类的探索目标。

人类对宇宙生命的探索可以追溯到几个世纪以前，从古代起，哲学家和天文学家就对宇宙中是否存在其他生命形式产生了兴趣。例如，古希腊哲学家伊壁鸠鲁（Epicurus）和罗马哲学家卢克莱修（Lucretius）都曾提出类似的观点，认为宇宙中可能存在其他世界和生命。到了 20 世纪，望远镜的发展取得了长足进步，望远镜能够在从无线电到伽马射线的各种波长下工作。射电望远镜的发明使天文学家能够探测到更远的天体，这为研究存在其他星系和星球的可能性奠定了基础。1961 年，天文学家弗兰克·德雷克提出了"连接星际文明"的德雷克方程（Drake equation），这是一个用于估计银河系内存在与地球上类似的智慧生命文明数量的公式。这激发了科学家们对宇宙生命的研究兴趣。弗兰克·德雷克在 1961 年提出了一个初步的估值，认为银河系内存在的可通信的外星文明有 10 个左右。之后人们根据更多的科学研究和天文观测对德雷克方程中的参数进行了修正与更新，得到了从几百万到零不等的外星文明结果。

火星是距离太阳第四近的行星，也是太阳系中仅次于水星的第二小的行星，为太阳系中四颗类地行星之一。火星荧荧如火，位置和亮度经常变动因此古汉语中称之为"荧惑"。作为近地最为神秘的星球之一，火星一直是人类梦寐以求的探索宝地。20 世纪后半叶，人类向太空发送了多个探测器，探索其他行星和卫星上是否存在生命迹象。如 1976 年，NASA 的维京号探测器在火星上进行了首次着陆，并进行了寻找生命迹象的试验。从此以后，多个火星探测器被发送到火星，以寻找火星上的生命迹象。NASA 的火星探测器"好奇号"（Curiosity）在 2012 年成功着陆火星，并一直在火星上进行探测活动。它在火星盖尔陨石坑内发现了富含矿物盐的沉积物，表明坑内曾有盐水湖，显示出气候波动使火星环境从曾经的温润、潮湿演化为如今冰冻、干燥的气候。

望远镜是另一个对宇宙不断深入探索的有力工具。20 世纪 60 年代，美国开始了搜寻地外文明的射电波项目（search for extraterrestrial intelligence，SETI），科学家使用射电望远镜监听可能来自其他星球的信号。虽然至今尚未发现明确的地外信号，但 SETI 项目仍在继续。1990 年，哈勃太空望远镜被发射升空，展现了无与伦比的观测能力，帮助科学家们观测遥远的星系、行星和其他天体，并发现了一些可能适合生命存在的星系。2009 年，NASA 发射了凯普勒太空望远镜，专门寻找可能存在生命的系外行星。凯普勒太空望远镜发现了数千个系外行星，其中许多位于宜居带内，可能存在液态水和生命。这些历史上的事件代表了人类对宇宙生命进行探索的不懈努力，而随着技术的不断进步和未来探索任务的进行，人类有望进一步深入了解宇宙中是否存在其他生命形式。

7.3.3　从地球生命起源看宇宙文明

地球生命起源的研究对于理解在太空中生命可能如何形成具有重要的指导意义。虽然地球和其他天体的环境可能存在差异，但地球生命起源的一些关键因素和过程可以为人类在宇宙中寻找生命提供线索。

地球上生命的起源和生存都依赖液态水，因为水是生物化学反应的理想介质。近年来，人类在其他星球寻找生命痕迹时也把重心放在了液态水上。因此，寻找流动的液态水或者液态水曾存在的相关证据是一个关键步骤，因为它们可能暗示着生命存在的可能性，也可以间接对人类找到地球以外的宜居星球提供帮助。火星上存在液态水的证据已经被多次观测到。根据火星勘测轨道器（Mars reconnaissance orbiter）和火星探测器的数据，科学家们发现了火星表面的暗沟和暗斜坡线状特征，这些特征被认为是由液态水或含水盐溶液产生的。此外，根据ESA火星快车号（Mars express）的雷达数据，科学家们在火星南极冰盖下发现了一个地下湖，这可能是液态水存在的证据。值得一提的是，在2021年我国的天问一号与ESA火星快车号任务团队合作，成功开展祝融号火星车与火星快车号轨道器在轨中继通信试验，取得圆满成功。

除了火星之外，也有关于在其他太阳系内的行星与卫星上探寻液态水的报道。木星（Jupiter）是太阳系中距离太阳第五近的行星，也是太阳系中体积最大的行星。古代中国称木星为岁星。木星的卫星木卫二（Europa）被认为拥有一个巨大的地下液态水海洋。这一结论基于对木卫二磁场和形貌的观测，以及地球上类似现象的研究。未来，木星冰月探测器（JUICE）和木卫二探测器（Europa Clipper）等任务将进一步研究木卫二的地下水海洋。土星（Saturn）的卫星土卫二（Enceladus）被认为拥有一个地下液态水海洋。卡西尼号（Cassini）探测器观测到土卫二南极喷出的水汽羽，这被认为是地下液态水通过裂缝喷出的证据。同时，卡西尼号还通过对土卫二重力场的测量，发现了地下海洋的存在。此外，海王星（Neptune）的卫星冥卫一（Triton）也被认为可能存在液态水。虽然直接证据有限，但根据对冥卫一表面形貌的观测，科学家认为在其冰层下可能存在液态水。这些行星和卫星上液态水存在的证据对于生命存在的可能性具有重要意义。

除了液态水之外，地球上生命的进化离不开有机分子、能量、环境等其他因素。地球生命的基础是氨基酸、核苷酸和糖等碳基有机分子。在宇宙中，已经发现彗星、陨石和星际尘埃中也存在一些这类有机分子。这些发现表明，生命的基本组成部分在宇宙中可能普遍存在，这为其他星球上生命的起源提供了原材料的潜在可能。太阳光或者地热活动所提供的能量也是地球生命的重要能量来源，因此在宇宙中寻找生命时，寻找类似的能量来源很重要。在其他行星或卫星上，为生命提供能量可能通过潮汐作用或者火山活动完成。生命的起源需要环境，而地球的生命起源环境可能包括深海热液喷口或浅海滩涂，这些环境为生命提供了化学物质、能量和保护，寻找类似的环境可能有助于人类找到生命的迹象。此外，生命具有很强的适应性，地球上有一些在极端高温、低温或高辐射环境中生存的生物，因此这些特征暗示着在宇宙的极寒或者高热条件下，生命也存在演化的可能。通过研究地球生命起源的过程和要素，人类可以更好地了解在太空中生命可能如何形成，这为人类寻找地外生命提供了宝贵的线索和方向。

7.3.4　现代仪器分析分离技术与生命科学领域研究方法对宇宙生命探索的帮助

现代仪器分析分离技术在宇宙生命探索中起着关键作用，而这些技术恰恰可以帮助科学家分析和识别来自其他行星和天卫的样本，以便寻找生命迹象。

质谱仪是一种可以测量样品中化学物质质量和浓度的仪器。在太空探测器中，质谱仪被用来分析土壤、岩石和大气样品，以检测生命迹象。如火星科学实验室（MSL）上的"好奇号"火星车使用了质谱仪来分析火星岩石和土壤中的有机化合物。气相色谱仪可以对混合物中的挥发性化合物进行分离和测量。在太空探测中，气相色谱仪可以用于分析来自其他行星和卫星的大气样品。如火星大气和挥发性演变（MAVEN）任务使用了气相色谱仪来分析火星大气中的气体成分。液相色谱仪可以对混合物中的非挥发性化合物进行分离和测量。在宇宙生命探索过程中，液相色谱仪可以用于分析来自其他行星和卫星的液态水样品。如未来的木卫二探测器可能携带液相色谱仪来分析木卫二喷出的水汽羽。核磁共振技术可以提供关于化合物结构和动力学的详细信息。而在宇宙生命探索过程中，核磁共振技术可以用于分析来自其他行星和卫星的复杂有机化合物，如一些火星探测器的概念设计中包括了便携式核磁共振设备，用于分析火星表面的有机化合物。光谱技术是一种通过测量物质与光的相互作用来获取信息的技术，它可以被用来分析其他行星和卫星的表面和大气成分。例如，火星勘测轨道器使用了光谱技术来分析火星表面的矿物组成，以便寻找适合生命存在的环境。此外，Jessica 等也开发了利用毛细管电泳提高手性氨基酸分辨率的方法，并将此方法应用于区分非生物过程和生物过程的氨基酸，为木卫二与土卫二生命的检测提供了潜在的研究方法。

在宇宙生命探索过程中，有许多潜在的生命科学领域的常用技术可以发挥重要的作用，例如：可以允许对 DNA 和 RNA 进行大规模、高灵敏度测序的高通量核酸测序技术，可以通过分析外星环境样品中的核酸序列来对潜在的生命迹象进行遗传特征的研究；研究生物体内蛋白质组成、结构和功能的蛋白质组学技术可以分析地外采集样本中存在的蛋白质，进而了解生命体的生物化学特征和代谢途径；代谢组学可以通过分析外星样品中的代谢物来了解生命体的生物化学特征和能量代谢途径；合成生物学可以设计和构建新的生物系统和功能，这对于探索未知的宇宙生命来说具有十分重要的意义。通过合成生物学技术，可以通过人工智能模拟计算来开发用于探测外星生命科学的新型生物传感器和生物试剂。这些现代仪器分析分离技术与生命科学领域的技术为宇宙生命探索提供了宝贵的信息与研究方法，有助于科学家了解外部天体的环境条件和生命存在的可能性。

7.3.5 探索宇宙生命对人类的意义

探索宇宙生命对人类探索宜居的星球环境有着十分重要的意义，寻找宇宙生命可以帮助科学家更好地了解生命存在的条件和环境。人类可居住的 3 个基本条件是合适的化学环境、可以利用的能源、合适的温度，这些条件能提供液态水。然而，可居住性是生命存在的先决条件，没有可居住性的环境意味着生命不能够产生和进化，也不会出现新的文明。

通过研究生命在其他星球上如何存在和适应，可以更好地了解哪些星球可能适合人类居住；生命存在的迹象（例如有机物质、液态水、大气成分等）可以作为重要的参考指标，帮助人类评估潜在星球的宜居性。此外，在探索宇宙生命的过程中，人类势必要开发新的技术和方法，这些科学研究很可能引导第二次"科技爆炸"，进而促进人类科技的进步。同时，如果真的发现宇宙生命，这可能对人类对生命的认识产生重大影响。人类可能认识到生命的新的存在方式，这种新的认识可能帮助人类更好地理解人类在宇宙中的地位，从而为人类在未来寻找适合居住的星球提供新的视角和方向。

然而，在对潜在的宇宙文明展开怀抱的同时，人类也面临着许多风险，如外星文明接触可能带来的安全风险、生物入侵、病毒传播等；又如外星技术在提升人类科技水平的同时也会导致地球上的冲突升级或环境破坏；再如与外星文明的文化交流可能导致文化冲突和价值观差异，影响整个人类社会的稳定。对这些都需要权衡利弊，谨慎地评估潜在的风险和收益。当然，这些都建立在人类能够接触其他外星文明的基础上，而这一条件恰恰形成了重大的桎梏。就像著名作家刘慈欣在科幻小说《三体》中所写的：科学家们的梦想是将人类的知识推至极致，让宇宙的每一个角落都透彻地被触及。我们会勇敢地面对未知的宇宙，寻找生命的奥秘；同时，我们要尊重和珍惜我们在探索过程中发现的一切生命形式。

参 考 文 献

[1] CHEUNG H C, DE LOUCHE C, KOMOROWSKI M. Artificial intelligence applications in space medicine[J]. Aerosp Med Hum Perform,2023,94(8):610 – 622.

[2] ONG J, WAISBERG E, MASALKHI M, et al. Artificial intelligence frameworks to detect and investigate the pathophysiology of Spaceflight Associated Neuro – Ocular Syndrome(SANS)[J]. Brain Sci. ,2023,13(8):1148.

[3] XU Y, LIU X, CAO X, et al. Artificial intelligence: A powerful paradigm for scientific research[J]. Innovation,2021,2:100179.

[4] HARDY M, HARVEY H. Artificial intelligence in diagnostic imaging:Impact on the radiography profession[J]. Br. J. Radiol,2020,93:20190840.

[5] 赵树森. 时间,空间,星系与人类,关于宇宙大爆炸的故事[J]. 国外科技新书评介,2010,5:1.

[6] 周万连. 关于量子力学 – 经典力学 – 相对论力学的统一性理论可行性研究续(12)——关于宇宙大爆炸和宇宙演化等的证明及其他[J]. 通讯世界,2018,2:3.

[7] PENZIAS A A, WILSON R W. Measurement of the flux density of CAS a at 4080 Mc/s[J]. The Astrophysical Journal,1965,142:1149.

[8] GUTH A H. Inflationary universe:A possible solution to the horizon and flatness problems[J]. Physical Review D. ,1981,23(2):347.

[9] RUBIN V C, FORD W K. Rotation of the Andromeda nebula from a spectroscopic survey of emission regions[J]. Astrophysical Journal,1970,159:379.

[10] RIESS A G, FILIPPENKO A V, CHALLIS P, et al. Observational evidence from supernovae for an accelerating universe and a cosmological constant[J]. The Astronomical Journal,1998,116(3):1009.

[11] 赵君亮. 银河系的结构和演化[J]. 自然杂志,2005,27(1):4.

[12] RIX H W, BOVY J. The Milky Way's stellar disk: Mapping and modeling the Galactic disk[J]. the Astronomy and Astrophysics Review,2013,21:1-58.

[13] 李良. 探索太阳系天体(下)[J]. 现代物理知识,2009,4:1.

[14] 闻新,孙忠睿. 可观测宇宙[J]. 太空探索,2016,7:2.

[15] LINDE A D. Eternal chaotic inflation[J]. Modern Physics Letters A,1986,1(2):81-85.

[16] VILENKIN A. Birth of inflationary universes[J]. Physical Review D.,1983,27(12):2848.

[17] TEGMARK M. Parallel universes[J]. Scientific American,2003,288(5):40-51.

[18] LAUNIUS R D. Frontiers of space exploration[M]. Greenwood Publishing Group,2004.

[19] SIDDIQI A A. Beyond earth:A chronicle of deep space exploration,1958—2016[M]. National Aeronautis & Space Administration,2018.

[20] SQUYRES S. Roving Mars:Spirit,opportunity,and the exploration of the red planet[M]. Hachette UK,2005.

[21] DAVID L. Mars: our future on the red planet[M]. National Geographic Books,2016.

[22] TARTER J. The search for extraterrestrial intelligence(SETI)[J]. Annual Review of Astronomy and Astrophysics,2001,39(1):511-548.

[23] MILLER S L. A production of amino acids under possible primitive earth conditions[J]. Science,1953,117(3046):528-529.

[24] CRICK F H. The origin of the genetic code[J]. Journal of Molecular Biology,1968,38(3):367-379.

[25] ROTHSCHILD L J,MANCINELLI R L. Life in extreme environments[J]. Nature,2001,409(6823):1092-1101.

[26] KALTENEGGER L, SASSELOV D, RUGHEIMER S. Water-planets in the habitable zone:atmospheric chemistry,observable features,and the case of Kepler-62e and -62f[J]. The Astrophysical Journal Letters,2013,775(2):L47.

［27］SEAGER S. The future of spectroscopic life detection on exoplanets［J］. Proceedings of the National Academy of Sciences,2014,111(35):12634 - 12640.

［28］CRATER M. A habitable Fluvio - Lacustrine environment at Yellowknife Bay,Gale ［J］. Science,2014,1242777:343.

［29］GOESMANN F, BRINCKERHOFF W B, RAULIN F, et al. The Mars Organic Molecule Analyzer(MOMA) instrument:Characterization of organic material in martian sediments［J］. Astrobiology,2017,17(6 - 7):655 - 685.

［30］SCHULZE - MAKUCH D, WAGNER D, KOUNAVES S P, et al. Transitory microbial habitat in the hyperarid Atacama Desert［J］. Proceedings of the National Academy of Sciences,2018,115(11):2670 - 2675.

［31］MCKAY C P,STOKER C R, GLASS B J, et al. The icebreaker life mission to Mars:A search for biomolecular evidence for life［J］. Astrobiology,2013,13(4): 334 - 353.

［32］CREAMER J S,MORA M F, WILLIS P A. Enhanced resolution of chiral amino acids with capillary electrophoresis for biosignature detection in extraterrestrial samples［J］. Analytical Chemistry,2017,89(2):1329 - 1337.

［33］刘慈欣. 三体 3:死神永生［M］. 重庆:重庆出版社,2010.

［34］SAGAN C,CONTACT S. Schuster［M］. New York,1985.

［35］MICHAUD M A. Contact with alien civilizations:Our hopes and fears about encountering extraterrestrials［M］. Springer,2007.

［36］CIRKOVIC M M. Kardashev's classification at 50 + :a fine vehicle with room for improvement［J］. arXiv. org,2016,

［37］BAUM S D,HAQQ - MISRA J D, DOMAGAL - GOLDMAN S D. Would contact with extraterrestrials benefit or harm humanity? A scenario analysis［J］. Acta. Astronautica,2011,68(11 - 12):2114 - 2129.

［38］(德)格尔达·霍内克. 宇宙生物学［M］. 庄逢源,译. 北京:中国宇航出版社,2010.

［39］李莹. 魅力天文学［M］. 广州:暨南大学出版社,2018.

索 引

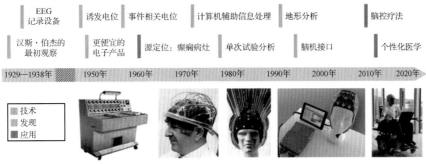

图 5-6　EEG 技术的发展历史及其应用（附彩插）

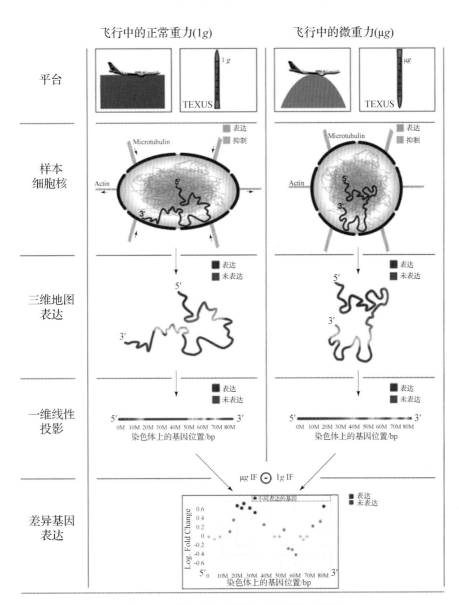

图 6-4　重力改变对基因表达的影响假说

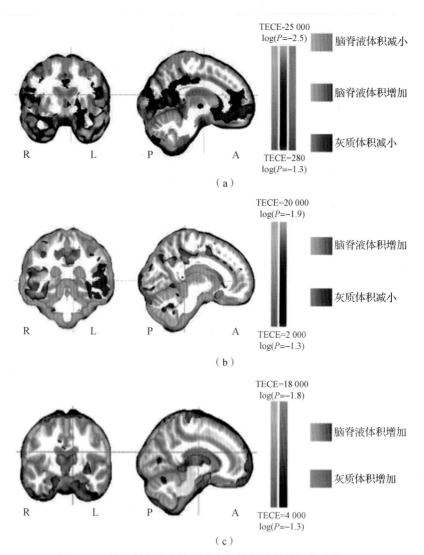

图 6 - 9　航天员灰质和脑脊液空间体积变化的拓扑结构

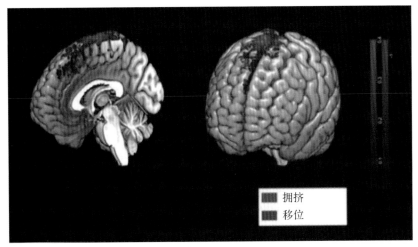

图 6 - 10　航天员的脑部 MRI 结果

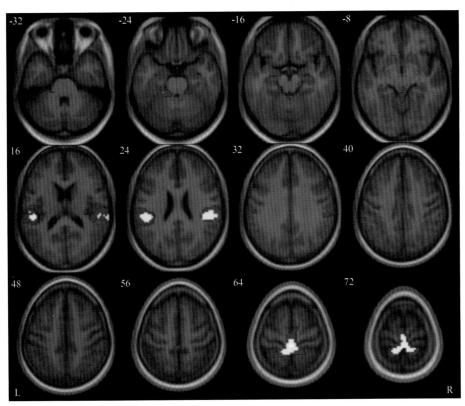

图 6 - 11　航天员和健康对照组足底刺激激活的组图

（黄色区域表示在可信的统计阈值处的大脑区域激活）

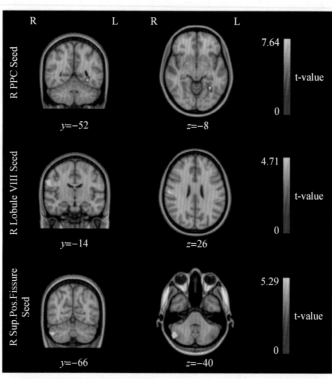

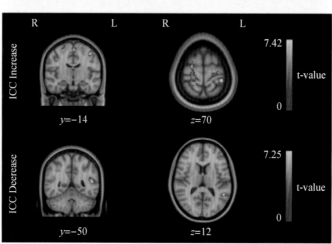

图 6 – 12　HDT 卧床试验中航天员脑扫描结果 （1）

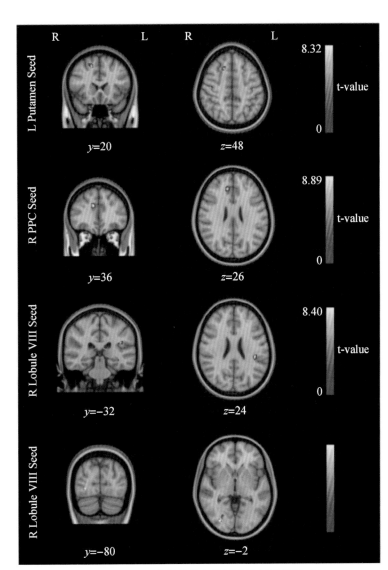

图 6 - 13　**HDT** 卧床试验中航天员脑扫描结果 （2）

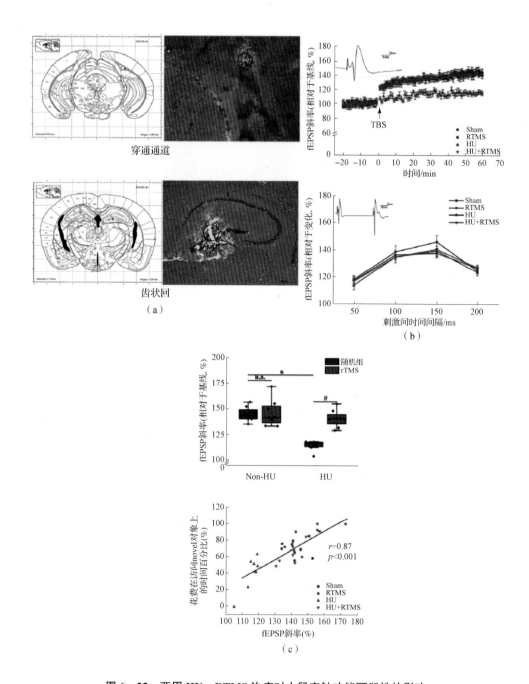

图 6 – 25　两周 HU + RTMS 治疗对小鼠突触功能可塑性的影响